U0339074

Olga A. C. Ibsen | Joan Andersen Phelan

ORAL PATHOLOGY for the DENTAL HYGIENIST

With General Pathology Introductions

7th Edition

口腔病理学

牙科病变普通病理学指南

第 7 版

主　编　〔美〕奥尔加·A. C. 易卜森
乔恩·安德森·费兰

主　译　钟　鸣　刘苳文　王珺婷

天津出版传媒集团
天津科技翻译出版有限公司

著作权合同登记号:图字:02-2018-380

图书在版编目(CIP)数据

口腔病理学:牙科病变普通病理学指南 / (美)奥尔加·A. C. 易卜森(Olga A. C. Ibsen),(美)乔恩·安德森·费兰(Joan Andersen Phelan)主编;钟鸣,刘莛文,王珺婷主译.—天津:天津科技翻译出版有限公司,2023.6

书名原文: Oral Pathology for the Dental Hygienist: With General Pathology Introductions

ISBN 978-7-5433-4370-2

Ⅰ.①口… Ⅱ.①奥… ②乔… ③钟… ④刘… ⑤王… Ⅲ.①口腔科学-病理学 Ⅳ.①R780.2

中国国家版本馆 CIP 数据核字(2023)第 110667 号

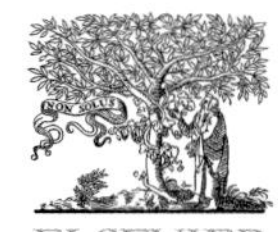

Elsevier(Singapore)Pte Ltd.
3 Killiney Road, #08-01 Winsland House I, Singapore 239519
Tel: (65)6349-0200; Fax: (65)6733-1817

授权单位:Elsevier (Singapore) Pte Ltd.
出　　版:天津科技翻译出版有限公司
出 版 人:刘子媛
地　　址:天津市南开区白堤路 244 号
邮政编码:300192
电　　话:(022)87894896
传　　真:(022)87893237
网　　址:www.tsttpc.com
印　　刷:天津海顺印业包装有限公司
发　　行:全国新华书店
版本记录:889mm×1194mm 16 开本 22.25 印张 600 千字
2023 年 6 月第 1 版 2023 年 6 月第 1 次印刷
定价:258.00 元

(如发现印装问题,可与出版社调换)

译校者名单

主　译　钟　鸣　刘茕文　王珺婷

译校者　(按姓氏汉语拼音排序)

黄碧莹　姜力铭　刘　赛　刘东娟

刘茕文　乔　雪　王珺婷　王小玢

吴　琳　钟　鸣

编者名单

Olga A.C. Ibsen, RDH, MS
Adjunct Professor
Department of Oral and Maxillofacial Pathology, Radiology and Medicine
New York University
College of Dentistry
New York, New York;
Adjunct Professor
University of Bridgeport
Bridgeport, Connecticut

Joan Andersen Phelan, MS, DDS
Professor and Chair
Department of Oral and Maxillofacial Pathology, Radiology and Medicine
New York University
College of Dentistry
New York, New York;
Diplomate, American Board of Oral and Maxillofacial Pathology

Margaret J. Fehrenbach, RDH, MS
Dental Hygiene Educational Consultant
Dental Science Technical Writer
Seattle, Washington

Kenneth E. Fleisher, DDS
Clinical Associate Professor
Oral and Maxillofacial Surgery
New York University
College of Dentistry
New York, New York;
Diplomate, American Board of Oral and Maxillofacial Surgery

Anne Cale Jones, DDS
Distinguished Teaching Professor
Department of Pathology
School of Medicine
The University of Texas Health Science Center at San Antonio
San Antonio, Texas;
Diplomate, American Board of Oral and Maxillofacial Pathology

John E. Kacher, DDS
JKJ Pathology
The Woodlands, Texas;
Diplomate, American Board of Oral and Maxillofacial Pathology

Heddie O. Sedano, DDS, Dr Odont
Professor Emeritus
University of Minnesota School of Dentistry
Minneapolis, Minnesota;
Lecturer, Section of Pediatric Dentistry
School of Dentistry and Craniofacial Clinic
Department of Pediatrics, School of Medicine
University of California, Los Angeles
Los Angeles, California;
Diplomate, American Board of Oral and Maxillofacial Pathology

Anthony T. Vernillo, DDS, PhD, MBE
Professor
Oral and Maxillofacial Pathology, Radiology and Medicine
New York University
College of Dentistry
New York, New York

中文版前言

本书自出版以来即受到了广泛关注，其密切联系临床，有丰富的病例图片展示。

本书内容全面、翔实，介绍的大多数疾病都与感染性疾病相关，涉及免疫细胞调节，它们是免疫及自身免疫的口腔表现。口腔疾病中也包含一大类与遗传基因异常相关的疾病。本书对遗传，以及与遗传相关的口腔疾病也进行了讨论，这有助于加强口腔科医师对口腔病理知识的深入学习。

本书的一个亮点是在各章末均设置了复习题，可帮助读者抓住本章内容的重点和难点，夯实基础。

几年前我们就关注到了这本书，尤其是本书对口腔病理知识的全面阐述，完善、丰富了我们对口腔疾病的认识，现将本书翻译为中文版本，介绍给国内同道，希望有所帮助。

感谢参与翻译本书的译者团队，你们辛苦了！

钟鸣 刘蓉 王珺婷

前　言

欢迎阅读本书!

口腔病理学知识是口腔卫生实践的重要组成部分。本书成功地将口腔病理学知识用于患者护理。我们一直致力于简化口腔病理学教学与学习,目标是使口腔科医师及口腔专业学生学会辨别不同损伤和疾病,且能够用专业术语描述,并通过数据收集来识别损伤/疾病,从而做出初步诊断。

本书是口腔科医师及口腔专业学生的优秀参考,书中涵盖了在私人诊所和综合护理实践中可能会遇到的病理情况。此外,本书为其他医疗专业人员,如护士、医师助理和医疗技师提供了口腔疾病介绍。

专业的重要性

口腔病理学是口腔卫生课程中最重要的科目之一。每天中每小时都会有一人死于口腔癌,这一统计数据在过去40年内未曾改变。临床医师需要了解口腔病理学知识,以提供全面的口腔外和口腔内检查,从而确保尽早识别异常病变。

评估过程的第一步是学生能够识别出与正常组织有差别的最轻微病变。本书中描述的诊断原则应适用于识别每种病变或症状。学生从初次诊疗起就应该开始应用这些原则。随着临床经验的增加,学生应能够更加有效地收集数据。除了在临床检查中识别异常情况,学生必须培养从患者那里获取更多信息的能力,这是诊断过程的重要组成部分。除了提供有关临床识别异常情况的知识,本书中的内容将有助于提高学生提出合适的问题的能力。

当描述临床遇到的口腔病变的特点时,本书也将对临床专业人员有所帮助。本书是一项宝贵的资源,学生越早熟悉本书内容,就越能有效地使用专业术语来描述口腔病变。

关于本版

本书分为10章。第10章经过修订并加入了其他疾病。一些章节开头的普通病理学介绍将有助于学生了解本章的病理学内容。本版的特色是可帮助学生达到课堂和临床背景下的最佳学习效果。

• 每章开头的"学习目标"提供了本章的内容概要。这些学习目标清晰地指出了学生需要掌握的学习内容,并指导学生进行相关测试。

• 每章在"学习目标"后都有一份详细的词汇表,并包含定义。这一列表旨在帮助学生掌握重要的口腔专业术语,以便其在课堂和临床背景下有效地描述损伤和疾病。

• 大纲列表为学生提供了各章介绍的损伤和疾病总览,其以大纲形式总结了各章的主要内容,涵盖了损伤的最终诊断过程,其也是临床人员便捷的快速参考指南。

• 本书强调鉴别诊断。对于大纲列表中的大部分损伤/疾病,均列出了2~3种疾病的鉴别诊断。

• 每章最后的复习题将有助于学生检查自身对本章知识的掌握情况。每章都加入了新的复习题，全书共500道题，答案附在文后。

• 每章末尾均附有参考文献，为学生提供了额外的学习资源。每章的参考文献均已更新，并保留了经典文献。最新研究进展也在参考文献中有所体现。

• 本书末尾的术语表提供了文中加粗词汇的定义。

本版新增

尽管本版增加了副书名“牙科病变普通病理学指南”，但这一部分内容自第1版起就包含于大多数章节中。普通病理学概论能够帮助学生了解口腔损伤和疾病的病理学过程。但本书不包含系统病理学知识，这些内容将在其他课程中讲述。

第10章现为“颌面疼痛和颞下颌关节紊乱”，已经过修订。应专业人员和临床医师的要求，本章增加了有关灼口综合征、三叉神经痛、贝尔麻痹和颞下颌关节紊乱的内容。

本版新增了额外的词汇及插图，且每章内容均做了修订和更新。术语表也进行了扩充，包括各章所有加粗的专业名词，使其成为更有价值的参考。

所有章节的复习题均给出了四个选项，有助于学生检查自身对所学知识的掌握情况。

作者的话

本书特面向口腔专业学生及口腔科医师。这一版的目标是继续提供高标准的病理学教材。我们鼓励教师将本书知识应用到其他课程中，如影像学及口腔组织学等。口腔卫生人员应具备辨别口腔异常状态的过硬能力。口腔病理学应贯穿全部口腔卫生课程，从而保证口腔卫生专业人员能为患者提供更全面的诊疗。

Olga A. C. Ibsen, RDH, MS
Joan Andersen Phelan, MS, DDS

致 谢

这些年来，很多人对本书的成功出版做出了贡献。

Elsevier 出版社的编辑 Shirley Kuhn 陪伴我们经历了前 4 版的出版，策划编辑 Penny Rudolph 帮助我们出版了第 4 版，John Dolan 帮助我们出版了第 5 版，高级策划编辑 Kristin Wilhelm 帮助我们出版了第 6 版。我们诚挚地感谢他们的鼓励、支持和帮助。

第 7 版的出版得到了高级策划编辑 Kristin Wilhelm 和 Becky Leenhouts，以及高级项目经理 Jodi Willard 的帮助和支持。他们在出版的各个阶段给予我们帮助，我们感谢他们对出版这一出色作品所给予的鼓励和关注。

我们也感谢俄亥俄州立大学 Joan M. Iannucci 博士为本书前 5 版出版做出的贡献。

由衷地感谢我们的口腔病理学教师，他们是 Melvin Blake、Ernest Baden、Leon Eisenbud、Paul Freedman、Stanley Kerpel、Harry Lumerman、Michael Marder、James Sciubba、Philip Silverstein、Marshal Solomon、David Zegarelli 和 Edward V. Zegarelli。尤其感谢 Joseph A. Cuttita 博士和 Edward V. Zegarelli 博士，他们深深地激发了我们对病理学的热情。

纽约大学口腔医学院诊断病理学实验室的 Gloria Turner 提供了大部分的彩色显微镜图片，从而提高了本书每一版的质量。我们向其出色的工作致以诚挚的感谢。其他彩色显微镜图片由纽约法拉盛口腔病理学实验室提供。

我们自豪地向您推荐本书。

Olga A. C. Ibsen, RDH, MS

Joan Andersen Phelan, MS, DDS

纪 念

2016 年 10 月，我们非常悲痛地听闻 Heddie Sedano 博士去世的消息。他是一位口腔病理学家，对口腔及颌面遗传有着浓厚的兴趣和渊博的知识。Sedano 博士是本书各版有关遗传学章节的编者。他为阅读本书的读者慷慨地分享了其经验和专业知识。我们诚挚地感谢他为本书做出的奉献，并向其家属及同事致以诚挚的问候。

献　词

谨以本书献给我们的丈夫,Lawrence和Jerry,感谢他们这些年在我们为专业付出,尤其是本书每一版的出版中所给予的支持和鼓励。他们在很多方面支持着我们,在此由衷感谢,感谢他们对我们,尤其是对我们专业上的支持。

谨以本书献给过去25年来阅读本书,以及过去、现在、将来使用本书的专业人员。我们致力于不断完善本书,通过为口腔医师提供全面的口腔病理学知识,以改善患者护理。我们邀请您加入我们,运用本书介绍的知识,为接诊患者提供高质量的诊疗。

Olga A.C. Ibsen, RDH, MS
Joan Andersen Phelan, MS, DDS

目 录

共同交流探讨 提升专业能力

智能阅读向导为您严选以下专属服务

复习题答案： 点击后可获取本书各章末复习题的答案。

推荐书单： 点击后可获取更多口腔科图书推荐。

读者社群： 读者入群可与书友分享阅读本书的心得体会和口腔病理学相关知识，提升业务水平，马上扫码加入！

操作步骤指南

第一步

微信扫码直接使用资源，无须额外下载任何软件。

第二步

如需重复使用，可再次扫码。或将需要多次使用的资源、工具、服务等添加到微信“收藏”功能。

扫码添加

智能阅读向导

第 1 章

口腔病变的初步诊断

Olga A. C. Ibsen

学习目标

在学习完本章后，学生应能够：

1. 定义本章词汇表中的每个单词。

2. 完成下列与诊断过程相关的内容：

• 列出并讨论疾病的八种诊断类别。

• 给诊断种类命名并列出缺损、异常或列出诊断类别的原因。

• 描述根尖牙骨质发育不良的 X 线下外观及病史(包括患者年龄、性别、种族)。

• 定义白斑和红斑。

• 判断以下几种诊断类别：上皮鳞状细胞癌、颊白线、游走性红斑、白色水肿、营养缺乏、口角炎和坏死性溃疡性龈炎(NUG)。

3. 完成下列与正常变异相关的内容：

• 定义“变异”并举三例，其中包括舌部。

• 描述福代斯斑、腭隆凸、下颌结节、黑色素沉着、后尖牙乳头、舌部静脉曲张、颊白线和白色水肿的临床表现，并给出临床解释。

• 描述白色水肿和颊白线的临床和病理学差异。

4. 完成下列与其他有独特临床特点的良性病变相关的内容：

• 定义舌异位甲状腺并列出其三种表现。

• 辨别正中菱形舌(正中舌乳头萎缩)、游走性红斑(地图舌)、裂舌和毛舌的临床照片，并描述它们的临床特点。

❖ 词汇

软组织病变的临床表现

斑：可与周围组织做区分的颜色异常，其表面平缓且不高出周围正常组织。雀斑就是一个例子。

叶：整体的一片或一叶，这些小叶常融合在一起(图 1.1)。

大疱：一个局限的、凸出表面的病变，直径>5mm，其内常含浆液，外观似水疱。

蒂：基部为柄状或杆状，形似蘑菇(图 1.2)。

脓疱：大小不一，局限并凸起，内含脓液。

疱：小而凸起的变异，直径常<1cm，内含浆液。

丘疹：直径常<1cm 的小的局限病变，凸出于正常周围组织上。

无蒂：损伤的基部是平坦或宽阔的，并非蒂状(图 1.3)。

软组织质地

触诊：用手指的触觉来评估病变范围，可触诊柔软、坚硬、固定、半固定和内含液体的物体。

结节：软组织上易于触及的坚实变异，直径可达 1cm，可平齐、高出或低于皮肤表面。

病变颜色

白斑：一种临床术语，用于描述口腔黏膜的白色斑样损伤，不可擦除或被诊断为其他疾病。

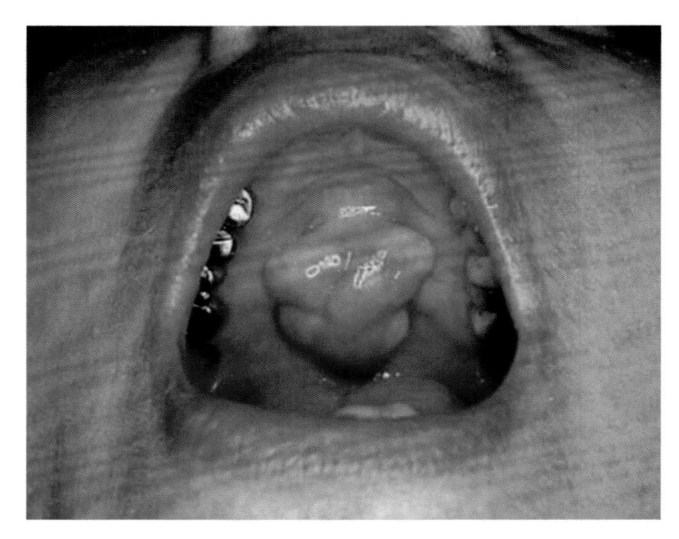

图 1.1 腭隆凸结节。

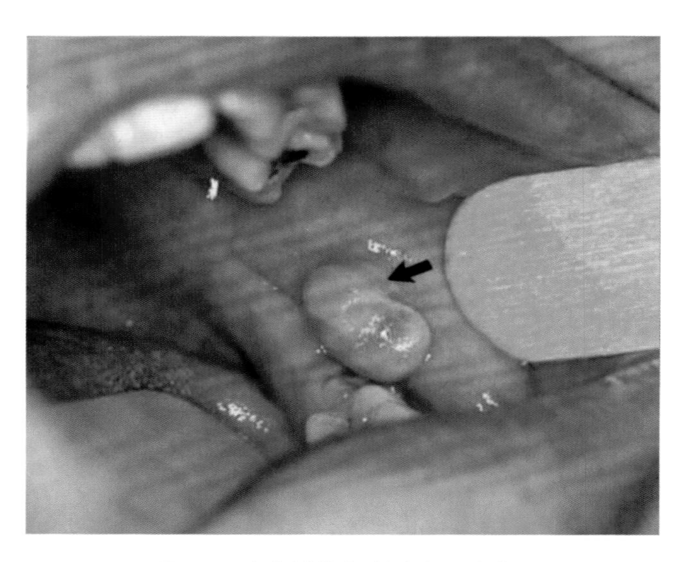

图 1.2 有蒂纤维瘤,箭头所示为蒂。

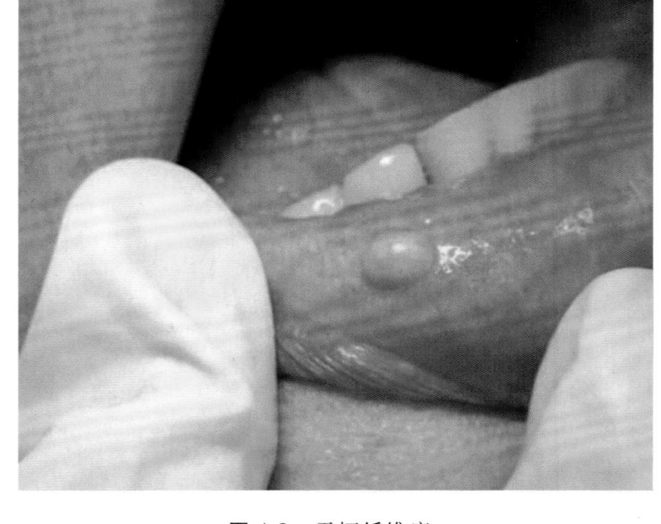

图 1.3 无柄纤维瘤。

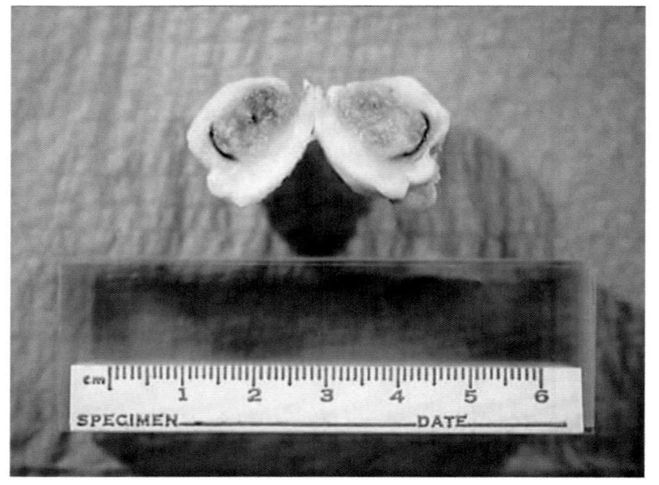

图 1.4 厘米尺用于所有标本微观检查的测量。

苍白:皮肤或黏膜组织苍白。

红斑:一种临床术语,用于描述口腔黏膜处的病变,可见平滑红色斑片或颗粒状红色天鹅绒样斑片。

颜色:用于描述口腔病变的常用颜色,有红色、粉色、橙粉色、白色、蓝灰色、灰色、棕色和黑色。可以是某一种特殊病变或普通病变。

病变大小

厘米(cm):米的百分之一,比半英寸稍小(0.393 英寸,1 英寸≈2.54cm)(图 1.4)。如果损伤为 3cm,约为 1.5 英寸。

毫米(mm):米的千分之一,牙周探针的探测单位为毫米(图 1.5)。

表面质地

裂:完全或部分裂开,正常或异常,可见显著深度。

平滑、粗糙、折叠的:用于描述病变表面质地。

乳头状瘤:形如小的、乳头样凸起或成簇样凸起。

皱褶状:有皱褶的。

骨病变的影像学术语

弥散:描述病变边缘不确定,很难确定病变的准确边缘。这可能导致基于活检和影像结果的治疗更困难(图 1.6)。

多腔的:用于描述病变超出确定的一个区域,有许多分叶或部分融合成为一个整体。多腔系的临床表现有时被描述为类似于肥皂泡。牙源性角化囊肿常表

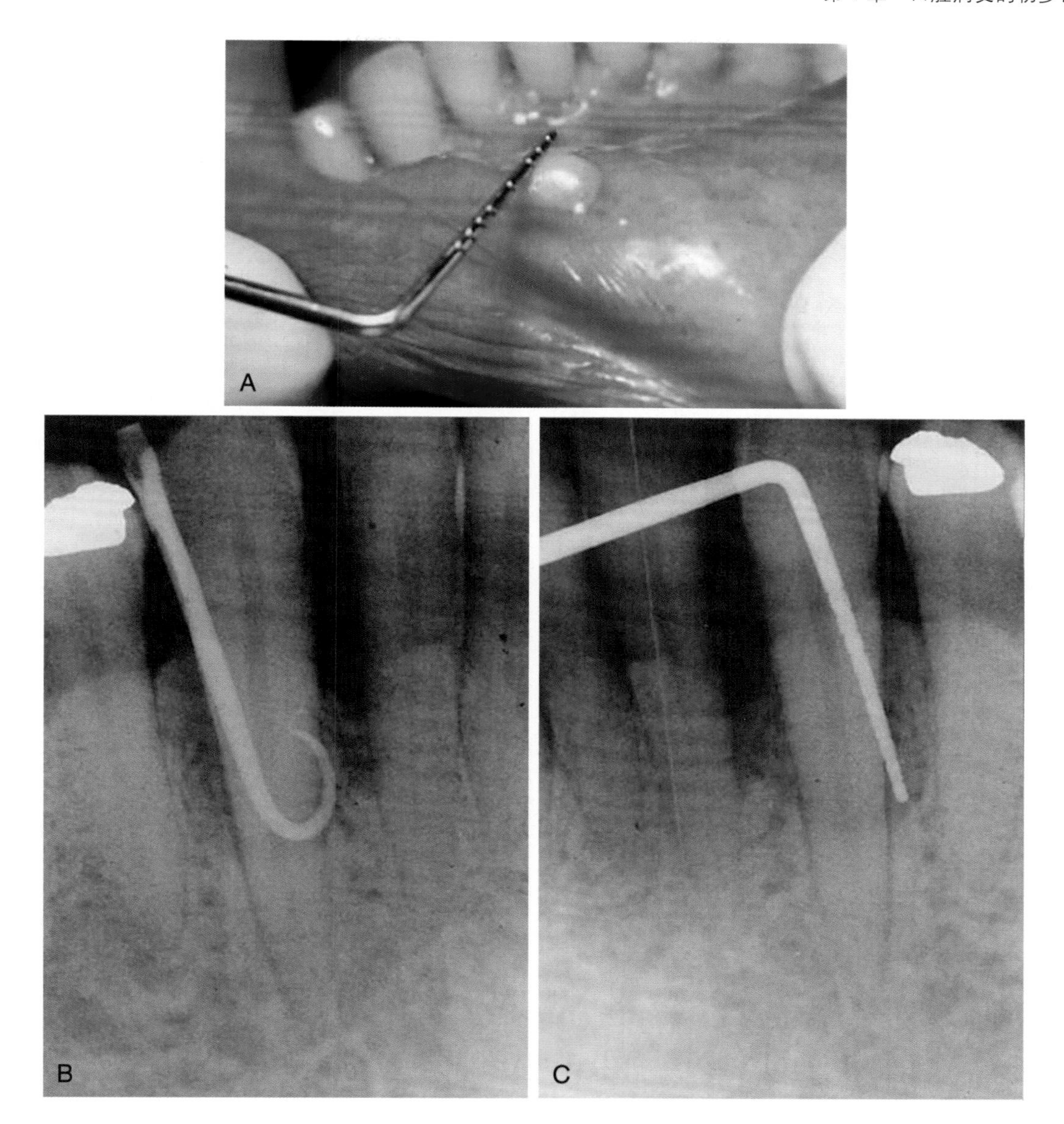

图 1.5 (A)用探针检测有蒂纤维瘤的直径。(B)用牙胶尖探测影像学上显示的缺损。(C)影像学检测前牙周探针的所在位置。

现为多腔的、射线可透射的病变(图 1.7)。

可透射的:描述在 X 线片上显示为黑色或暗色的区域。辐射能可以透过组织。密度低的区域表现为透射区域(图 1.8)。

透射和阻射:用于描述病变内亮和暗的混合区域,常用于病变的发展阶段。例如,第一阶段根尖牙骨质发育不良(牙骨质瘤)(图 1.9A),病变为透射。在第二阶段表现为透射和阻射的混合影像(图 1.9B)。

阻射:用于描述在 X 线片上显示为亮色或白色的区域,是由辐射能无法透过组织结构造成的。越是致密的组织,在影像学上的表现越是白亮,见图 1.10。

根吸收:在 X 线片上显示牙齿根尖变短钝或不规则,这是对囊肿、肿瘤或创伤等刺激物的反应。图 1.11 显示快速正畸移动导致的根尖吸收(见图 1.26)。在牙外界的组织,诸如牙周韧带上形成外吸收,反之内吸收是由牙齿内部牙髓组织反应引起的。后者牙髓区域可见超出正常牙髓边界的弥散透射影。

根周扇贝影:位于根间的 X 线透射样病变,如创伤性骨囊肿,这种病变似乎延展了牙周韧带(图 1.12)。

单房:只包含轮廓边界明显的单个单位,如单一根尖周囊肿(图 1.13)。

包膜完整:用于形容边界极为清楚且内容物清晰可见的病变(图 1.14)。

联合:部分合并、融合为整体的过程。

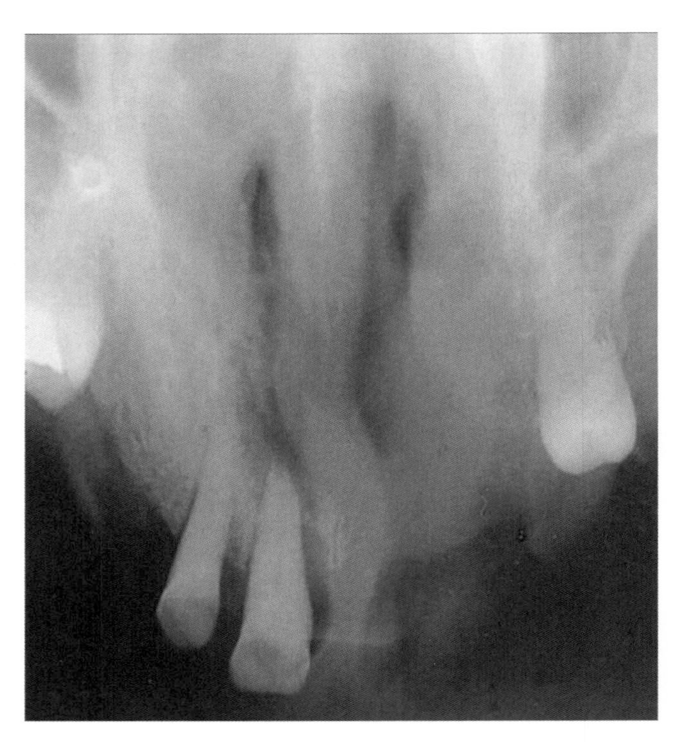

图 1.6 鳞状细胞癌累及牙槽骨和硬腭，边界不清。(Courtesy Drs. Paul Freedman and Stanley Kerpel.)

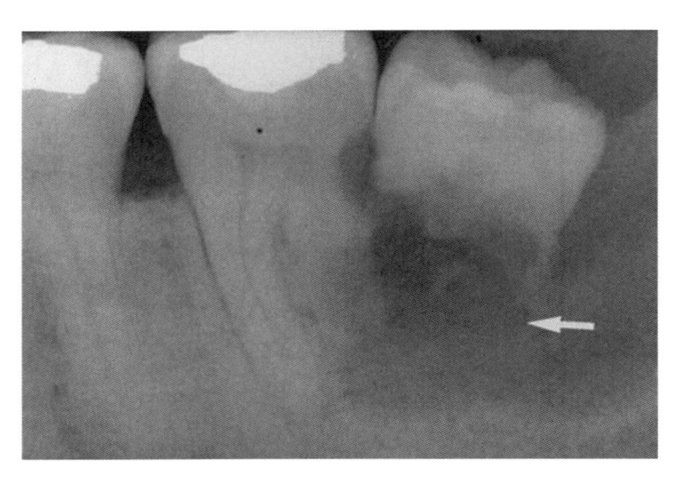

图 1.7 牙源性角化囊肿(箭头所示),一个多腔性变异。(Courtesy Dr. Victor M. Sternberg.)

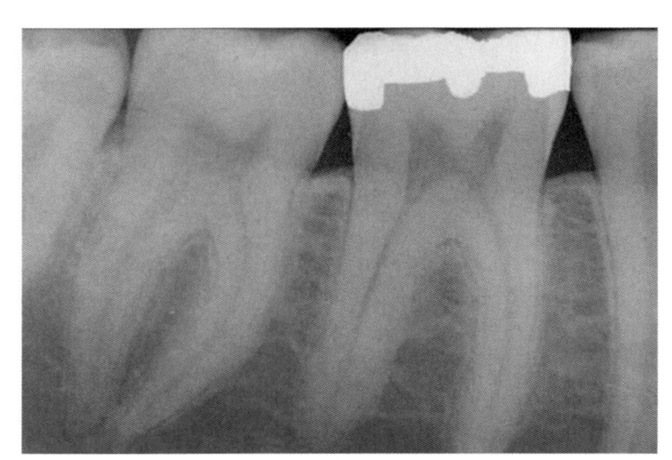

图 1.8 下颌磨牙的突出髓室、髓角和根管。

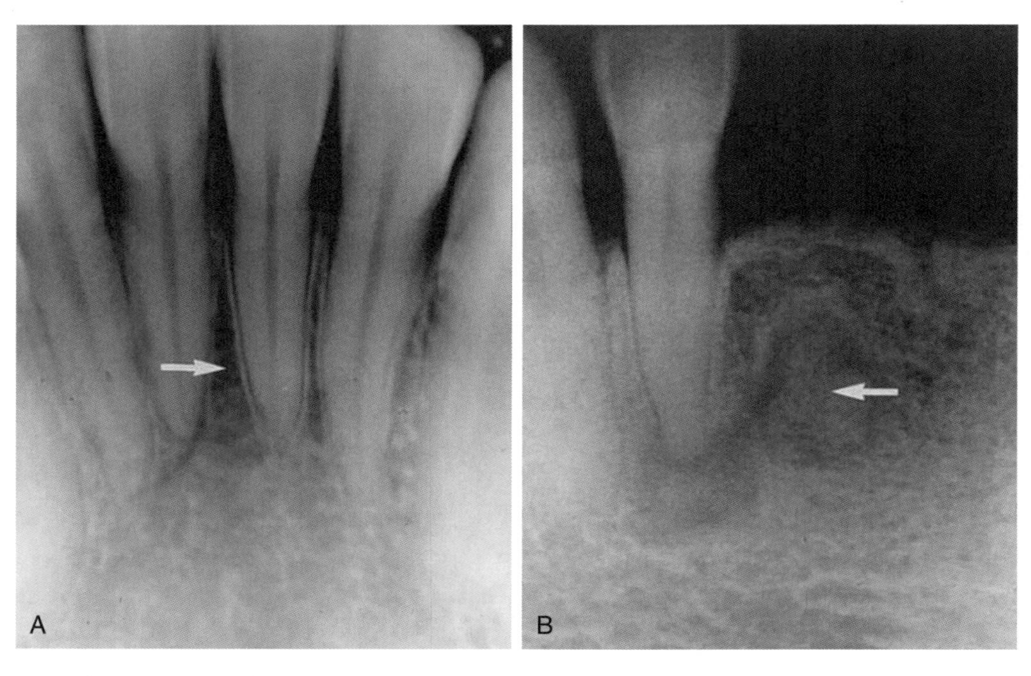

图 1.9 (A)一期根尖牙骨质发育不良(牙骨质瘤,箭头所示)。(B)二期根尖牙骨质发育不良(牙骨质瘤,箭头所示)。

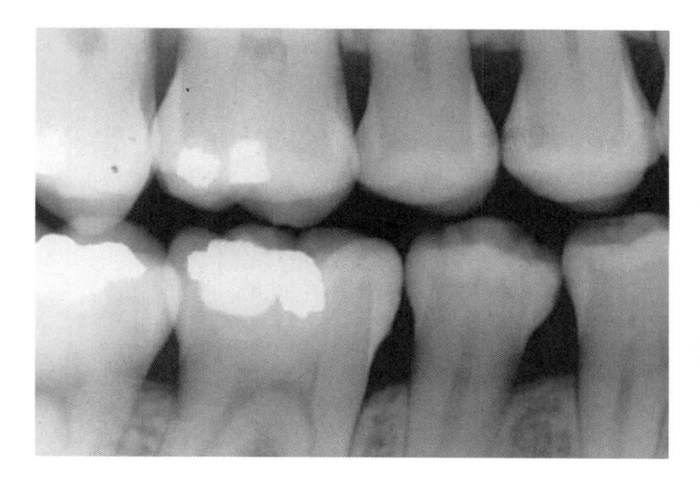

图 1.10　上下颌磨牙殆面的汞合金修复。

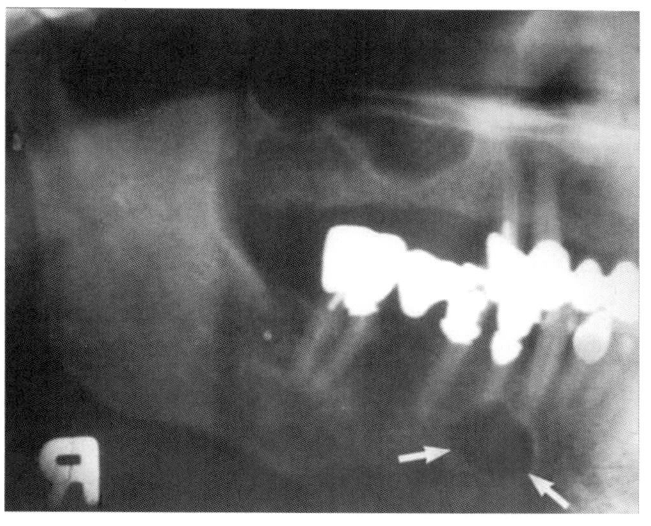

图 1.12　根尖周的创伤性骨囊肿(箭头所示)。(Courtesy Drs. Paul Freedman and Stanley Kerpel.)

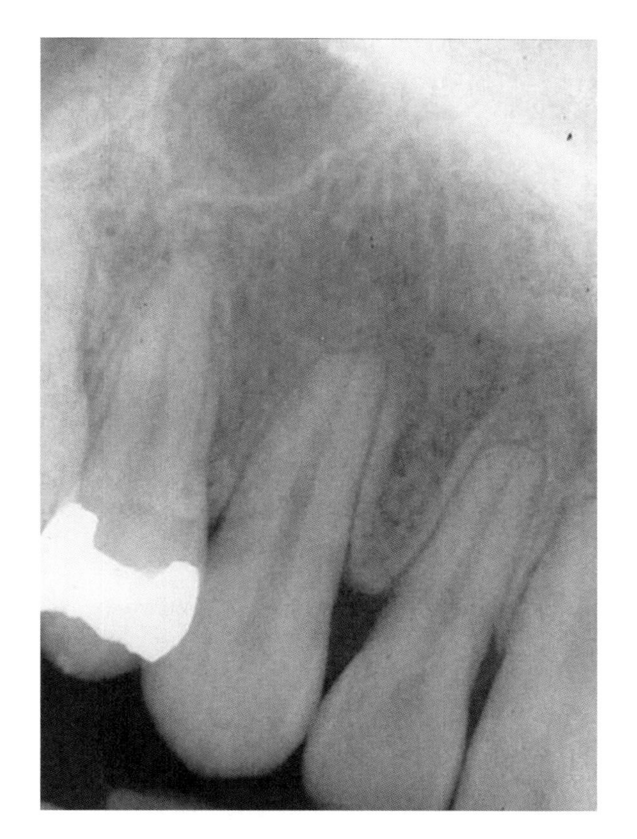

图 1.11　快速正畸移动所致的上颌前分牙根吸收。

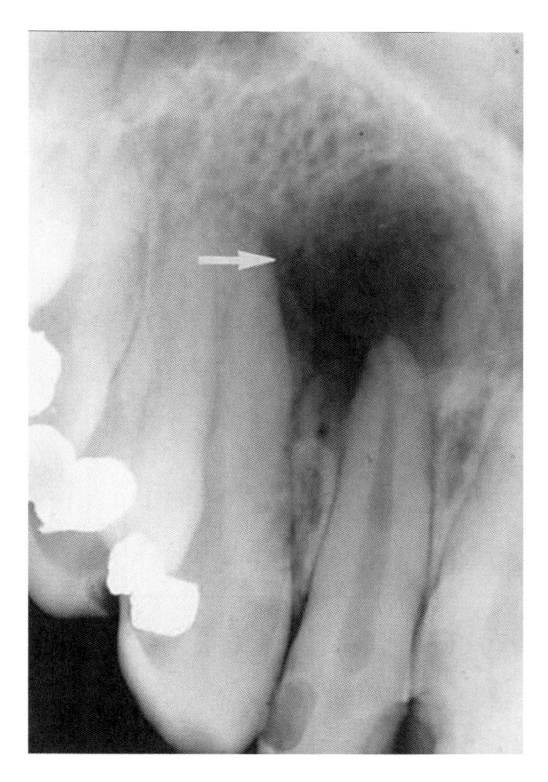

图 1.13　根尖周囊肿(箭头所示),位于上颌侧切牙处,为一单房样病变。

其他词汇

发声困难。

呼吸困难。

吞咽困难。

异常:偏离标准或正常的事物。

想要理解本书内容,读者需要有系统观念。在口腔卫生课程中,已经花费了大量时间来讲解正常结构。在能够辨别异常情况之前,对于基础性学科,如人体解剖学、生理学、病理学和口腔解剖学应该有坚实的基础。在彻底了解正常结构后,将更易于辨别变异体和病理状态。初步评估和病变描述是口腔卫生实践的一部分,也是临床实践中最富挑战性的项目之一。

在本章的第 1 部分,我们列出了描述病变临床和

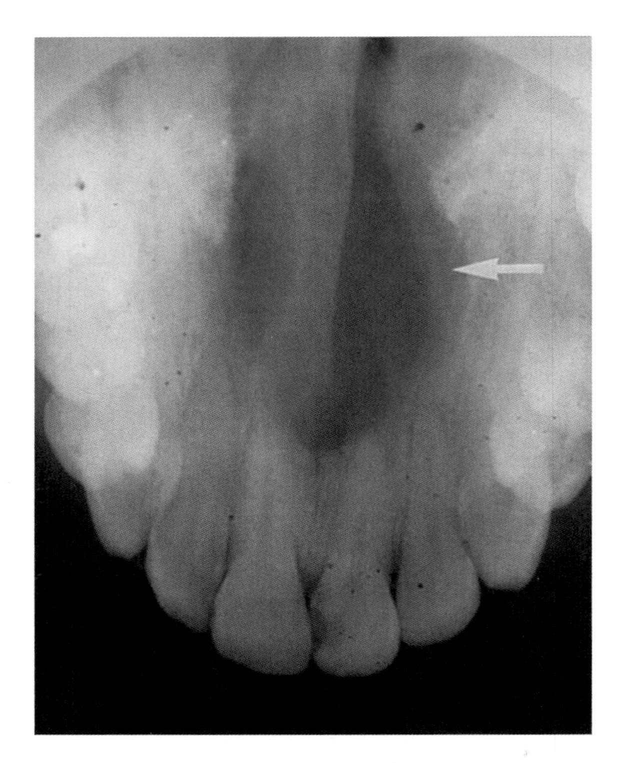

图 1.14　边界明晰的腭部正中囊肿(箭头所示)。

影像学特点的常用术语,其中包括描述正常、正常变异体和病理状态的术语。我们鼓励读者在临床中使用这些术语,使它们成为每日专业词汇的一部分,从而促进口腔科医师和其他口腔从业者的沟通。

本章的第 2 部分聚焦于 8 种口腔病变的初步诊断类别。在本节中,每种病变的大纲表格中用到了这些诊断类别并给出例子。

最后一部分包括正常变异体和未知原因的良性情况,大多由其独特的临床表现和病史诊断。

诊断过程

做出诊断

诊断是如何做出的?核心的组成部分是什么?这些问题的答案从数据收集开始。诊断过程要求收集与评估患者和病变相关的资料。这些信息的来源各不相同。

各种不同诊断类别可以想象成是拼图的一部分,每一块都在最后诊断中意义重大。8 类中的以下信息可帮助做出最后诊断:①临床检查;②影像学检查;③病史;④实验室检查;⑤显微镜检查;⑥手术探查;⑦治疗;⑧与常规不同的发现。值得注意的是,一个区域无法为诊断提供足够的信息,诊断要点可来自一个、两个甚至三个区域。在口腔医师对上述疾病和情况有更深认识时,使用诊断类别作为评估病变的指南将非常有帮助。

临床诊断

临床诊断认为诊断要点来源于病变的临床表现。通过在光线良好的临床环境下观察和必要时的触诊,临床医师可通过颜色、形状、位置和病变进展史做出诊断。当在这些独特的临床特征下可以做出诊断时,组织活检或外科手术并非必要。临床上可直接做出诊断的病变包括福代斯斑(图 1.15)、腭隆凸(图 1.16)、下颌结节(图 1.17)、黑色素沉着(图 1.18)、后尖牙乳头(见图 1.51)和舌部静脉曲张(见图 1.52)。这些病变将在本章后面的内容中做详细叙述。

其他原因不明的良性情况可通过独特的临床表现辨别,包括裂舌(图 1.19)、正中菱形舌(正中舌乳头萎缩)(图 1.20)、游走性红斑(图 1.21)和毛舌(图 1.22)。这些情况同样在本章后面的内容中做详细叙述。

有时,诊断过程除临床表现外,还需要结合既往史,例如,口腔汞合金色素沉着(局灶性银屑病)可以在汞合金修复体所在位置的牙龈或黏膜上观察到蓝色至灰色斑块(图 1.23A)。尽管这种情况易于被观察并做出诊断,此区的病史在确认临床诊断中仍十分有用。图 1.23A 中的患者做过根管治疗和乳牙上的银汞

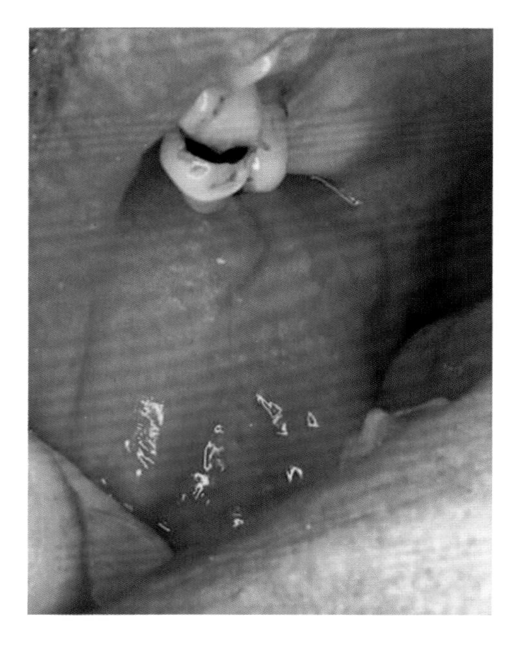

图 1.15　福代斯斑。

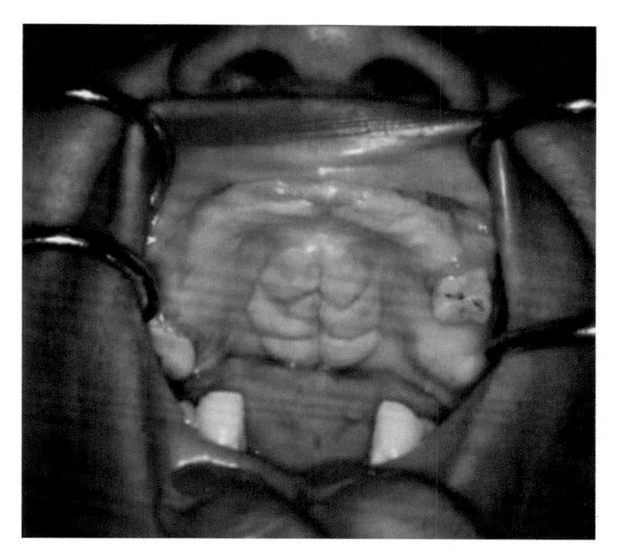

图 1.16　分叶状腭隆凸。(Courtesy Dr. Edward V. Zegarelli.)

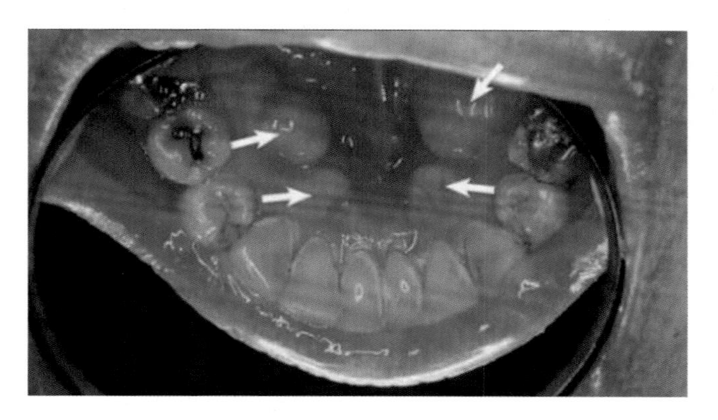

图 1.17　箭头所示为分叶状下颌结节。

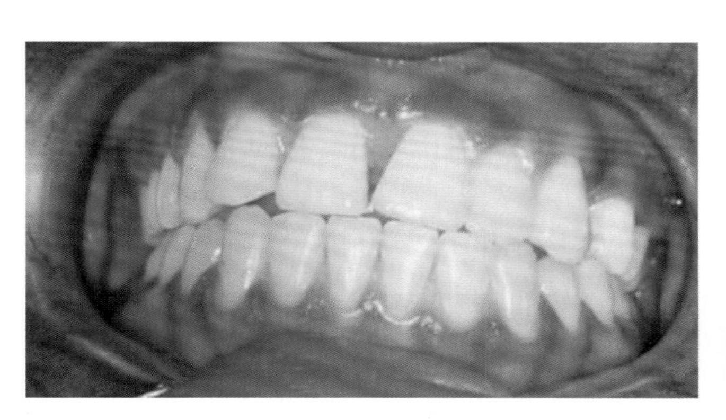

图 1.18　黑色素沉着。

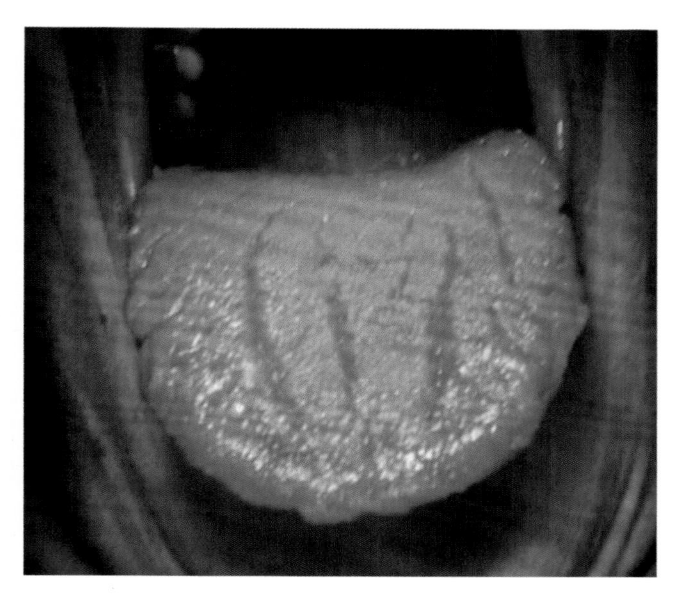

图 1.19　裂舌。

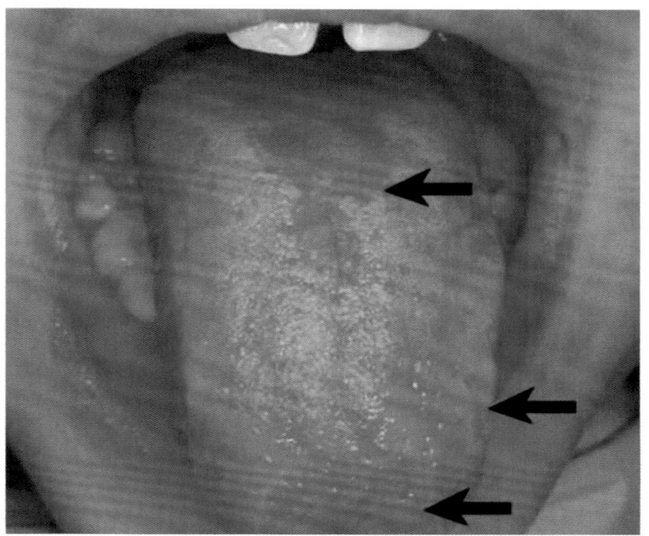

图 1.20　正中菱形舌(上面箭头所示)和游走性红斑(下面箭头所示)。

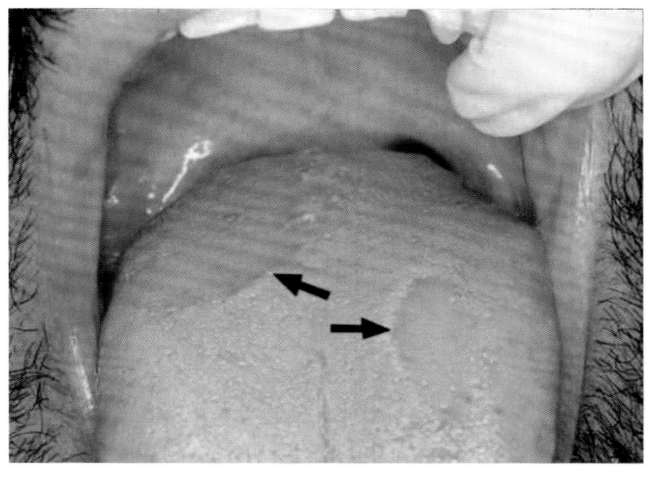

图 1.21　游走性红斑。箭头所示为乳头萎缩处。

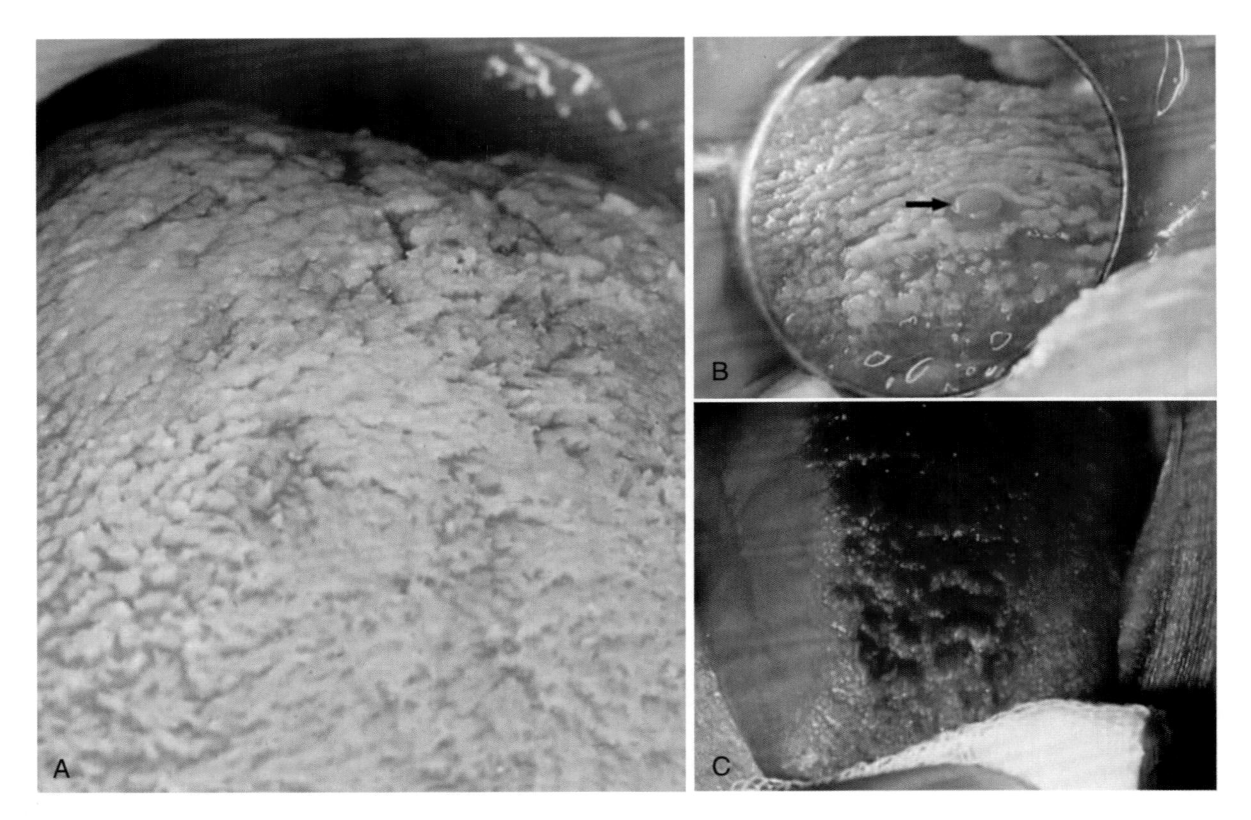

图 1.22 (A)白毛舌。(B)白毛舌，箭头所示为轮廓乳头。(C)黑毛舌。

逆充填。在恒牙中切牙根尖区可见汞合金文身，无证据表明在整个前牙区域做过银汞充填。病史帮助确认了临床诊断。也正由于临床和病史特点，做出了带状疱疹的诊断。前驱疼痛伴随疱疹的暴发，常位于感觉性神经的一侧(图 1.23B)(见第 4 章)。

影像学诊断

在影像学诊断中，X 线片可对明确诊断提供足够的信息。尽管其他临床和病史信息可能也有用，诊断最重要的依据仍然是影像学资料，其可提供有关根尖病理变化(图 1.24)、内吸收(图 1.25)、外吸收(图 1.26)、邻面严重钙化(图 1.27)、龋坏(图 1.28)、混合型牙瘤(图 1.29 和图 1.30A)、组合型牙瘤(图 1.30B)、多生牙(图1.31)、阻生齿或牙未萌出(图 1.32)，以及牙髓钙化(图 1.33)方面的信息。X 线片中正常解剖标志同样可见。在一些情况中，影像可能差异较大，如滋养管(图 1.34A，B)和混合牙列(图 1.34C)的结构。不寻常的影像学表现见图1.35。

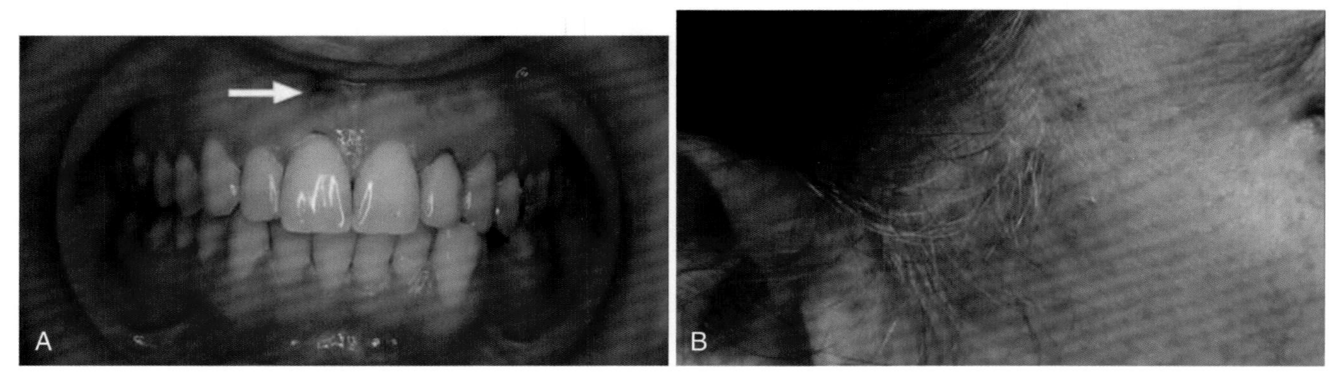

图 1.23 (A)箭头所示为患者上颌右侧中切牙根端区域的汞合金色素沉着。该患者曾做过乳牙根管治疗。该部位无其他汞合金修复体。因此，了解患者既往牙科治疗史有助于诊断。(B)累及三叉神经眼支的带状疱疹病例。

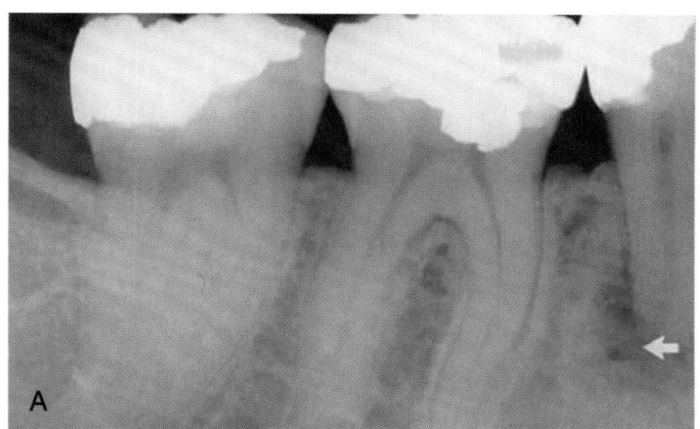

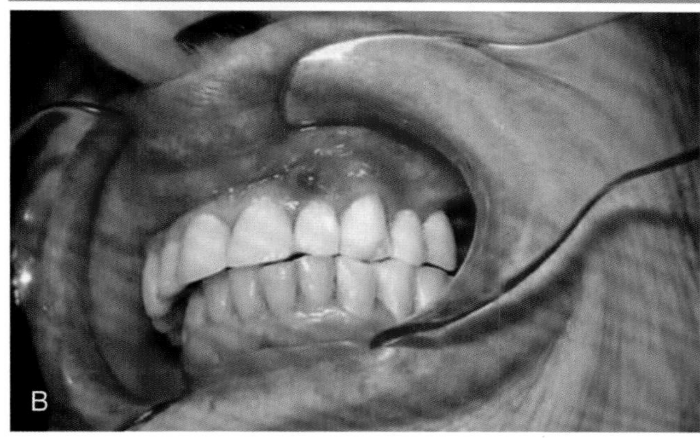

图 1.24　(A)根尖周炎(PAP);下颌第二前磨牙处可见透射影(箭头所示)。(B)另一患者下颌侧切牙处的瘘管。瘘管存在常提示有 PAP。当临床可见瘘管时,影像学资料对诊断和治疗意义重大。

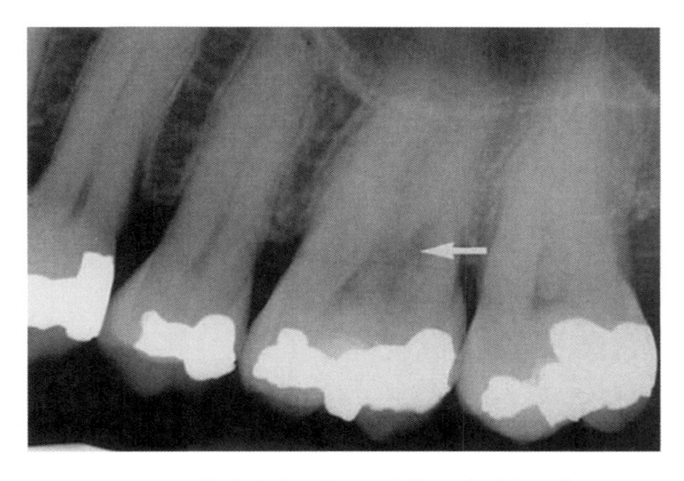

图 1.25　箭头所示区域为上颌第一磨牙内吸收。

病史诊断

病史资料在每个诊断中都是一个重要的组成部分。有时,病史资料与临床病变可以提供对最后诊断必要的信息。详尽的医学和口腔病史必须是每例患者详尽记录的一部分。临床医师应仔细评估这些资料,

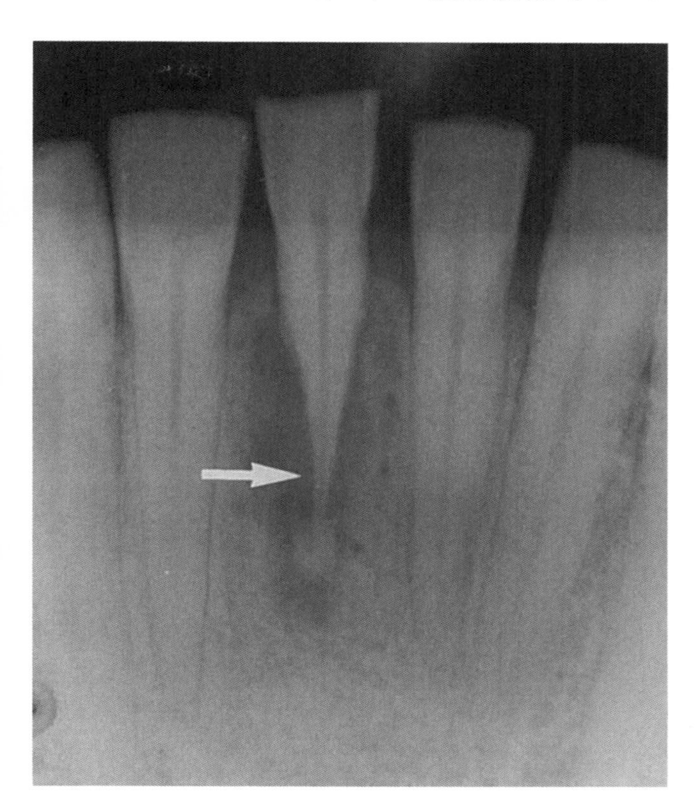

图 1.26　箭头所示为下颌中切牙外吸收。(Courtesy Dr. Gerald P.Curatola.)

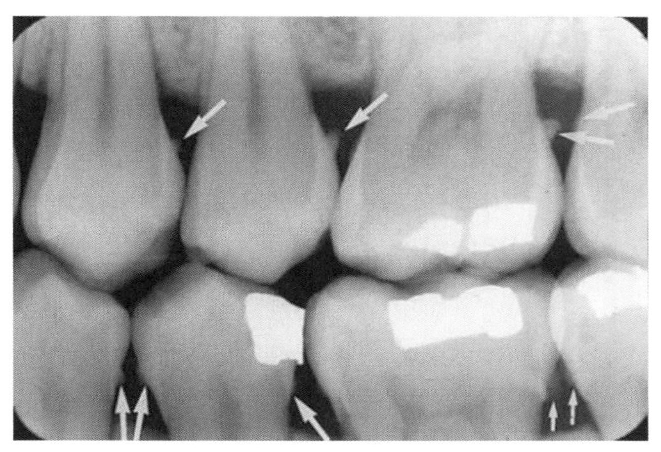

图 1.27　箭头所示为邻面严重钙化。

并在患者每次回访时更新资料。

在诊断牙釉质发育不全(图 1.36)、牙本质发育不全(图 1.37)和其他一些基因源性紊乱等情况中,病史非常重要。此外,临床和病理在诊断中有重要的辅助作用。

患者的医疗或牙科情况,包括用药史,在诊断中也有重要作用。例如,克罗恩病史或溃疡性结肠炎可导致口腔溃疡的诊断(图 1.38A)。另一个例子为图 1.38B 中的患者,其患有牙龈增生,用药史中有钙通

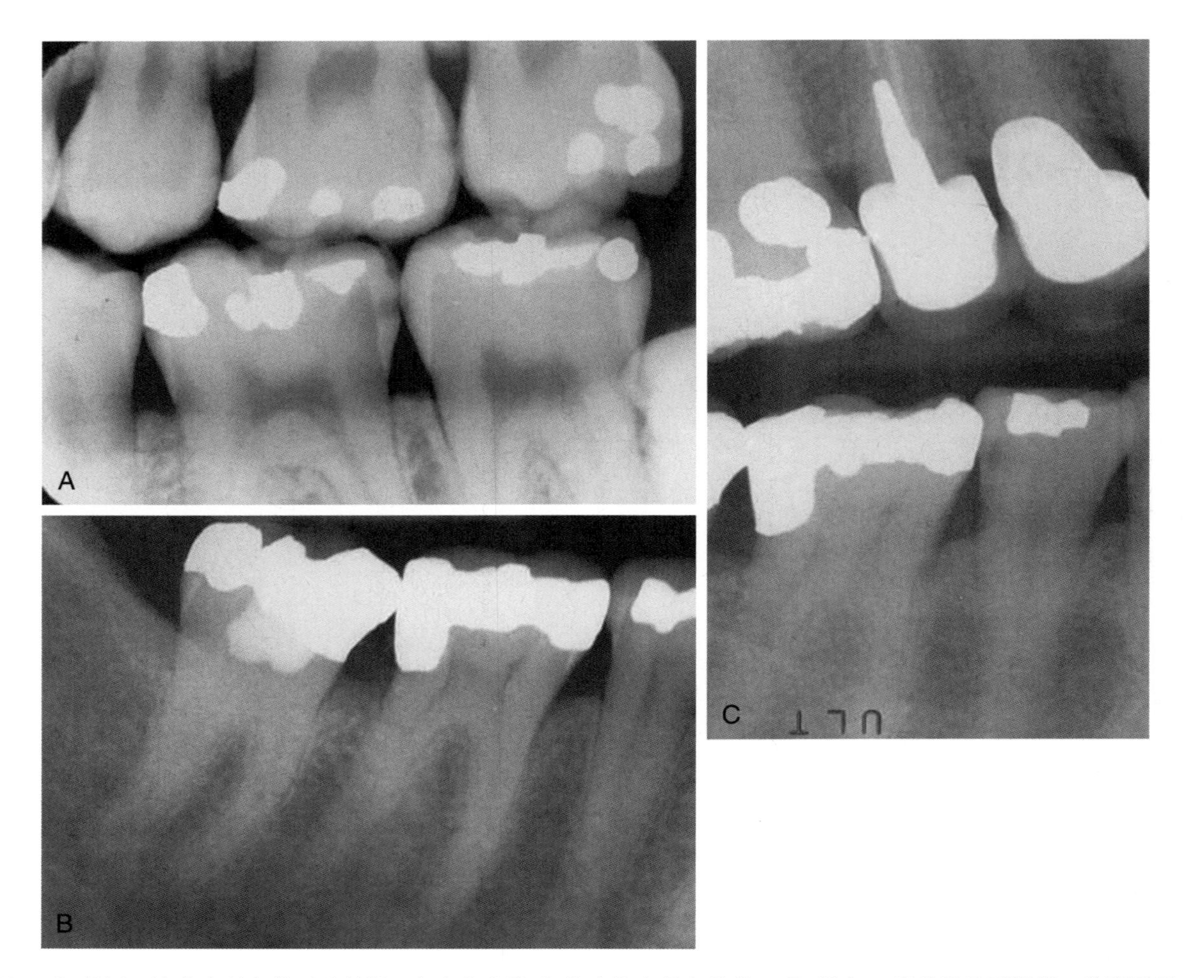

图 1.28 (A)龋坏。读者应观察邻面透射影。在确定边缘时,临床检查是必需的。(B)根尖 X 线片显示下颌第二前磨牙远中方向上一不明显的龋坏区域。(C)此图为图(B)患者一年后的复诊。在评估中发现下颌第二前磨牙牙体缺损,拍摄垂直向咬合翼片。阅片者应注意到有限的透射区域,下颌第二前磨牙远中向龋坏。这个例子说明在临床和影像学评估中需要细致、认真。(B and C Courtesy Dr. Victor M. Sternberg.)

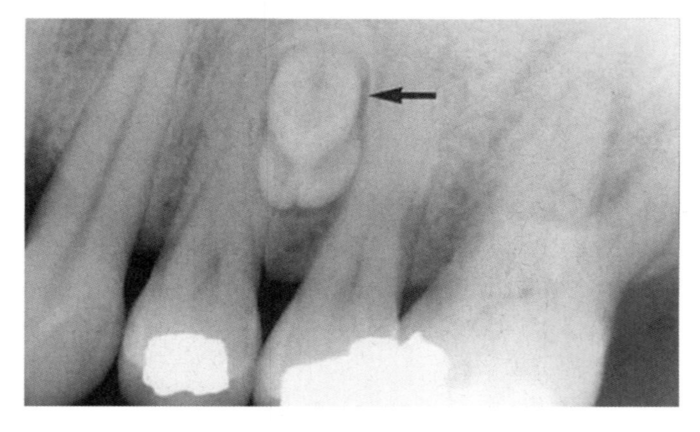

图 1.29 箭头所示为混合型牙瘤。

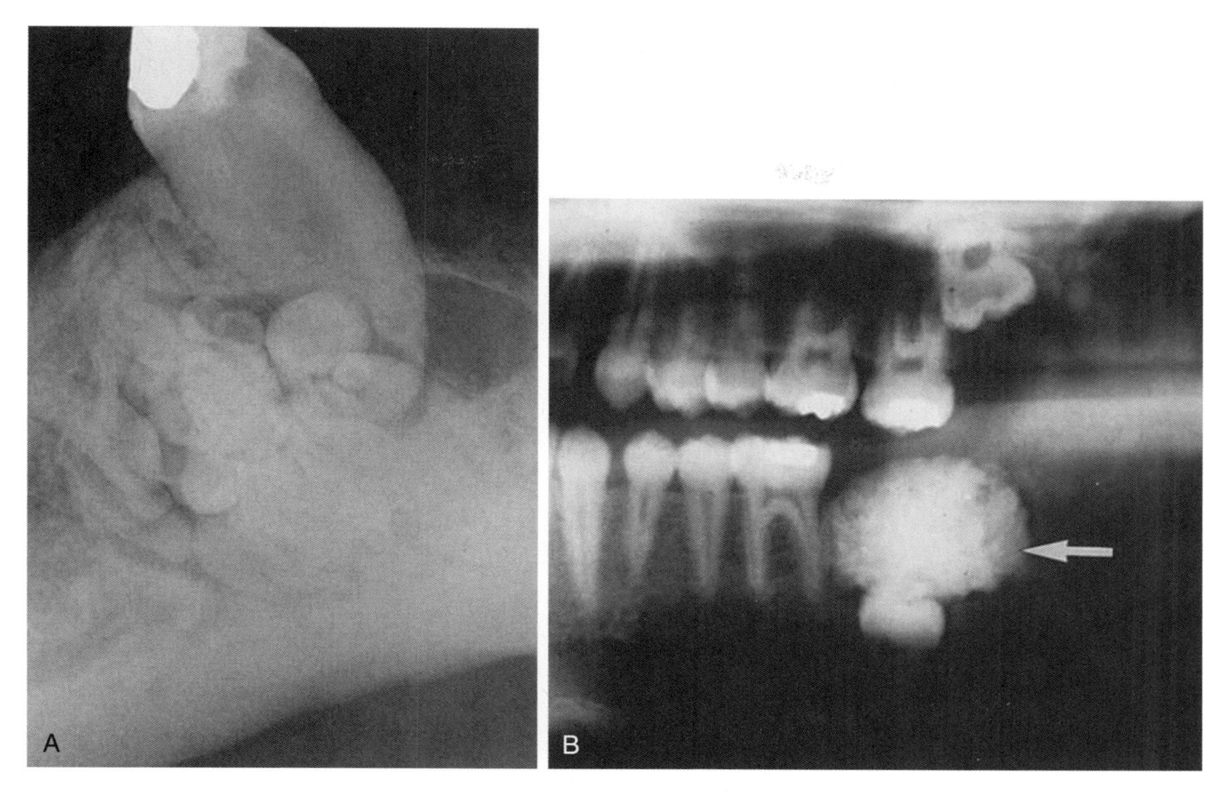

图 1.30　(A)混合型牙瘤在单独 X 线片的条件下仍易于被诊断。(B)组合型牙瘤(箭头所示)由组织病理学检查确诊。(B Courtesy Drs. Paul Freedman and Stanley Kerpel.)

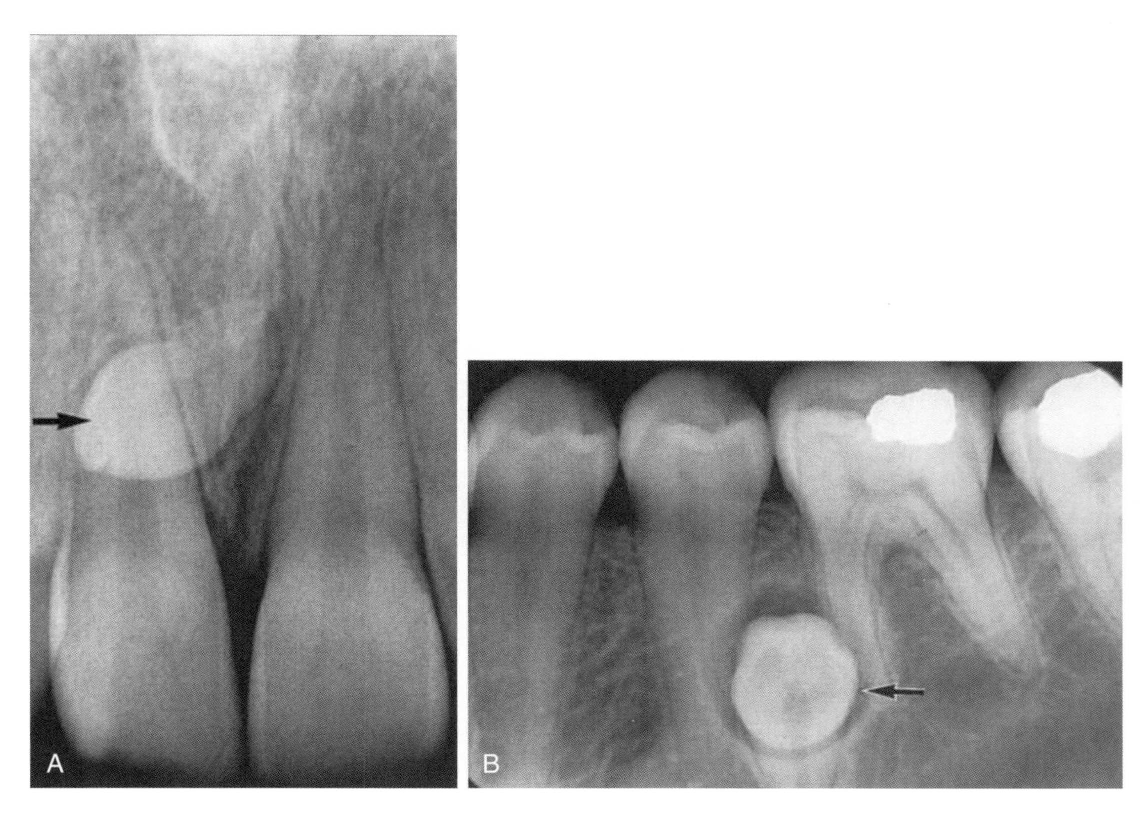

图 1.31　(A)正中多生牙(箭头所示)。多生牙位于上颌中切牙之间。(B)X 线片显示一多生下颌前磨牙周围包被呈透射影的牙源性囊肿。在临床上,这一区域被认为是下颌结节所在处,直到照出影片。

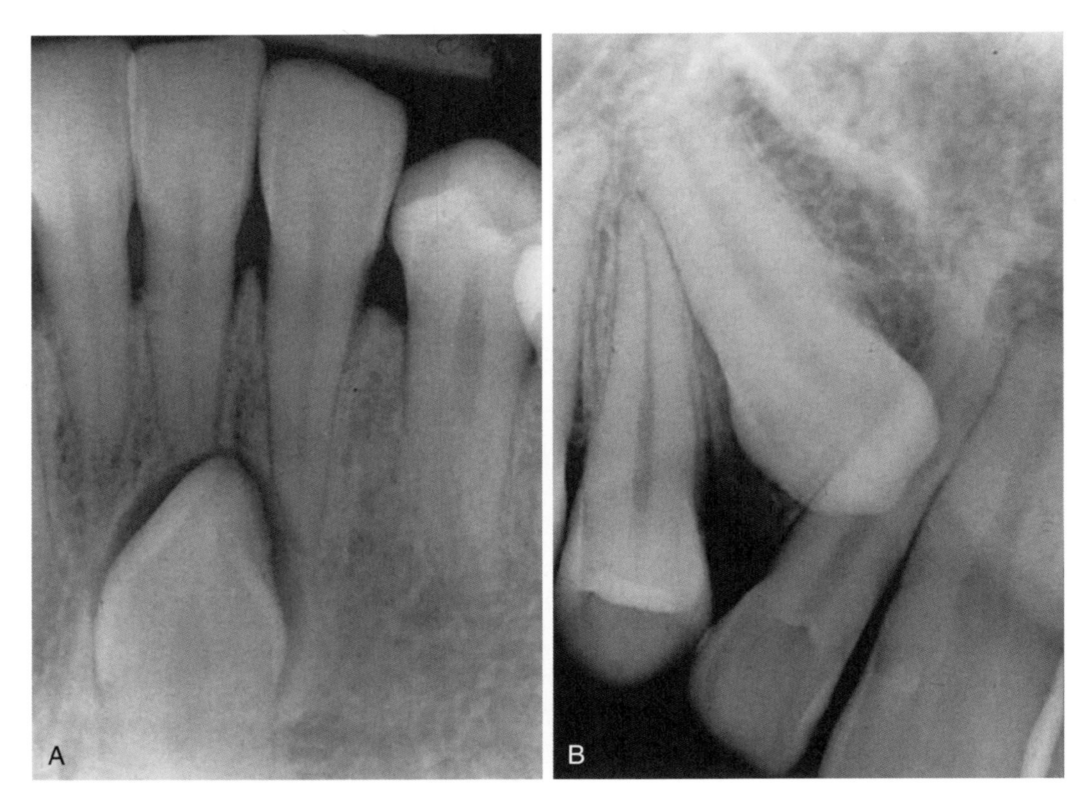

图 1.32 (A)下颌阻生齿。(B)上颌阻生齿。

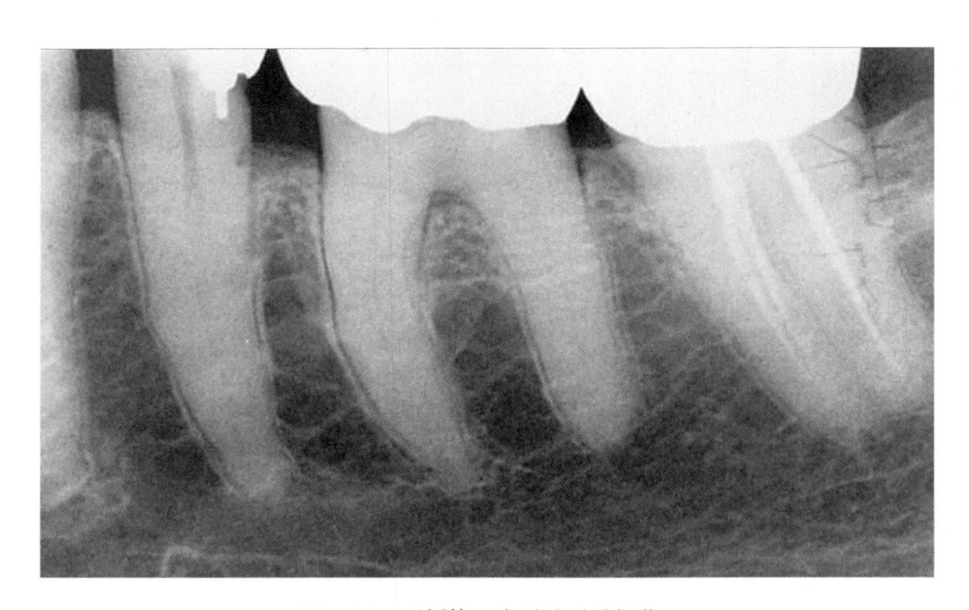

图 1.33 下颌第一磨牙处牙髓钙化。

道阻滞剂。患者的另一病史可能为过敏反应。荨麻疹(见第 3 章)是对过敏的即刻反应。摄取变应原常为病因,但也有其他原因,如蚊虫毒液、药物、外用药剂或系统性疾病。虽然常无法准确找出病因,出现荨麻疹的皮肤区域水肿界限清晰,常为红斑性(图 1.38C,D)。有时在一些病例中随着患者每一次接触变应原,反应可能更为严重。

有从臀部到边缘嵴和下颌前部颊黏膜皱襞区植皮历史的患者存在下颌前庭白色至棕色染色区(图 1.39)。

根尖牙骨质发育不良是另一种与患者病史关系较大的病变,其最常发生于 30 岁左右的黑人女性。其他病变特点有无症状性和受累牙齿,亦十分重要(见

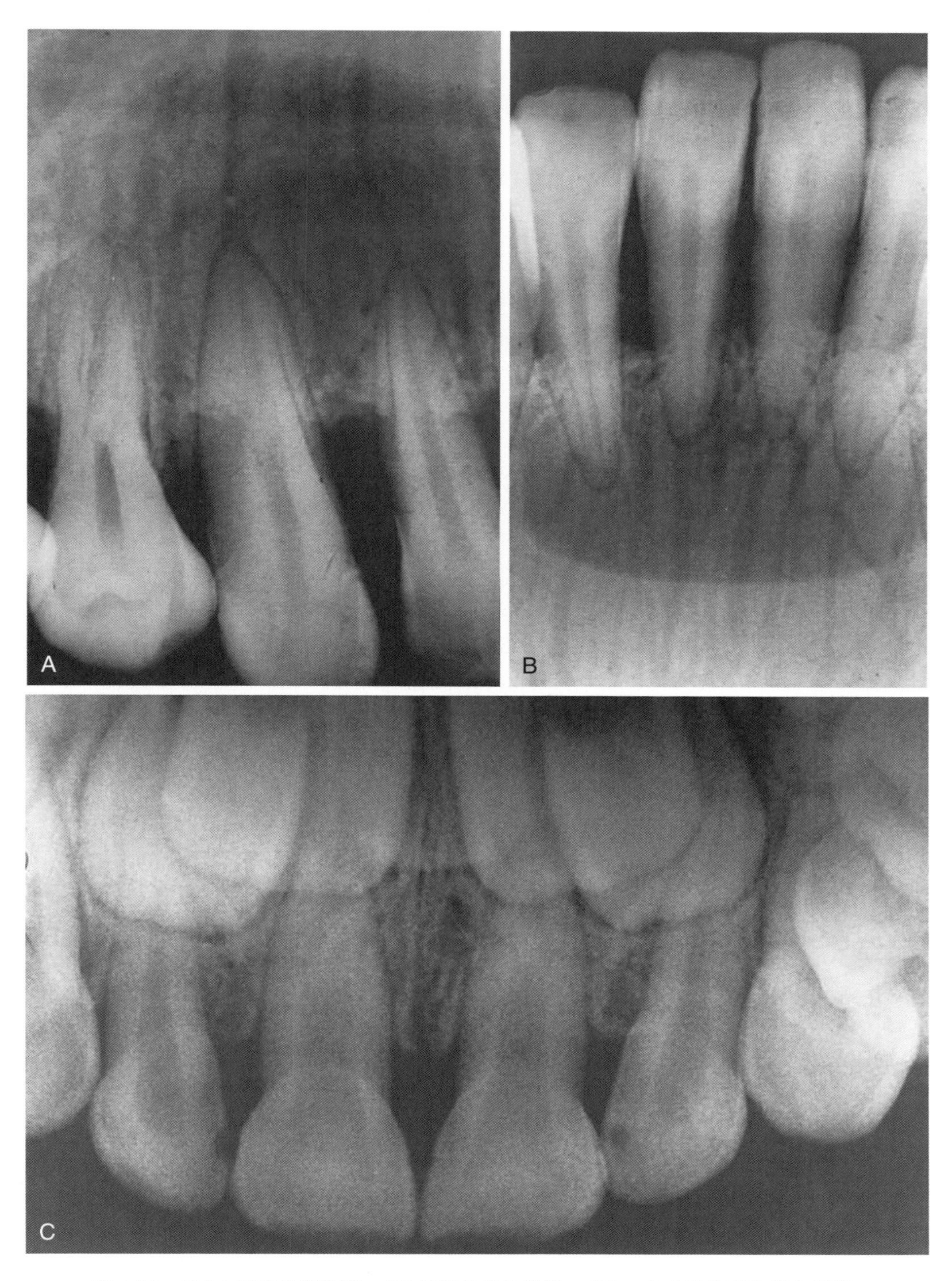

图 1.34　(A)上颌前牙滋养管。(B)下颌后牙滋养管。(C)一名 5 岁儿童的混合牙列。

图1.9)。此病无须治疗。

实验室诊断

临床实验室诊断，包括血液生化和尿样检测，可提供诊断信息。碱性磷酸酶升高在 Paget 病的诊断中意义较大。这一特点是除影像学中独特的"海绵"样骨(图 1.40)和牙骨质增生外，确诊的一个关键因素(见第 8 章)。实验室培养同样有助于口腔感染的诊断。

显微学诊断

显微学检查在诊断过程中十分重要，尽管它是实验室检查的一种形式，我们在此单独讨论。在可疑病变区域行活组织显微镜检查(活组织切片)，可发现重要信息。此过程常为最终确诊的主要内容。然而，活组

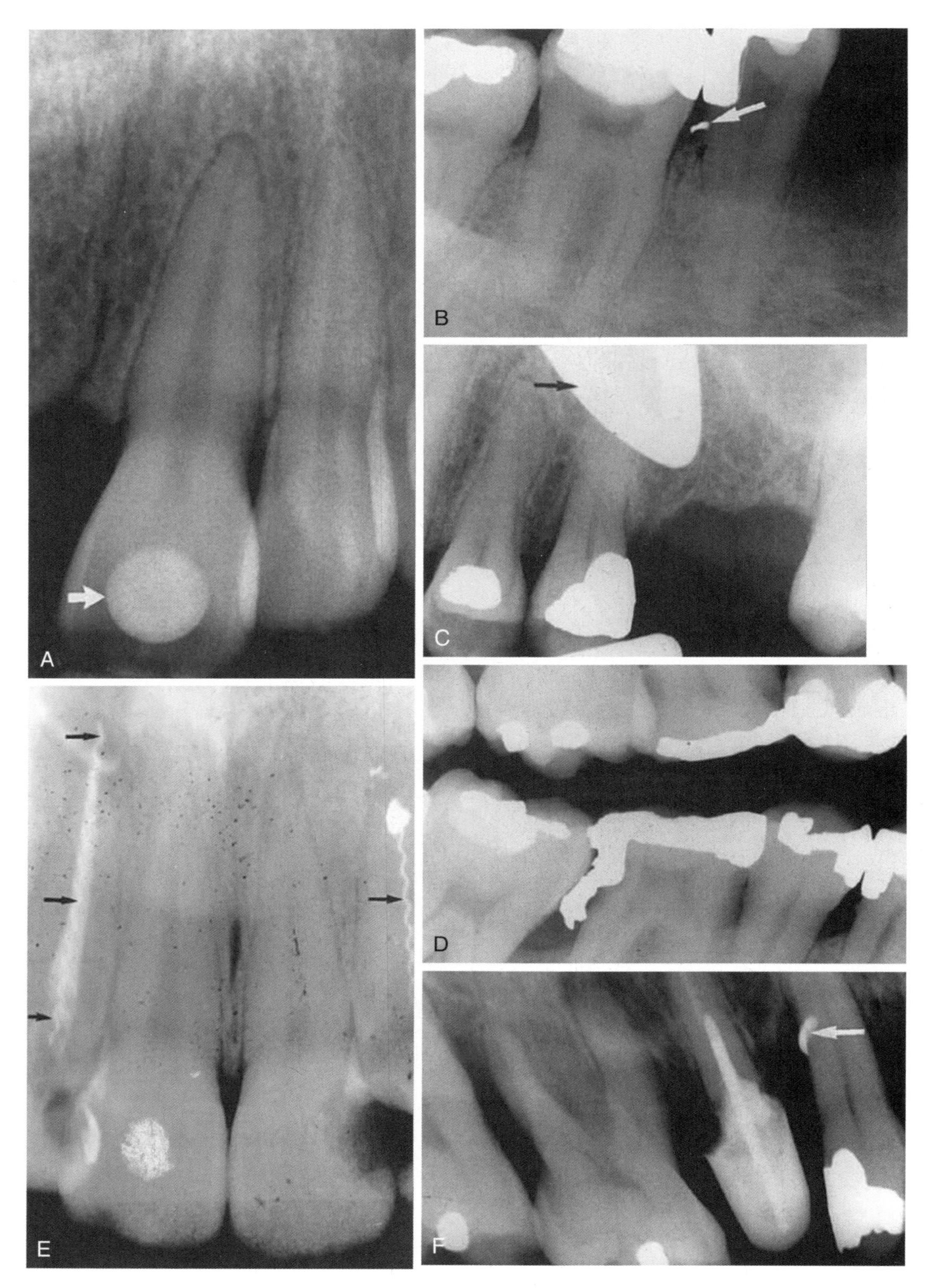

图 1.35 (A)箭头所示为一 7Ct(1Ct≈0.2g)的锌立方体(一个圆形石头),附着于患者上颌左侧中切牙。(B)下颌第二前磨牙远中的非透射区(箭头所示)为银汞充填物。在最初检查中拍摄的全口牙片和小牙片中,未检查到或记录有一个邻面细微的临床汞纹。在患者离开后观察 X 线片,我们认为阻射区为折断器械的尖端。当患者两周后因其他原因返院时,在另一张 X 线片中使用同样长锥形及精确度的仪器,阴影存在于同样的区域。临床上,仔细观察近中牙龈乳头区域可以看到细微的黑色暗影。医师从颊侧切开了乳头状凸起并取出了汞合物。(C)此患者在拍摄 X 线片时戴着宽框眼镜。箭头所示为 U 形阻射影。(D)X 线片显示下颌第一磨牙严重银汞超标。(E)在上颌两颗侧切牙根管治疗中器械折断(箭头所示)。(F)在上颌第一前磨牙远中处的阻射影为刮匙折断。(待续)

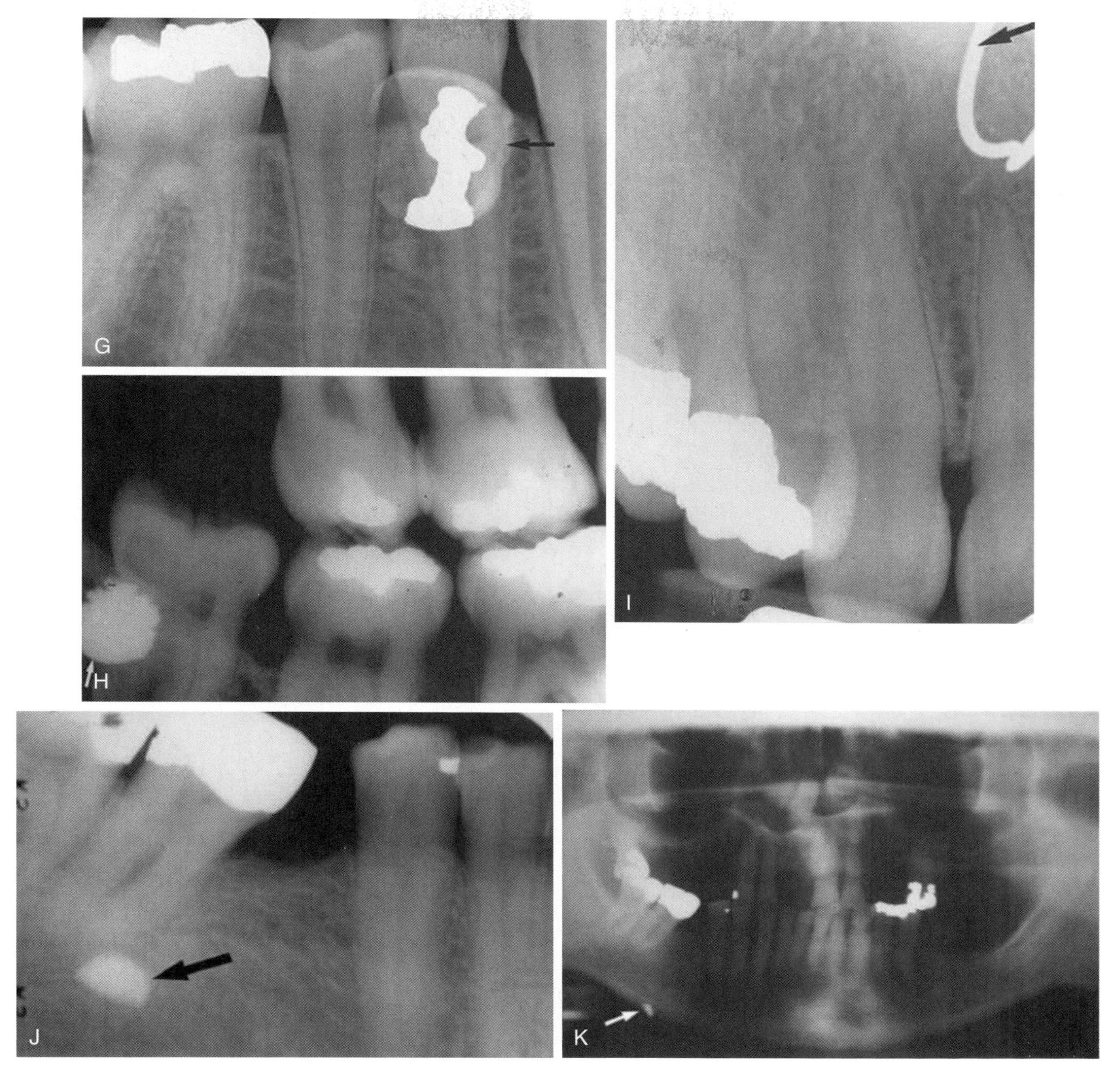

图 1.35(续)　(G)箭头所示为银汞充填后的一个滞留乳牙。(H)阻射影为下颌第三磨牙远中残存的子弹。(I)箭头所示的不透射圆形区域是一个鼻环。(J)根尖影像显示下颌第二磨牙近中根尖有阻射影,为飞溅的弹片。(K)同一患者的全景影像显示出同一物(箭头所示)。此 X 线片显示子弹更加具体的位置。子弹在此区的软组织中而非骨组织中。

织检查(简称"活检")操作者的技术也同样重要。要点为要切除足够量的组织样本。如果其他诊断信息,如临床特点或病变区域病史提示强烈恶变可能,活组织报告不支持,应行第二次活检。

附加的筛查同样可以被用来检测组织变异。有的包括电测试和影像学检测。然而我们认为,切片活检是显微镜分析最终确诊的金标准。

白色缺损(**白斑**)(图 1.41A)不能仅靠临床表现诊断。白斑是不能被擦去和诊断为其他疾病的白色病变。这类病变的显微学表现为上皮增厚或表皮角蛋白层到上皮全层变异,可能有恶变倾向。图 1.41B 展示了过角化和上皮异常增生。此外,可被诊断为鳞状细胞癌。

红斑是一种红色病变的临床术语,无法仅根据临床特点被诊断(图 1.41C)。大多数红斑(90%)在显微镜下被诊断为严重的上皮异常增生(癌前病变)或鳞

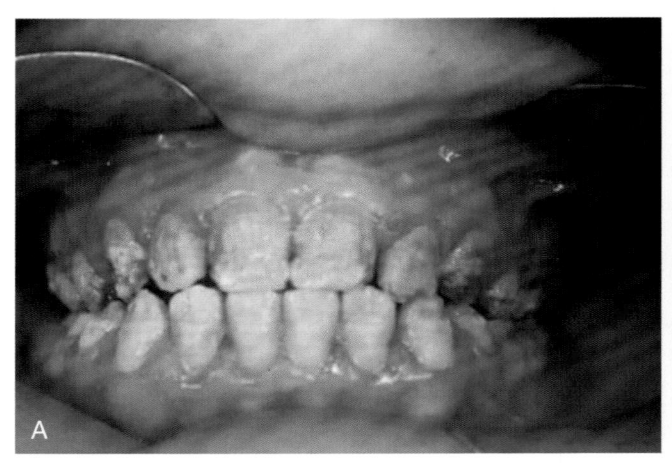

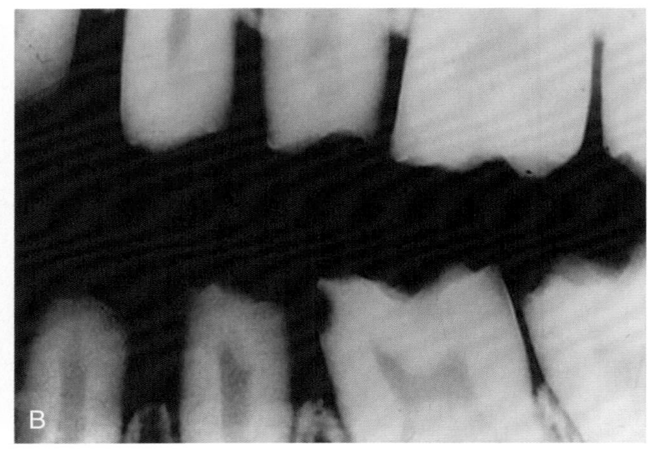

图 1.36 (A)牙釉质发育不全的临床表现。(B)牙釉质发育不全的X线片。(Courtesy Dr. Edward V. Zegarelli.)

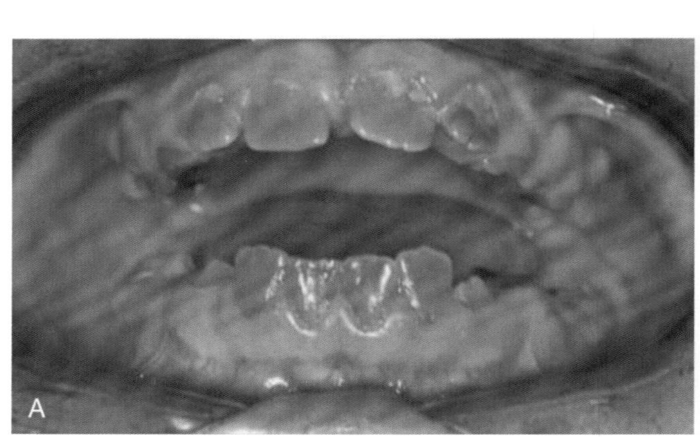

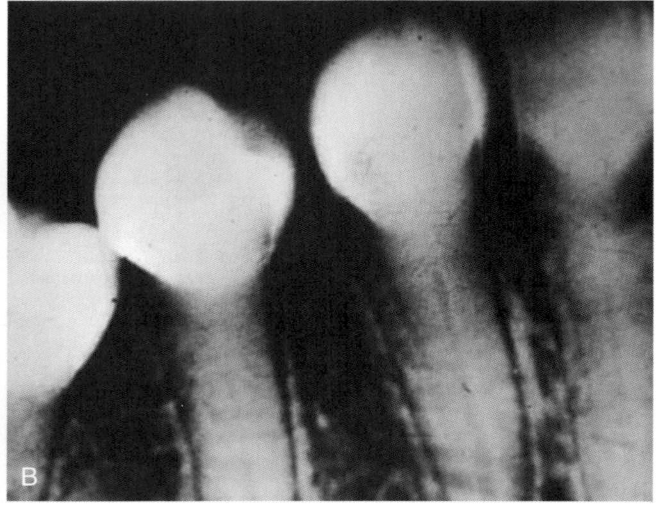

图 1.37 (A)牙本质发育不全的临床表现。(B)牙本质发育不全的X线片。(Courtesy Dr. Edward V. Zegarelli.)

状细胞癌(见第7章)。

有超过130种人乳头瘤病毒(HPV)，一些为低危险性的，一些为高危险性的。与鳞状细胞癌相关的为高危险性的(HPV 16型和18型)。其他如寻常疣的病毒为低危险性。低危险性的HPV病毒为2型、6型、11型、27型和57型。寻常疣的显微镜特点为HPV感染(见第4章)。鳞状细胞癌(见第7章)也与低风险性HPV病毒有关。

外科诊断

外科诊断的要点来自手术介入。例如，在图1.42中，我们从创伤性骨囊肿手术过程所得到的信息中做出了诊断。创伤性骨囊肿或单纯性骨囊肿表现为围绕根尖的扇形阻射影。手术干预在病变区骨中发现空腔时，提供了确凿的诊断证据。在手术过程后，空腔常充满骨且渐愈。下颌舌侧骨凹陷，也被称为静止性骨囊肿或Stafne骨囊肿(图1.43)，这是一种常发生于双侧的发育畸形。阻射区为椭圆形，在下颌支之前并低于下颌管。CT扫描可进一步明确诊断，显示出下颌舌侧的凹陷。然而，若阻射区不在典型区域，需做手术探查和活检明确诊断。下颌骨凹陷无须治疗。

治疗性诊断

营养缺乏可通过治疗性方法诊断。尽管口角炎(图1.44)也许与维生素B缺乏有关，但最常见的是与真菌感染有关，可使用抗真菌软膏或乳剂，如制霉菌素。应详细询问病史，以排除促成性营养缺乏。

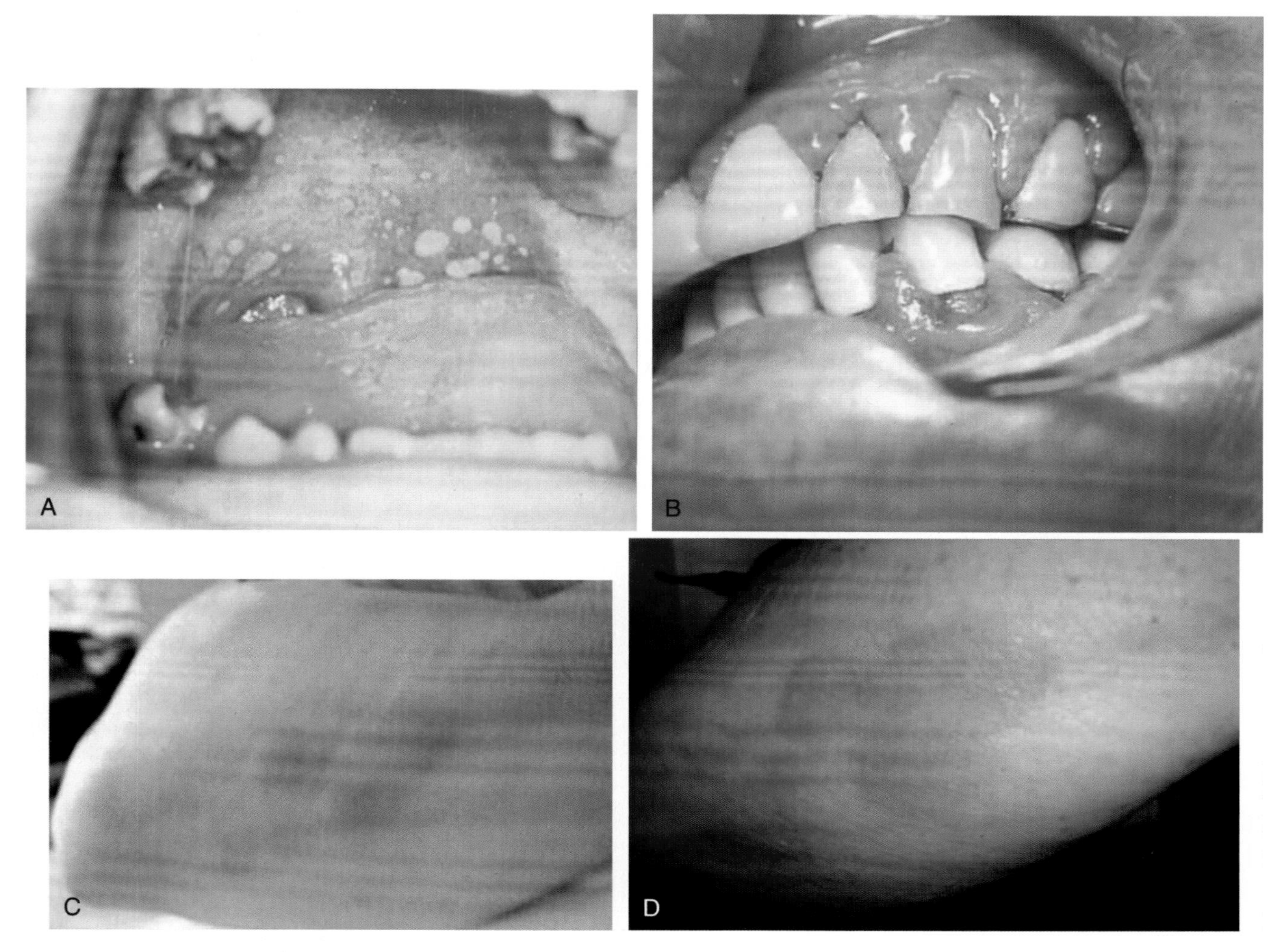

图 1.38　(A)软腭部位的口腔溃疡伴溃疡性结肠炎。(B)服用硝苯地平的患者牙龈增生,这种药是一种钙通道阻滞剂。(C,D)荨麻疹。(D)同一患者 8h 后的照片。(A Courtesy Dr. Edward V. Zegarelli.)

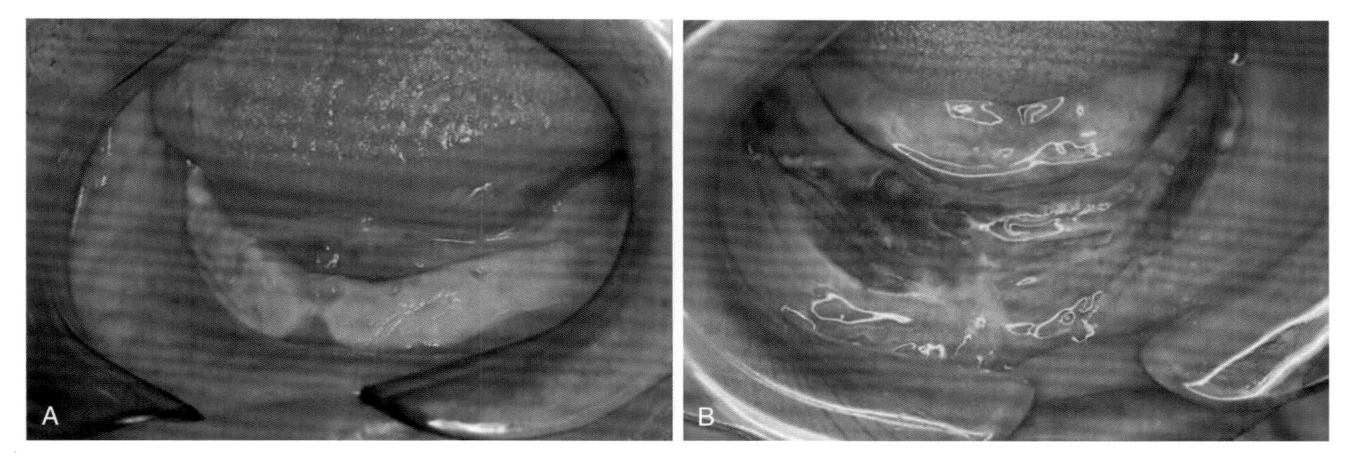

图 1.39　在白人患者(A)和黑人患者(B)下颌牙槽嵴做植皮手术。患者均无既往史和牙科局部史。此种异常诊断困难。

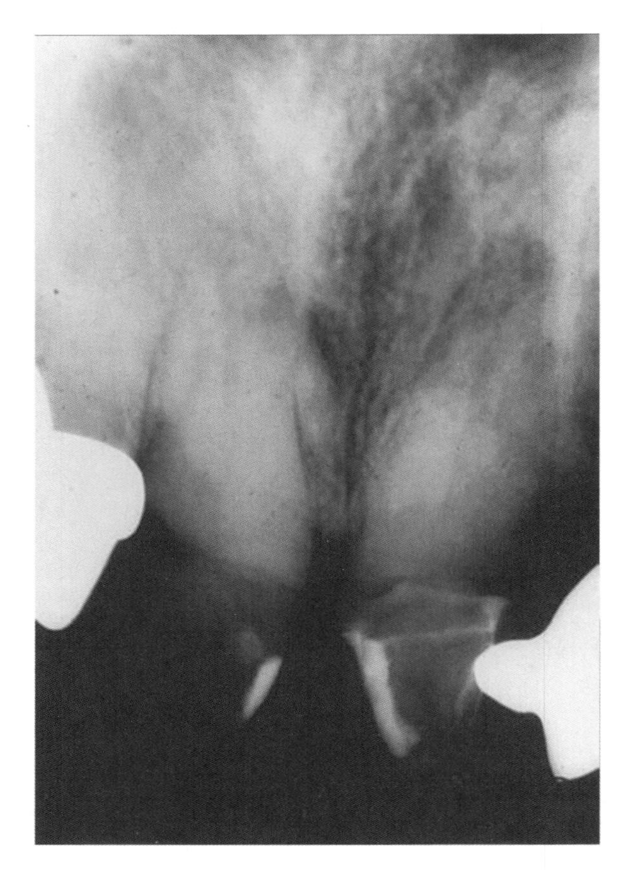

图 1.40 影像学显示骨 Paget 病，显示骨不规则阻射“海绵”样骨和根部牙骨质增生。

NUG 有不同的临床特点（图 1.45）和体质特征。由于厌氧菌无法在有氧环境下生存，过氧化氢漂洗液对其有杀灭作用。仅依据临床和病史信息应用于治疗诊断原则，不用培养细菌即可用过氧化氢漂洗液并观察结果。抗生素也可用于治疗 NUG。

鉴别诊断

鉴别诊断是在诊断过程中医师决定使用哪种测试或方法来排除最初怀疑的诊断至最终确诊。之前讨论的信息可用于鉴别诊断。最终诊断来自对可疑病变的详尽评估（框 1.1，图 1.46）。

为得出诊断，资料收集包括患者的全身病史及口腔专科病史、可疑病变区域病史、临床描述和评估，以及活检和显微镜报告。框 1.1 显示了得出诊断需要的过程。像之前说的那样，诊断就像是揭开谜底的过程，每个诊断类别都是其中的一部分。在框1.1 中，显微镜检查对最终诊断极其重要。鉴别诊断包括三种可能的病变。病理学活检和显微学检查可提供诊断的确凿证据。

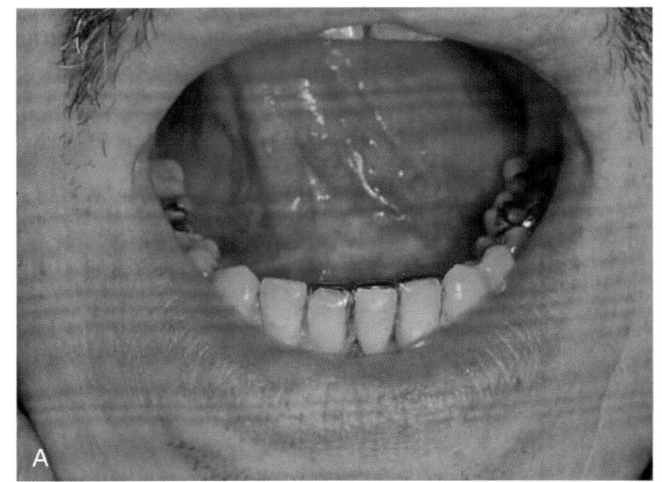

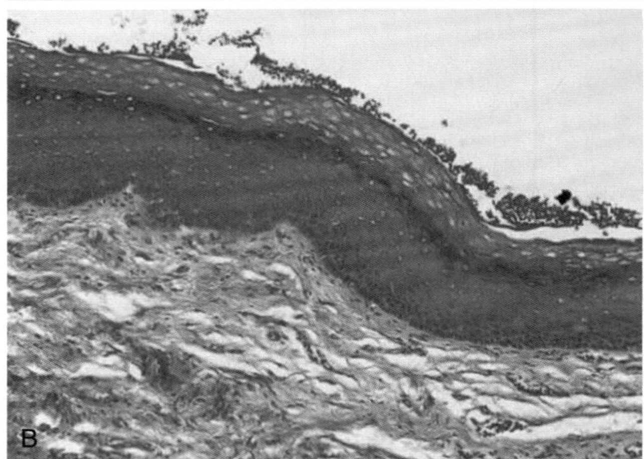

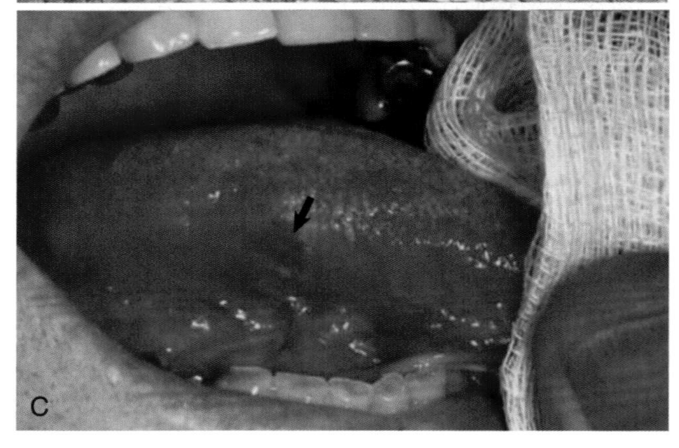

图 1.41 （A）在舌腹前侧可见白色缺损。（B）显微镜下观察可见角化层增厚，称为过角化，在上皮基底层可见非典型变化（轻度上皮变异）。（C）红斑（箭头所示）在此处被诊断为鳞状细胞癌。（C，Reprinted with permission from Savvy Success, Flanders, NJ.）

牙科卫生保健人员在病变最初诊断中可建议患者看牙医，并收集准备做病理所需的所有临床资料。

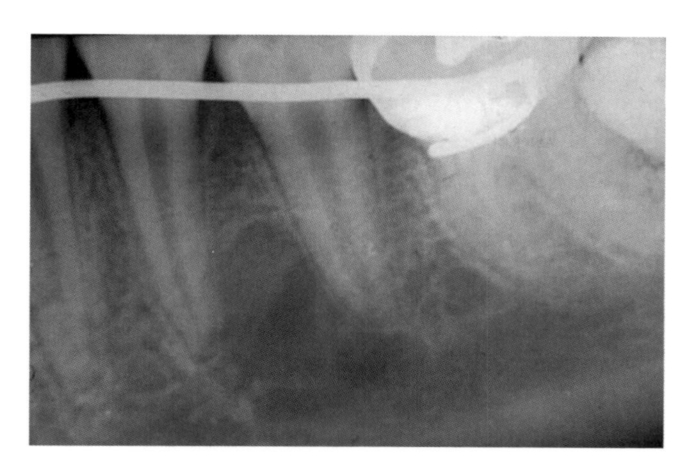

图1.42　创伤性骨囊肿。(Courtesy Dr. Edward V. Zegarelli.)

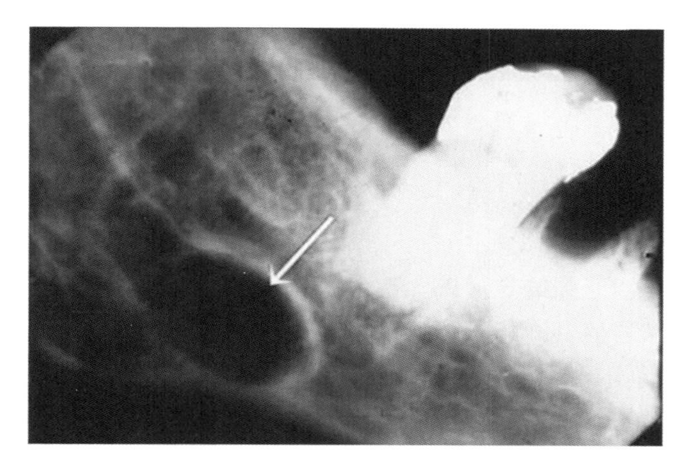

图1.43　箭头所示为静止性(Stafne)骨囊肿。(Courtesy Dr. Edward V. Zegarelli.)

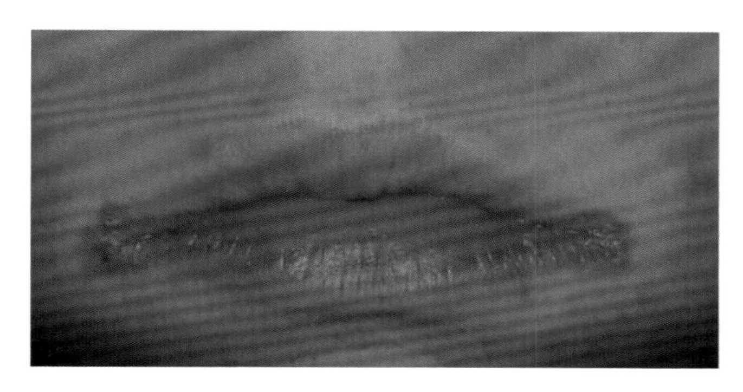

图1.44　口角炎。

此外,与其他学者一起在活检前讨论诊断印象极具挑战性且具有激励作用。

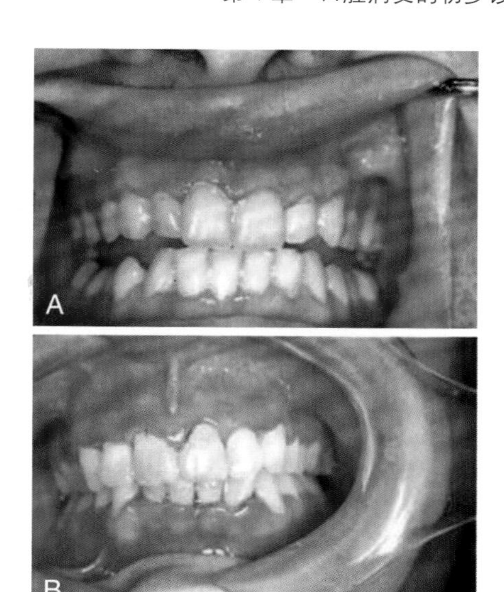

图1.45　(A)NUG。(B)NUG的另一个例子,医师应注意牙龈外形和刀削状圆钝的牙龈乳头。

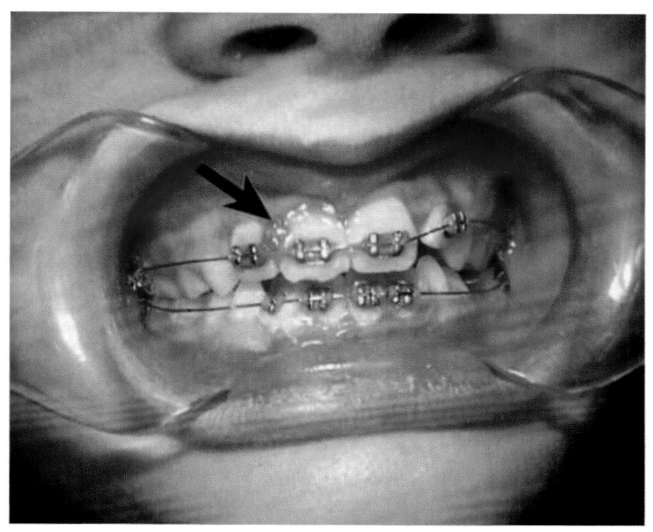

图1.46　箭头所示为患者上颌右侧中切牙和侧切牙之间的化脓性肉芽肿。(Courtesy Dr. Victor M. Sternberg.)

正常变异

福代斯斑

一簇异位的皮脂腺被称为**福代斯斑**,其常见于唇和颊黏膜。临床上,福代斯斑表现为一簇小的黄色丘疹,分布于颊黏膜或红唇边缘。福代斯斑的周边组织正常。由于超过80%的20岁以上成人有福代斯斑,我们认为其为发育性的,并有不同的变异类型。在显微

框 1.1

病例学习

下述病例阐述了诊断过程如何共同作用及如何进行鉴别诊断

一名 11 岁白人女性儿童随其母亲一起到牙科诊所。患儿母亲提到患儿上颌右侧正中和侧切牙的牙间乳头(图 1.46)。病史未提及此，患儿戴正畸矫治器约一年

临床检查示牙乳头增大且表面探测时易出血。这个无蒂病变大小约 5mm×3mm。该部位无疼痛。儿童病变区病史已由其母亲说明。病变已存在一年，最初由儿童戴矫治器时被发现。有时在刷牙时，病变部分有脱落。正畸医师一度去除了大部分脱落，但从未手术去除或送显微学检查，脱落看上去又长回去了。附加检查显示患儿去年足部出现疣。进行活检，并将标本置于甲醛溶液中，送口腔病理实验室做鉴别诊断：

1. **化脓性肉芽肿**：海绵状炎症组织可能是由正畸带环的机械刺激所致，由此导致化脓性肉芽肿
2. **乳头状瘤**：根据病变的表面质地，认为是乳头状瘤
3. **寻常疣**：由于患儿足部出现疣，病毒可自我传播，我们认为是寻常疣。此外，病理学上，疣有横向滑动，我们认为这可以解释为什么刷牙时病变会脱落。然而，寻常疣的表面是角化的，因此比图 1.46 中的要白一些(见第 4 章和第 7 章)

显微镜下表现为鳞状上皮层下的结缔组织疏松水肿。基质中含有大量内皮衬里、毛细血管，以及淋巴细胞、浆细胞和中性粒细胞弥漫浸润

最终诊断为化脓性肉芽肿

镜下，福代斯斑表现为正常皮脂腺。福代斯斑无症状且无须治疗(图 1.47)。

腭隆凸

腭隆凸是外生骨疣的一个例子，是正常密质骨的外生性生长，良性。其在女性中更常见(2:1)，在亚洲人、印第安人和因纽特人中更常见。当前研究显示，腭隆凸会受到基因和环境因素的影响。腭隆凸无症状，会逐渐增大并可在硬腭中线处观察到。腭隆凸可有不同大小和形状，有结节状，且其上覆盖有正常软组织。腭隆凸可引起创伤，导致不适和结节表面的溃疡，通过临床检查，即可做出诊断。当隆凸较大时，X 线片上可显示阻射影。除非对语言、吞咽或修复装置有干扰，腭隆凸一般无须治疗(图 1.48)。

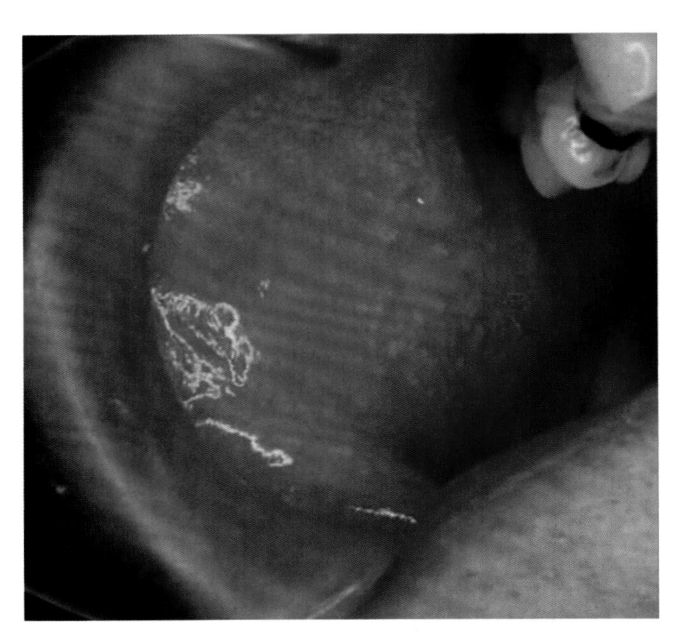

图 1.47 颊黏膜福代斯斑。

下颌结节

下颌结节为下颌舌骨嵴前磨牙位置舌侧的正常密度骨的生长物。下颌结节在超过 90%的病例中为双侧生长，常为分叶状，可融合在一起，好发于男性。与腭环一样，下颌结节常见于亚洲人、印第安人和因纽特人中，根据临床检查，即可诊断。除非影响修复结构(义齿)或干扰正常结构，下颌结节一般无须治疗(图 1.49)。

黑色素沉着

黑色素是赋予皮肤、眼睛、头发、黏膜和牙龈颜色的色素。口腔黏膜**黑色素沉着**常见于深色皮肤个体(图 1.50，见图 1.18)。

后尖牙乳头

后尖牙乳头是下颌牙尖舌侧牙龈边缘的无蒂小凸起(图 1.51)。其大小只有几毫米，常见于年轻人，且随时间而改变。

舌部静脉曲张

舌静脉突出，被称为**舌部静脉曲张**，常见于舌腹侧和侧面。临床上可见红色至紫色扩张的血管或血管簇。有文献曾报道下肢静脉曲张和舌侧静脉的关系。最近有研究认为舌部静脉曲张与吸烟史或心血管疾病有关。舌部静脉曲张常见于 60 岁以上老年人，因此其被认为与衰老过程有关(图 1.52)。

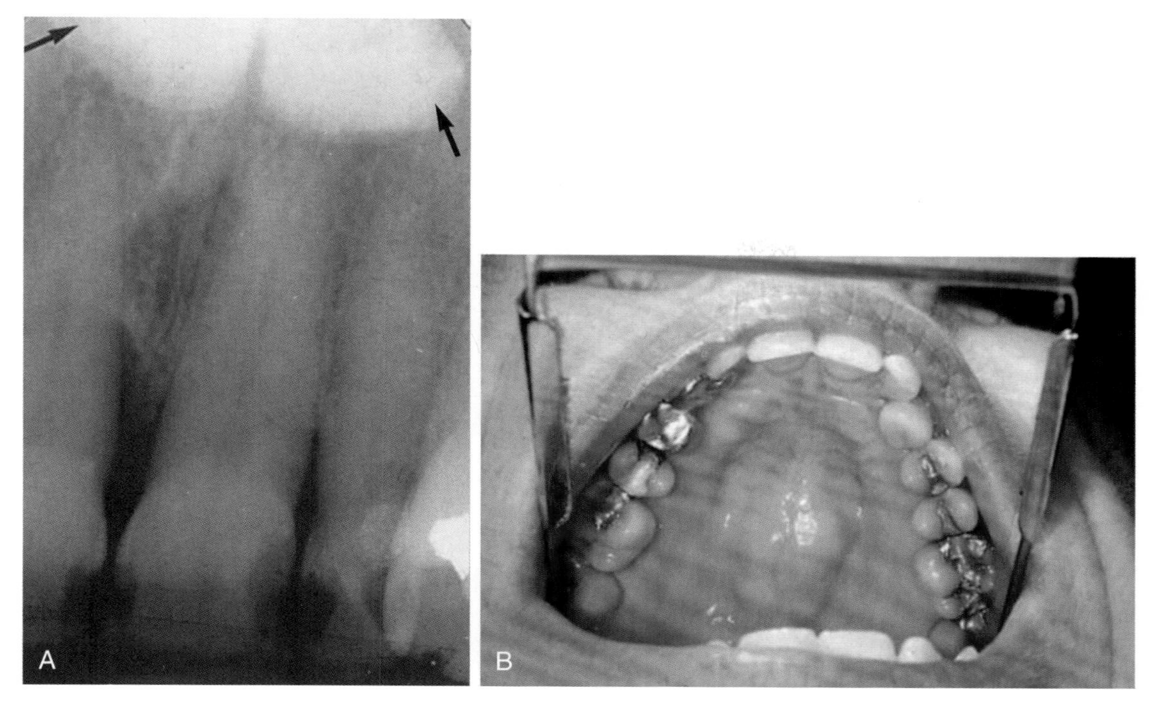

图 1.48 (A)腭隆凸在 X 线片上的阻射影(箭头所示)。(B)腭隆凸的临床表现。

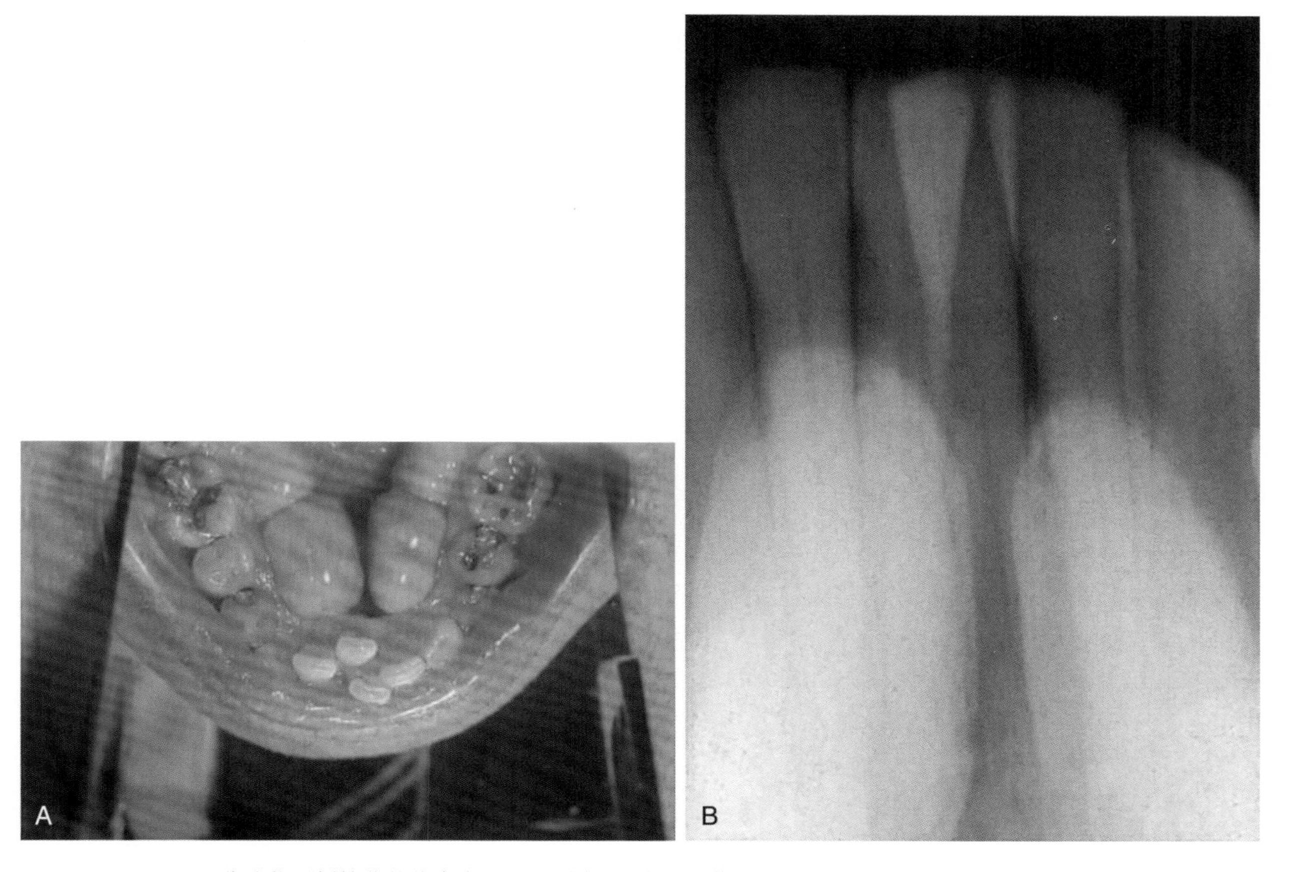

图 1.49 (A)分叶状下颌结节的临床表现。(B)同一患者的影像学阻射影。(Courtesy Dr. Edward V. Zegarelli.)

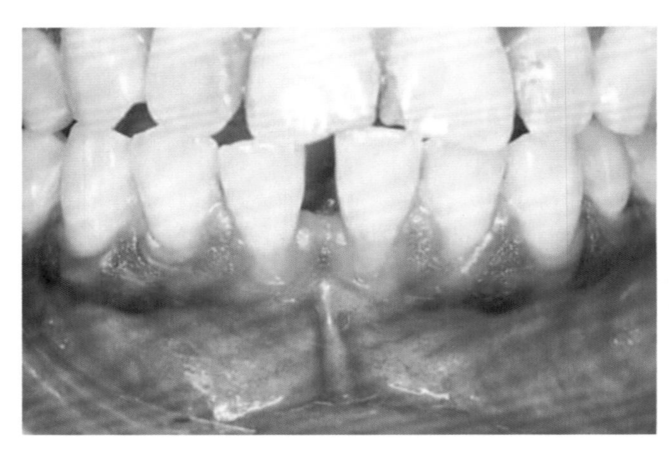

图 1.50 下颌牙龈的黑色素沉着。

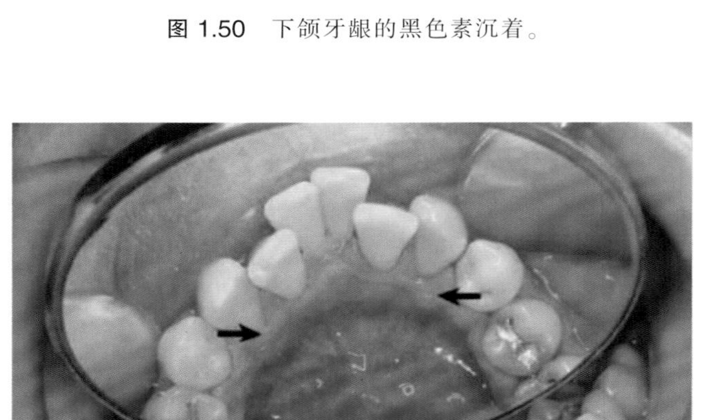

图 1.51 箭头所示为下颌牙舌侧牙龈边缘的后尖牙乳头。

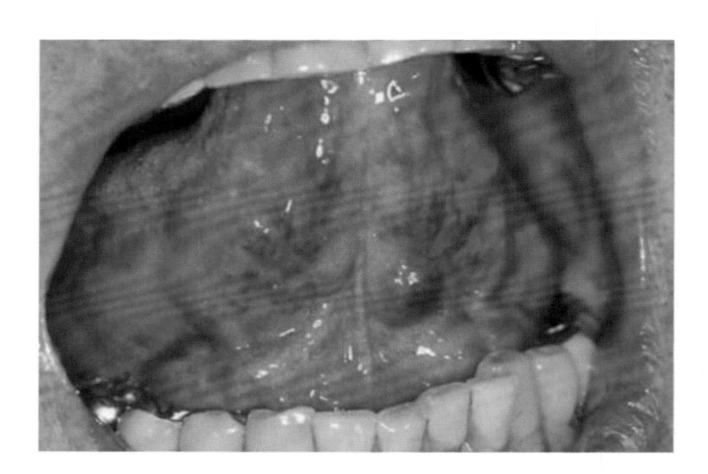

图 1.52 舌部静脉曲张。(Courtesy Dr. David Zegarelli.)

颊白线

颊白线是一条在颊黏膜颌平面方向上前后向延伸的"白线",可为双侧,且在磨牙症和紧咬牙患者中更为明显(图 1.53)。

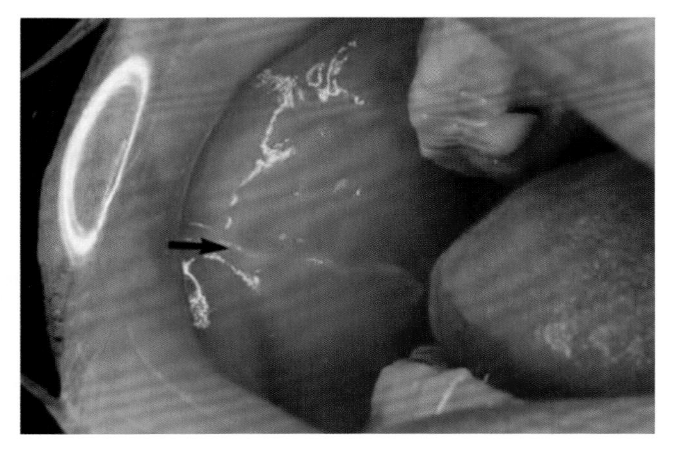

图 1.53 箭头所示为颊白线。

白色水肿

颊黏膜上的广泛乳白色被称为**白色水肿**,常见于成年黑色人种(将近 90%),提示有种族倾向。其也可见于白色人种和西班牙成年人。临床上,在颊黏膜上弥漫性的灰白色、乳白色影使黏膜呈不透明质地。白色水肿常见于吸烟者,戒烟后变得不明显。当黏膜延展时,乳白色变得不明显。白色水肿是颊黏膜上的一整体乳白色斑块,且无法被抹去。病理学显示在棘细胞中可见严重的细胞内水肿和棘层肥厚。白色水肿为良性病变,无须治疗(图 1.54)。

其他有独特临床特点的良性病变

舌异位甲状腺

甲状腺在胚胎的第一个月开始发育,最初位于舌

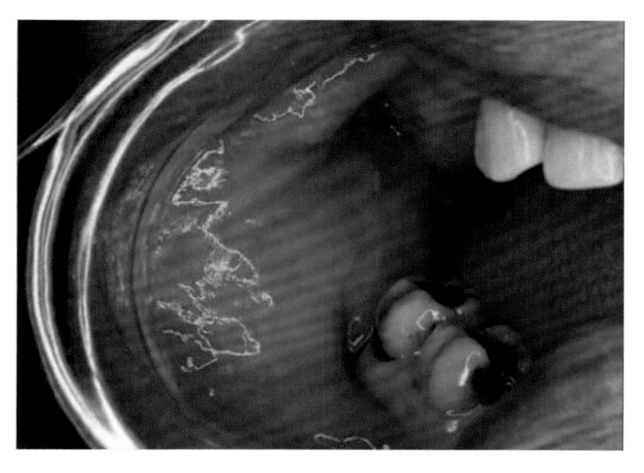

图 1.54 颊黏膜白色水肿质地呈透明丝绒状。

后部舌盲孔处。在正常发育中,甲状腺降至颈部。当腺体组织未下降或残余物滞留在舌部组织中时,就会导致舌甲状腺的发育畸形。研究表明,该病好发于女性,其出现与青春期、妊娠和更年期的激素水平变化有关。临床上,**舌异位甲状腺**是舌背侧面后部中线处在舌盲孔到会厌之间的一个团块,在轮廓乳头之后的舌后部。病变无蒂部,宽为 2~3cm。临床症状包括**语言障碍**、**发声困难**和**呼吸困难**。舌异位甲状腺包括正常甲状腺组织,可为有功能性的腺体。甲状腺扫描可用于该病的诊断。若舌异位甲状腺为患者唯一的功能性甲状腺,则无须对其进行治疗。

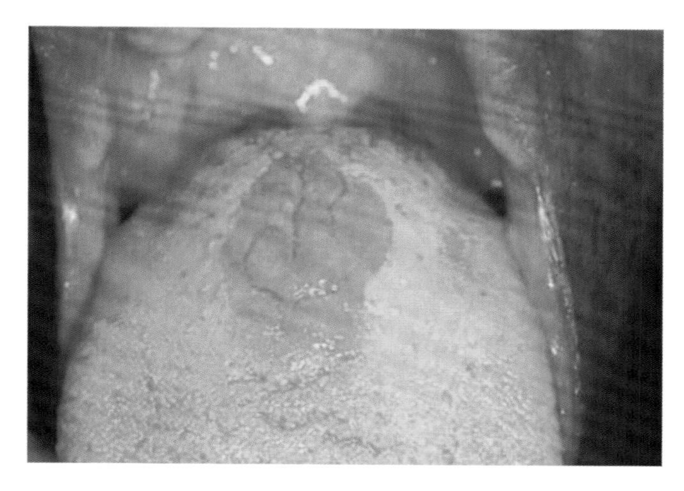

图 1.55 正中菱形舌(正中舌乳头萎缩)。(Courtesy Dr. Edward V. Zegarelli.)

正中菱形舌(正中舌乳头萎缩)

正中菱形舌的病因尚不明确,其一度被认为是发育性的。研究认为,正中菱形舌与白色念珠菌慢性感染有关。一些学者将其归为红斑念珠菌病的一种。临床上,正中菱形舌表现为舌腹部中线处平缓或轻微凸起的椭圆形或矩形红斑区域,开始时位于舌前中 2/3 交界处,之后向后延展至轮廓乳头。其缺乏丝状乳头,因此质地柔软。如果舌面剩余表面被覆盖,这一部分将变得更为明显。该病无特定治疗方式,然而,局部抗真菌治疗对其有效,证明可为念珠菌感染。该病有时也可自发消失(图 1.55)。

游走性红斑(地图舌)

游走性红斑或**地图舌**(良性游走性舌炎)的病因不明,其家族史提示有遗传因素。一些研究者发现,压力因素可加重该病。病理学显示其与牛皮癣镜下所见相似。临床表现显示其位于前 2/3 背侧交界处,可见弥散区域的丝状乳头萎缩,也可见片状红斑,边界为红色或黄色。真菌状乳头在红斑中明显可见。病变并不稳定,萎缩区的缓解和改变可能每隔几天便会发生一次。游走性红斑常无症状,由牙科卫生保健人员或口腔科医师在常规黏膜检查中发现,通常无须治疗,可根据临床表现诊断。有时,患者会主诉有烧灼样感或对辛辣敏感。若烧灼感变得严重,局部用药可有作用(图 1.56A)。

异位性地图舌用于描述在黏膜表面而非舌部发现的游走性红斑。在图 1.56B 中可见位于下颌前部黏膜皱褶处。

裂舌

裂舌的病因未知,其在人群中的发病率约为 5%。

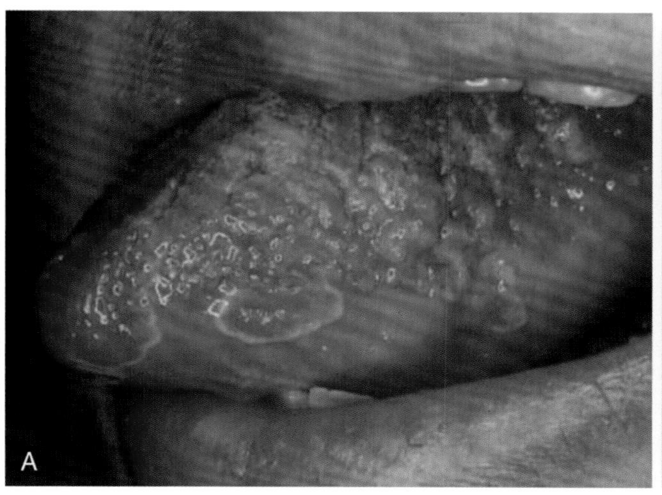

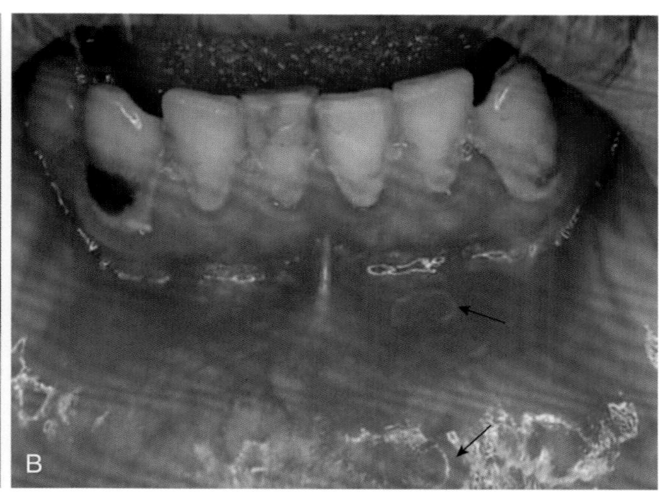

图 1.56 (A)游走性红斑(地图舌)。(B)下颌前部黏膜上的游走性红斑。

家族史说明其可能与基因因素相关，男性发病率稍高于女性。临床上，舌腹侧可见 2~6mm 的深裂隙或沟，若有食物残渣积聚其中，可有刺激性。该病可根据临床表现做出诊断。约有 1/3 患有裂舌的患者同时伴有地图舌。该病通常无症状且无须治疗，然而，有建议患者用软毛牙刷轻刷舌部，以保持沟裂洁净（图 1.57；见图1.19）。刮舌可去除表面残渣，但未到达沟壑深侧。

毛舌

毛舌是丝状乳头上角质积聚以至于形成白色毛发状外观，可为角质堆积或正常脱屑的减少。除非有染色，增长的丝状乳头为白色（图 1.58）。在黑毛舌中，由于产色菌的存在，丝状乳头呈棕色至黑色外观（图 1.59）。烟草和特定食物也可使舌乳头变色。尽管病因未知，过氧化氢、治疗胃病的水杨酸、乙醇或化学试剂可促使丝状乳头增长从而导致毛舌。

治疗包括指导患者用软毛牙刷蘸清水轻刷舌，以去除残渣。如果病原体确定，应指导患者做相应处理。病变常可完全消除，但会复发。

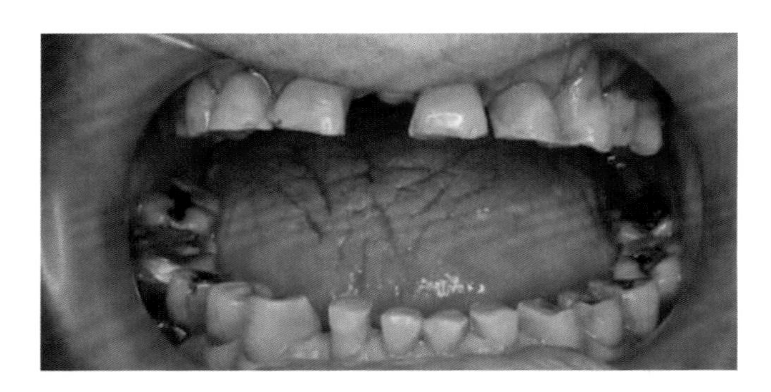

图 1.57　裂舌和牙齿磨耗。

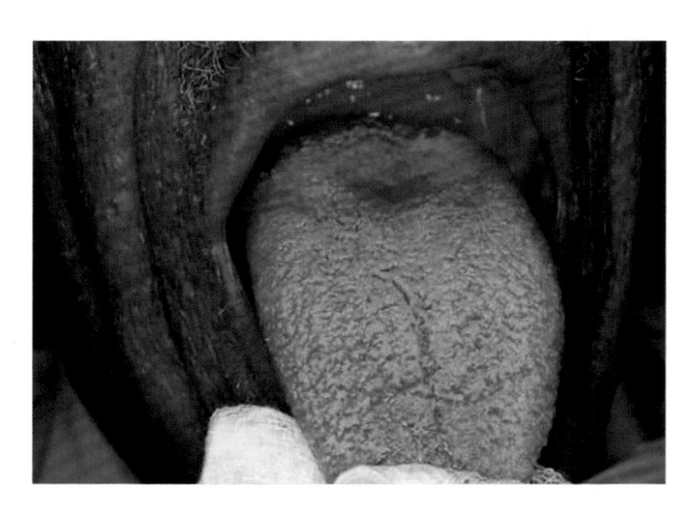

图 1.58　白毛舌。

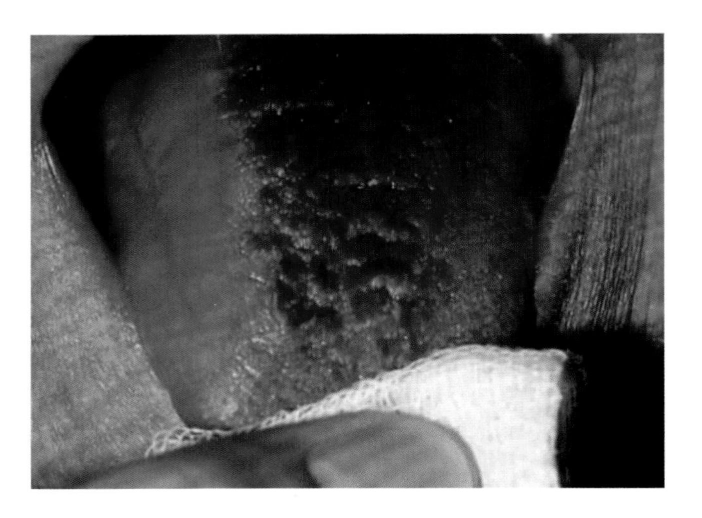

图 1.59　黑毛舌。

参考文献

图书

Darby ML: *Darby's comprehensive review of dental hygiene*, ed 8, St. Louis, 2016, Elsevier. Inc.

Langlais RP, Miller CS, Gehrig JS: *Color atlas of common oral diseases*, ed 5, Philadelphia, 2017, Wolters Kluwer.

Neville BW, Damm DD, Allen CM, et al: Oral and maxillofacial pathology, ed 4, St Louis, 2016, Elsevier.

Regezi JA, Sciubba JJ, Jordan RCK: *Oral pathology: clinical pathologic correlations*, ed 7, St Louis, 2017, Elsevier.

Stedman's Medical Dictionary for the Dental Professions, ed 2, Philadelphia, 2011, Lippincott Williams & Wilkins.

期刊论文

Bouquot JE, Gundlach KKH: Odd tongues: the prevalence of common tongue lesions in 23,616 white Americans over 35 years of age, *Quintessence Int* 17:719, 1986.

Brannon RB, Pousson RR: The retrocuspid papillae: a clinical evaluation of 51 cases, *J Dent Hyg* 77:180, 2003.

Chapnick L: External root resorption: an experimental radiographic evaluation, *Oral Surg Oral Med Oral Pathol* 67:578, 1989.

Comfort M, Wu PC: The reliability of personal and family medical histories in the identification of hepatitis B carriers, *Oral Surg Oral Med Oral Pathol* 67:531, 1989.

Daley TD: Pathology of intraoral sebaceous glands, *J Oral Pathol Med* 22:241, 1993.

Ibsen OAC: Diagnosing smoking-related lesions, *Dimens Dent Hyg* 2:32–35, 2004.

Ibsen OAC: Putting the pieces together, *Dimens Dent Hyg* 2:3–10, 2004.

Ibsen OAC: Oral cancer: incidence, the diagnostic process, and screening techniques, *Dimens Dent Hyg* 4:4, 2006.

Ibsen OAC: The missing link, *Dimens Dent Hyg* 6:28–31, 2008.

Kalan A, Tarig M: Lingual thyroid gland: clinical evaluation and comprehensive management, *Ear Nose Throat J* 78:340, 1999.

Kaugars GE, Miller ME, Abbey LM: Odontomas, *Oral Surg Oral Med Oral Pathol* 67:2172, 1989.

Lydiatt DD, Hollins RR, Peterson GP: Multiple idiopathic root resorption: diagnostic considerations, *Oral Surg Oral Med Oral Pathol* 67:208, 1989.

McCann AL, Wesley RK: A method for describing soft tissue lesions of the oral cavity, *J Dent Hyg* 60:304, 1986.

Neupert EA, Wright JM: Regional odontodysplasia presenting as a soft tissue swelling, *Oral Surg Oral Med Oral Pathol* 67:193, 1989.

Pogrel MA, Cram D: Intraoral findings in patients with psoriasis with a special reference to ectopic geographic tongue (erythema circinata), *Oral Surg Oral Med Oral Pathol* 66:184, 1988.
Rosen DJ, Ardekian L, Machtei EE, et al: Traumatic bone cyst resembling apical periodontitis, *J Periodontol* 68:1019, 1997.
Suzuki M, Sakae T: A familial study of torus palatinus and torus mandibularis, *Am J Phys Anthropol* 18:263, 1960.

复习题

1. 在鉴别诊断时，以下哪种信息对于确定最终诊断最有用？

a.临床

b.病史

c.显微学

d.影像学

2. 描述雀斑的术语为：

a.大疱

b.水疱

c.小叶

d.斑

3. 下面哪种术语用于形容基底部为蒂状的病变？

a.无蒂的

b.小叶

c.有蒂的

d.斑

4. 临床诊断可用于以下最终诊断，除外：

a.福代斯斑

b.未萌多生牙

c.下颌结节

d.游走性红斑

5. 影像学诊断可得出以下最终诊断，除外：

a.内吸收

b.根尖牙骨质发育不全

c.牙瘤

d.乳牙滞留

6. 为确诊血液不调的存在，以下哪项可提供最终诊断信息？

a.实验室血液分析

b.探诊出血

c.牙龈或黏膜苍白

d.患者主诉虚弱

7. 当口角炎用抗真菌药物治疗时，应使用以下哪种诊断类别？

a.临床

b.治疗性

c.实验室

d.鉴别

8. 在颊黏膜上一簇黄色的皮脂腺并可通过临床诊断的是：

a.脂肪瘤

b.纤维瘤

c.福代斯斑

d.颊白线

9. 在硬腭中线处的生长缓慢的骨质感的坚硬外部生长最初为发育性和遗传性的。通过临床评估即可诊断的疾病，怀疑为：

a.腭隆凸

b.混合瘤

c.腭囊肿

d.鼻腭囊肿

10. 临床黏膜上的“白线”从前至后沿着颌平面的疾病为：

a.白色水肿

b.白斑

c.颊白线

d.扁平苔藓

11. 下列选项中类似于红斑，有丝状乳头萎缩，呈椭圆形或矩形，病变不发生改变，位于舌腹侧中线处的是：

a.正中菱形舌

b.游走性红斑

c.裂舌

d.舌异位甲状腺

12. 以下是牙科卫生保健人员最易应用于口腔病变最初评估诊断类别的是：

a.显微镜

b.临床

c.治疗性

d.鉴别

13. 这些外生骨疣的例子发现于下颌前磨牙舌侧。它们为良性、骨质感、坚硬且无须治疗。影像学常表现为双侧阻射影。怀疑为：

a.后尖牙乳头

b.下颌舌侧骨凹陷

c.颊结节

d.下颌结节

14. 下列哪项最常用于描述下颌结节?

a.大疱

b.分叶状

c.无蒂的

d.有蒂的

15. 下列为良性解剖结构，表现为颊黏膜上弥散的灰色至白色的不透光区域,且最常见于成年黑色人种的是：

a.白色水肿

b.颊白线

c.游走性红斑

d.白斑

16. 患者有 NUG 的临床表现。牙科卫生保健人员嘱其使用过氧化氢冲洗而未行细菌培养。此操作行为符合以下哪种诊断类别?

a.治疗性

b.显微学

c.临床

d.最终

17. 直径<1cm 的小的聚集病变,高于周围正常组织表面的是：

a.大疱

b.斑

c.疱

d.丘疹

18. 一个无蒂病变的基部为：

a.平缓且宽阔

b.柄状

c.皱缩状

d.分叶状

19. 以下哪种疾病由临床症状无法诊断?

a.福代斯斑

b.结节

c.混合型牙瘤

d.后尖牙乳头

20. 游走性红斑的另一个名称为：

a.舌体过敏

b.正中菱形舌

c.地图舌

d.白毛舌

21. 过大牙的病因最可能为：

a.基因源性

b.创伤性

c.囊肿性

d.系统性

22. 病历包括患者的：

a.年龄和性别

b.家族史

c.既往史

d.以上全部

23. 最常见于颊黏膜的是：

a.黑色素沉着

b.福代斯斑

c.尼古丁舌炎

d.口角炎

24. 以下哪项不是正常变异?

a.游走性舌炎

b.白毛舌

c.裂舌

d.毛状白斑

25. 哪种囊肿常被描述为包绕在牙根周围的阻射影?

a.Stafne 骨(囊肿)

b.创伤性骨(囊肿)

c.根尖(囊肿)

d.残余(囊肿)

26. 红斑有多大概率被诊断为严重上皮异常增生或鳞状细胞癌?

a.10%

b.25%

c.60%

d.90%

27. 下列哪个选项描述 HPV 类型数目最准确?多于：

a.35

b.75

c.100

d.130

28. 下列哪项是黏膜白斑病的最佳诊断?

a.临床

b.病理

c.病史

d.显微学

29.牙龈增生是由下列哪类药物造成的?

a.抗病毒药物

b.钙通道阻滞剂

c.抗生素

d.抗过敏药物

30. 由于与念珠菌相关，抗真菌药物有时用作下列哪种疾病的诊断或治疗？

a.舌异位甲状腺

b.游走性红斑

c.正中舌乳头萎缩

d.黑毛舌

31. 判断舌异位甲状腺中是否含有患者的功能性甲状腺组织的最佳方法是：

a.甲状腺扫描

b.血液检查

c.活检

d.药物治疗

32. 后尖牙乳头通常在：

a.上颌中线处的舌侧牙龈

b.颊黏膜

c.下颌尖牙的舌侧

d.舌后部的侧缘

33. 良性分层的鳞状乳头状瘤被认为是低风险的,并和下列哪一型 HPV 相关?

a.16 型和 18 型

b.2 型和 3 型

c.6 型和 11 型

d.1 型和 9 型

34. 舌异位甲状腺最常见的部位是：

a.舌腹

b.舌背前 1/3

c.颈部

d.舌盲孔和会厌之间

35. 下列包含吞咽困难、发声障碍和呼吸困难症状的是：

a.正中菱形舌

b.游走性红斑

c.舌异位甲状腺

d.裂舌

36. 下列是根尖牙骨质发育异常的特点,除外：

a.黑人女性

b.重要牙齿

c.三十多岁

d.血清碱性磷酸酶升高

37. 下列疾病诊断无须病理活检,除外：

a.裂舌

b.红斑

c.正中舌乳头萎缩

d.游走性红斑

38. 一处损伤测量为 6cm,大约的尺寸为：

a.6 英寸

b.3 英寸

c.100mm

d.10mm

第1章大纲

症状/疾病	病因	年龄/种族/性别	部位
福代斯斑	正常变异	成人	最常见于颊黏膜和唇
腭隆凸 *多形性腺瘤*	遗传因素	多见于女性，13岁后发病，在美洲土著居民中常见	腭中线
下颌结节	遗传因素	13岁后发病	下颌前磨牙舌侧区域
黑色素沉着	正常变异	随皮肤色素沉积增加而增多	牙龈和黏膜 皮肤黝黑者常见
后尖牙乳头 *瘘管*	发育性的	N/A	下颌尖牙的舌侧龈缘
舌部静脉曲张	年龄增长	老年人	最常见于舌腹和舌侧缘
颊白线 *扁平苔藓*	磨牙习惯	N/A	咬合平面的颊黏膜
白色水肿	未知	黑色人种	颊黏膜
舌异位甲状腺	发育性甲状腺组织陷入舌背后部	女性多于男性	会厌与舌盲孔之间
正中菱形舌	未知，与念珠菌有关	罕见于儿童 成人	舌背中线
游走性红斑	遗传因素，与精神压力相关，可伴银屑病		舌背和侧缘
裂舌	未知，与遗传相关	N/A	舌背
毛舌	不明，与吸烟、过氧化物冲洗及饮酒相关		舌背中后部

注：在鉴别诊断中，应考虑特定症状/疾病下的斜体字所列项目。

N/A：不适用。

临床特点	影像学特点	显微镜下特点	治疗	诊断流程
小的,成簇的黄色小叶	N/A	正常的皮脂腺小	无	临床
骨性硬质外生性结构	不透射线	密质骨	无	临床
骨性硬质外生性结构	不透射线	密质骨	无	临床
常见于皮肤黝黑患者 棕色到灰黑色黏膜色素沉积	N/A	基底层黑色素沉着	无	临床
红色,无柄状结节	N/A	纤维化结缔组织伴随大的星形细胞	无	临床
红紫色的血管扩张	N/A	厚壁血管	无	临床
前后白线	N/A	上皮增生和角化	无	临床
灰白色膜使口腔黏膜呈乳白色质地	N/A	上皮内水肿和棘层增生	无	临床
外生性团块 症状:吞咽困难、发声障碍和呼吸困难	N/A	正常甲状腺组织	无	临床 (如有必要,可做甲状腺扫描
扁平或轻微隆起的红斑,在轮廓乳头前面的矩形区域	N/A	上皮增生	无	临床
红斑,无乳头区域伴有白色边界 可伴烧灼感	N/A	上皮增生伴随近表皮层中性粒细胞浸润	无,忌辛辣	临床
深裂缝或沟	N/A		轻柔刷舌部,不用牙膏	临床
伸长的丝状乳头(黑色、白色或黄色)	N/A	N/A	轻柔刷舌部,不用牙膏	临床

(吴琳 译　钟鸣 校)

第 2 章

炎症和修复

Margaret J. Fehrenbach, Joan Andersen Phelan, Olga A. C. Ibsen

学习目标

在学习完本章后，学生应能够：

1. 定义本章词汇表中的每个单词。
2. 完成下列与炎症相关的内容：
   - 区分急性与慢性炎症。
   - 列出并描述炎症反应的局部与全身临床症状。
   - 描述微观事件如何与临床炎症反应相关联。
3. 明确炎症反应中的白细胞类群及其各自的应答方式。
4. 明确炎症反应中的生化介质。
5. 明确炎症反应的四大主要全身临床症状。
6. 探讨慢性炎症及抗感染治疗。
7. 明确并比较增生、肥大和萎缩。
8. 完成下列与再生、修复及微观事件相关的内容：
   - 对比再生与修复的概念。
   - 描述口腔修复过程中发生的微观事件。
   - 描述骨愈合过程中发生的微观事件。
   - 描述并对比不同目的的骨愈合。
   - 列出损伤愈合的局部和全身因素。
9. 完成下列与牙外伤相关的内容：
   - 对比磨耗、磨损和酸蚀。
   - 明确磨牙症、磨损和内部碎裂的关系。
   - 明确暴食症中的酸蚀模式。
10. 明确以下各项的发病原因、临床特点及治疗方法：口腔黏膜烧伤、阿司匹林烧伤、苯酚和其他化学试剂灼伤、电烧伤、热烧伤、可卡因服用损伤及自我损伤、血肿、创伤性溃疡、摩擦性角化病、颊白线和尼古丁口炎。
11. 明确以下各项的临床特点、发病原因(如果已知的话)、治疗方法及显微外观：创伤性神经瘤、银汞合金文身、黑变病、口腔和唇黑色素斑疹、日光性唇炎、黏液囊肿、舌下腺囊肿、涎石、坏死性涎腺化生、涎腺炎、化脓性肉芽肿、周围性巨细胞肉芽肿、刺激性纤维瘤、义齿纤维增生、牙龈增厚和慢性增生性牙髓炎。
12. 区分根尖周脓肿、根尖周肉芽肿和根端囊肿。
13. 讨论外部和内部牙齿吸收。
14. 讨论局灶性硬化性骨髓炎和牙槽骨炎的病因和诊断。

❖ 词汇

白细胞：在血液及周围组织中参与炎症和免疫反应的细胞。

白细胞减少：血液中循环的白细胞数量减少。

白细胞增多：血液中循环的白细胞数量增加。

不透明化：变不透明的过程。

成骨细胞：形成骨组织的细胞。

成纤维细胞：形成纤维和细胞间质的细胞。

充血：身体某部分血管内的血液过量。

发热：体温升高到高于 37°C(98.6°F)的水平。

肥大：组织或器官增大，其原因是单个细胞变大，而不是细胞数量增加。

分泌物：在炎症反应期间，离开微循环的体液中蛋白含量高，由含有白细胞、蛋白和其他蛋白质分子的血清组成。

光化学的：光能(尤其是可见光和紫外光)产生的化学变化相关的，与暴露于阳光中的紫外线相关。

红斑：皮肤或黏膜发红。

坏死：一个或多个细胞、组织的一部分或器官的病理性死亡，导致细胞的不可逆性损伤。

肌成纤维细胞：是一种成纤维细胞，具有平滑肌细胞的一些特征，如收缩能力。

急性：持续时间短的炎症反应或损伤。

浆液性渗出液：一种具有一定稠度的渗出物，其浓度与血清浓度相似。

局部：一种局限于身体中某个有限部位的疾病过程，非普遍性或全身性的。

巨噬细胞：是继单核细胞之后第二种到达损伤部位的细胞，其在炎症过程中参与吞噬作用，并在免疫反应中继续活跃。

淋巴结病：一个或多个淋巴结异常肿大。

瘘管：从脓肿通向体表的异常通道。

慢性：持续时间长的炎症反应或损伤。

囊肿：由上皮细胞衬里并被纤维结缔组织包裹的异常的囊或腔。

脓性渗出液：含有或形成脓的渗出物。

脓肿：由周围组织包裹的局限性脓液积聚。

铺壁：炎症期白细胞黏附在血管壁上。

迁移：白细胞通过小血管壁进入受损组织。

趋化：白细胞在生化介质的介导下向损伤部位运动。

热原：由白细胞或病原微生物产生的诱导物质。

肉芽肿：一种由巨噬细胞积聚形成的病变，边缘通常由淋巴细胞包围，是一种慢性炎症。

肉芽组织：愈合过程中形成的初始结缔组织。

渗出液：血管内的液体和细胞成分通过血管内皮细胞壁进入组织。

生化介质：机体在刺激应答中的化学分子。

水肿：间质中等离子体或渗出物水平过高，导致组织肿胀。

损伤：导致组织损伤的环境变化。

调理作用：通过病原体被调理素标记或被吞噬细胞破坏而促进吞噬作用的过程。

吞噬：是细胞对颗粒物质的摄取和消化。

外皮形成：上皮新表层更新的过程。

外周：在口腔损伤的情况下，外周表示损伤位于牙龈组织或牙槽黏膜内。

微循环：指小血管，包括血管系统的小动脉、毛细血管和小静脉。

韦氏环：由两个腭扁桃体、咽扁桃体和舌扁桃体，以及中间淋巴组织形成的环状淋巴组织。

萎缩：细胞、组织、器官或全身体积缩小。

系统性的：指影响全身及与全身有关的疾病过程。

细胞溶解：细胞的溶解或破坏。

纤维增生：通常由愈合过程中的肉芽组织形成。

修复：通过细胞变化和生长修复受损或病变组织。

血管生成：血管的形成与分化。

牙根：牙齿根部。

炎症：是对损伤的非特异性反应，涉及微循环及其血细胞。

再生：损伤组织被替换为与损伤前相同的组织的过程。

增生：由细胞数量增加而导致的组织或器官增大，是细胞分裂增加导致的。

增生性瘢痕：在一些愈合病例中主要发生在皮肤上的过度结瘢。

中性粒细胞：是第一个到达损伤部位的白细胞，是参与急性炎症反应的原代细胞，也被称为多核白细胞。

中央：在口腔病变中，中央代表病变在骨内。

C-反应蛋白：机体急性炎症或受到感染时急剧上升的由肝脏产生的一种非特异性蛋白。

炎症、免疫和修复是机体对损伤的应答。炎症可使机体消除有害的物质和受损的组织，抑制或遏制损伤，并开始修复。本章将首先介绍损伤、炎症反应及组织修复，然后介绍损伤应答引发的口腔病变。由损伤引发的病变很常见，甚至在口腔医师对患者口腔和面部皮肤检查时都可能发生。由免疫应答紊乱造成的炎症反应和口腔损伤将在第 3 章介绍。感染造成的损伤将在第 4 章介绍。

损伤

损伤是由致组织受损的环境改变导致的。严重损伤可能导致**坏死**(由细胞的不可逆损伤引起的一个或多个细胞或部分组织或器官的病理性死亡)。不太严重的损伤可逆转细胞反应，如增生、肥大和萎缩。

口面部组织损伤可能有多种原因，如物理性损伤、化学性损伤、感染、营养缺乏或中毒。物理性损伤可影响牙齿、软组织和骨骼。腐蚀性化学品可造成化学性损伤。微生物可导致面部组织损伤并引发感染。营养缺乏会导致颌面部组织更易受到损伤，某些营养过量中毒也会导致组织损害。

先天性防御

机体有许多防止受伤的先天性防御。这些先天性防御从出生就存在，如作为物理防御的完整的皮肤或在黏膜、呼吸系统中作为机械防御的纤毛或黏膜、可杀死大部分微生物的胃酸等。眼泪、唾液、尿液和排泄可除去异物。唾液和泪水中含有抗菌成分。皮肤黏膜常驻微生物群落可抑制病原菌的定植。炎症及白细胞趋化至受损区是对损伤的先天性应答。

炎症

炎症是对损伤的非特异性应答，无论损伤的性质如何，炎症的应答方式都是相同的。损伤的程度和持续时间决定了炎症反应的程度和持续时间。炎症反应可能是**局部的**，仅限于受损区域，如果损伤较大，其也可能变成**系统性的**，涉及整个机体。特定组织的炎症由组织名称加“炎”组合表示，如扁桃体炎、牙髓炎和牙龈炎等。

炎症反应分为急性和慢性。如果损伤小且短暂，并且其来源可从组织中移除，则认为是**急性**炎症。急性炎症反应持续时间短，一般仅为几天。组织可即刻恢复原有状态，或立即开启组织修复。

如果组织持续受损或炎症反应持续时间较长，被称为**慢性**炎症，慢性炎症可持续数周、数月，甚至更久。由于其持续时间长，慢性炎症产生更广泛的组织破坏，不易愈合。与急性炎症相比，慢性炎症可能会造成较为严重的功能缺陷。

炎症反应是一个持续的动态过程，因损伤和修复的存在而不断改变。在此期间存在过渡阶段，反应从一种炎症转变为另一种炎症，并从先天性炎症转变为免疫反应（见第3章）。急性炎症反应可叠加在慢性炎症反应上。炎症可能会掩盖活检组织的病理表现，从而影响诊断准确性。

有时，过度炎症反应可导致进一步损伤。只有持续损伤来源被去除，组织修复才会被启动。目前研究表明，炎症过程极为重要，因为如果没有炎症和感染，伤口就不会愈合，组织损伤会变得越来越严重，机体或器官最终会遭到破坏。医务人员传统上试图通过控制炎症以促进愈合。然而，这种控制的严格程度可能影响愈合，因为一定量的炎症存在可以促进愈合。

目前研究还表明，慢性炎症是常见疾病，如动脉粥样硬化、胰岛素抵抗、阿尔茨海默病及癌症的发病机制的主要组成部分。炎症可能是这些常见疾病发病机制之间的纽带，因为通常可在这些退行性疾病患者的血液中检测到大量炎症标志物，如后面将要讨论的C-反应蛋白（CRP）。

炎症的微观事件及临床症状

在急性和慢性炎症中，受损组织内都会发生微观事件。这些事件导致的变化可在临床上观察到。在病变局部的临床变化被认为是主要（或基本）炎症反应，包括发红、发热、肿胀、疼痛及功能丧失（表2.1）。此外，当全身系统存在广泛的炎症反应时，在损伤局部可能存在系统性炎症反应，这些会在本章的后面进行讨论。

炎症的微观事件涉及小血管或**微循环**。这些包括损伤区域的小动脉、毛细血管和小静脉，以及红细胞、白细胞和体内产生的化学物质，即**生化介质**（图2.1）。

表2.1 炎症的主要局部和全身临床症状及相关的微观事件

临床特征	相关微观事件
炎症的主要局部临床症状	
红肿、红斑、发热	微循环扩张引起的充血
肿胀	微循环的通透性导致组织中渗出物的形成
疼痛	渗出液形成和释放生化介质对神经的压力
组织正常功能丧失	微观事件与肿胀和疼痛相关
炎症的主要全身临床症状	
发热	热原的产生影响下丘脑，使体温升高
白细胞增多	血液中循环的白细胞数量增加
淋巴结病	淋巴细胞增生、肥大
CRP升高	一种在肝脏产生的非特异性蛋白质，当体内出现炎症时，其在循环血液中升高

血液及其所含的细胞很容易通过微血管循环在机体内流动。当血浆在小动脉的血管壁和毛细血管内壁之间通过时,会发生氧气和营养物质的交换。血浆是血液中悬浮血液的血液成分,主要由水和蛋白质组成。离开微循环的大多数血浆通过小静脉重新进入循环。淋巴管带走的血浆将不再进入血管。

炎症期间,机体发生的微观事件及临床变化顺序如框 2.1 所示。

炎症反应的第一个微观事件是损伤区中微循环迅速短暂反射性收缩。接着,在数秒内,由损伤时释放的生化介质引发的小血管扩张导致血管直径增加。血管扩张导致血流量增加,血流量增加导致血填充受损组织毛细血管床,被称为**充血**。充血造成炎症的两种局部临床症状:红斑和发热。在口面部多数发炎的组织中很容易看到**红斑**或发红,但局部温度升高不易察觉。

当发生充血时,微循环血管的通透性也增加,血管变得"渗漏"。内皮细胞收缩,细胞间出现间隙,结果造成不含细胞,仅有蛋白质含量低的血浆通过内皮细胞间隙流入组织中。这种流出来的液体被称为**滤出液**。渗出液和由于静水压和渗透压差异从微循环流到组织提供氧气和营养物质的液体是同一类型。

微循环中液体流失导致血液黏度增加,流动减

框 2.1 炎症反应:事件顺序

1. 微循环的小血管发生粘连
2. 微循环相应的小血管发生扩张
3. 微循环血管的通透性增加
4. 蛋白质含量低的血浆离开微循环形成渗出液
5. 微循环中的血液黏度增加
6. 通过微循环的血流变慢
7. 白细胞边缘化并沿血管壁铺壁
8. 白细胞从微循环中移出,破坏了内皮细胞周围的结膜并增加了血管通透性
9. 蛋白质含量高的血浆离开微循环形成微渗液
10. 白细胞在吞噬过程中摄入异物

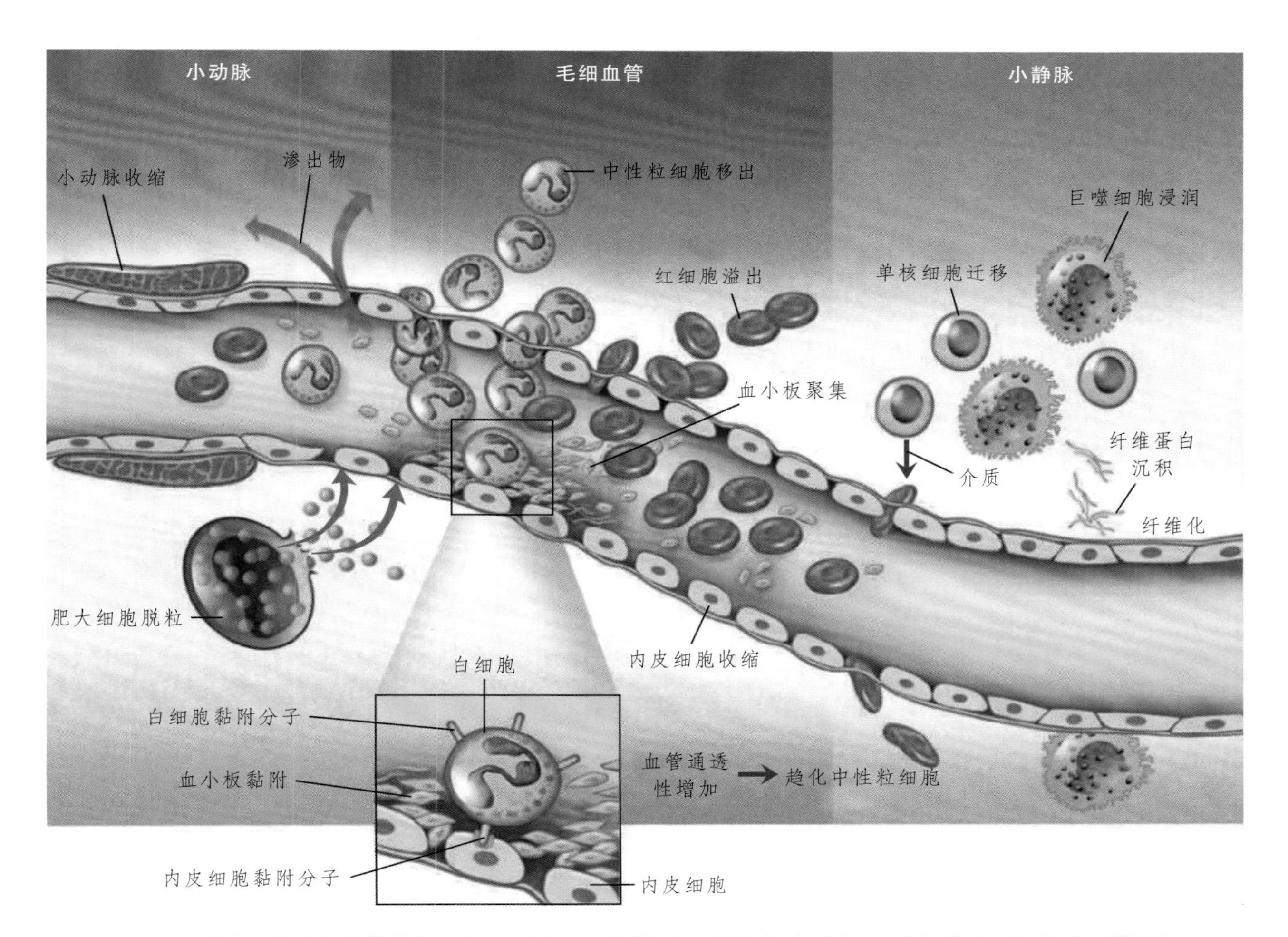

图 2.1 炎症过程中的微观事件。(From McCance K, Huether S: *Pathophysiology*, ed 7, St. Louis, Mosby, 2014.)

缓，红细胞堆积在血管中央，白细胞移到血管壁。白细胞附集于血管壁被称为着边。白细胞附于受损血管内壁，由于白细胞表面的特性，血管内壁变“黏”。白细胞在血管形成衬里壁被称为**铺壁**(图 2.2)。

铺壁后，白细胞开始通过壁从血管中流出，进入受损组织，同时流出更多的液体。白细胞从血管中流出的过程被称为**迁移**。迁移是由构成血管壁的内皮细胞相应生化介质缩小而引发细胞连接被打开导致的。

随着白细胞(主要是中性粒细胞)通过血管壁和周围基底膜被移出，进一步增加了微循环的渗透性，并允许更大的分子和细胞流出。由于炎症流入受损组织的液体被称为**渗出液**。渗出液含有细胞且比滤出液含有更高浓度的蛋白质。受损组织中的滤出液和渗出液有助于稀释可能存在的有害物质，并通过淋巴管呈递，将有害物带到淋巴结，刺激免疫反应(第 3 章)。

随着滤出液流入组织，多余的液体积聚在该部位的纤维结缔组织中，间隙存在过多的液体被称为**水肿**，会导致组织局部增大或肿胀，这是炎症的另一临床症状(图 2.3)。如果肿胀的组织区域进一步受损，渗出液可能会从组织中流出，稀出的清亮液体被称为**浆液性渗出液**，浓稠的白色及黄色脓液，或化脓的含有组织碎片及较多白细胞的液体被称为**脓性渗出液**。**脓肿**是由周围组织包裹着的脓性渗出物。

渗出液过多会干扰组织修复，其可通过穿越组织的排出通道而被排到外部。该通道被称为**瘘管**。瘘管是由受损区健康组织坏死或细胞死亡形成的(图 2.4)。有时，必须通过机械切开肿胀区表面来排出受损组织中过多的渗出液。该操作通常会在切口处放置引流管(图 2.5)。切开和引流过程如有感染迹象，可使用药物，如抗生素来消炎。

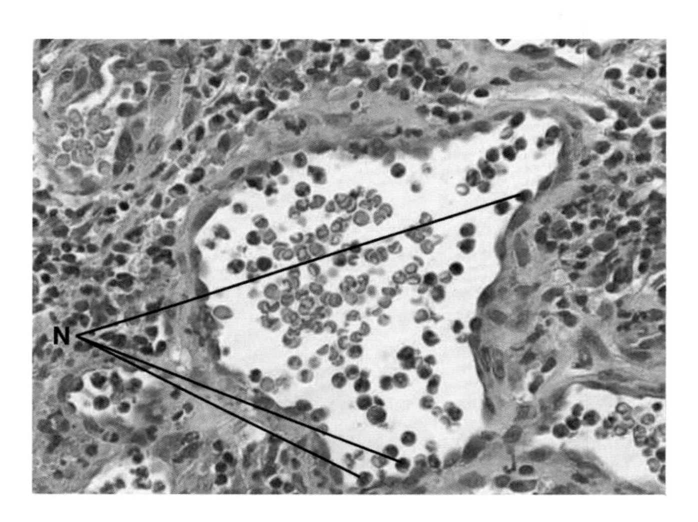

图 2.2 血管显微图，显示炎症时小血管周围的中性粒细胞(N)的边缘和铺壁。

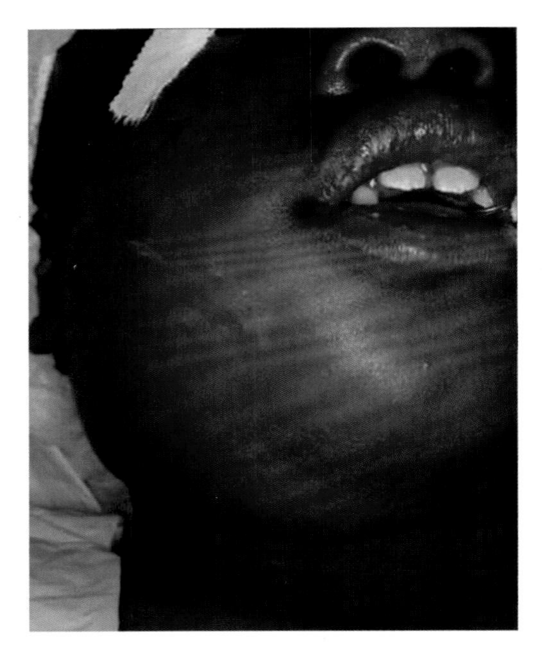

图 2.3 因牙齿感染引发局部水肿增加而造成的肿胀。患者因肿胀而住院治疗。(Courtesy Dr. Sidney Eisig.)

当渗出液压迫感觉神经时会导致疼痛，这是炎症的一种临床症状。发炎组织中的一些生化介质可使疼痛增加。组织肿胀和疼痛可导致组织功能丧失，这是炎症的另一种临床症状。

白细胞向损伤部位的这种定向运动被称为**趋化**，增强这种定向运动的生化介质为趋化因子。白细胞向受损部位的迁移和趋化使得这些细胞能够防御损伤。

最初，这些细胞试图以周围的健康组织来隔离受损部位。后来，在受损组织中，白细胞通过摄取并消化外来物质从而除去它们，被称为**吞噬**(图 2.6)。外来物质可包括病原微生物或组织碎片。这些物质的存在可能会干扰修复过程，在大多数情况下，必须将它们移除，以消除炎症并进行组织修复。最近研究表明，炎症过程以巨噬细胞通过淋巴管离开而结束。

炎症反应中的白细胞

白细胞从血管中迁移到损伤部位及随后的趋化现象和吞噬作用是炎症过程的重要组成部分。当炎症发生并在伤后 2 周内，组织中存在的白细胞群的相对

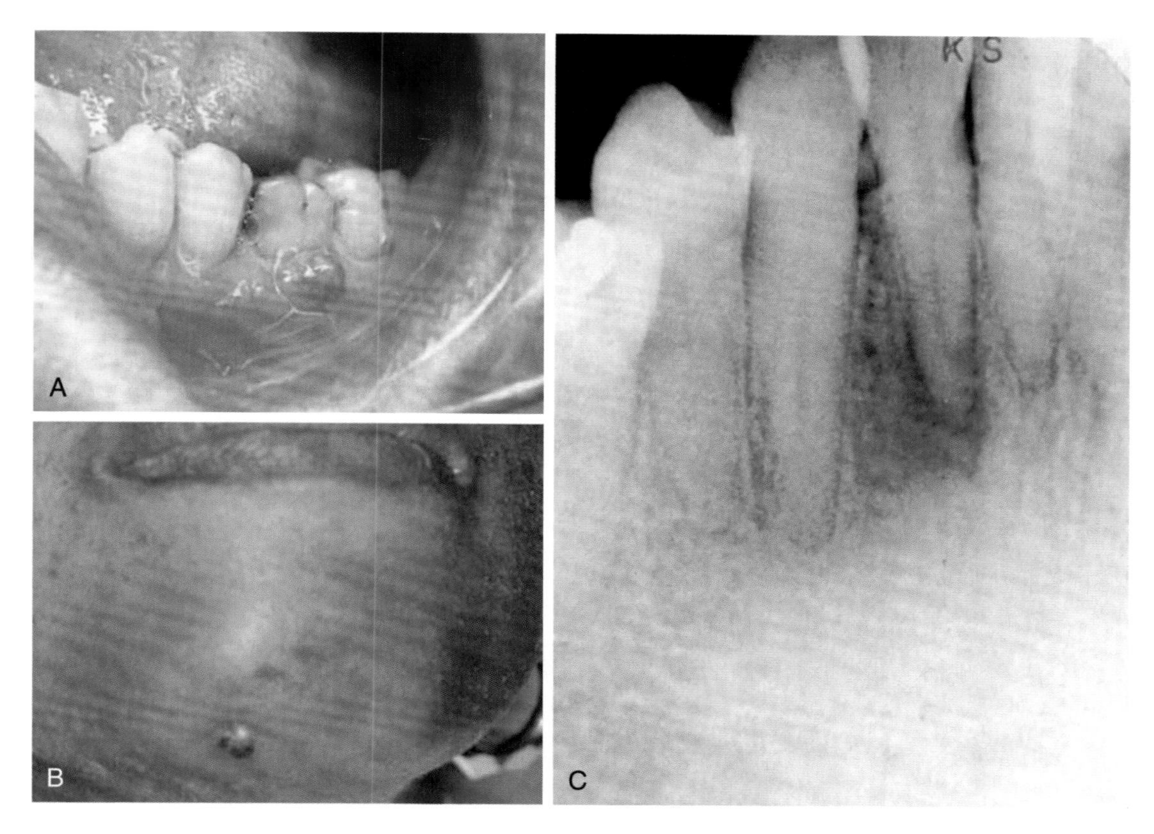

图 2.4 由根尖周围脓肿形成的瘘管。(A)由与下颌第一磨牙相关的脓肿形成的瘘管。(B)下颌皮肤上下颌切牙的瘘管开口。(C)导致图(B)的皮肤瘘脓肿区的 X 线片。

数量变化如图 2.7 所示。

所有白细胞均来自干细胞(图 2.8)。造血干细胞(HSC)是在骨髓的海绵组织中产生的未分化的多能细胞,其存在于某些长而扁平的骨骼内部,如骨盆和

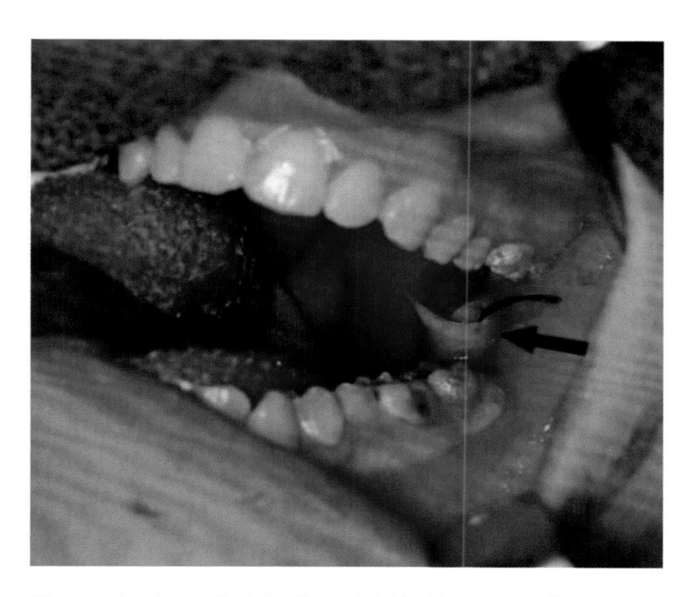

图 2.5 切开口腔内脓肿,放置引流管(箭头所示),使脓性渗出物从组织中渗出。(Courtesy Dr. Sidney Eisig.)

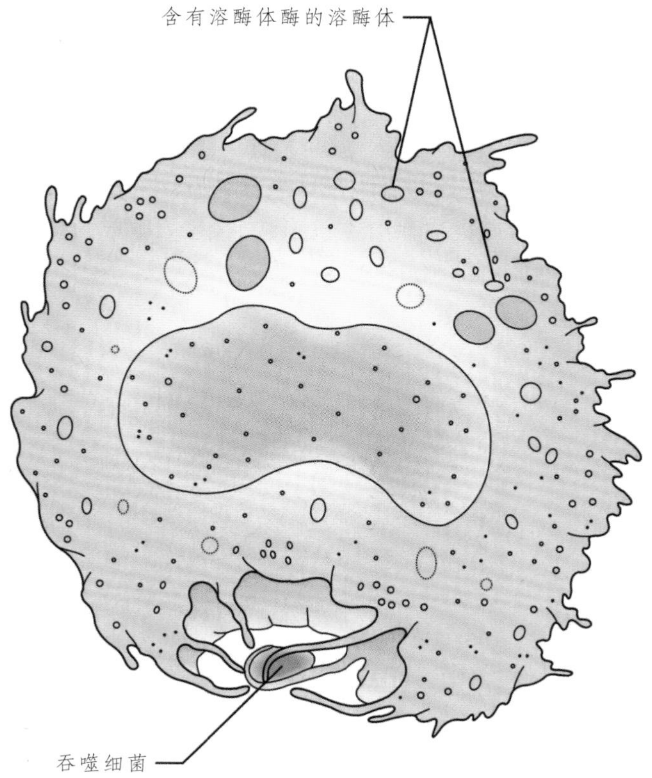

图 2.6 白细胞吞噬外来物质(细菌)。外来物质随后在细胞内会被溶酶体所含的溶酶体酶的消化而破坏。

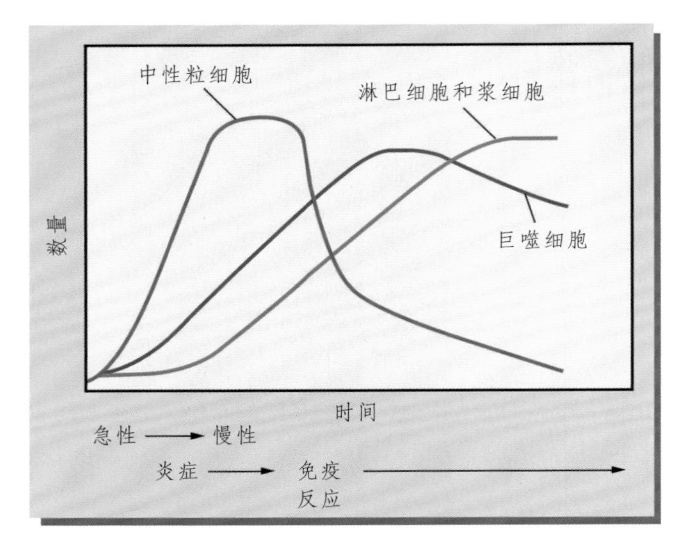

图 2.7 受损组织内随时间变化的白细胞数量，从急性炎症到慢性炎症再到免疫反应的开始。

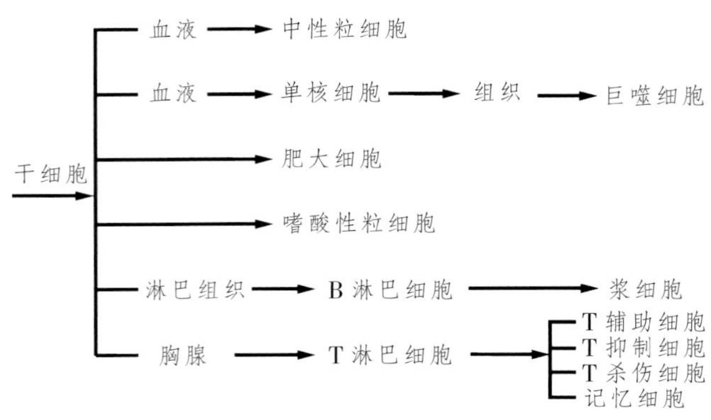

图 2.8 骨髓干细胞源白细胞的衍化图。

胸骨。

本章将讨论最初参与炎症反应的两种类型的白细胞：中性粒细胞和单核细胞（或组织中的巨噬细胞）。其他主要参与免疫反应的血液和组织中的细胞，如淋巴细胞、浆细胞、嗜酸性粒细胞和肥大细胞将在第 3 章讨论。

中性粒细胞是第一种到达损伤部位的白细胞，是急性炎症期最常见的炎症细胞(图 2.9)。到达损伤部位的第二种白细胞是单核细胞，当其进入周围组织时变成巨噬细胞。随着炎症继续，中性粒细胞的数量减少。如果损伤持续并发生慢性炎症，则巨噬细胞、淋巴细胞和浆细胞会取代中性粒细胞，这些细胞成为组织中最常见的白细胞(图 2.10)。

中性粒细胞

中性粒细胞是响应趋化因子而被募集到损伤区域的第一类白细胞，其占整个白细胞群的 60%~70%。在整个生命过程中均产生中性粒细胞，且其是移动的细胞。中性粒细胞的主要功能是对病原微生物和组织碎片等物质具有吞噬作用。在显微镜下，中性粒细胞具有多叶核，故其也被称为多叶核白细胞，其细胞质因含有溶酶体酶而呈现颗粒状(图 2.11)。

异物被白细胞吞噬后由溶酶体降解。去除损伤部位的异物是修复必需的过程。白细胞吞噬异物后不久便会死亡。然后，死亡的白细胞会释放出溶酶体和胞内有害物(仅在细胞内造成破坏的异物)。当有大量中性粒细胞死亡时，释放出的物质可对该部位造成进一步损伤。

巨噬细胞

单核细胞是第二种从血管移植到受损组织中的白

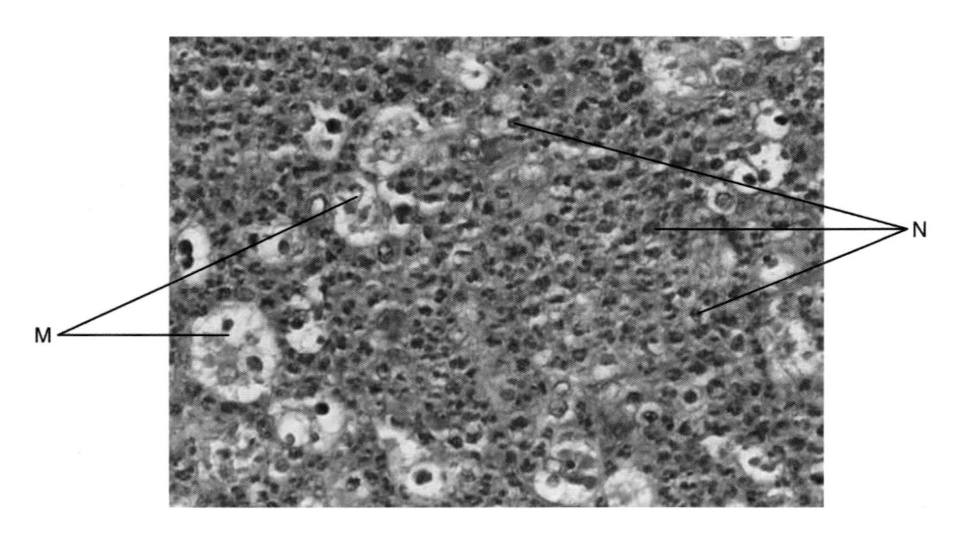

图 2.9 急性炎症的显微镜照片，显示中性粒细胞(N)数量增加。还存在巨噬细胞(M)(中倍镜)。

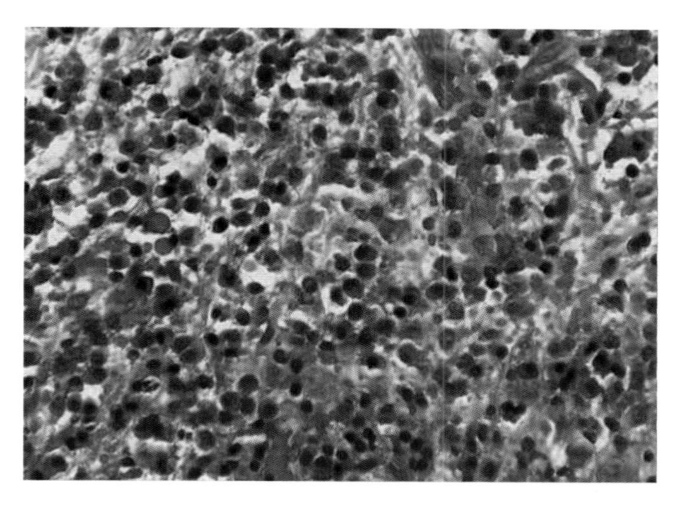

图 2.10　慢性炎症和免疫反应开始的显微图,主要显示淋巴细胞和浆细胞(中倍镜)。

细胞,在受损组织中,其分化成**巨噬细胞**。巨噬细胞可响应趋化因子,具有吞噬作用,可移动,且在其细胞质中具有溶酶体酶,有助于破坏细胞内的外来物质。

巨噬细胞比其血液中的前体-单核细胞大。所有形式的巨噬细胞占整个白细胞群的 3%~8%。在显微镜下,其具有单个圆形核且无颗粒状细胞质(图2.12)。巨噬细胞的寿命比中性粒细胞长一些。除了在炎症期间的吞噬作用,巨噬细胞在免疫反应中也是一种重要的细胞(见第 3 章)。

参与炎症的生化介质

从之前的讨论中可以看出,生化介质涉及炎症反

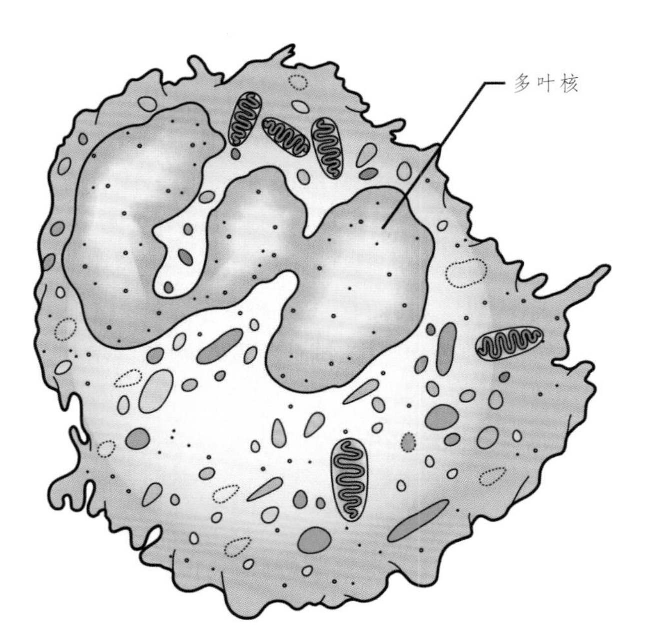

图 2.11　中性粒细胞具有多叶核和颗粒状细胞质。

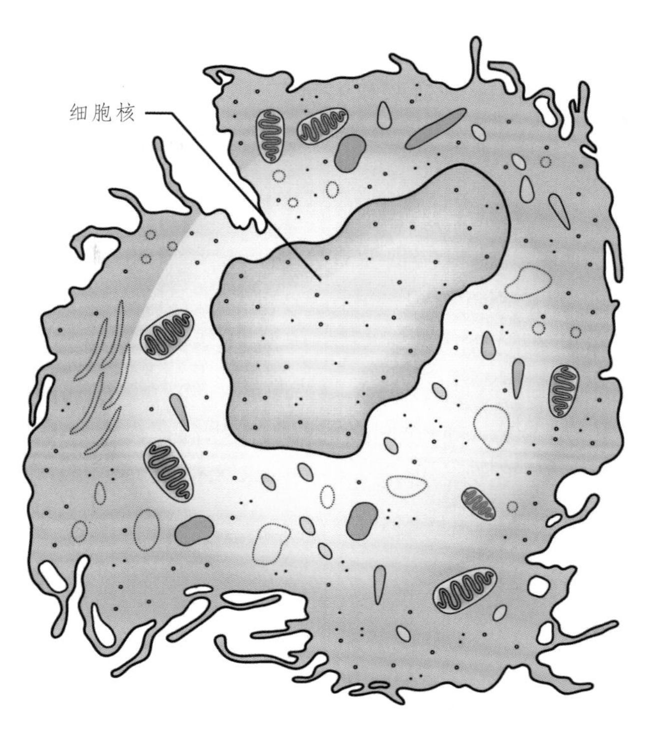

图 2.12　巨噬细胞。巨噬细胞在血液中循环时是单核细胞。

应的很多事件。生化介质可以刺激或放大反应,对炎症反应至关重要。在反应过程中,炎症的基本介质可以引发其他介质和免疫机制, 从而使整个过程升级。一些生化介质在血液中循环, 一些来自内皮细胞,一些来自白细胞,一些来自血小板,其他由某些病原微生物产生,这些生化介质会损伤组织。

激肽系统、凝血机制和补体系统是血液中炎症生化介质的血浆蛋白的三个系统,它们可在炎症中被激活。每个血浆蛋白体系的激活都涉及一个级联反应,彼此相互关联。

最新研究还发现了其他生物化学物质,它们可以在不影响宿主防御的情况下积极促进炎症消退和组织修复。炎症消退与其诱导一样受到精细的调控,包括特异的促脂介质(SPM),其是内源自泌性的,是与激素类似的生物因子,可促进炎症消退。未来,在抗感染治疗期间,包括在牙周病中,可以积极地使用诱导消退的药物。且在包括牙周病等的抗感染治疗期中,可以使用抗炎药。

激肽系统

激肽系统通过引起损伤部位血管扩张和渗透性增加来介导炎症。该系统被血浆和受损组织中的物质快速激活。其作用仅限于炎症的早期阶段。激肽系统

的组分也会引起疼痛。激肽主要是缓激肽。为了限制炎症程度，激肽被血浆和组织中存在的激酶快速降解。

凝血机制

凝血机制主要起血液凝固作用，有助于损伤部位的止血。凝血机制促使在损伤部位形成纤维网状结构，以保护邻近组织，并保持外部物质停留在该处。其还在生物化学上介导炎症，因为当组织受损时，其某些产物会被激活，并通过激活激肽系统引起局部血管扩张和渗透。后面我们将说明凝血机制在组织修复中也很重要，因为它形成了修复的未来框架。

补体系统

补体系统由一系列级联反应的血浆蛋白组成。补体系统的很多组分在炎症和免疫中均发挥作用。补体成分可导致肥大细胞释放含有组胺及其他介质的颗粒到周围组织中。肥大细胞在某些炎症反应期间活跃。它们通常存在于皮肤和黏膜组织的疏松结缔组织中。

当组胺从肥大细胞中被释放出来时，会导致血管通透性和血管舒张增加（见图 2.1）。补体系统的其他组分可在细胞膜上打孔而导致细胞死亡或坏死，该过程被称为**细胞溶解**。补体蛋白也可附着在细菌表面，促进白细胞的吞噬，这一过程被称为**调理作用**。

炎症反应的其他生化介质

除源自血液循环中的生化介质之外，其他生化介质也参与炎症反应。这些生化介质包括前列腺素、释放的白细胞溶酶体酶和内毒素，以及来自病原微生物的溶酶体酶。它们通过生化作用介导炎症反应，并引起血管扩张和渗透性增加、红疹、疼痛及连接组织的变化。从白细胞颗粒中释放的溶酶体酶充当趋化因子，可导致结缔组织损伤和受损处凝块的形成。

病原微生物释放的内毒素和溶酶体酶也可用作生化介质。由革兰阴性菌的细胞壁产生的内毒素可作为趋化因子，激活补体，可起抗原作用，并破坏骨组织。感染期间从病原微生物释放的溶酶体酶在化学组成和作用上与白细胞释放的溶酶体相似。

来自淋巴细胞的产物，如细胞因子，也可影响炎症反应，它们参与免疫反应，这些将在第 3 章描述。

炎症反应的系统性临床症状

炎症的四种主要系统性临床症状是发热、**白细胞增多**、**淋巴结病**和 CRP 升高（见表 2.1）。

发热

体温是由大脑温度调节中心，即下丘脑调控的。**发热**与系统性炎症反应相关，指体温高于 37℃。白细胞和致病微生物可产生诱导发热的物质——**热原**。热原通过增加下丘脑中前列腺素的合成和释放而产生发热。用温度计测量体温有助于评估是否存在全身性炎症反应。

发热引起体温升高的功能尚不清楚。中度高热可能有助于对抗某些感染，因为温度升高会减缓许多病原微生物的生长。然而，人体无法忍受长时间的极高热，这种发热可能是致命的，可给予患者药物，以减少全身性炎症，缓解高热。

白细胞增多

白细胞增多是血液循环中白细胞数量增多。白细胞正常值为 4000~10 000 个/mm^3。但在全身性炎症反应，尤其是感染时，白细胞数量可增多至 10 000~30 000 个/mm^3。白细胞增多主要是中性粒细胞增多，这是由于骨髓中它们的形成增多，向血液中释放的成熟细胞增多。白细胞增多是响应生化介质，并提供更多的细胞用于吞噬作用。它们可作为生理性刺激的保护反应，如感染、妊娠等，也与病理性疾病相关，如癌症、血液病等。

白细胞减少是血液循环中白细胞数量减少，低于 4000 个/mm^3。白细胞减少可由辐射、过敏性休克、自身免疫性疾病、免疫缺陷及某些药物或化学制剂等引起。白细胞减少提高了威胁生命感染的风险。

全血细胞计数（CBC）是一种实验室血液测试，可用于评估患者的感染或血液疾病。它还包括不同类型的白细胞计数，可测量每种白细胞类型的比例。这可用于区分病毒感染和细菌感染。在病毒感染中，淋巴细胞特征性地增加，而在细菌感染中，中性粒细胞增加。此外，在过敏反应中，嗜酸性粒细胞可能增加。这些结果为患者评估提供了有用的工具，但未确定体内炎症的具体原因或部位。

淋巴结病

在炎症中会发生**淋巴结病**（图 2.13）。在头颈检查中，位于表面的淋巴结肿大，可在炎症区或途经的淋巴管区触及葡萄大小的肿块（图 2.14）。触诊时，所涉

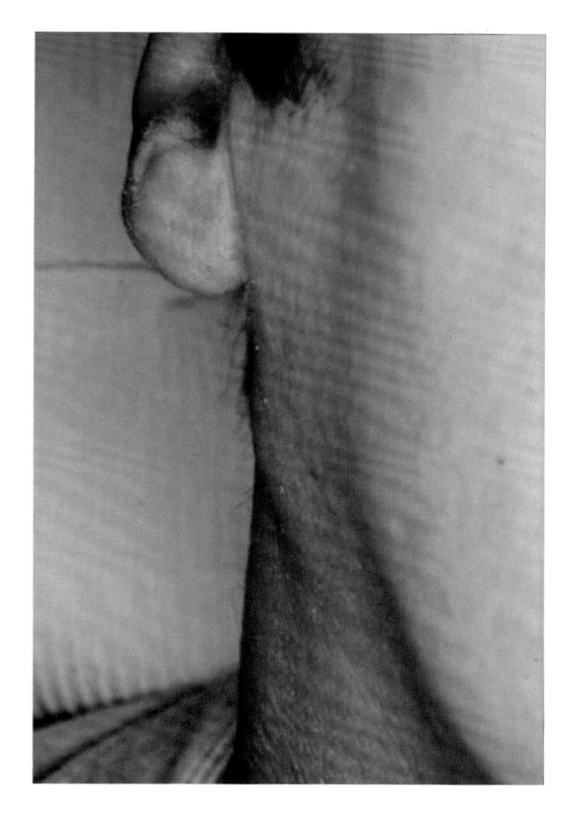

图 2.13 颈部淋巴结肿大。

及的节点有可能比平时更大、更坚硬，也可能较为柔软。更深的淋巴结也可能肿大，但无法检查到。

淋巴结病是由淋巴结中淋巴细胞的变化引起的。淋巴细胞是在淋巴组织中成熟的白细胞，是免疫应答的主要白细胞。淋巴细胞通过循环系统，从淋巴结中到达组织中参与免疫反应。淋巴细胞的作用和成熟将在第3章详细描述。

淋巴细胞的变化导致淋巴结肿大，这些变化包括由细胞分裂增加导致的细胞数量增加（增生），也包括细胞成熟导致单个细胞的变大（肥大）。这些变化通常发生在慢性炎症期间。**韦氏环**（包含腭、舌和咽扁桃体组织）中的淋巴组织也可能发生淋巴增生和肥大，需要进行监测，必要时需要进行治疗。

CRP 升高

CRP是肝脏产生的非特异性蛋白，在与补体系统及凝血机制的相互作用中起重要作用。CRP的测量是与炎症相关的诊断检测。普通情况下，CRP以低水平含量在血液中循环。在急性炎症或感染发作期间，CRP水平升高，并且可能在慢性炎症中保持持续高水平。通常认为CRP浓度>10mg/L为高水平。大多数感染

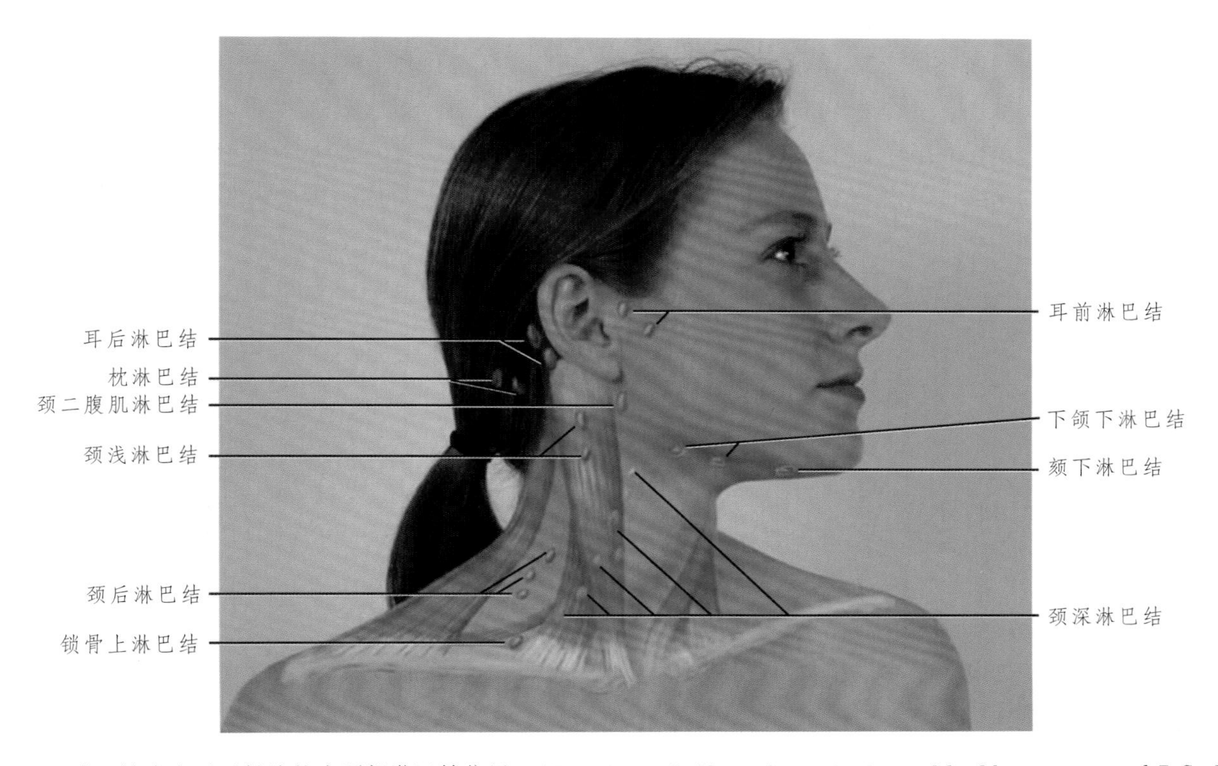

图 2.14 淋巴结病变后可触诊的头颈部淋巴结位置。（From Jarvis C:*Physical examination and health assessment*,ed 7,St. Louis, Saunders,2015.）

和炎症导致的CRP水平为100mg/L。当炎症消退时,这些较高水平的蛋白质会降至较低水平。

目前,可以用高敏感CRP检测仪——激活浊度计(一种检测悬浮在液体或气体中颗粒大小和浓度的仪器)来检测CRP水平。CRP水平可用于帮助评估类风湿性关节炎和系统性红斑狼疮等疾病,并可帮助确定服用的药物是否有效。其可用于监测组织愈合,并作为早期检测系统,用于评估手术、器官移植或严重烧伤患者可能的感染。持续高水平CRP会增加患心血管疾病的风险。目前,研究人员也在探索将CRP作为牙周病活动生化标志物。但重要的是要明确高水平CRP依然是系统性炎症的非特异性生化标志物。

慢性炎症

慢性炎症通常是由持续数周或数月甚至更长时间的损伤造成的。慢性炎症除有中性粒细胞和单核细胞参与外,还牵涉其他白细胞及纤维细胞增殖。涉及慢性炎症的细胞包括巨噬细胞、淋巴细胞和浆细胞。修复在慢性炎症进行时也在进行着,但在损伤源未消除前无法完成。

肉芽肿性炎症是慢性炎症的一种独特形式。其特征在于形成**肉芽肿**(包含巨噬细胞组成的细胞群,通常被淋巴细胞及偶尔被浆细胞包围)。肉芽肿中的巨噬细胞随着核聚而变大成为多核巨细胞。组织中的异物和某些系统性感染,如结核病易导致肉芽肿的形成。机体如果无法消除有害物,则它们将包裹在这些炎症细胞中。

肉芽肿并不是急性中性粒细胞介导的炎症引发的。其可能是由介导超敏反应的抗原,或是在炎症部位持续存在的抗原引起的。肉芽肿会破坏周围组织,并通常会持续较长时间。

抗感染治疗

抗炎药物治疗可阻断或抑制炎症反应,预防或减轻炎症的临床症状和不良反应。可用甾体或非甾体抗炎药(NSAID)治疗与炎症相关的疾病或症状,如哮喘、关节炎、器官移植和手术创伤等。甾体抗炎药物,如泼尼松,可通过抑制炎症生化介质前列腺素的合成而发挥镇痛作用。

NSAID也通过抑制前列腺素的合成发挥镇痛作用,如阿司匹林(乙酰水杨酸)和布洛芬等。另一组抗组胺药可通过降低过敏反应中的组胺发挥作用。

目前,传统上用于治疗癌症的药物,如甲氨蝶呤、柳氮磺胺吡啶、来氟米特、环磷酰胺和霉酚酸盐,由于它们能够抑制炎症反应而被用于治疗炎症性疾病。且它们使用剂量较低,其副作用风险往往比治疗癌症(使用剂量较高)的风险小得多。

在某些情况下,完全消除炎症不是临床上有效的治疗方法。相反,可以密切观察患者抗感染治疗在初始的益处。这些可在未来应用于口面炎症。

损伤引发的组织反应

组织或器官中的细胞可通过增生、肥大或萎缩等适应性反应对损伤做出反应。**增生**指细胞应激反应下的组织或器官中细胞量的增多,随后导致组织或器官的增大。口面组织中经常发生病理性增生。口腔慢性损伤通常会引发上皮细胞量增多及上皮增厚(图2.15)。由于表面上皮细胞丢失,深处的上皮细胞分裂,以补充失去的细胞。增生是新细胞量超过了失去的细胞量,导致上皮变厚,使组织看起来更苍白。

当伤病消退,增殖停止。随着时间的推移,上皮通常会恢复到正常大小,组织颜色会恢复到正常颜色。然而,在某些情况下,即使在停止刺激后,增生组织仍然存在。纤维结缔组织的更深增生也可能响应于慢性损伤而发生,并且常见于口面部区域的病变。由上皮和纤维增生引起的口面病变将在本章后面描述。

肥大是对细胞应激的反应,其定义为组织或器官大小的增加,是个体细胞的大小增加,而不是数量增

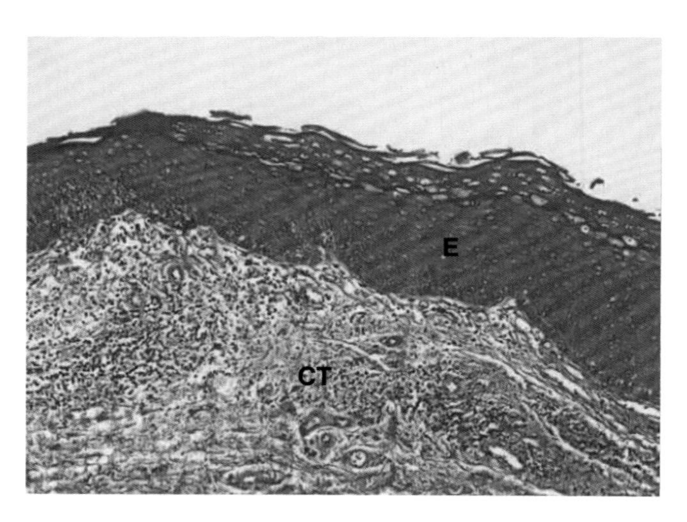

图2.15 上皮增生的显微镜图(低倍镜)。棘层细胞数量的增加导致上皮细胞(E)增厚。CT,下层结缔组织。

加。例如,肥大发生于子宫和乳腺的平滑肌中,以响应妊娠,在肌肉中响应于长期高血压,并且在骨骼肌中响应于运动增加。由于组织或器官对损伤有反应,增生和肥大通常同时发生。淋巴结病是一个例子,其中,细胞大小和数量均增加。

与增生和肥大相反,**萎缩**是细胞、组织、器官或整个身体响应某些细胞应激条件的大小和功能的缩小和降低。在去除压力后,萎缩的细胞能够增加到它们通常的大小。萎缩可存在于肌肉萎缩中,其发生于一些不允许活动性和功能的慢性疾病中,以及诸如人类免疫缺陷病毒(HIV)感染中。其也可能随细胞生长、营养不良、缺血、血液供应中断或激素的变化而发生变化。

组织修复

随着炎症反应的消退,受损组织再生或形成瘢痕。当组织受损较小,发炎区域可能会完全恢复到原来的结构和功能水平,称之为**再生**,是最有利的急性炎症消退。再生涉及完全去除在炎症期间进入组织中的细胞、副产物及炎性渗出物,恢复至炎性起始前的微循环状态。相反,如果损伤过大,组织无法恢复至之前的形态和功能则会产生瘢痕。一些组织,如上皮、纤维结缔组织和骨骼等具备修复能力,但其他组织,如牙釉质则不具备修复能力。

修复是机体试图将受损组织恢复到其原始状态的最终防御机制。在修复过程中,已经坏死的细胞和相关组织被活细胞和新组织成分取代。但在损伤源未清除之前,修复过程无法完成。修复并不总是完美的,功能性细胞和组织常被瘢痕组织所取代。

当前,研究者在探寻增强修复能力的方法。干细胞研究是再生医学的核心。干细胞具有自我更新的特性,此外,它们还具有可以分化的能力。未来,人们有希望利用干细胞来修复受损组织,如心脏、大脑、肝脏、骨骼肌和面部组织结构等。

修复过程中的微观事件

损伤发生后,上皮和结缔组织均会发生微观事件(图 2.16)。不同组织类型的微观事件不同,但这些微观事件几乎会同时发生且彼此相互依赖,以实现最佳愈合。如果损伤源已移除,两种类型组织的修复通常在两周内完成。在口腔中的修复过程与皮肤略微不同,因为黏膜组织是湿润的,不会结痂。在这两周期间

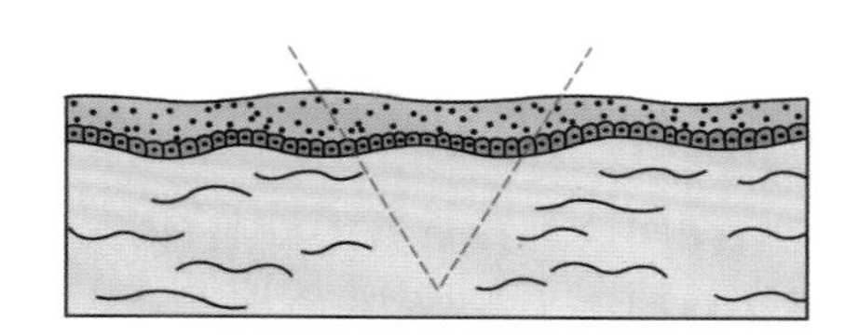

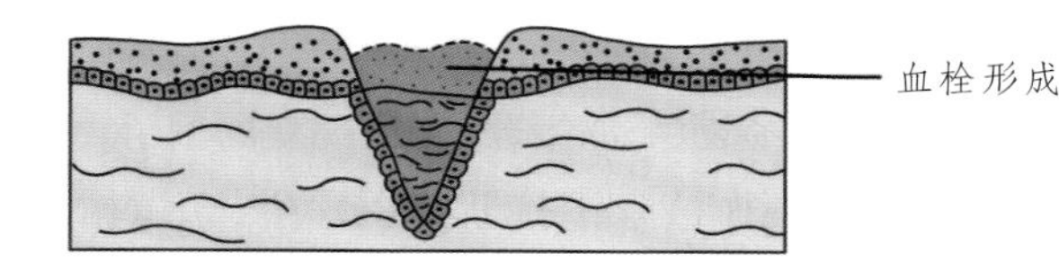

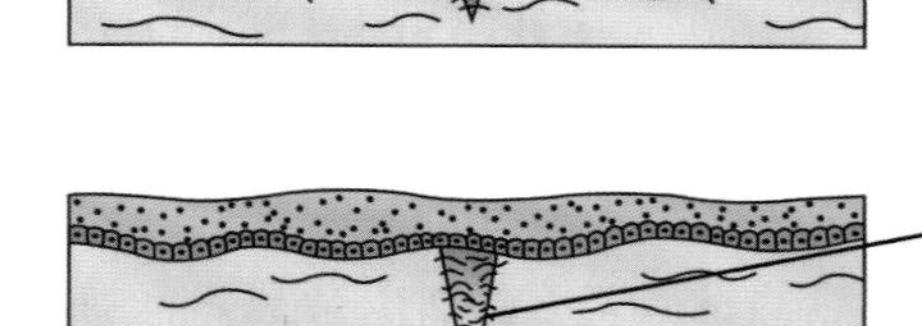

图 2.16　从损伤当天到两周后修复过程的潜在微观事件。

发生的修复过程的三个阶段是炎症、增殖和成熟。

损伤当天

损伤后,血液流入组织会立即形成凝块。由于凝血机制的激活,在损伤区域会产生凝块。凝块由网状结构组成,网状结构由局部产生的纤维蛋白、聚集的红细胞和血小板组成。

血小板是血液中的细胞碎片,在凝块形成过程中发挥重要作用。血液中血小板数量为 250 000~400 000 个/mL^3。可影响红细胞、血小板的遗传因素、药物、大面积损伤或某些疾病及其他与凝块形成相关的因素可阻止或延迟修复进程。

损伤第 2 天

损伤第 2 天,该区域发生急性炎症。中性粒细胞从微循环中移出,进入受损组织,并吞噬外来物质和坏死的组织和死细胞。

损伤第 3 天

在损伤 3 天内,单核细胞从微循环中移动到受损区域并分化为巨噬细胞。巨噬细胞同受损组织剩余的中性粒细胞一起以相似的方式进行吞噬作用。随着慢

性炎症的进行，中性粒细胞数量减少，在受损结缔组织内，成纤维细胞响应来自巨噬细胞的生化介质而增殖。成纤维细胞在愈合期间成为最重要的细胞，因为它们利用凝块的纤维蛋白网作为支架，开始产生和分泌新的胶原纤维。该过程称为**纤维增生**。纤维增生可发生于愈合过程，也可能发生于由损伤造成纤维异常增生的过程中。本章后面将讨论异常愈合病变的例子。

由于需要充足的血液来维持新的组织生长，微循环开始在未成熟的结缔组织或 1 型胶原中建立血管。巨噬细胞除通过吞噬作用去除组织碎片和促进成纤维细胞水平外，还分泌生长因子，以刺激新血管的生长。该过程称为**血管生成**。

形成的初始结缔组织称为**肉芽组织**。它是一种不成熟的组织，由于比通常的结缔组织有更多的毛细血管和成纤维细胞，其在临床上呈现鲜艳的粉红色或红色。肉芽组织由不成熟的 1 型胶原蛋白以杂乱无章的方式组成。在某些情况下，这种组织会生长过度（或旺盛），并可能会干扰修复过程，需手术将其切除。

如果外皮被破坏，则上皮细胞在受损结缔组织中形成肉芽组织的同时会产生新的外皮。愈合损伤区域边界的上皮细胞失去其细胞连接并变得可以移动，然后在受损组织上分裂、迁移，以凝块的纤维网状物为引导，形成新的外皮。该过程被称为**外皮形成**。

除引导上皮细胞并为结缔组织提供支架外，凝块的纤维蛋白网状结构还可以保护新生的这两种组织免受进一步损伤。因此，在愈合期间，凝块在保障组织最佳修复中起重要作用。一些损伤，凝块上的敷料可促进其愈合（如牙周手术中使用的牙周塞治剂）。

在第三天结束时，随着慢性炎症和免疫反应开始，淋巴细胞和浆细胞开始从周围血管移出到受伤区域。已经存在于该区域的巨噬细胞开始帮助淋巴细胞在损伤部位发生免疫反应。

损伤 1 周后

如果损伤源已被完全去除，组织中的炎症和免疫反应会在损伤后 1 周时结束。凝块的纤维网状物被组织酶消化并脱落，组织的初始修复过程结束。临床上，由于新生外皮上皮薄且新的结缔组织血管增多，损伤修复表明仍然比平时更红。

此时，肉芽组织中仍存在未成熟的胶原纤维，仍易破损。在此期间，成纤维细胞分化为**肌成纤维细胞**。肌成纤维细胞与平滑肌细胞相似，并且此处的组织开始收缩。该收缩在受损后的第 5~15 天达到峰值，并一直持续，直至上皮化彻底完成。

损伤两周后

损伤两周后，最初的肉芽组织及纤维组织发生重塑，使组织强度增加。这种成熟的纤维结缔组织被称为瘢痕组织。由于胶原纤维的增加和血管数量减少，临床上看起来瘢痕组织较周围组织色白。此时，一种更强的胶原蛋白，即 3 型胶原蛋白取代了未成熟的 1 型胶原蛋白，胶原蛋白组织整体变得更有条理。

修复类型

损伤后瘢痕组织的数量取决于多种因素，如遗传、组织强度及弹性、涉及的组织类型及修复类型。与皮肤相比，口腔黏膜不易形成瘢痕。组织修复类型有三种，即一期愈合、二期愈合和三期愈合。

一期愈合

一期愈合主要发生于组织缺失少的情况下，如手术切口。在这种类型的愈合中，切口边缘清洁，并被缝线连接，只形成一个小血块，肉芽组织较少（图2.17）。因此，瘢痕组织形成较少，且保留未受伤的组织。使用缝线可使损伤边缘完好对接，从而达到一期愈合，并

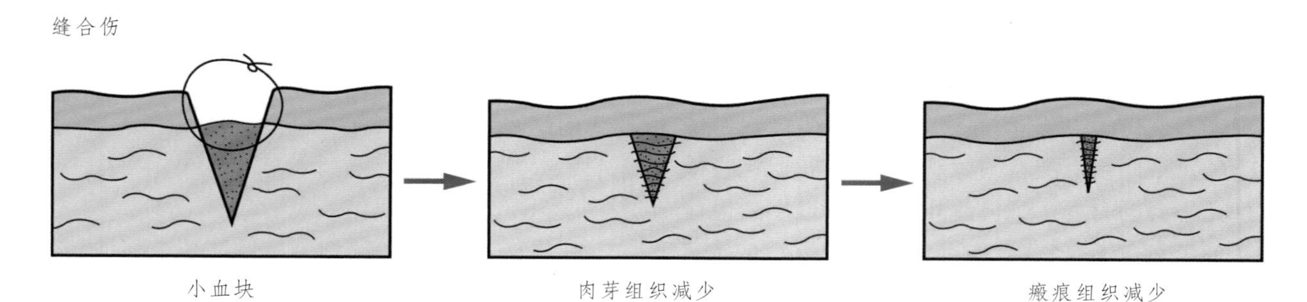

图 2.17 使用缝线促进一期愈合。

且使瘢痕最小化。

二期愈合

二期愈合发生于组织缺失，且愈合期间损伤组织边缘不能完好对接的情况下。二期愈合常形成较大的血凝块，从而使肉芽组织形成增多(图 2.18)，如拔牙部位的愈合。二期愈合后，瘢痕组织增加，通常组织功能水平会大幅度降低。

然而在某些情况下，过度形成的瘢痕组织可能需要手术矫正。**增生性瘢痕**，即过度形成的瘢痕，主要发生于皮肤，其凸出于皮肤表面，范围超出原始边界。伴有皮肤色素沉着的个体更有可能形成增生性瘢痕，且增生性瘢痕具有家族遗传倾向已有报道(图 2.19)。

三期愈合

一期愈合的手术切口如果在愈合过程中发生感染，可能会导致三期愈合。之所以会发生这种转变，是因为受伤区域面积较大和病原微生物引起的炎症免疫反应较重或持续时间较长。在某些情况下，感染性损伤需保持开放状态，直到感染得到控制，再通过手术对损伤边缘进行缝合。

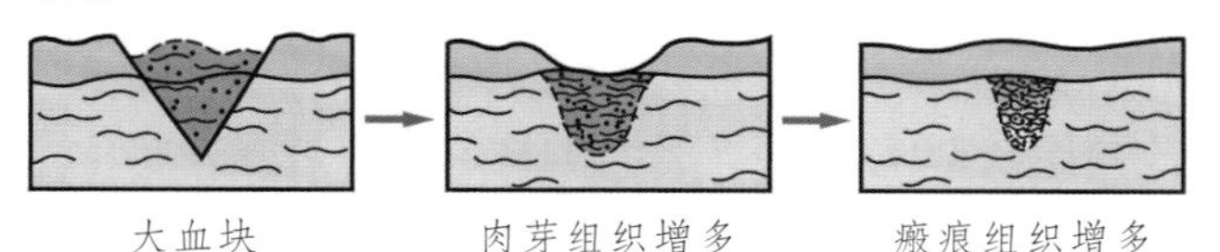

图 2.18 在大面积损伤中不使用缝线的二期愈合。

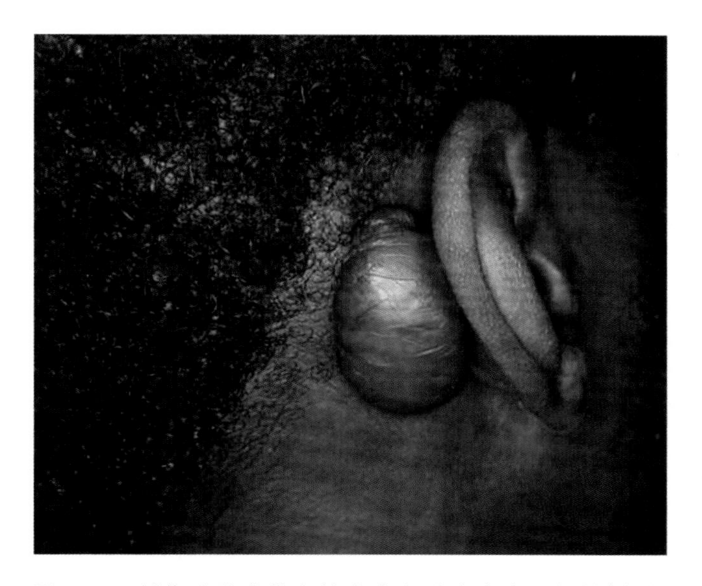

图 2.19 创伤后形成增生性瘢痕和过度瘢痕组织的例子。(Courtesy Dr. Harold Baurmash.)

骨组织修复

骨损伤修复类似于纤维结缔组织损伤的修复过程，除了涉及骨组织新生。组织损伤出血会形成血凝块，细胞增殖，将血凝块转化为肉芽组织，成骨细胞形成类骨质。**成骨细胞**位于损伤部位成活的骨组织周围。随着时间的推移，未成熟的骨组织钙化，组织损伤区域被骨小梁代替。这种骨组织修复过程与植入物进行骨整合过程相同。

与机体的其他组织一样，营养、年龄、吸烟等因素均会影响骨组织的修复过程。损伤部位的血液供应和生长因子也可进一步调节该修复过程。成骨细胞形成的组织发生移动和骨组织的过度运动都会中断愈合。在愈合过程中，骨组织的不恰当移动也会对愈合产生不良影响。骨组织的损伤、水肿或感染也会延迟愈合。

影响愈合的因素

某些局部因素会影响愈合，如细菌感染(主要是由链球菌或葡萄球菌引起的感染)、组织损伤和**坏死**、组织内出血、血肿形成、受损组织的过度运动，以及血液供应不足。

系统性因素，如营养不良，特别是饮食中蛋白质、锌、钙和维生素 C 严重缺乏时，也会影响愈合。致病微生物耐药菌株的产生是阻碍传染病控制的常见因素。

如果身体由于使用类固醇或化疗药物而出现免疫抑制，也会影响愈合过程。某些遗传性结缔组织疾病，如成骨不全症(见第 6 章)，由年龄、肾衰竭、糖尿病导致的代谢紊乱(见第 9 章)会降低自然愈合机制的有效性。吸烟、吸毒、酗酒也会影响愈合。新的研究正在关注体育锻炼如何促进愈合及肥胖如何延迟愈合。

牙外伤

牙外伤包括磨耗、磨损、内部碎裂和酸蚀。临床上常存在不同类型牙外伤之间的相互作用，并且在很多情况下，病因很难明确。在临床症状出现之前发现牙齿创伤的早期迹象，做到早发现、早治疗，可避免后期进行复杂治疗的可能。

磨耗

磨耗是牙齿在接触或咀嚼过程中，牙齿结构的损耗，好发于牙齿的切面、咬合面和近端表面，少见于其他牙面，除非牙齿在牙弓中的位置异常(图 2.20)。乳牙和恒牙均可受累。磨耗通常是一个缓慢的过程，始于牙齿接触，并在整个牙齿的生命周期中持续存在。

磨耗最初表现为前牙的乳突消失，磨牙功能尖变平，形成磨耗面(图 2.21)。上下颌相对的牙齿磨耗面相互“匹配”。牙齿的磨耗程度与饮食相关，进食纤维性食物越多，磨耗程度越大。咀嚼含有磨砂颗粒的烟草，以及某些职业或环境中磨砂粉尘颗粒进入口腔都会加速磨耗。牙齿损耗用以描述快速的牙面损耗，因为患者可能同时存在牙齿磨耗和磨损。随着年龄的增长，牙齿的磨耗也会增加。据报道，男性的牙齿磨耗率高于女性。

磨牙症是指非功能性目的牙齿磨耗。磨牙症的症状、体征及其严重程度与磨牙的强度有关。临床上可能会出现牙齿功能面磨耗、异常磨耗(图 2.22)、咀嚼肌(特别是咬肌)肥大、肌肉张力增加、肌肉压痛、肌肉疲劳、面颊咬合、颞下颌关节区疼痛(见第 10 章)、牙齿移位和牙髓对冷刺激敏感等。

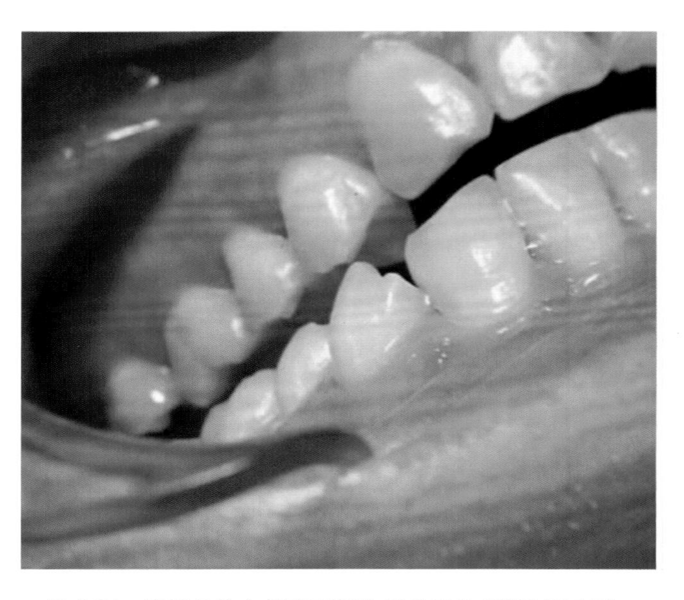

图 2.21　磨耗导致上颌和下颌尖牙的牙尖(磨损面)变平。

磨牙症的发病率在不同研究差别较大。在牙周病患者的研究中，60%~90%的患者有磨牙症。在 2~5 岁儿童中，平均报道的患病率为 20%~30%，报道的最高患病率为 78%。许多儿童长大后似乎不再有如此严重的磨牙和磨耗，磨耗主要表现在牙列上。

磨牙症的病因尚不清楚。咬合干扰、应力和张力等局部因素被认为是诱发因素。某些疾病，如癫痫病与磨牙症相关。某些职业被报道磨牙症的患病率较高，这可能与职业压力有关。

对磨牙症患者的治疗包括通过咬合调整消除咬合干扰，以及通过制作可作为保护装置的丙烯酸夹板来保护牙齿和牙周组织免受进一步破坏。

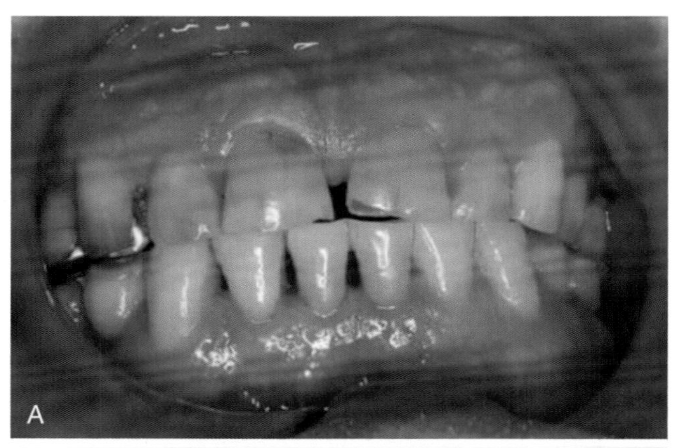

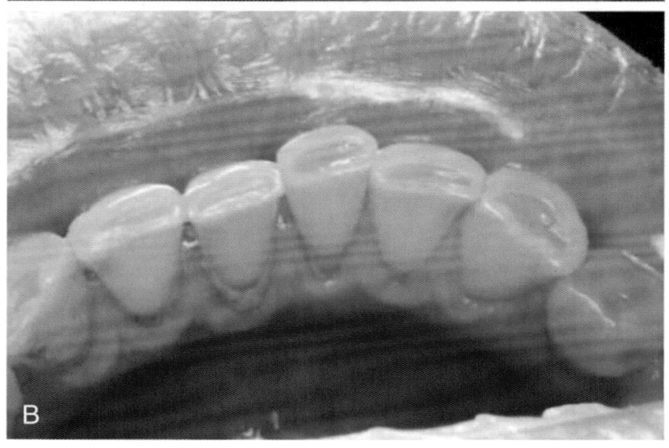

图 2.20　(A)成人牙列磨耗。(B)成人牙列磨耗(牙切面)。

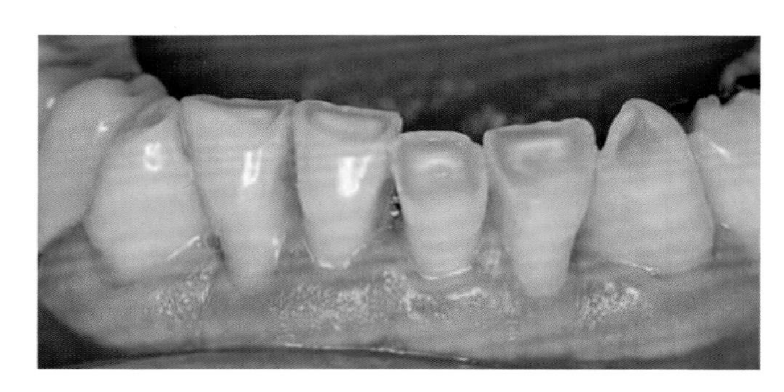

图 2.22　磨牙症引发的下颌前牙磨耗。

磨损

磨损是牙齿结构的病理磨损或由重复的机械习惯而导致需要修复。其最常见于暴露的根表面,因为牙骨质和牙本质不如牙釉质坚硬。然而,牙釉质表面也会发生磨损。磨损过程通常是缓慢的,牙本质的反应是在牙本质上形成一层内保护层,因此,通常不会导致牙髓暴露。

磨损最常见的表现是牙龈萎缩区牙根面颈部的水平磨损,其也可能是由刷牙方法不当造成的,最常见的是过度用力前后刷洗。使用有研磨性的牙膏或硬牙刷可能会加速磨损(图 2.23)。然而,大多数牙膏的研磨指数都很低,目前推荐使用软毛牙刷。磨损的其他原因包括习惯,如用牙齿打开发夹或在牙齿上夹针或别针。这些习惯的结果是上颌门牙的切牙边缘出现缺口。吹奏管乐器的乐手也可能在乐器放置的口腔部位表现出牙齿磨损症状,而抽烟斗的人也可能在烟斗放置部位表现出牙齿磨损症状。磨损也可能是由烤瓷冠、牙桥或义齿材料(未修复的、汞合金、树脂等),以及无烟烟草中的沙子造成的。磨损可能导致牙本质暴露,会引起过敏和龋齿风险增加。

磨损的诊断通常是通过将病变的临床表现与询问患者可能导致病变的因素所获得的信息相联系来做出的。应告知患者磨损的原因,并采取纠正措施,以防进一步破坏牙齿结构。进行修复性牙齿治疗以修复缺损可能较为合适。

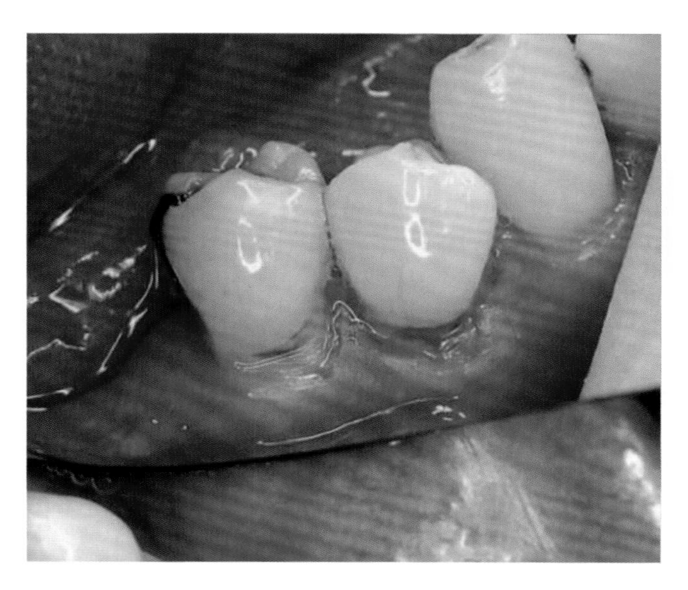

图 2.23 刷牙对下颌二尖牙颈部造成的磨损。

内部碎裂

内部碎裂通常表现为牙颈部区域的楔状缺损,尤其是前磨牙(图 2.24)。这些病变发生于成人,其原因与应力集中区域的齿结构微破裂有关。这可能与牙齿疲劳、弯曲、断裂和生物力学导致的牙齿结构变形有关。脆弱的牙齿结构更容易受到磨损,特别是牙刷磨损。有时,可在牙龈下未发生磨损和腐蚀的部位看到这些病变。病变可以用复合材料或玻璃离子材料进行治疗,但对牙齿的作用力可能导致修复体脱臼或对内部碎裂区域造成额外损伤。预防措施可能包括制作丙烯酸夹板。

酸蚀

酸蚀是无细菌参与,由化学作用而导致的牙齿结构缺失。这种缺失可能发生于牙齿光滑面或舌侧面,以及近侧和咬合面(图 2.25A)。酸蚀区域看起来较光滑,通常范围广泛,包括几颗牙齿。如果在修复体存在的部位发生酸蚀,修复体周围的牙齿结构就会丢失,使修复体看起来从周围的脱矿牙齿结构凸起。这种现象在磨损或磨耗中是看不到的,因为在这些情况下,修复体会随着齿面一起磨损。

在使用酸的行业,如在电池制造、电镀公司和软饮料制造业工作的人可能会患酸蚀,因为他们会呼吸空气中的酸。据报道,牙齿酸蚀与口服盐酸可卡因药物滥用有关。由于软饮料的 pH 值较低,过度饮用软饮料也与牙齿酸蚀有密切关系。当这些软饮料被放入婴儿奶瓶中饮用时,会出现儿童早期龋齿。此外,经常吮吸柠檬也可能会使牙齿表面受到酸蚀。慢性呕吐可

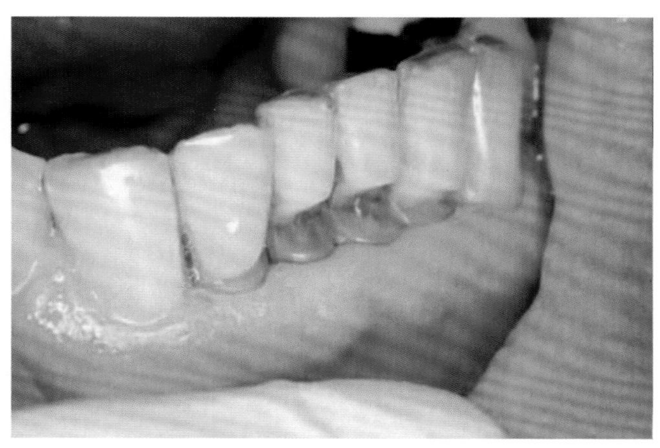

图 2.24 内部碎裂。(Courtesy Dr. Mark Wolff.)

导致牙齿舌面酸蚀。

无法可靠地确定发生酸蚀和磨损的原因,还需要明确患者病史。

暴食症是一种以暴饮暴食为特征的进食障碍,通常是高热量摄入,然后出现自感呕吐。暴食症患者的频繁呕吐会导致牙齿舌面广泛的酸蚀(图 2.25B,C)。牙科保健师可能是第一个确认患者有暴食症的保健专业人员,并可能协助鼓励患者寻求治疗。暴食症与**神经性厌食症**不同,神经性厌食症是另一种进食障碍,其特征是极度害怕增重和自我接受饥饿。进食后呕吐是暴食症的组成部分,但不是神经性厌食症的组成部分。暴食症患者体重保持正常,但对饮食习惯讳疾忌医,可能存在电解质失衡和营养不良迹象。口腔黏膜和唇可能会受到刺激,手指后部可能会出现创伤性损伤,这是由持续使用手指刺激呕吐引起的。

应对经常呕吐的患者进行牙科治疗,包括通过鼓励每天使用含氟漱口水、含氟处方膏和凝胶,以及含有氟化物的非处方牙膏,尽量减少酸性物质对牙齿的影响。呕吐后用水漱口也可减轻酸性物质的影响。呕吐后患者应避免立即刷牙,医师应鼓励患者使用软毛牙刷,这是因为矿化的牙齿结构已受到酸的影响,刷牙的摩擦可能会加重牙齿结构缺失。严重暴食症相关的酸蚀患者可能需要全面的修复性牙科治疗。

最近已经有在口腔滥用**甲基苯丙胺**的报道。甲基苯丙胺的酸性含量,以及引起患者唾液流量的减少和对含糖饮料的渴望,加上患者缺乏口腔卫生保健知识,会导致牙齿的广泛和快速破坏,这就是所谓的"**冰毒口**"(图 2.26)。

口腔软组织损伤

口腔黏膜烧伤

口腔黏膜烧伤是常见病变。由于涉及大量组织损

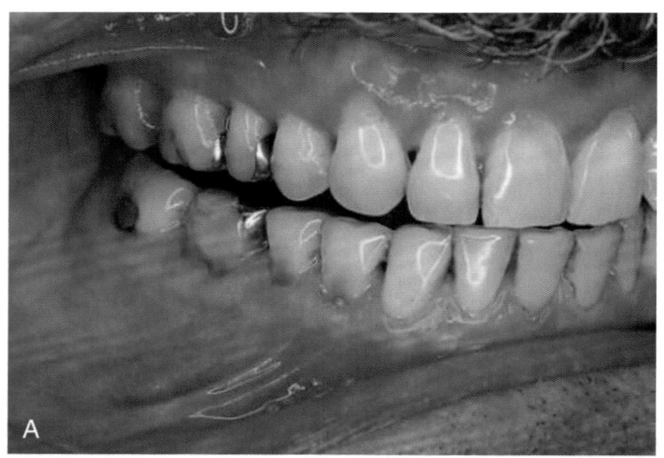

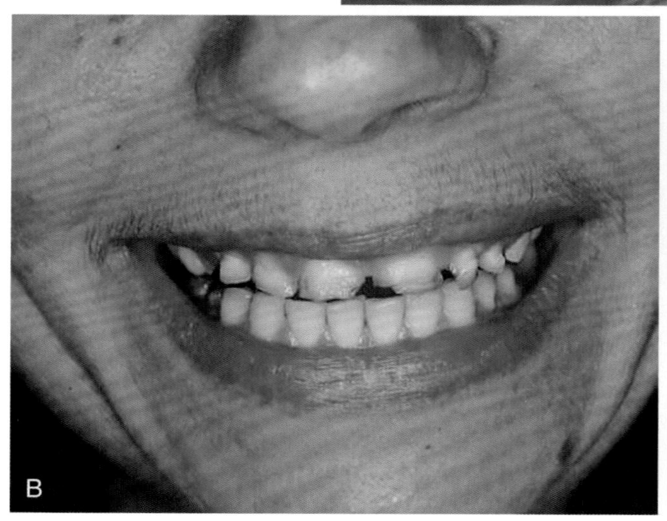

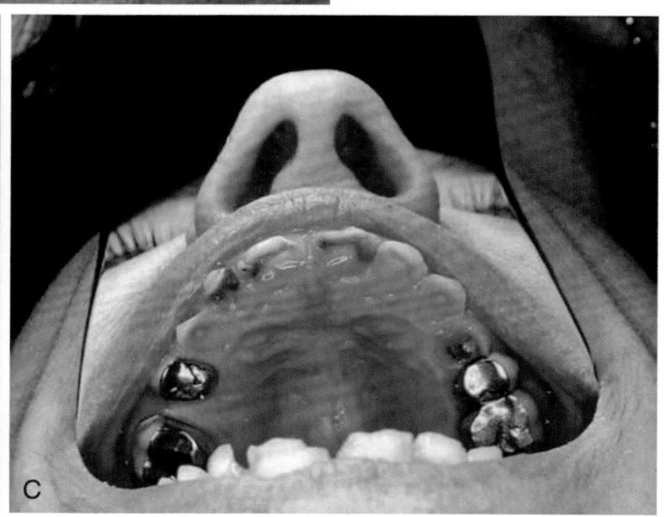

图 2.25 (A)意外接触酸性物质导致牙齿颊面和唇面酸蚀(暴食症引起的酸蚀)。(B)牙齿变小。(C)上颌舌面糜烂。

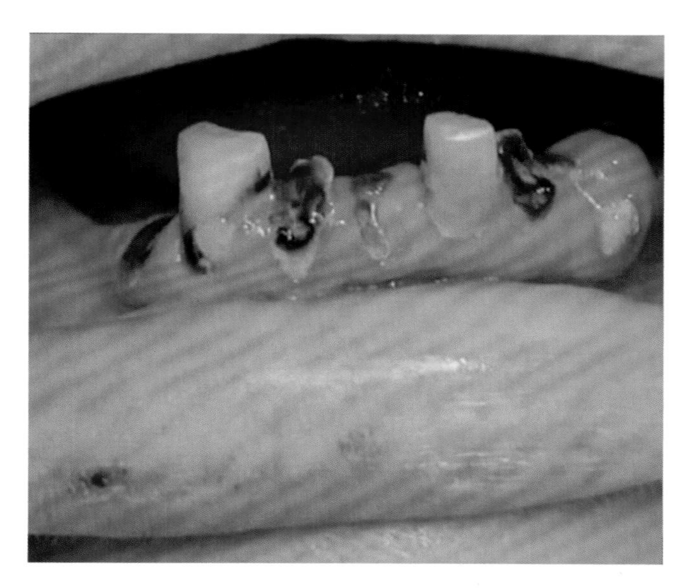

图 2.26 与滥用甲基苯丙胺有关的大范围牙齿破坏。(Courtesy Dr. Bobby Collins.)

伤,该病可能会非常严重。询问患者应揭示病变的原因。几种不同类型的烧伤可能涉及口腔黏膜,包括阿司匹林烧伤、苯酚和其他化学烧伤、电烧伤和热烧伤。黏膜烧伤也可由过氧化氢或牙齿美白产品引起。此外,根管材料,如甲醛甲酚或次氯酸钠泄漏到软组织,会引起黏膜坏死。使用橡皮布可防止这些组织损伤。

阿司匹林烧伤

阿司匹林烧伤通常发生于牙痛患者把阿司匹林片放在疼痛的牙齿和邻近的黏膜组织上,而不是将其直接吞咽时。阿司匹林是一种止痛药和消炎药,必须摄入才有效。局部用药是阿司匹林的常见误用。将阿司匹林放置在黏膜组织上会引起黏膜组织坏死并出现白色。病变会使患者较为痛苦,坏死组织可能从下面的结缔组织分离并脱落,导致一个较大的溃疡(图 2.27)。询问患者应揭示病变的原因,诊断通常无须活检和组织显微镜检查。阿司匹林烧伤会使患者较为痛苦,由于破坏程度较大,治愈缓慢。溃疡通常在 7~21d 内自行愈合。患者需要对疼痛的牙齿进行适当治疗,并使用止痛药来缓解疼痛症状,直至溃疡愈合。

苯酚和其他化学烧伤

苯酚在牙科中用作蛀牙消毒和烧灼剂。当苯酚接触到软组织时,由于组织破坏,暴露部位会发生白化。表面组织可能脱落,露出下面的结缔组织(图 2.28A)。

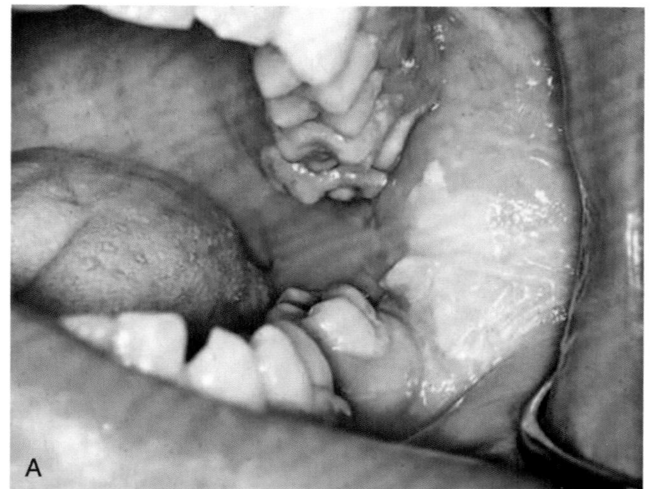

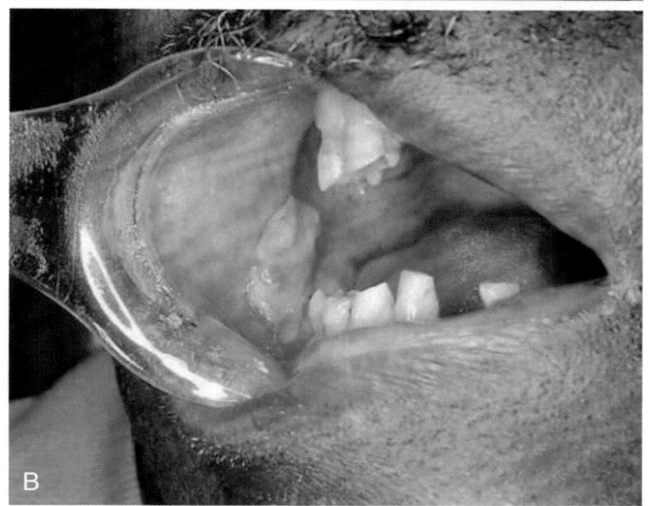

图 2.27 阿司匹林烧伤。

由此产生的溃疡会使患者较为痛苦,愈合时间取决于破坏程度。应立即去除苯酚,尽量减少对环境的破坏。如果摄入苯酚,患者应大量饮水,并进行医疗评估。据报道,在牙科治疗中使用的其他几种化学物质与黏膜组织接触时会导致坏死。这些物质包括次氯酸钠、硫酸铁、甲醛甲酚和丁香酚。

苯酚也是一些非处方产品的成分之一,这些产品在广告中宣称可以缓解口腔疼痛。患者经常会误用这些口腔溃疡制剂,导致破坏。这除了会引发痛苦之外,还可能掩盖原溃疡的临床和显微镜诊断特征。含有过氧化氢或丁香酚的非处方产品也会导致黏膜坏死。经常使用过氧化氢会延迟愈合。

电烧伤

口腔区域的电烧伤通常见于婴儿和幼儿,他们咬或咀嚼了带电的电源线,或把某些物品插入了电源插座。电流会对口腔组织造成较大破坏。该区域的任何组织都可能受损,包括永久的牙芽。这种类型的损伤可能导致永久性毁容和瘢痕。治疗可能需要多学科方法,包括整形外科、口腔外科和正畸治疗。

热烧伤

热食物或液体引起的口腔黏膜烧伤很常见。它们最常出现于腭部和舌部(图 2.28B)。在微波炉中制备的食物会引起热烧伤,因为外部食物温度可能比内部温度低。

与服用可卡因相关的损伤

据报道,由吸食强效纯可卡因引起的位于硬腭中线的病变为从溃疡到角化病变,再到外生性反应性病变(图 2.28C)。也有报道会出现腭穿孔。当吸食强效纯可卡因时,烟斗会将极热的烟雾导向硬腭。这些病变的鉴别是基于其部位和最近吸食强效纯可卡因的历史。与吸烟有关的舌坏死性溃疡和会厌炎也有报道。

自我损伤

患者可能意识到或未意识到的习惯会造成损伤。这些病变范围从溃疡到上皮增生和角化过度。指甲对牙龈或义齿的损伤,或长期咬唇、面颊或舌引起的溃疡(图 2.31)是可能引起口腔溃疡的习惯的例子。持续自我损伤引起的溃疡可能持续时间较长,需要活检和显微镜检查来确定诊断并排除肿瘤。慢性创伤引起的上皮增生和摩擦性角化病见图 2.31。自我损伤的治疗取决于破坏的数量和类型,可能涉及心理治疗。

创伤性溃疡

创伤性溃疡是由某种形式的创伤引起的,最常见于舌、唇或颊黏膜(图 2.29)。创伤来源多样。咬面颊、

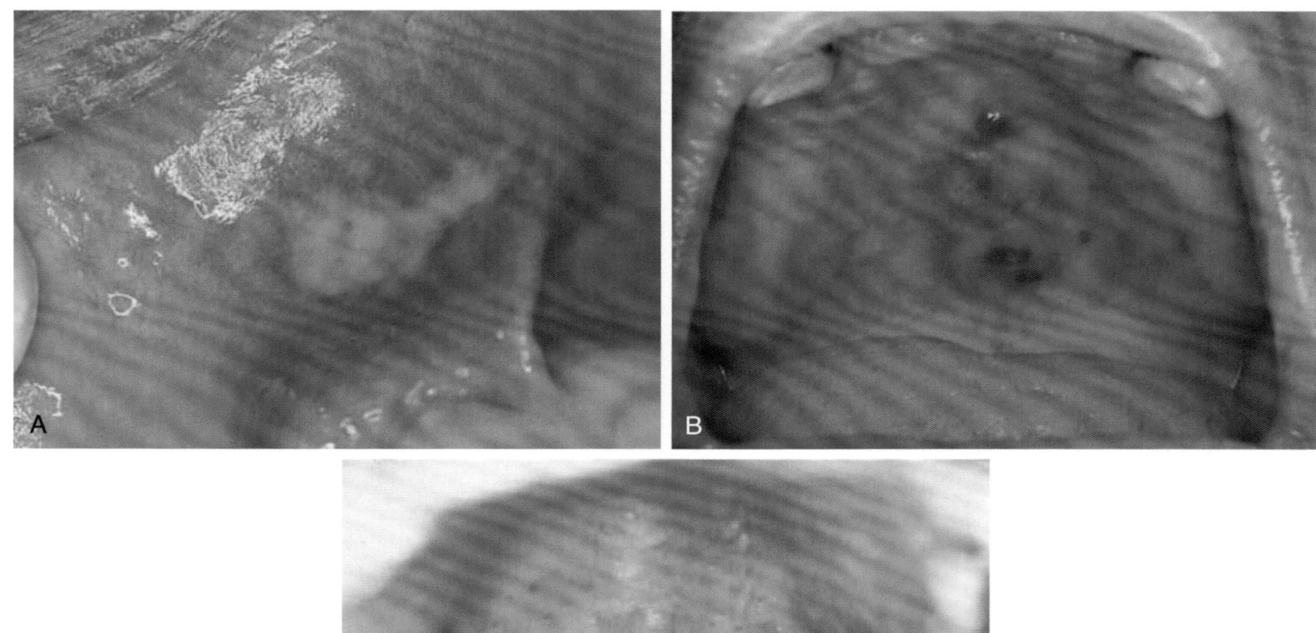

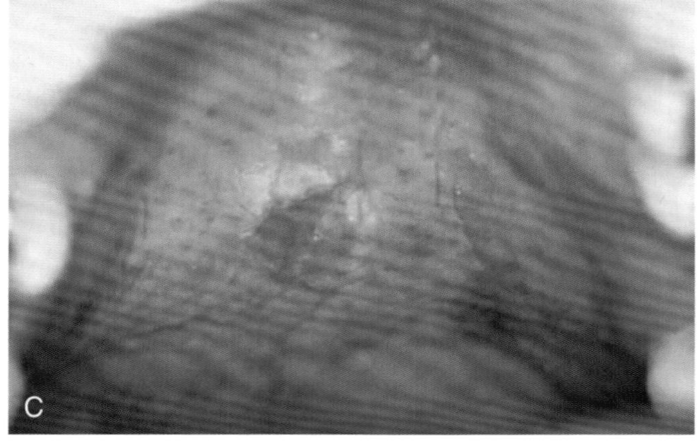

图 2.28 黏膜烧伤。(A)根管治疗中与腐蚀性物质接触引起的化学烧伤。(B)因接触热汤而引起的热烧伤。(C)可卡因吸食过程中产生的热量引起的腭中线溃疡。(Reprinted by permission of ADA Publishing Co., Inc. from Mitchell-Lewis DA, Phelan JA, Kelly RB, et al: Identifying oral lesions associated with crack-cocaine use, *J Am Dent Assoc* 125:1104, 1994. Copyright 1994, American Dental Association.)

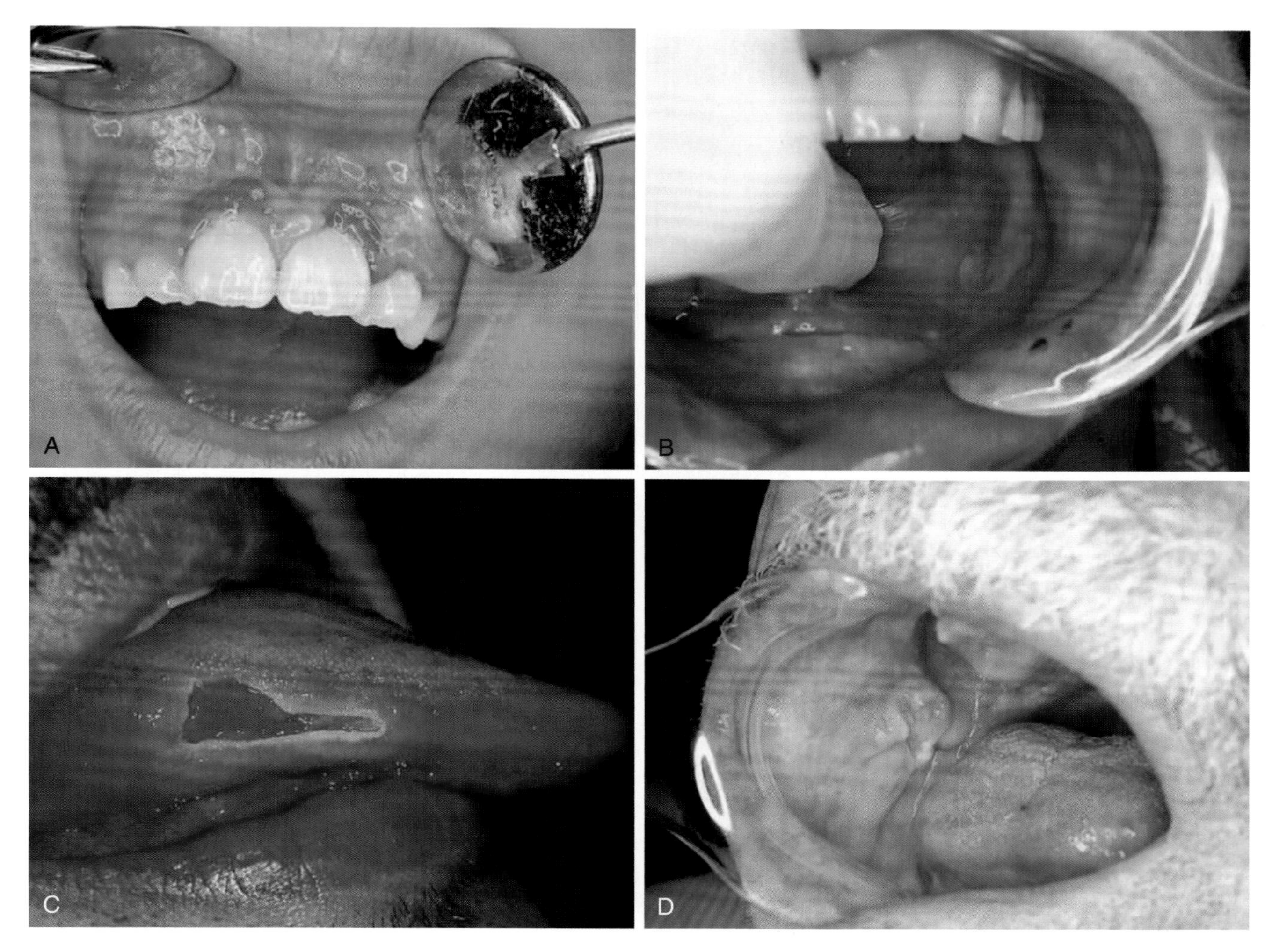

图 2.29　(A)指甲刺激牙龈引起的创伤性溃疡。(B)义齿引起的创伤性溃疡。(C)慢性牙舌损伤引起的创伤性舌侧溃疡。(D)颊黏膜创伤性溃疡(外伤性肉芽肿)。

唇或舌可能导致创伤性溃疡,也可能因全口义齿或部分义齿受到刺激,或因食物的尖锐边缘造成黏膜损伤。在牙科手术后迅速从口腔组织中取出干棉卷可能会导致创伤性溃疡。在牙科保健预约中,经常会看到患者因过度刷牙而造成牙龈组织或前庭黏膜的创伤性损伤。

创伤性溃疡通常是根据病史与病变的关系来诊断的。除非创伤持续,否则,溃疡在 7~14d 内通常会愈合。如果创伤持续,溃疡可能会持续数周至数月。在确保治愈之前,患者应一直处于被监护状态。如果溃疡在 7~14d 内无法愈合,通常需要活检和显微镜检查来排除更严重的病变,如瘤变。持续创伤可能会导致硬的(硬化的)隆起的病变,称为**外伤性肉芽肿**(见图 2.29D)。临床上这些病变可能类似于鳞状细胞癌,因此,对这些溃疡进行活检和显微镜检查非常重要。外伤性溃疡性肉芽肿伴间质嗜酸性粒细胞增多症是一种外伤性溃疡,具有独特的显微镜外观。显微镜下可见溃疡,其下有炎症浸润,内含大量嗜酸性粒细胞。持续性外伤性肉芽肿通常在活检后会很快愈合。

血肿

血肿是一种损伤,由创伤导致血液在组织内积聚而形成。在口腔内,血肿呈红色至紫色至蓝灰色,多见于唇或颊黏膜(图 2.30)。血肿可由小至大,视创伤程度而定。创伤可能是由于广泛的咬或口腔组织咀嚼,或手术创伤。如果病变较小,则无须对其进行治疗,因为病变会自行消退,但应告知患者病变的存在。较大的病变可能需要立即在伤口处施加压力,并在伤口处放置冰块。

摩擦性角化病

长期摩擦或摩擦口腔黏膜表面可能会导致角化

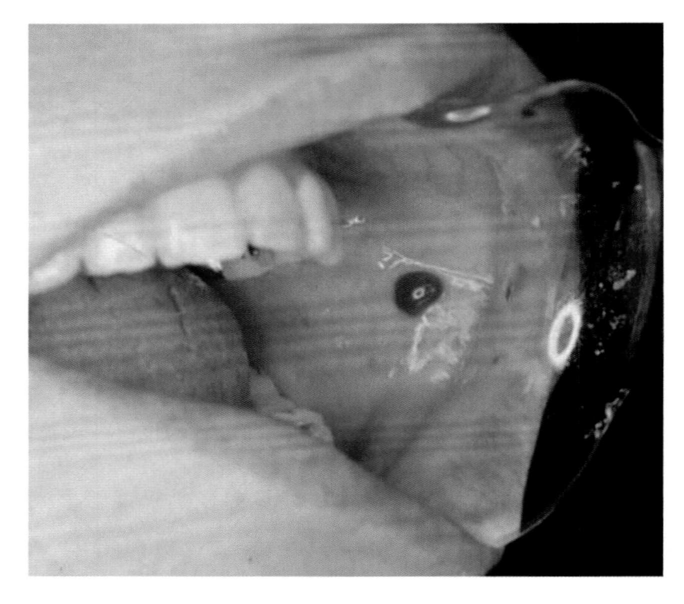

图 2.30 颊黏膜血肿。

过度，表面角质增厚。这会导致组织呈现不透明的白色外观，并代表一种保护反应，类似于皮肤上的老茧。摩擦性角化病的一个例子是由面颊和舌长期咀嚼导致的表面角蛋白增加（图 2.31）和咀嚼无牙槽嵴导致的表面角蛋白增加。可能会出现溃疡或血肿。摩擦性角化病与恶性肿瘤无关。

摩擦性角化病的诊断是通过对损伤原因的识别、原因的消除和对损伤的观察来完成的。角化病可能需要一段时间才能从硬腭和附着的牙龈等角化表面消失。颊黏膜上的角化病恢复较快。

白色角化病必须与其他白色病变相区别。非由创伤引起并自发出现的白色病变称为**白斑**或**特发性白斑**。白斑可能是癌前病变（见第 7 章）。组织活检和显微镜检查对于任何无法确定病因的白色病变的诊断是必要的。

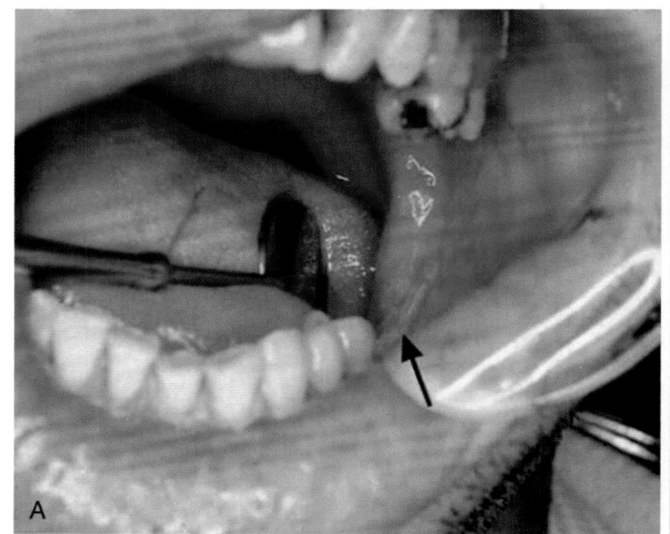

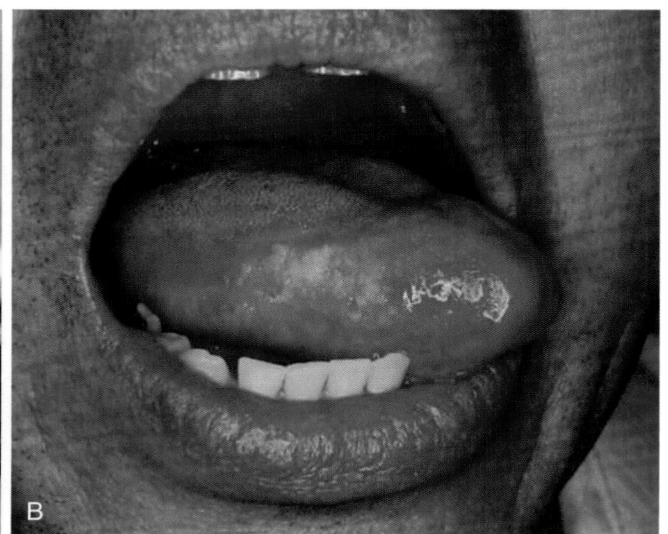

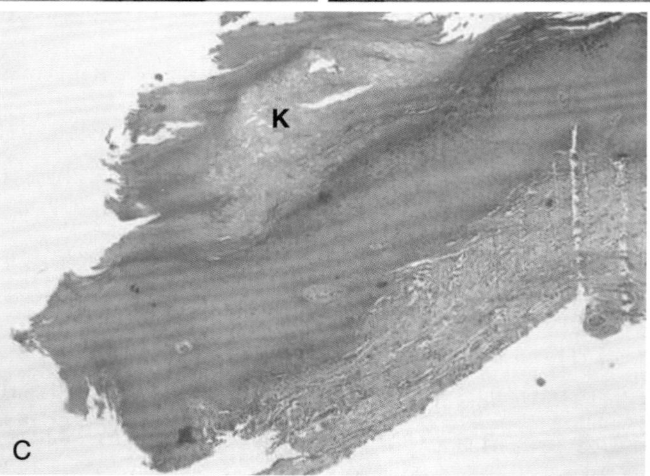

图 2.31 由对侧第三磨牙（A）和慢性嚼舌（B）引起的摩擦性角化病（箭头所示）。（C）角化过度的显微镜图（低倍镜），表现为表面角蛋白（K）增多。

颊白线

颊白线是一条白色的隆起线，最常见于上颌颊黏膜的咬合平面(图 2.32)。在一些患者中，牙线会由于紧咬牙齿的习惯而变得明显。这条线与咬合平面上相邻牙齿的形状一致。颊白线最常见于颊黏膜，但唇黏膜也可形成颊白线。镜下白色隆起线是由上皮增生和角化过度引起的。颊白线无法治疗。白线的显著性可能有助于评估咬紧牙齿习惯的严重程度。

尼古丁口炎

尼古丁口炎是硬腭的一种良性病变，通常与长期大量吸烟和抽雪茄有关，由高温对腭黏膜的影响造成，也可能与吸烟有关。由于雪茄和烟斗的使用减少，尼古丁口炎较以前少见。腭黏膜对这些物质的热的最初反应是一种红斑样外观，随着时间的推移，角化过度和混浊增加。角化增加后，在腭面小唾液腺导管开口处可见凸起的红点(图 2.33)。小唾液腺发炎的原因是角蛋白阻塞在黏膜开放的管道。由于长期饮用较热的液体，上腭可能会产生非常相似的临床外观。如果移除刺激物，这种情况是可逆的。

无烟烟草角化病(烟袋角化病、吐烟角化病)

使用任意形式的无烟烟草的人可能会在烟草习惯放置的部位出现白色病变，即"无烟烟草角化病"，也被称为烟袋角化病。黏颊褶皱是最常见部位。早期病变时，上皮通常呈白色、颗粒状或皱褶状。长期存在的病变可能为较不透明的白色，表面呈波纹状（图 2.34)。显微镜下，上皮细胞可能出现从增生和过度角化到被称为**上皮异常增生**的非典型癌前病变的变化(见第 7 章)。

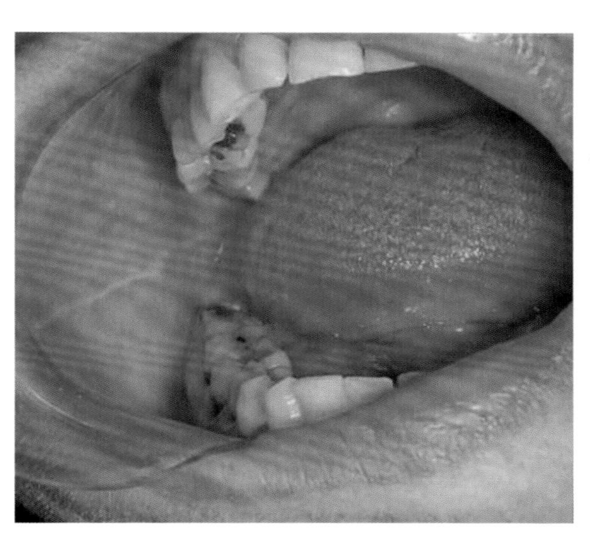

图 2.32　颊白线。

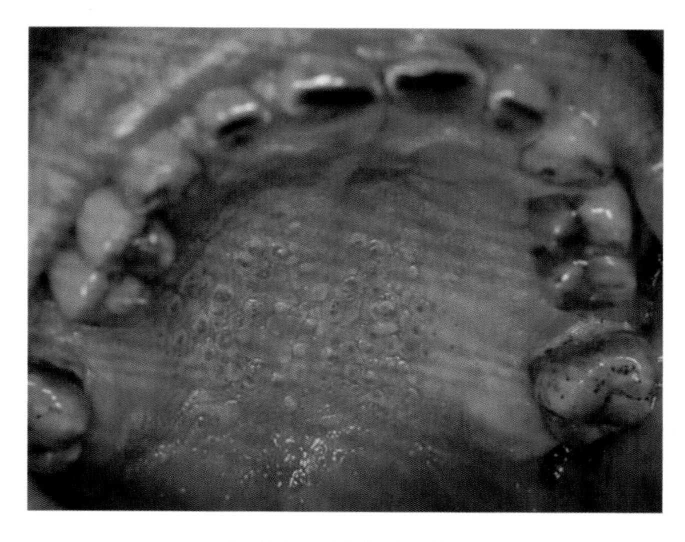

图 2.33　尼古丁口炎。

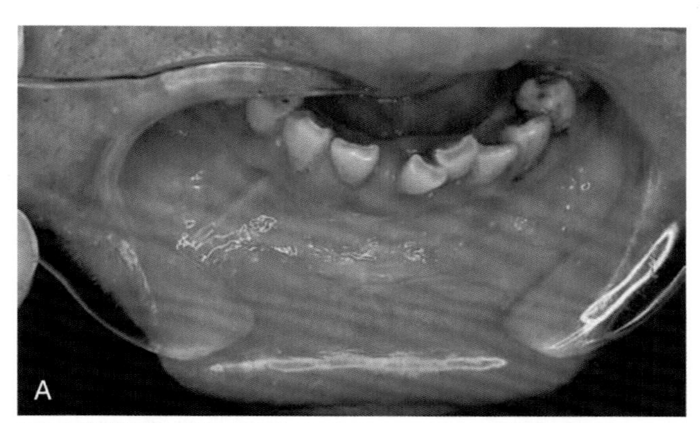

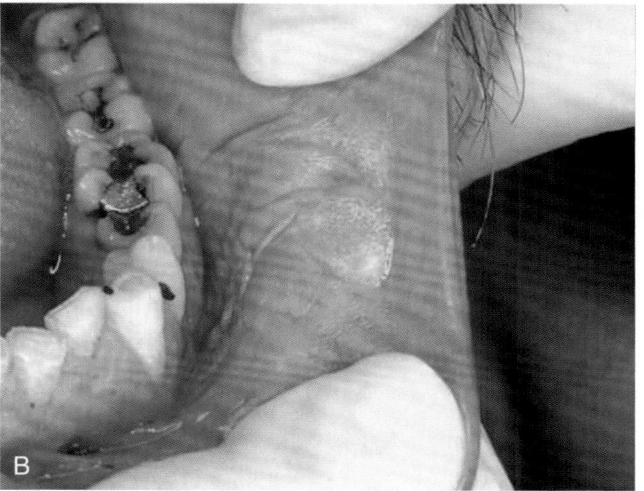

图 2.34　无烟烟草角化病，注意表面的粗糙纹理。(A)唇黏膜。(B)颊前黏膜。

当烟草不再放置于该部位时，由无烟烟草造成的损害往往会消失。长期接触无烟烟草与鳞状细胞癌风险增加相关。如果习惯和病变持续存在，则需要对这些病变进行活检和显微镜检查。此外，有这种习惯的患者患龋齿、牙周病、摩擦和染色的风险增加。疣状癌与无烟烟草有关。

创伤性神经瘤

创伤性神经瘤是由周围神经损伤引起的反应性损伤，呈光滑无溃疡结节。神经组织包裹在神经膜细胞及其纤维组成的鞘内。当这个鞘被破坏时，神经就会失去其结构。当神经及其鞘受损时，受损神经的近端增生成一团神经和神经膜细胞，并与致密的纤维瘢痕组织混合。在口腔内，神经损伤可能是由注射局部麻醉药、手术或其他来源的创伤造成的。

创伤性神经瘤通常较为痛苦。疼痛范围从触诊疼痛到剧烈、持续疼痛。大多数创伤性神经瘤发生于成人，而累及精神神经的部位以脑孔区最为常见。然而，创伤性神经瘤也可能发生于其他部位。临床特征，特别是疼痛特征，可能表明病变是创伤性神经瘤，但诊断还是需要依靠活检和显微镜检查。创伤性神经瘤以手术切除进行治疗，复发率低。

栅栏状包膜神经瘤（PEN）也被称为孤立性局限性神经瘤，是一种良性病变，其显微特征与创伤性神经瘤相似。PEN 临床表现为无痛性黏膜结节，具有明显的显微镜外观。与创伤性神经瘤表现为小神经增生不同，PEN 是一种界限清楚的病变，由部分被纤维结缔组织包围的神经组织组成。最常见的面部发病部位是鼻和面颊，在口腔内，报道最常见的发病部位是腭部、牙龈和唇黏膜。PEN 的发病机制尚不清楚，但其被认为是一种反应性增生性病变，而非肿瘤性病变。该病外伤史通常不确定，然而，即使其未被完全移除，也不会再次发生。

银汞合金文身

银汞合金文身是一种扁平的、蓝灰色的口腔黏膜损伤，由银汞合金被引入口腔组织所致（图 2.35A）。其可能发生于放置或移除汞合金修复体时，或拔牙时，或汞合金碎片从修复体上断裂并留在组织内时。金属颗粒分散在结缔组织中，形成永久性着色区。随着时间的推移，汞-银-锡银汞合金会发生变化，留在组织中的主要是银。

银汞合金文身可发生于口腔的任何部位，但最常见于牙龈或牙槽嵴处。下颌骨后区是最常见部位。

银汞合金文身通常根据色素区的临床表现诊断。如果银汞合金碎片足够大，则其可在全景 X 线片中呈现（图 2.35B）。随着时间的推移，汞合金颗粒在组织中扩散，汞合金文身可能会增大。为区分汞合金文身和黑色素细胞病变，特别是非位于牙龈或肺泡的，则需进行活检和显微镜检查。一旦确诊为银汞合金文身，一般无须治疗。如果有美学上的考虑，可行手术切除病变。

黑变病

正常的口腔黏膜生理色素沉着常见，特别是在深色皮肤人群（见图 1.18 和图 1.50）。炎症反应后出现的黑色素沉着称为**炎症后黑变病**（图 2.36A）。**口腔黑变病**是一种扁平的、边界清楚的棕色病变，病因不明。它们通常很小（直径<1cm），可能需要活检和显微镜检查才能确诊（图 2.36B）。唇黑变病最常见的受累部

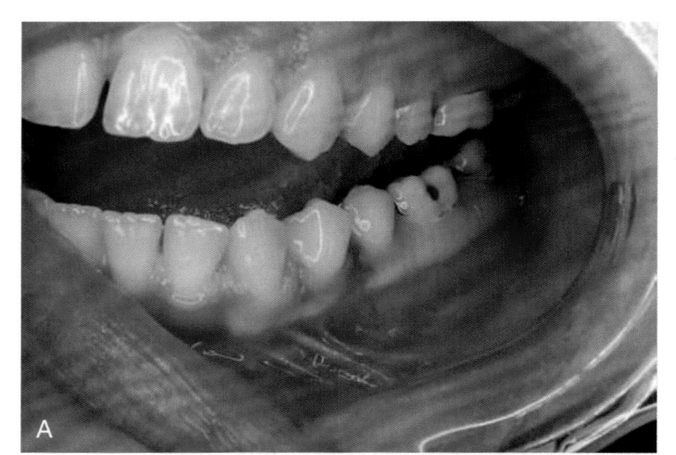

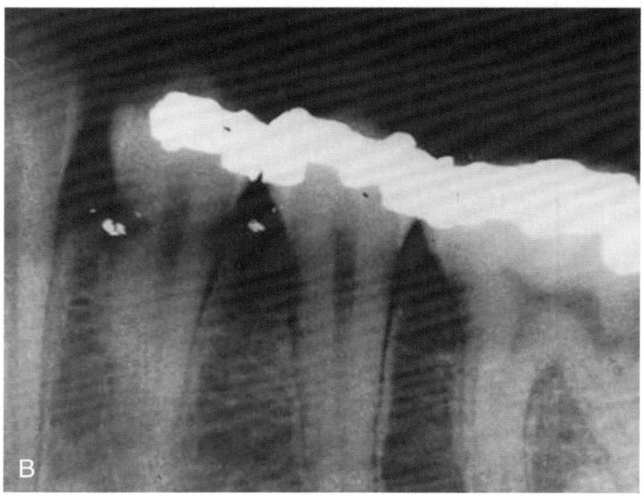

图 2.35 （A）银汞合金文身：牙龈处蓝灰色的色素沉着。（B）根尖周 X 线片显示牙龈组织有汞合金颗粒。

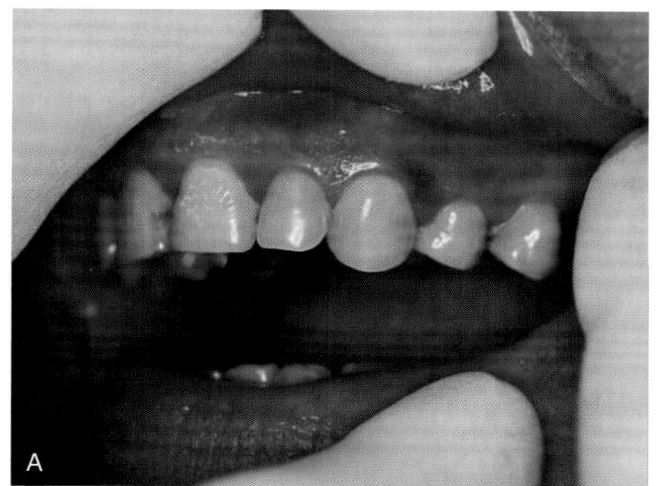

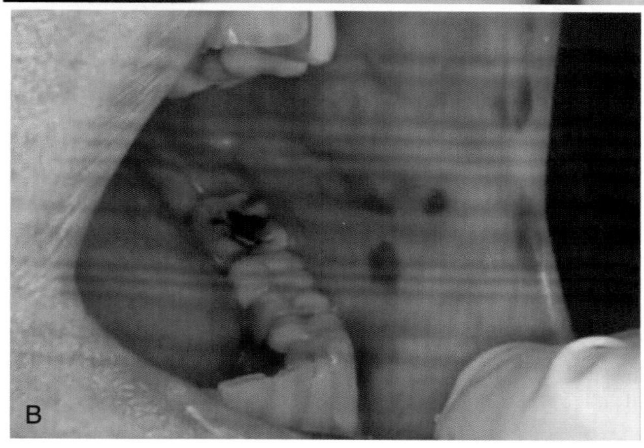

图2.36 (A)外伤后的黑色素沉着:外伤愈合后牙龈上的黑色素沉着区域。(B)颊黏膜处的口腔黑变病。(B Courtesy Dr. A. Ross Kerr.)

位是下唇。其他部位包括颊黏膜、牙龈和上腭。唇黑变病的特征是暴露在阳光下会变黑。

另一种类型的黑变病被称为**吸烟者黑变病**或**吸烟相关黑变病**。在这种类型的黑变病中,黑色素沉着与吸烟有关,其强度与吸烟的数量和时间有关。研究表明,吸烟者产生的这种黑色素可能保护黏膜免受烟草烟雾中的化学物质的伤害。当停止吸烟时,色素沉着消失。然而,这可能需要几个月到几年的时间。唇前龈是最常见的受累部位。女性比男性更容易受到该病的影响,这可能与女性荷尔蒙和避孕药有关。口腔黏膜黑色素沉着也可能与遗传、骨骼和全身疾病有关。

日光性唇炎(光化性唇炎)

阳光照射,特别是在皮肤白皙人群,会导致唇部朱红色组织退化,称为**日光性唇炎**或**光化性唇炎**(图2.37)。这种情况的发生与总的累积暴露在阳光下和皮肤色素沉着的数量有关,其可见于不同年龄个体,但通常随着年龄的增长而增加。上唇和下唇均可受累,然而,下唇通常比上唇受累更严重。男女比例为10:1,最有可能是因为女性用唇膏保护唇部。

该病会出现唇部干裂。朱红色的唇部看起来是淡粉色且斑驳的。唇部与皮肤的交界处不明显,皮肤与朱红色交界处呈直角,出现裂隙。在显微镜下,上皮细胞较正常薄,常表现为异常的成熟变化,称为上皮发育不良。上皮发育不良在第7章有详细描述。结缔组织可见退行性改变。

该病无明确治疗方法。然而,这些上皮组织和结缔组织改变与唇鳞状细胞癌的发生有密切关系。下唇比上唇的风险更大。吸烟和饮酒可能会增加这种风险。活检和显微镜检查显示为持续结垢或溃疡。鉴别高危患者和早期有阳光损伤迹象的患者有助于预防未来的损伤。应建议有风险的患者避免暴露于阳光下,使用防晒剂进行防护,并告知他们罹患基底细胞癌和皮肤鳞状细胞癌的风险可能增加。

黏液潴留性病变

黏液潴留性病变包括黏液囊肿、舌下腺囊肿和外渗性囊肿。

黏液囊肿是指当唾液腺导管被切断或破裂,唾液外渗到相邻的结缔组织时形成的一种病变。此时发生

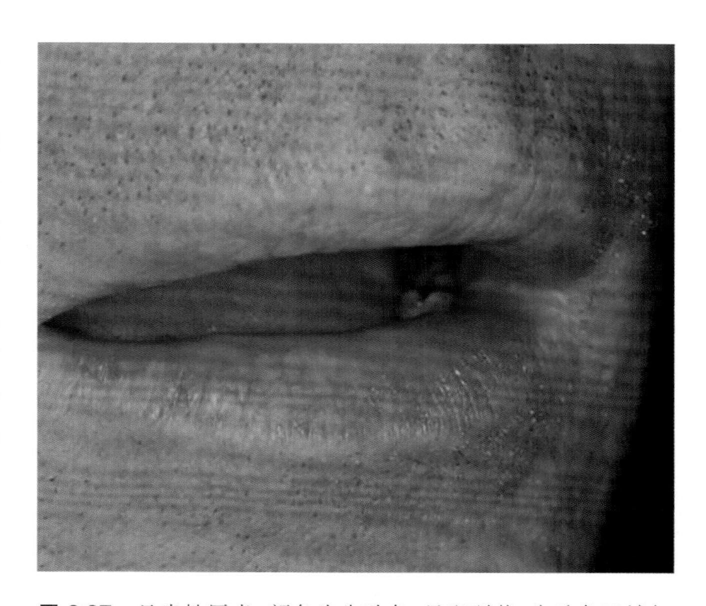

图2.37 日光性唇炎。颜色为朱砂色,呈斑驳状,朱砂色区域与皮肤之间界限模糊。

炎症反应，形成肉芽组织，黏液被肉芽组织包裹。真性囊肿的囊壁内称有上皮细胞。黏液囊肿不是真正的囊肿，因为囊腔内无上皮细胞。

黏液囊肿表现为组织肿胀，随着时间的推移，体积可变大或变小。黏液囊肿的大小从几毫米到几厘米不等。下唇是最常见的发病部位(图 2.38)。然而，在口腔黏膜的任何部位都存在小唾液腺，都可能形成黏液囊肿。在下唇黏膜，黏液囊肿通常位于中线的一侧。如果黏液囊肿位置表浅，可能会呈蓝色。如果黏液囊肿位置较深，黏膜颜色可能无明显异常。大多数黏液囊肿好发于儿童和青少年，然而，其也可能发生于成人。有些黏液囊肿无须治疗即可自行消退。如果囊肿为慢性或持续性的，可采取手术切除。黏液表皮样癌的临床表现可能与黏液囊肿相似，因此在鉴别诊断黏液囊肿时，应将黏液表皮样癌考虑在内。

有时，上皮内衬囊性结构发生于唾液腺导管，这被称为黏液囊肿或黏液潴留性囊肿。这种情况较少发生。它们不是真性囊肿，而被认为是由唾液腺导管阻塞导致的唾液腺导管扩张。导管膨胀，显微镜下呈上皮样囊状结构。外渗性囊肿通常发生于 50 岁以上成人，可能出现于口腔内存在小唾液腺的任何部位，或手术治疗小唾液腺时造成腺体损伤后。黏液囊肿最常见于下唇，而唾液腺肿瘤更常见于上唇。

舌下腺囊肿(Ranula)指在口腔底部形成的较大的黏液囊样病变(图 2.39)，这种病变会在进食时体积增大，与舌下腺和下颌下腺导管有关。“Ranula”这一名字来源于拉丁文“rana”，是青蛙的意思(舌下腺囊肿的临床表现类似于青蛙在呱呱叫时下颌区的凸起状态)。囊肿常位于口底一侧黏膜下，呈淡蓝色肿物，有波动感。唾液腺导管阻塞被认为是引起舌下腺囊肿的最常见原因。舌下腺囊肿在显微镜下类似于黏液囊肿或外渗性囊肿，通过手术治疗，部分或全部切除舌下腺或下颌下腺。阻塞原因通常是唾液腺结石（涎石），必须将其清除。

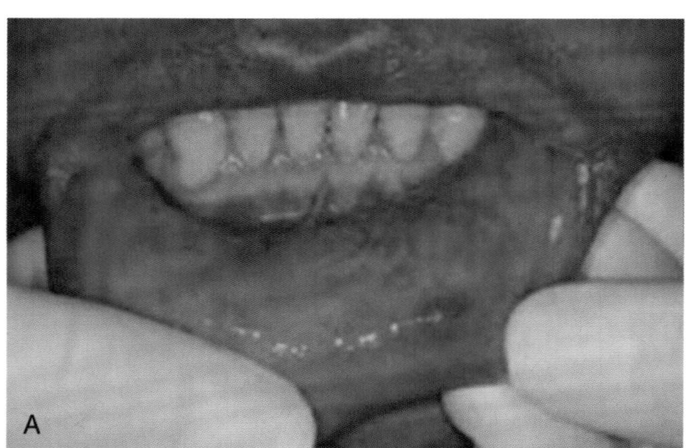

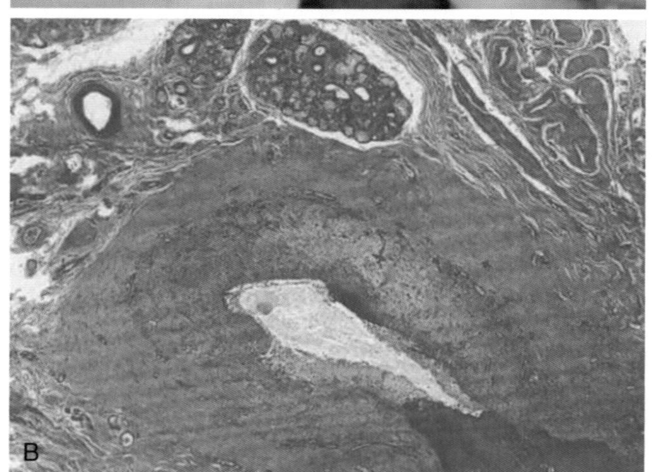

图 2.38 下唇黏液囊肿。(A)下唇可见充满液体的病变。(B)显微镜下黏液囊肿，显示囊状空隙，周围有肉芽组织(低倍镜)。(A Courtesy Dr. A. Ross Kerr.)

涎石

涎石是一种唾液腺结石，其既可存在于大涎腺，也可存在于小涎腺，由中心核周围的钙盐沉淀形成(图 2.40)。当发生于小腺体时，可在软组织触诊到坚硬的豌豆大小结节(图 2.40A)。涎石可能导致所涉及的唾液腺阻塞。当发生于口腔底部时，通常可在咬合片或全景 X 线片上看到一个不透明的放射状结构(图 2.41)。

坏死性涎腺化生

坏死性涎腺化生是一种局部疼痛的良性唾液腺

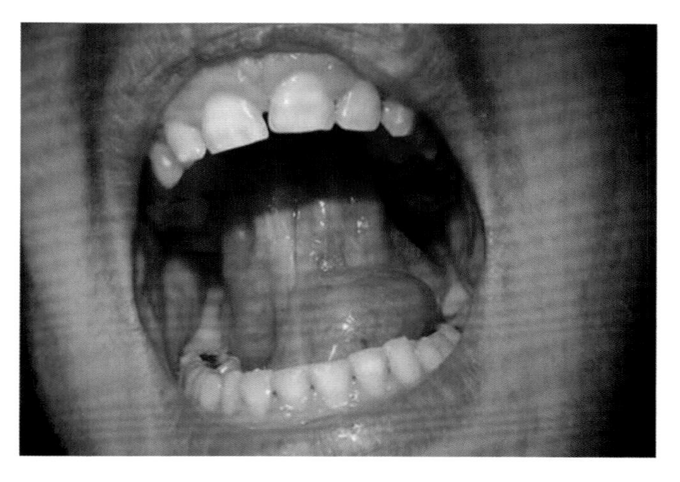

图 2.39 舌下腺囊肿。

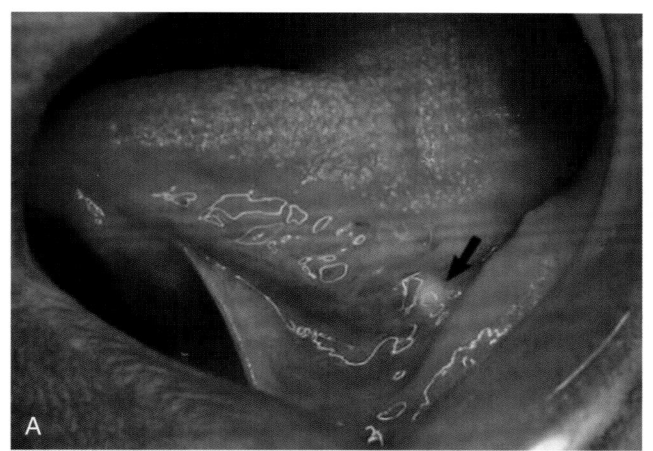

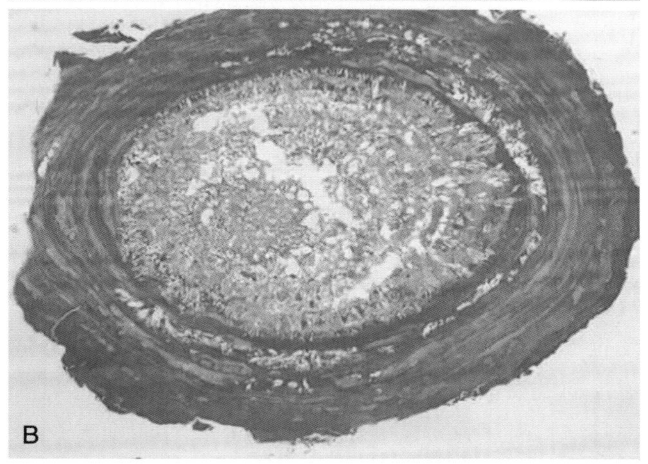

图 2.40　涎石。(**A**)位于口底的小唾液腺内的涎石(箭头所示)。(**B**)显微镜下的涎石图，呈现同心圆环。

疾病，其特征是在感染区域出现中度疼痛的肿胀和溃疡(图 2.42)，特点是影响位于硬腭和软腭交界处的小唾液腺，相比于软腭，更常见于硬腭。坏死性涎腺化生在成人中最常见，对男性的影响是女性的两倍，被认为是由病变区域的血液供应阻塞导致的组织坏死。

镜下可见唾液腺坏死。涎腺导管上皮被鳞状上皮(化生)所取代，镜下可见结缔组织深处鳞状上皮岛状结构。浸润岛的形态可能提示鳞状细胞癌或黏液表皮样癌。

如果溃疡持续时间延长，需行活检和显微镜检查，以明确诊断。溃疡可通过继发性意向愈合，通常在几周内可自发或在活检后愈合。

涎腺炎

涎腺组织的炎症称为**涎腺炎**。涎腺炎可能是急性或慢性的，也可能是感染性或非感染性原因的结果。急性涎腺炎的特点是主要浸润中性粒细胞，而淋巴细胞和浆细胞存在于慢性涎腺炎。几种病毒感染可引起急性涎腺炎，其中最常见的是腮腺炎。急性细菌感染是由唾液管收缩或唾液石的存在而引起的唾液流动障碍。唾液流量减少(口干)可能使细菌从口腔感染腺体。在某些情况下，该病原因无法确定。涎腺炎表现为受累唾液腺疼痛、肿胀，通常是主要腺体之一。主要腺体的细菌感染可导致从导管开口渗出的脓性渗出物。诊断

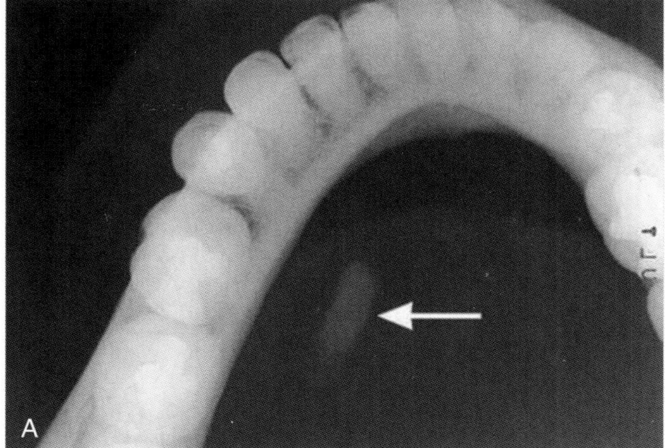

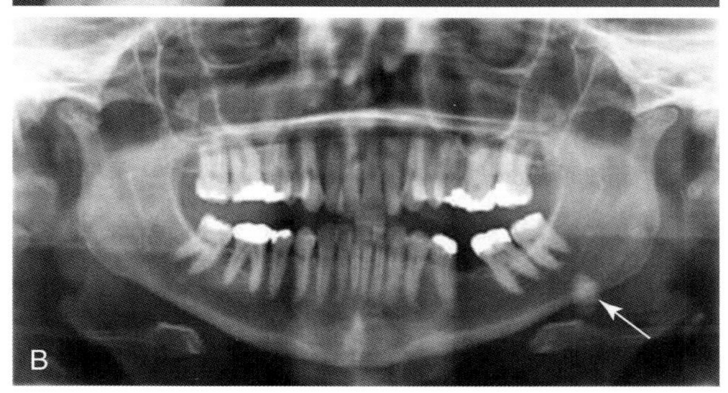

图 2.41　(**A**)咬合 X 线片显示 Wharton 管内有涎石(箭头所示)。(**B**)全景 X 线片显示涎石(箭头所示)。(A courtesy Dr. Barry Wolinsky. B Courtesy Dr. KC. Chan.)

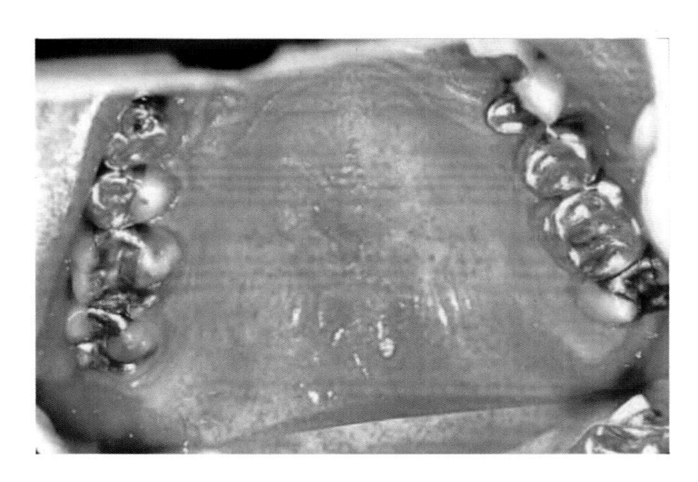

图 2.42　坏死性涎腺化生。

可能需要在腺体内注射一种不透明染料，然后对腺体进行X线扫描（唾液图）。其他有用的诊断成像包括MRI和CT扫描。微生物培养可能是确定感染病因的必要手段。在细菌感染的情况下,抗生素可能是必要的。

急性和慢性涎腺炎可发生于小唾液腺。这通常是在显微镜下识别,并与局部创伤或其他炎性唾液腺疾病有关。

反应性结缔组织增生

反应性结缔组织增生包括增生、旺盛的肉芽组织和增生性纤维结缔组织。这些损伤是由过度修复造成的。它们可能是单一事件的反应,也可能是慢性低度损伤。修复性组织过度生长的原因尚不清楚。

化脓性肉芽肿

化脓性肉芽肿是一种良性、反应性、常发生于口腔内的病变,其特征是结缔组织增生,结缔组织中含有大量血管和类似肉芽组织的炎性细胞。这是对受伤的反应。化脓性肉芽肿是一个错误的名称,因为病变不产生脓性渗出物(化脓性),并不是一个真正的肉芽肿。

化脓性肉芽肿(图2.43)是一种无痛的外生肿块,通常表现为溃疡表面。它可能是无梗的或有梗的,触诊柔软,易出血。由于增生组织的血管增生,颜色从粉红色到深红色-紫色不等。溃疡时,纤维蛋白膜表面呈黄白色。多达85%的口腔内化脓性肉芽肿发生于牙龈,上颌前龈是常见部位。化脓性肉芽肿也发生于其他部位,如唇、舌、颊黏膜和皮肤。化脓性肉芽肿大小不一,从几毫米到几厘米不等,其通常发展迅速,然后保持静止。

化脓性肉芽肿在青少年和年轻人中最常见,可发生于任何年龄,并且在女性中比男性更常见。化脓性肉芽肿常发生于妊娠期女性,被称为**妊娠期肿瘤**(图2.44)。病变在显微镜下与男性和非妊娠期女性的化脓性肉芽肿相同,可能是由激素水平改变和口服生物膜反应增强引起的。其通常在分娩后消退,但在妊娠期间移除后会复发。类似的牙龈损伤发生于青春期。

化脓性肉芽肿如果无法自行消退,可行手术将其切除。有时,如果刺激物(如结石)残留,病变可能复发。

周围性巨细胞肉芽肿

巨细胞肉芽肿是一种反应性病变,由血管丰富的结缔组织和多核巨细胞组成。红细胞和慢性炎症细胞常见于此病变。巨细胞肉芽肿的病因尚不清楚,其只发生于颌骨,可能起源于牙周韧带或骨膜,被认为是对损伤的反应。巨细胞肉芽肿既可发生于牙龈(周围性巨细胞肉芽肿),也可发生于骨(中央巨细胞肉芽肿)内。**“外周”**一词在这里指发生于骨外、牙龈或牙槽黏膜上的病变,**“中央”**一词指发生于上颌骨和下颌骨内的病变。中央巨细胞肉芽肿详见第8章。

周围性巨细胞肉芽肿常发生于牙龈或牙槽突,通常位于磨牙前方。其被认为是一种反应性损害,通常由局部刺激因素,如牙菌斑生物膜或牙石、牙周病、骨

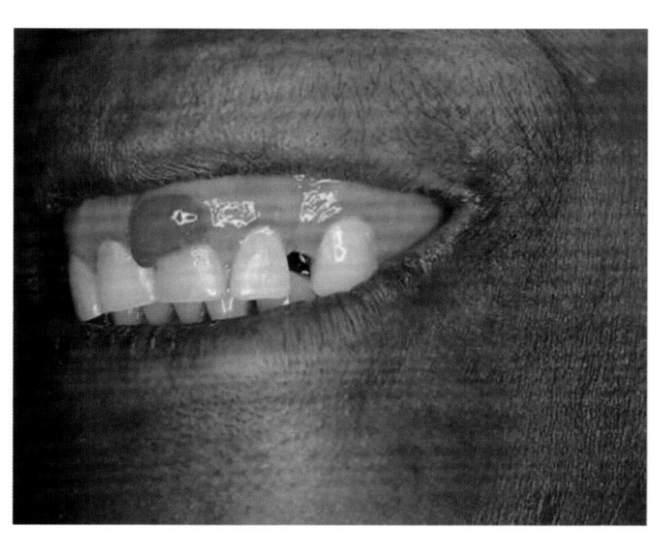

图2.43　化脓性肉芽肿。

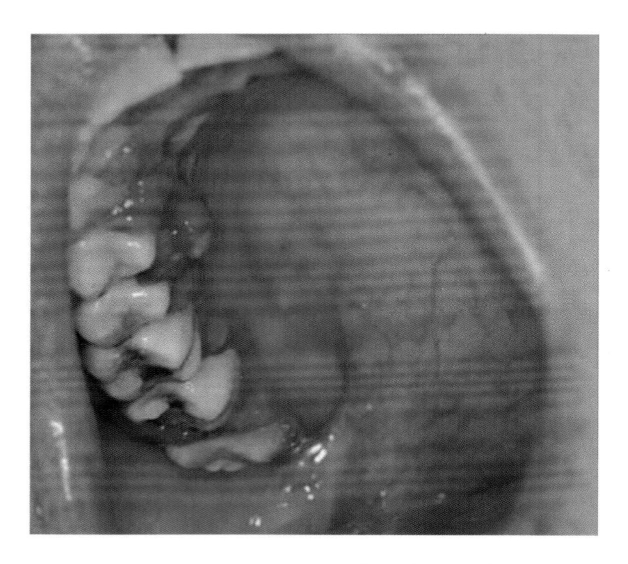

图2.44　妊娠化脓性肉芽肿(妊娠期肿瘤)。

折修复、不良修复体或拔牙造成。与种植牙相关的周围性巨细胞肉芽肿已有报道。周围性巨细胞肉芽肿的临床表现可能与化脓性肉芽肿相似(图 2.45)。与化脓性肉芽肿一样,周围性巨细胞肉芽肿可能存在于表面溃疡。周围性巨细胞肉芽肿直径为 0.5~1.5cm,由于存在大量血管和渗出的红细胞,通常呈暗红色或紫色。周围性巨细胞肉芽肿可发生于任何年龄,但据报道,30~45 岁人群发病率更高,女性比男性更常见。周围性巨细胞肉芽肿可导致牙槽骨表面破坏,X 线片可见杯状或碟状骨吸收,其治疗方法是手术切除病灶。如果消除了局部刺激因素并完全切除病灶,该病通常不会复发。

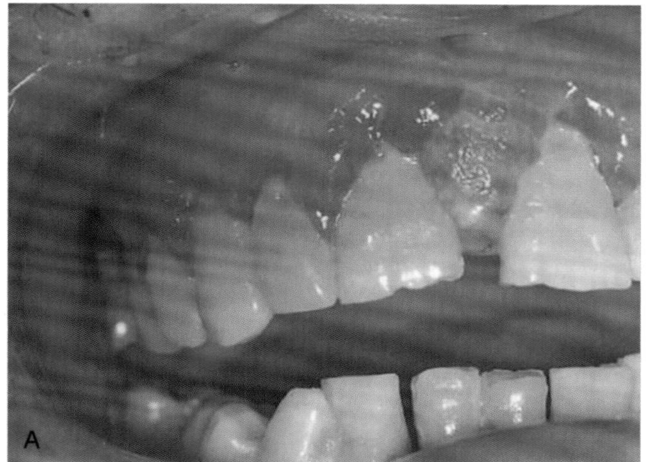

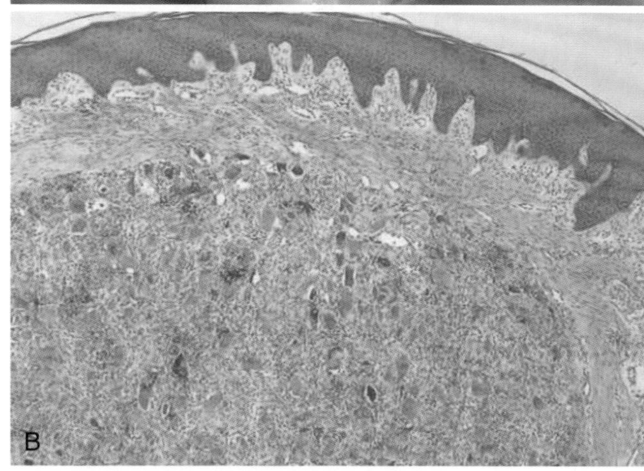

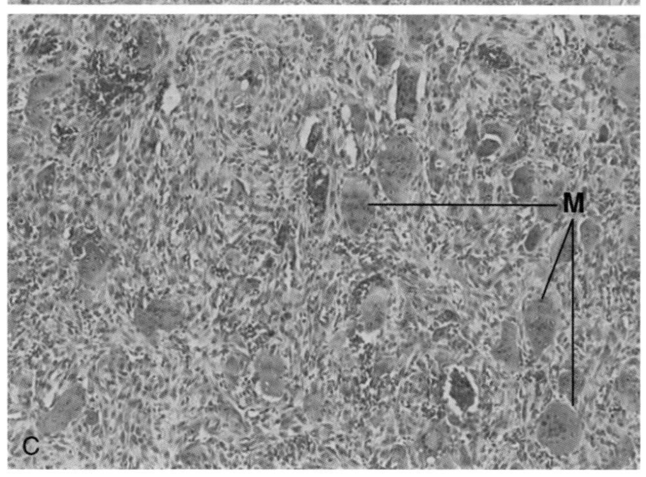

图 2.45　(A)周围性巨细胞肉芽肿。(B,C)显微镜下的周围性巨细胞肉芽肿。低倍镜(B)显示表面上皮。高倍镜(C)显示多核巨细胞(M)、毛细血管和成纤维细胞。

周围骨化性纤维瘤(伴有钙化的周围纤维瘤)

周围骨化性纤维瘤是一种外生的、界限清楚的无蒂或有蒂的牙龈病变(图 2.46A)。周围骨化性纤维瘤的发病机制尚不清楚,然而,其被认为是一种反应性病变而非肿瘤病变。临床上,其似乎起源于牙龈乳头。该病变被认为来自牙周韧带细胞。该病女性较男性更为常见,最常见于 10~19 岁青少年,儿童和成人均有报道。

周围骨化性纤维瘤由细胞纤维结缔组织构成,散在骨和牙骨质样钙化物(图 2.46B)。这种病变的名称

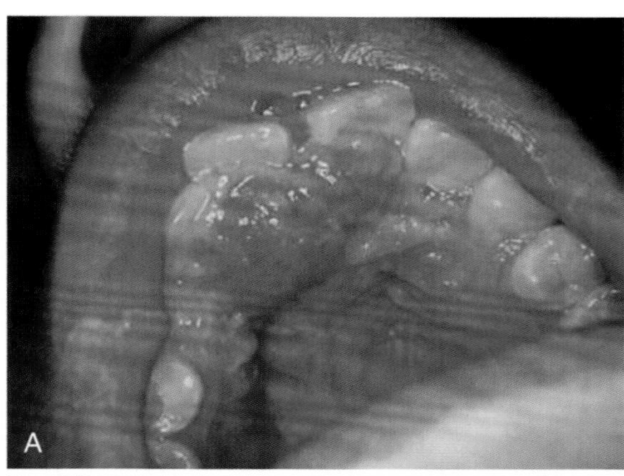

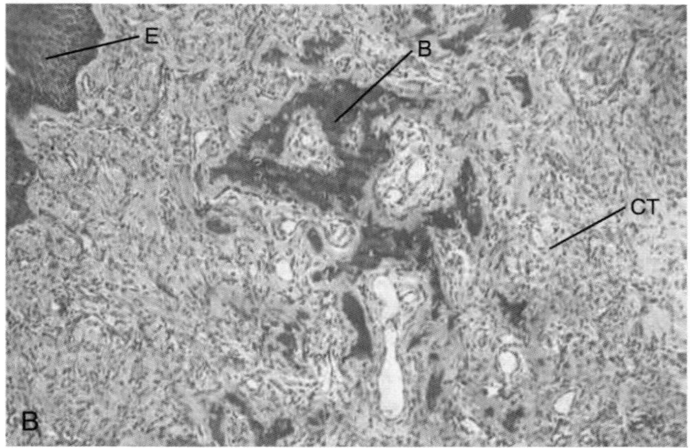

图 2.46　(A)累及上颌前牙腭部牙龈,临床表现为外生性病变的周围骨化性纤维瘤。(B)周围骨化性纤维瘤的显微照片,显示在细胞纤维结缔组织(CT)出现骨钙化(B)。可见少量表面上皮(E)。

类似于中央骨化纤维瘤,但中央骨化纤维瘤是一个真正的肿瘤。周围骨化性纤维瘤并不是与中央病变相对应的软组织病变。

周围骨化性纤维瘤的治疗方法为外科切除,并刮治邻近牙齿,以去除任何可能导致病变复发的刺激因素。周围骨化性纤维瘤的复发率为8%~16%。

纤维瘤、刺激性纤维瘤、创伤性纤维瘤、局灶性纤维增生

纤维瘤(刺激性纤维瘤、创伤性纤维瘤、局灶性纤维增生)是一种广泛的、持续性的外生性病变,由致密的瘢痕样结缔组织构成,其中含有少量血管(图2.47),由慢性创伤或一次创伤引起。许多刺激性纤维瘤可能源于化脓性肉芽肿的纤维化。在正常愈合过程中,形成化脓性肉芽肿的肉芽组织被成熟的纤维结缔组织所取代。刺激性纤维瘤通常体积较小,大多数直径<1cm,直径>2cm的纤维瘤很少见。纤维瘤最常见于颊黏膜,也可发生于牙龈、舌部、唇部和腭部。刺激性纤维瘤的颜色通常比周围黏膜的颜色浅,因为结缔组织中含有的血管较少。表面被复层扁平上皮覆盖,如果角化层较厚,可能会呈不透明色和白色,也可由于局部继发性创伤而出现溃疡。

刺激性纤维瘤通过手术切除。许多良性软组织肿瘤的临床表现与刺激性纤维瘤相似。手术切除并进行组织病理检查对确诊尤为重要。刺激性纤维瘤通常不会在同一部位复发,但在相同部位可能会由于某些创伤出现其他病变。

系带尾是附着在上颌唇系带上的指状增生性纤维组织,较为常见,无须手术切除。

义齿纤维增生

义齿纤维增生通常被称为**缝龈瘤**、**义齿相关的炎症性增生**,或义齿相关性龈瘤。这种病变一般由不良义齿引起,好发于义齿边缘相对应的前庭沟部位,最常见于上颌骨或下颌骨前部。该病变通常比刺激性纤维瘤稍大,表现为与义齿边缘相对应的细长褶皱(图2.48)。与刺激性纤维瘤相似,义齿纤维增生由密集的纤维结缔组织构成,表面由复层扁平上皮构成。病灶表面常出现溃疡。这种病变即使长时间不佩戴义齿也无法解决,治疗方法为手术切除多余组织,并进行组织病理学检查,重衬义齿,或重新制作义齿。

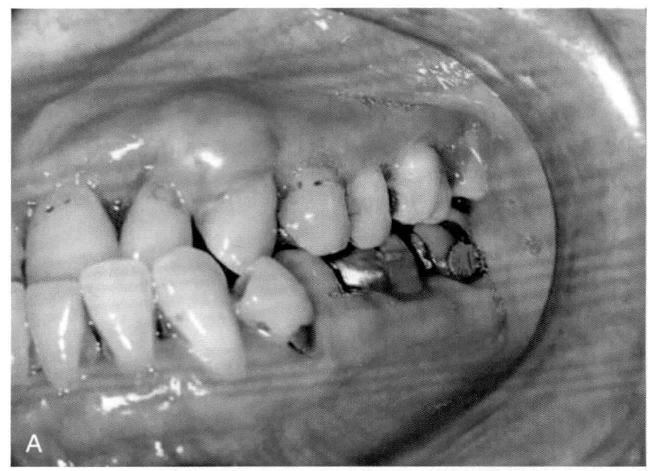

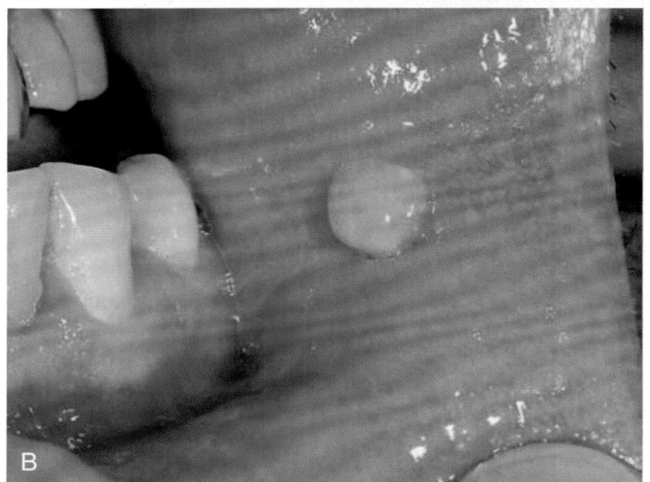

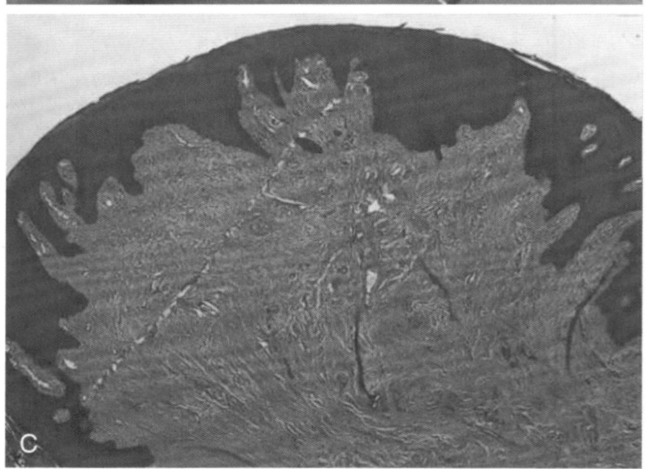

图2.47 刺激性纤维瘤。(A)在牙周脓肿愈合后发生纤维瘤。(B)颊黏膜刺激性纤维瘤。(C)纤维瘤的显微镜图。(A Courtesy Dr. Murray Schwartz.)

上腭炎性乳头状增生

上腭乳头状增生,或**腭乳头状瘤**,是一种由义齿引发的增生样病变,其也被认为是义齿性口炎的一种

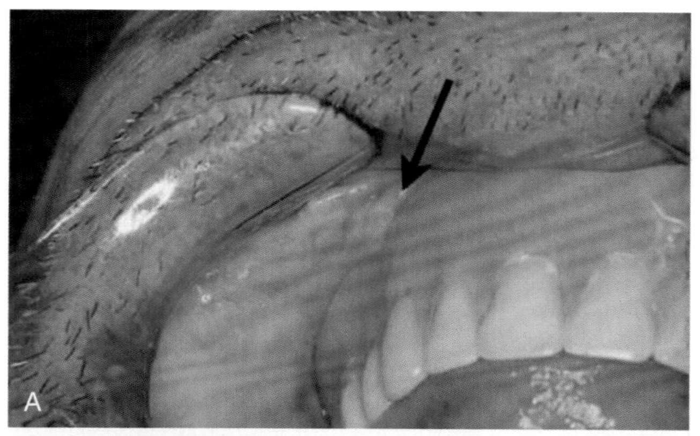

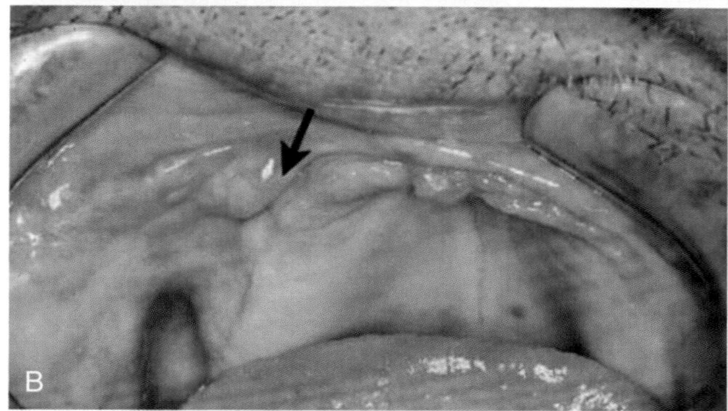

图 2.48 义齿纤维增生(缝龈瘤,箭头所示)。(A)有义齿。(B)无义齿。

形式,几乎总是与上颌可移动全口义齿或部分义齿或正畸矫治器有关。其最常见于腭部的穹隆区黏膜,可见红色乳头状突,使该区域呈现颗粒状或"鹅卵石"样外观(图 2.49)。

每个乳头状突起均由纤维结缔组织构成,慢性炎症细胞浸润,上覆复层扁平上皮。黏膜呈现的红色外观通常是由白色念珠菌感染导致的。口腔黏膜真菌感染性疾病将在第 4 章进行阐述。这种增生的确切原因尚不清楚,通常与每天 24h 连续佩戴不合适的上颌可摘义齿或其他可拆卸义齿有关。义齿卫生不良可能是一个诱因。在制作新义齿前,需手术切除增生的乳头组织。

牙龈增厚

牙龈增厚的特征是边缘龈和附着龈体积增大,通常易累及龈乳头(图 2.50)。表现为点彩消失,龈缘呈圆球状。牙龈组织的质地软硬不一,外观可呈红色或呈正常牙龈的粉红色,这取决于炎症和血管化程度。牙龈增厚可以是广泛的,也可以是局限性的,从轻度牙乳头局灶性增厚到覆盖牙冠的重度牙龈广泛性增厚不等。虽然一般被认为是**牙龈增生**,牙龈增厚也可能是牙龈肥大的结果。

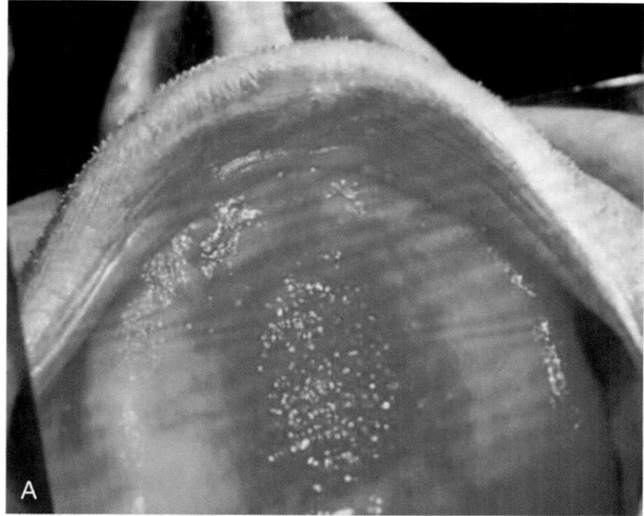

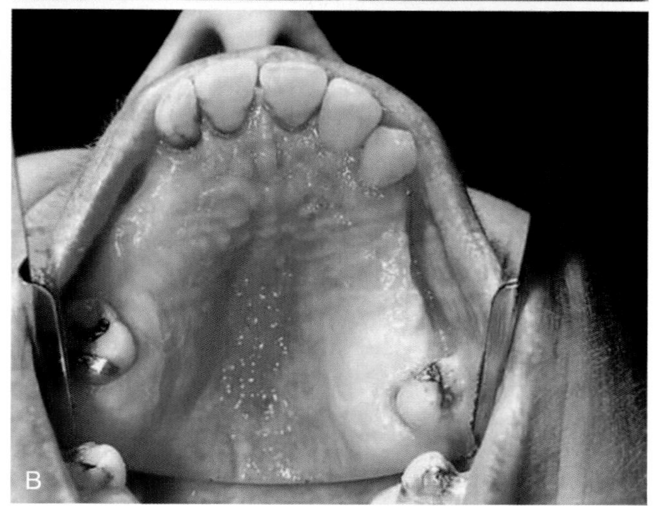

图 2.49 上腭乳头状增生。(A) 全口义齿。(B) 部分义齿。(Courtesy Dr. Edward V. Zagarelli.)

许多病例是由组织对与局部刺激物(如牙菌斑生物膜或牙石)相关的慢性炎症的异常反应所致。妊娠期和青春期的激素变化、抗癫痫类药物苯妥英、钙通道阻滞剂(硝苯地平、维拉帕尼尔和阿诺地平)、口服避孕药,以及环孢素均可增强组织对局部因素的反应。遗传性牙龈纤维瘤病发生于儿童早期。在某些情况下,牙龈增厚的原因无法确定。牙龈增厚还可见于一些白血病患者,这是由异常白细胞浸润到牙龈组织导致的。如果组织发炎并容易出血,需进行实验室检查,以排除白血病导致的牙龈增厚(见图 9.12)。

牙龈成形术(牙龈修整)或牙龈切除术(去除牙龈

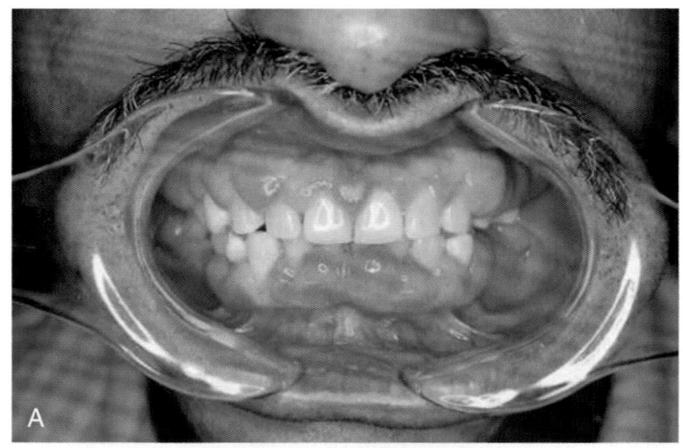

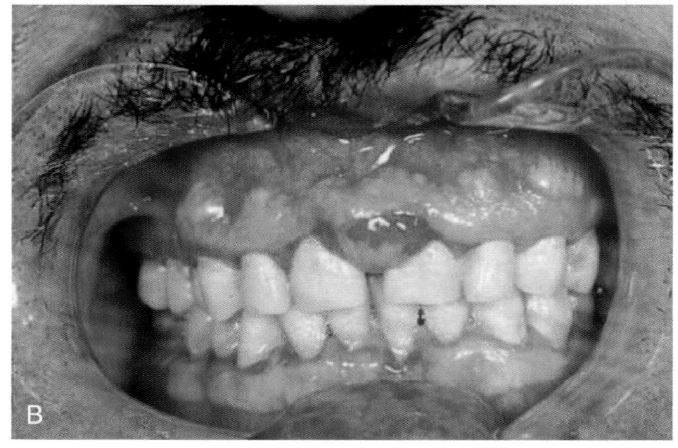

图 2.50 牙龈增厚。(A)纤维状牙龈肿大。(B)牙龈发炎肿大。

组织)是重塑牙龈组织外形的必要手段。如果无法消除致病因素或调整用药,或牙龈增厚持续存在,则可能需要定期进行牙周手术。注意口腔卫生再配合定期复诊有助于减少菌斑和牙结石。

慢性增生性牙髓炎

慢性增生性牙髓炎,或**牙髓息肉**,是由慢性炎症性牙髓组织过度增殖所形成的,多见于儿童和青少年。患牙有大而深的龋洞,乳牙和恒牙均可受累。慢性增生性牙髓炎是起源于髓腔的红色或粉红色肉芽组织,充满整个龋洞(图 2.51)。由于增生性组织中含有的神经较少,通常无明显自觉症状。牙髓增生和牙髓坏死均可由龋病引发,但与牙髓坏死不同的是,牙髓增生与根管粗大、髓腔开放和牙齿血运丰富有关。

增生组织由肉芽组织和炎症细胞构成,主要为淋巴细胞和浆细胞,中性粒细胞也可能存在。组织表面覆盖复层扁平上皮。由于正常牙髓组织中不存在上皮细胞,这些上皮细胞被认为来源于脱落的口腔黏膜上皮。慢性增生性牙髓炎的治疗方法是拔牙或

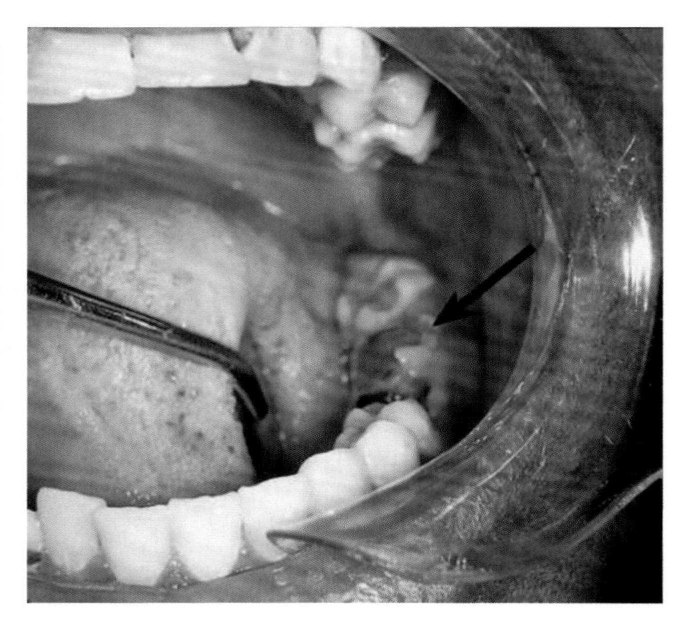

图 2.51 慢性增生性牙髓炎(牙髓息肉)。

根管治疗。

炎性根尖周炎

龋齿或牙外伤可导致多种反应:炎症、感染、慢性增生性牙髓炎和牙髓坏死。炎症过程从牙髓开始,然后延伸到根尖周区,即牙根根尖孔位置的周围区域。这是由于一旦牙髓出现炎症,其只能通过根管扩散到根尖周区域。副(侧)根管的存在可能导致位于牙根侧面炎症区域的形成。

根尖周脓肿

急性**根尖周脓肿**由脓性渗出物(脓液)周围有结缔组织包裹形成,结缔组织近死髓牙根尖区可见中性粒细胞和淋巴细胞。患者常伴发剧烈疼痛,这是炎症渗出物压迫神经导致的,此外,化学介质也可引发疼痛。根尖周脓肿可直接由牙髓炎症引起,也可能由根尖区先前存在的慢性炎症引发。脓性渗出物寻找阻力最小的路径,并在组织外找到通道或瘘管,或通过口腔和面部组织间隙扩散到相邻区域(见图 2.3)。龈脓肿是位于瘘管黏膜开口处的一团肉芽组织。除非形成瘘管,否则根尖脓肿通常较痛。牙齿可能会从牙槽窝中轻微脱出。如果急性脓肿是由牙髓炎直接发展而来,疾病初期除牙周膜轻微增宽外,可能无明显影像学改变。如果脓肿发生于根尖周慢性炎症预

先存在区域,则在根尖处可见明显透射区。牙髓活力检查可能会出现假阳性结果。即使无明显症状,根尖周炎的牙齿也需要治疗。否则,感染可能扩散到周围的骨组织(骨髓炎)。如果脓肿未形成瘘管,脓性渗出物可能扩散到周围的软组织(蜂窝织炎)。一种罕见但非常严重的由牙齿感染导致的侵袭性蜂窝织炎叫作卢德维咽峡炎。卢德维咽峡炎会出现口底区和颈部组织的明显肿胀,可能会造成气道阻塞而危及生命,还可伴有疼痛、呼吸困难、发热、寒战和白细胞增多。肿胀是由水肿引起的,通常并无脓液存在。

临床医师通过建立引流、开放髓腔或拔牙来治疗根尖周脓肿。如果脓肿已扩展到邻近组织,可能需要切开引流。在某些情况下,可能需要拔除患牙。患者也可以接受抗生素治疗。

根尖周肉芽肿

根尖周肉芽肿、**牙肉芽肿**或**慢性根尖周炎**是在牙髓开口处形成的一种局部慢性炎症肉芽组织,通常位于死髓牙根尖区(图 2.52)。这从一开始就是一个慢性过程,大多数病例完全无症状。在某些情况下,由于炎症位于根尖区,牙齿对压力和叩诊较敏感。牙齿也可能出现从牙槽窝中轻度脱出。影像学改变可从炎症区牙周韧带间隙的轻度增宽到弥漫性透射影,再到根尖周边界清楚的透射影。这些病变大多是在影像学检查中发现的。

根尖周肉芽肿由含有淋巴细胞、浆细胞和巨噬细胞的肉芽组织构成,也可能存在中性粒细胞。常可见致密纤维结缔组织区。根尖周肉芽肿不同于肉芽肿性炎症,肉芽肿性炎症是某些疾病(如结核病)特有的炎症类型。马拉塞兹上皮剩余是牙齿发育过程中上皮根鞘的残余组织,常存在于根尖周肉芽肿中。根尖周肉芽肿的治疗方法是根管治疗或患牙拔除。

根端囊肿(根尖周囊肿)

根端囊肿,或**根尖周囊肿**,是一种真性囊肿,位于死髓牙根尖部。根端囊肿是内衬复层扁平上皮的病理性囊腔,发生于死髓牙根尖部(图 2.53)。真性囊肿是一个异常的、封闭的、有上皮衬里的腔体。根端囊肿是口腔最常见的囊肿。囊肿的上皮衬里来源于根尖周肉芽肿,是马拉塞兹上皮剩余增殖的结果,马拉塞兹上皮剩余是牙齿发育过程中残余的上皮根鞘。

当根尖周肉芽肿的炎性结缔组织中的上皮增殖,

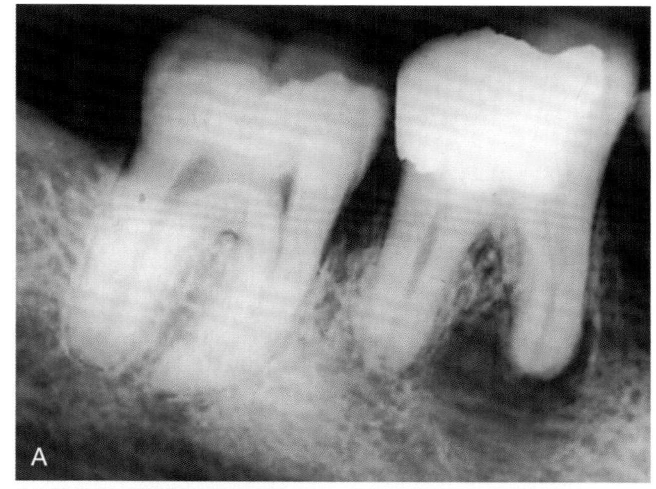

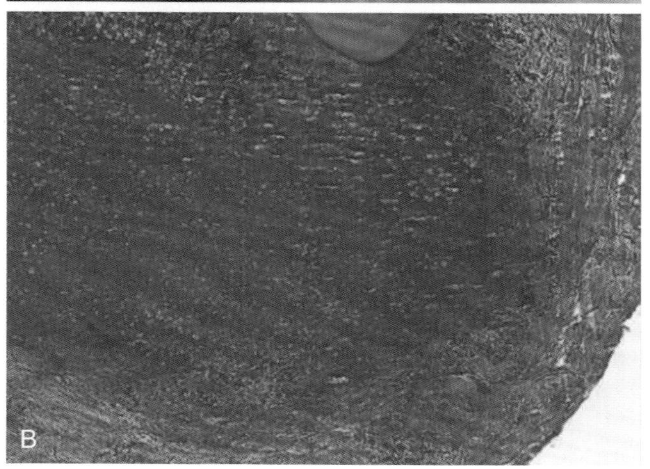

图 2.52 (A)根尖周肉芽肿的 X 线片。(B)根尖周肉芽肿的显微图,显示在牙齿顶端有炎性细胞集合(低倍镜)。(A Courtesy Dr. Herbert Frommer.)

形成上皮团块,并通过周围细胞的分裂而增大。外周细胞相当于上皮细胞的基底细胞层。上皮团块中央的细胞由于营养供应不足,出现坏死,形成囊腔,腔内衬有上皮细胞并充满液体。显微镜下,这个囊腔上皮衬里周围的组织与根尖周肉芽肿相似。

大多数根端囊肿无症状,多通过影像学检查时被发现。根端囊肿的影像学表现与根尖周肉芽肿相同。其表现为根尖区界限清晰的透射影。仅凭影像学表现无法明确区分根尖周肉芽肿与根端囊肿。任何牙齿都可能形成根端囊肿。如果与侧支根管有关,囊肿可能发生于牙根侧面,而非根尖区。根侧囊肿可用于描述发生在该部位的炎性囊肿。其他类型囊肿在影像学上类似于根端囊肿,因此,囊肿切除后的组织病理学检查很必要。

根端囊肿的治疗方法包括根管治疗、根尖切除或

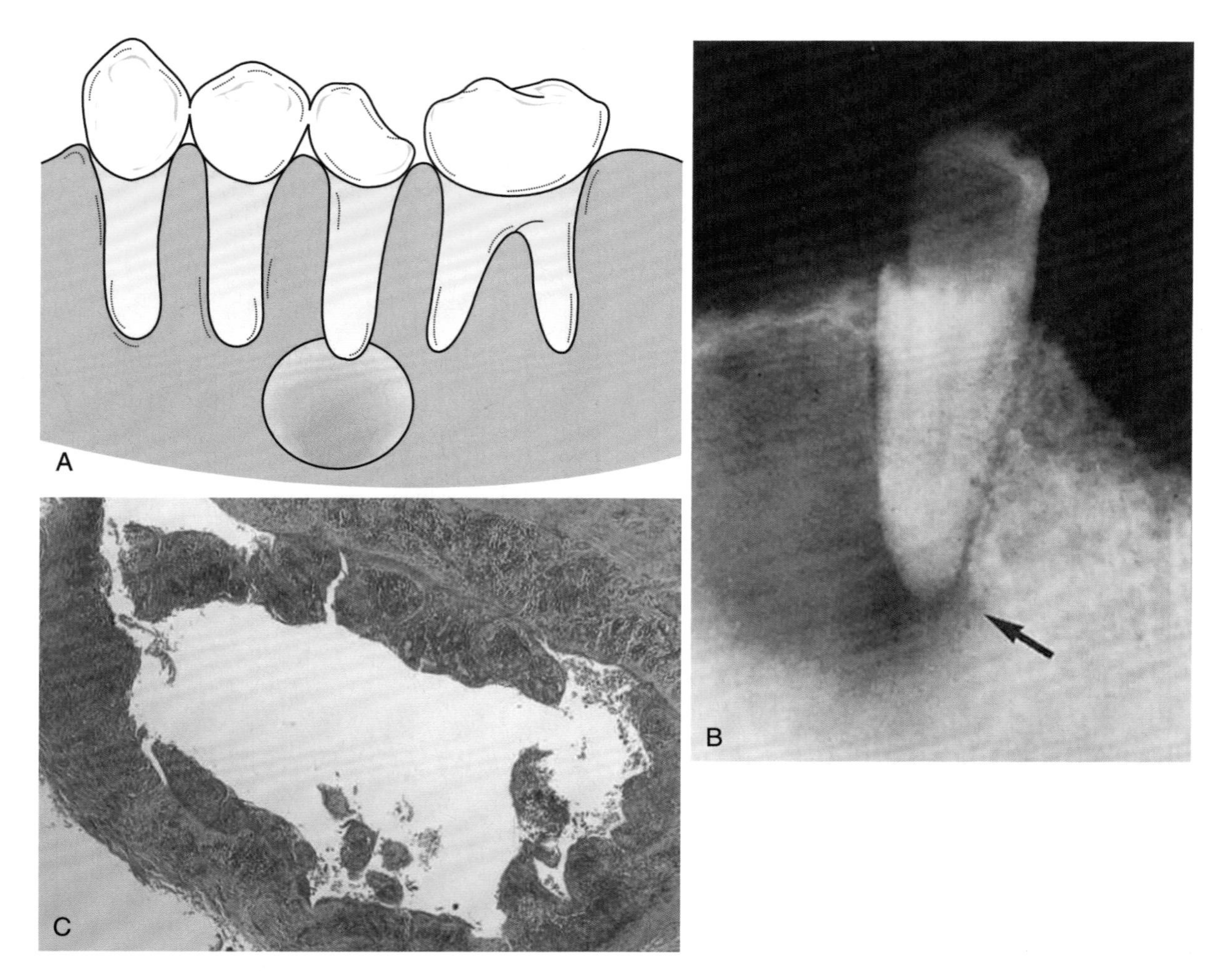

图 2.53 根端囊肿。(A)根端囊肿位于突出牙齿根部周围。(B)根尖周囊肿的 X 线片(箭头所示)。(C)根尖周囊肿的显微特征。

根尖周刮治。**残余囊肿**是指牙齿被拔除后,留下的全部或部分根端囊肿(图 2.54)。从影像学上看,残留囊肿是位于拔牙部位的一种边界清楚的透射影,需采取手术切除的方法进行治疗。

牙齿吸收

牙齿吸收的形式类似于骨组织,其通常发生于乳牙脱落的过程中,也可能发生于其他情况。从牙齿外部开始的牙齿结构吸收被称为外吸收。从牙髓侧出现的牙齿结构吸收被称为内吸收。外吸收比内吸收更常见。

和骨吸收一样,炎症组织存在时即有可能发生牙齿吸收。当根尖周肉芽肿存在时,可能发生牙根的外吸收。骨吸收作为一种对压力的反应保证了正畸牙齿的移动。压力也会导致牙齿结构的吸收。这可能发生于过度的咬合力或正畸力,以及良性和恶性肿瘤存在的情况下。当脱出的牙齿再植后,会出现牙齿吸收,并被骨组织所替代。X 线片上显示牙根表面深浅不一的虫蚀状缺陷(图 2.55)。这种情况是不可逆的,但如果能够找到确切的病因并将其去除,就可以避免这一过程的进一步发展。阻生牙也会发生牙齿吸收。一般牙根吸收可发生于正畸牙移动后,牙根吸收可能与某些颌骨肿瘤有关(见第 7 章)。有时,牙根吸收可能涉及阻生牙的牙冠或牙根,但原因无法确定,这被称为**特发性牙齿吸收**。

任何牙齿都可能发生**内吸收**(图 2.56),但通常仅累及单个牙齿。某些病例无法查明确切病因。然而,其通常与牙髓的炎症反应有关。如果内吸收发生于牙冠部位,临床上可见牙冠呈粉红色。牙齿硬组织吸收后变薄,血管及炎性结缔组织呈粉红色,可透过剩余的牙釉质和牙本质而被看到,称为沉默的粉红色牙齿。当内吸收发生于牙根时,只有通过影像学检查才可被发现。通过影像学观察到牙髓中央有一个圆形或卵圆形透射区。

如果发现得早,牙内吸收可进行根管治疗。如果

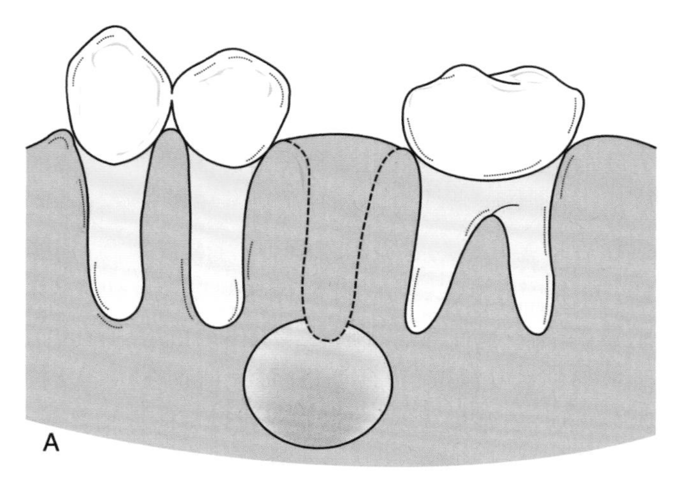

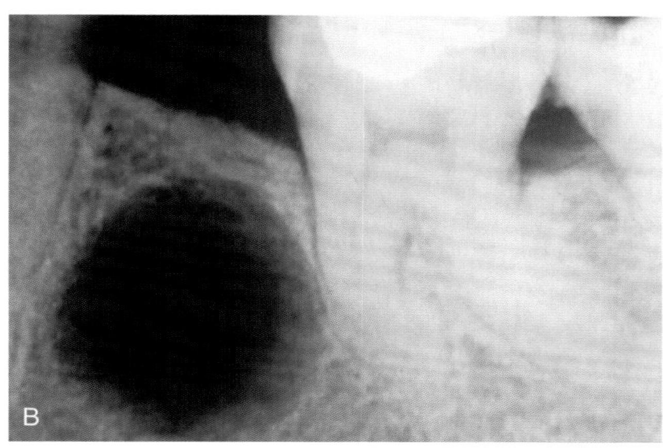

图 2.54　(A)残余囊肿示意图。(B)残余囊肿的 X 线片，显示在先前拔除的牙齿部位有放射透光性。(Courtesy Drs. Paul Freedman and Stanley Kerpel.)

不治疗，内吸收可能会穿透牙齿的硬组织，造成穿孔，此时就必须拔除牙齿。

局灶性硬化性骨髓炎

局灶性硬化性骨髓炎，又称**凝血性骨髓炎**，是一种发生于牙尖附近的骨改变，可能是对轻度感染的反应。局灶性硬化性骨髓炎最常发生于下颌第一磨牙，也可见于下颌第二磨牙和下颌前磨牙。

影像学上，局灶性硬化性骨髓炎表现为根尖周阻射影(图 2.57)。边界可以是模糊的，也可以是清晰的。有时，该区域的周边可见透射区，在其他情况下，可见中央阻射区被透射区包绕。镜下见致密骨，骨髓和结缔组织较少，炎症浸润少。局灶性硬化性骨髓炎通常与龋齿或修复牙有关，一般无症状。然而，当牙髓出现炎症时会伴有疼痛。局灶性硬化性骨髓炎可发生于任何年龄段，但常见于年轻人。

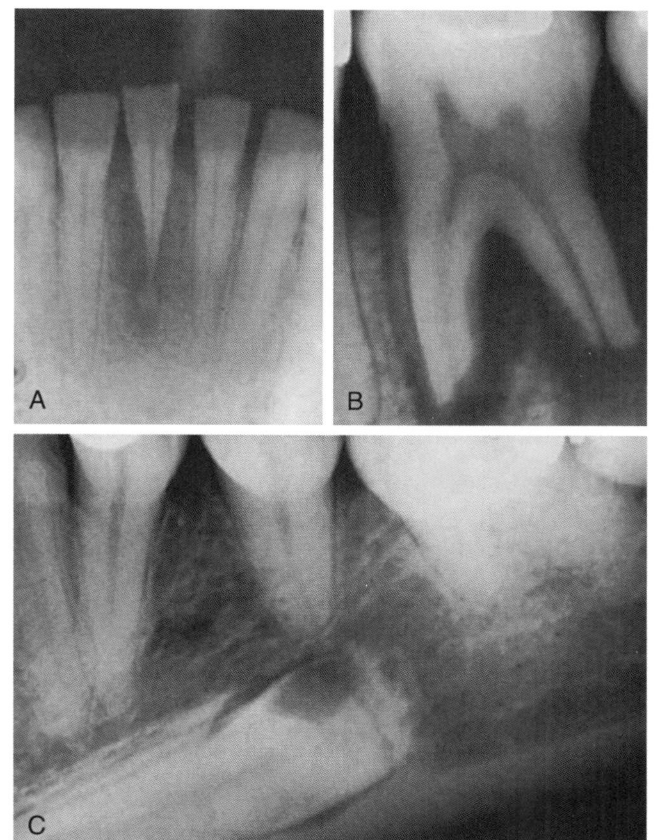

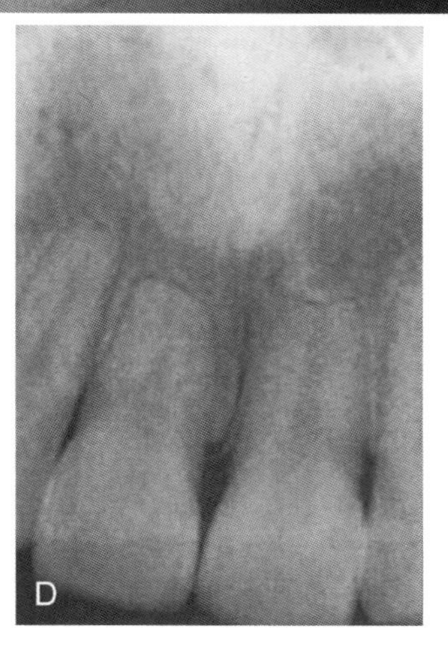

图 2.55　牙齿吸收。(A)慢性炎症引起的下颌前牙牙根吸收。(B)慢性炎症引起的牙体结构和骨的吸收。(C)埋伏牙的特发性再吸收。(D)与正畸牙齿移动相关的大范围牙根吸收。(A Courtesy Dr. Gerald P. Curatola.)

通常可以根据影像学特征对局灶性硬化性骨髓炎进行诊断，无须特殊治疗。即使对患牙进行治疗，硬化的骨组织仍然会存在。有时，需进行活检和显微镜检查，以排除其他具有阻射特征的病变，如骨瘤、牙瘤或中心骨化纤维瘤。

特发性骨硬化(致密骨岛)的影像学表现类似于

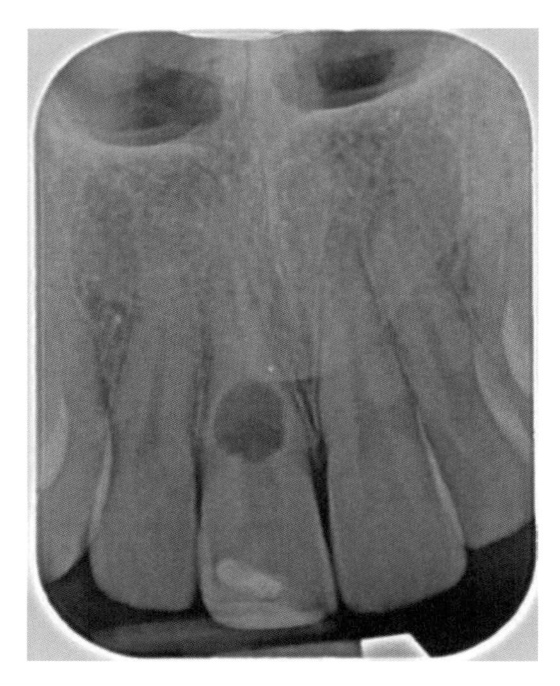

图 2.56 牙齿内吸收。

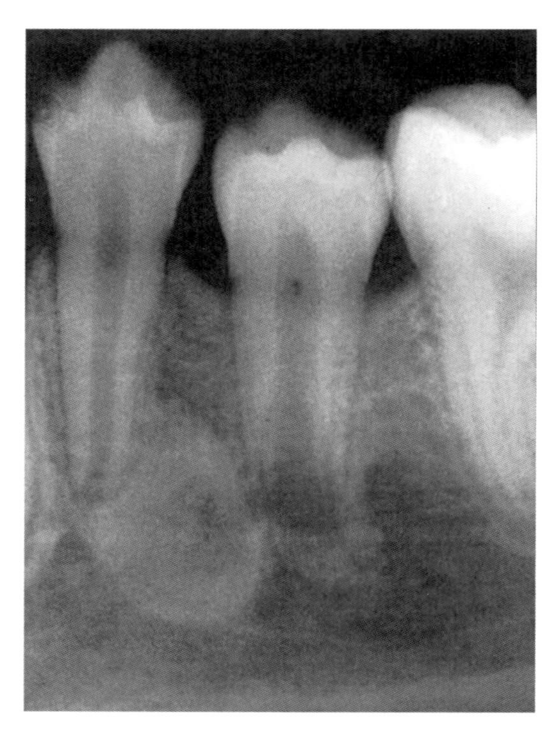

图 2.57 局灶性硬化性骨髓炎(凝血性骨髓炎)。

硬化性骨髓炎。与硬化性骨髓炎不同，特发性骨硬化与炎症无关。根据硬化性骨髓炎和特发性骨硬化的影像学特点，分别进行诊断。有时，活组织镜检可能是必要的，以排除其他具有阻射特征的病变，如骨瘤、牙瘤或中心骨化纤维瘤。

牙槽骨炎

牙槽骨炎，或者说“**干槽症**”，是拔牙术后的一种并发症。最常受影响的区域是拔出的下颌第三磨牙的牙槽，由拔牙后血凝块在愈合前消失导致。疼痛会在拔牙后持续几天。检查时发现，拔牙窝空虚，骨面暴露。患者伴有疼痛、肿胀，口腔异味明显。由于不存在感染，患者不伴发热。牙槽骨炎发生的危险因素包括手术部位血栓溶解、拔牙创伤、拔牙前存在感染及拔除后吸烟。有证据表明，氯己定含漱可预防牙槽骨炎。尚无证据支持任何治疗牙槽骨炎干预措施的有效性。牙槽骨炎的治疗主要在于缓解疼痛，并用氯己定或生理盐水温和冲洗。

参考文献

图书

Fehrenbach MJ, Herring SW: *Illustrated anatomy of the head and neck*, ed 5, St. Louis, 2017, Saunders/Elsevier.

Fehrenbach MJ, Popowics T: *Illustrated dental embryology, histology, and anatomy*, ed 4, St. Louis, 2016, Saunders/Elsevier.

Kumar V, Abbus AK, Aster JC: *Robbins and Cotran pathologic basis of disease*, ed 4, St. Louis, 2015, Saunders/Elsevier.

McCance K, Huether S: *Pathophysiology*, ed 7, St. Louis, 2014, Mosby.

Neville BW, Damm DD, Allen CM, et al: *Oral and maxillofacial pathology*, ed 4, 2016, St. Louis Elsevier.

Regezi JA, Sciubba JJ, Jordan RCK: *Oral pathology: clinical pathologic correlations*, ed 7, St. Louis, 2017, Elsevier.

期刊论文

炎症与修复

Afsar U, Ahmed AU: An overview of inflammation: mechanism and consequences, *Front Biol* 6(4):274–281, 2011.

Broughton G II, Janis JE, Attinger CE: Wound healing: an overview, *Plast Reconstr Surg* 117(7 Suppl):S1e, 2006.

Buckley CD, Gilroy DW, Serhan CN: Proresolving lipid mediators and mechanisms in the resolution of acute inflammation, *Immunity* 40(3):315–327, 2014.

Eming SA, Krieg T, Davidson JM: Inflammation in wound repair: molecular and cellular mechanisms, *J Invest Dermatol* 127:514, 2007.

Krishnamoorthy S, Honn KV: Inflammation and disease progression, *Cancer Metastasis Rev* 25:481, 2006.

Krishnaswamy G, Ajitawi O, Chi DS: The human mast cell: an overview, *Methods Mol Biol* 315:13, 2006.

Kruger P, et al: Neutrophils: Between host defense, immune modulation, and tissue injury, *PLoS Pathog* 11(3):e1004651, 2015.

Moore K: An anatomy of an infection: overview of the infectious process, *Crit Care Nurs Clin North Am* 19:9, 2007.

Petäjä J: Inflammation and coagulation. An overview, *Thromb Res* 127(Suppl 2):S34–S37, 2011.

Rankin JA: Biological mediators of acute inflammation, *AACN Clin Issues* 15:3, 2004.

Semiali A, Chakir J, Goulet JP, et al: Whole cigarette smoke promotes human gingival epithelial cell apoptosis and inhibits cell repair processes, *J Periodontal Res* 46:533, 2011.

Serhan CN: Controlling the resolution of acute inflammation: a new genus of dual anti-inflammatory and proresolving mediators, *J Periodontol* 79(Suppl 8):1520–1526, 2008.

由物理和化学损伤引起的口腔组织病变

Bouquot JE, Seime RJ: Bulimia nervosa: dental perspectives, *Pract Peri-*

odontics Aesthet Dent 9:655, 1997.
Ferguson MM, Dunbar RJ, Smith JA, et al: Enamel erosion related to winemaking, *Occup Med* 46:159, 1996.
Gandara BK, Truelove EL: Diagnosis and management of dental erosion, *J Contemp Dent Pract* 1:16, 1999.
Geurtsen W: Rapid general dental erosion by gas-chlorinated swimming pool water: review of the literature and case report, *Am J Dent* 13:291, 2000.
Grippo JO, Simring M, Coleman TA: Abfraction, abrasion, biocorrosion, and the enigma of noncarious cervical lesions: a 20-year perspective, *J Esthet Restor Dent* 24:10, 2012.
Hague AL: Eating disorders: screening in the dental office, *J Am Dent Assoc* 141:675, 2010.
Hanamura H, Houston F, Rylander H, et al: Periodontal status and bruxism: a comparative study of patients with periodontal disease and occlusal parafunctions, *J Periodontol* 58:173, 1987.
Harpenau LA, Noble WH, Kao RT: Diagnosis and management of dental wear, *J Calif Dent Assoc* 39:225, 2011.
Imbery TA, Edwards P: Necrotizing sialometaplasia: literature review and case reports, *J Am Dent Assoc* 127:1087, 1996.
Järvinen V, Meurman JH, Hwärinen H, et al: Dental erosion and upper gastrointestinal disorders, *Oral Surg Oral Med Oral Pathol* 65:298, 1988.
Kapila YL, Kashani H: Cocaine-associated rapid gingival recession and dental erosion: a case report, *J Periodontol* 68:485, 1997.
Lineberry TW, Bostwick JM: Methamphetamine abuse: a perfect storm of complications, *Mayo Clin Proc* 81:77, 2006.
Little JW: Eating disorders: dental implications, *Oral Surg Oral Med Oral Pathol Oral Radiol Endod* 93:138, 2002.
Maron FS: Enamel erosion resulting from hydrochloric acid tablets, *J Am Dent Assoc* 127:781, 1996.
Mitchell-Lewis DA, Phelan JA, Kelly RB, et al: Identifying oral lesions associated with crack cocaine use, *J Am Dent Assoc* 125:1104, 1994.
Owens BM, Johnson WW, Schuman NJ: Oral amalgam pigmentation (tattoos): a retrospective study, *Quintessence Int* 23:805, 1992.
Owens BM, Schuman NJ, Johnson WW: Oral amalgam tattoos: a diagnostic study, *Compendium* 14:210, 1993.
Ozelik O, Haytac MC, Akkaya M: Iatrogenic trauma to oral tissues, *J Periodontol* 76:1793, 2005.
Piotrowski BT, Gillette WB, Handcock EB: Examining the prevalence and characteristics of abfraction-like cervical lesions in a population of US veterans, *J Am Dent Assoc* 132:1694, 2001.
Pullinger AG, Seligman DA: The degree to which attrition characterizes differentiated patient groups of temporomandibular disorders, *J Orofac Pain* 7:196, 1990.
Rawlinson A: Case report: labial cervical abrasion caused by misuse of dental floss, *Dent Health (London)* 26:3, 1987.
Roberts MW, Li SH: Oral findings in anorexia nervosa and bulimia nervosa: a study of 47 cases, *J Am Dent Assoc* 115:497, 1987.
Rossie KM, Guggenheimer J: Thermally induced "nicotine" stomatitis: a case report, *Oral Surg Oral Med Oral Pathol* 70:597, 1990.
Rugh JD, Harlan J: Nocturnal bruxism and temporomandibular disorders, *Adv Neurol* 49:329, 1988.
Rytömaa I, Järvinen V, Kanerva R, et al: Bulimia and tooth erosion, *Acta Odontol Scand* 56:36, 1998.
Silvestre FJ, Perez-Herbera A, Puente-Sandoval A, et al: Hard palate perforation in cocaine abusers: a systematic review, *Clin Oral Investig* 14:621, 2010.
Simmons MS, Thompson DC: Dental erosion secondary to ethanol-induced emesis, *Oral Surg Oral Med Oral Pathol* 64:731, 1987.
Witton R, Brennan PA: Severe tissue damage and neurological deficit following extravasation of sodium hypochlorite solution during routine endodontic treatment, *Br Dent J* 198:749, 2005.
Wray A, McGuirt F: Smokeless tobacco usage associated with oral carcinoma, *Arch Otolaryngol Head Neck Surg* 119:929, 1993.
Zimmers PL, Gobetti JP: Head and neck lesions commonly found in musicians, *J Am Dent Assoc* 125:1487, 1994.

反应性结缔组织增生

Bodner L, Peist M, Gatot A, et al: Growth potential of peripheral giant cell granuloma, *Oral Surg Oral Med Oral Pathol Oral Radiol Endod* 83:548, 1997.
Bonetti F, Pelosi G, Martignoni G, et al: Peripheral giant cell granuloma: evidence for osteoclastic differentiation, *Oral Surg Oral Med Oral Pathol* 70:471, 1990.
Brown RS, Sein P, Corio R, et al: Nitrendipine-induced gingival hyperplasia: first case report, *Oral Surg Oral Med Oral Pathol* 70:593, 1990.
Brunet L, Miranda J, Roset P, et al: Prevalence and risk of gingival enlargement in patients treated with anticonvulsant drugs, *Eur J Clin Invest* 31:781, 2001.
Cloutier M, Charles M, Carmichael RP, et al: An analysis of peripheral giant cell granuloma associated with dental implant treatment, *Oral Surg Oral Med Oral Pathol Oral Radiol Endod* 103:618, 2007.
Daley TD, Nartey NO, Wysocki GP: Pregnancy tumor: an analysis, *Oral Surg Oral Med Oral Pathol* 72:196, 1991.
Daley T, Wysocki G, Day C: Clinical and pharmacologic correlations in cyclosporine-induced gingival hyperplasia, *Oral Surg Oral Med Oral Pathol* 62:417, 1986.
Fay AA, Satheesh K, Gapski R: Felodipine-influenced gingival enlargement in an uncontrolled type 2 diabetic patient, *J Periodontol* 76:1217, 2005.
Gould A, Escobar V: Symmetrical gingival fibromatosis, *Oral Surg Oral Med Oral Pathol* 51:62, 1981.
Koutlas IG, Scheithauer BW: Palisaded encapsulated ("solitary circumscribed") neuroma of the oral cavity: a review of 55 cases, *Head Neck Pathol* 4:15, 2010.
Miranda J, Brunet L, Roset P, et al: Prevalence and risk of gingival enlargement in patients treated with nifedipine, *J Periodontol* 72:605, 2001.
Proia NK, Paszkiewicz GM, Nasca MA, et al: Smoking and smokeless tobacco-associated human buccal cell mutations and their association with oral cancer—a review, *Cancer Epidemiol Biomarkers Prev* 15:1061, 2006.
Roberson JB, Crocker DJ, Schiller T: The diagnosis and treatment of central giant cell granuloma, *J Am Dent Assoc* 128:81, 1997.
Silverstein LH, Burton CH Jr, Garnick JJ, et al: The late development of oral pyogenic granuloma as a complication of pregnancy: a case report, *Compendium* 17:192, 1996.
Zain RB, Fei YJ: Fibrous lesions of the gingiva: a histopathologic analysis of 204 cases, *Oral Surg Oral Med Oral Pathol* 70:466, 1990.

根尖周炎

Daly B, Sharif MO, Newton T, et al: Local interventions for the management of alveolar osteitis (dry socket), *Cochrane Database Syst Rev* (12):CD006968, 2012.
Gunraj MN: Dental root resorption, *Oral Surg Oral Med Oral Pathol Oral Radiol Endod* 88:647, 1999.
Halabi D, Escobar J, Muñoz C, et al: Logistic regression analysis of risk factors for the development of alveolar osteitis, *J Oral Maxillofac Surg* 70:1040, 2012.
Harris EF, Butler MI: Patterns of incisor root resorption before and after orthodontic correction in cases with anterior open bites, *Am J Orthod Dentofacial Orthop* 101:112, 1992.
Harris EF, Robinson QC, Woods MA: An analysis of causes of apical root resorption in patients not treated orthodontically, *Quintessence Int* 24:417, 1993.

网站

American Dental Hygienists' Association: Inflammation: the relationship between oral health and systemic disease. Available at http://www.adha.org/CE_courses/course13/indexpg.htm.
Estrela C, Aguirre Guedes O, Almeida Silva J, et al: Diagnostic and clinical factors associated with pulpal and periapical pain (in *Brazilian Dental Journal*). Available at http://www.scielo.br/scielo.php?script=sci_arttext&pid=S0103-64402011000400008&lng=en&nrm=iso&tlng=en.
Kao RT, Harpenau LA: Dental erosion and tooth wear (in *Journal of the California Dental Association*). Available at http://www.cda.org/library/cda_member/pubs/journal/journal_0411.pdf.
Medscape: The biological mechanisms behind injury and inflammation. Available to members at http://www.medscape.com/viewarticle/557490.

复习题

1. 以下哪项是身体对损伤的最初反应？
a.免疫反应
b.炎症反应
c.修复和再生
d.增生和肥大

2. 如果损伤是轻微且短暂的，且其来源被从组织中去除，会发生哪种类型的炎症？
a.致命的
b.急性的
c.慢性的
d.危及生命的

3. 炎症反应中的第一个微观事件是：
a.微循环的扩张
b.微循环通透性增加
c.渗出物的形成
d.微循环的收缩

4. 白细胞向损伤区域的定向运动被称为：
a.铺壁
b.着边
c.趋化
d.充血

5. 以下哪种细胞是慢性炎症中最常见的细胞？
a.中性粒细胞
b.巨噬细胞和淋巴细胞
c.淋巴细胞和浆细胞
d.中性粒细胞和淋巴细胞

6. 下列哪项是巨噬细胞的功能？
a.吞噬
b.病理增生
c.脓肿引流
d.抗体形成

7. 下面哪种术语是用来描述在炎症期间血浆中细胞和蛋白质离开血管并进入周围组织的？
a.充血
b.肥大
c.着边
d.渗出

8. 在炎症过程中，吞噬作用直接涉及：
a.白细胞摄取外来物质
b.血浆和蛋白质从微循环中逃逸到周围组织
c.白细胞移位到血管壁
d.白细胞附着到血管壁

9. 关于中性粒细胞，下列哪项陈述被认为是不正确的？
a.中性粒细胞占白细胞的30%
b.中性粒细胞含有溶酶体酶
c.中性粒细胞是一种以吞噬功能为主要功能的细胞
d.中性粒细胞有多裂核

10. 在炎症过程中，第二种从血管中迁移到受伤组织的白细胞是：
a.中性粒细胞
b.红细胞
c.淋巴细胞
d.巨噬细胞

11. 补体系统通过哪种途径介导炎症反应？
a.降低血管通透性
b.从中性粒细胞中释放组胺颗粒
c.引起细胞溶解
d.减少吞噬作用

12. 损伤后两天的肉芽组织是：
a.未成熟的血管结缔组织
b.渗出的液体
c.致密的无血管结缔组织
d.坏死组织

13. 出现全身炎症征象的表浅淋巴结肿大：
a.称为白细胞增多
b.受下丘脑调节
c.由淋巴细胞变化引起
d.只涉及颏下区域淋巴结的过程

14. 下面哪一种关于机体修复的说法是正确的？
a.修复可在有害物仍在的情况下完成
b.功能性细胞和组织成分总是被功能性瘢痕组织所取代
c.修复总是导致再生
d.修复过程由炎症反应开始

15. 损伤后修复过程中形成的血块：
a.由纤维结缔组织构成

b.作为迁移上皮细胞的向导
c.形成于皮肤损伤后，而非黏膜损伤后
d.只发生于二期愈合时

16. 二期愈合是指在什么情况下的愈合？
a.切口的边缘清洁，并被缝线连接
b.只有一小块凝块
c.受伤区域感染
d.肉芽组织的形成增加

17. 下列哪一项用于描述器官或组织因细胞数量增加而导致体积增大？
a.充血
b.增生
c.炎症
d.肥大

18. 以下哪项会延迟机体对骨的修复？
a.成骨细胞生成组织的维持
b.骨组织的不充分运动
c.水肿区域的引流
d.组织感染量减少

19. 当组织几乎无损失时，会出现哪种类型的愈合？
a.一期愈合
b.二期愈合
c.三期愈合
d.不愈合

20. 下列哪种细胞与平滑肌细胞的功能相似，可促进愈合部位的收缩？
a.成骨细胞
b.肌成纤维细胞
c.巨噬细胞
d.中性粒细胞

21. 下列哪项可直接引起发热？
a.骨组织的产生
b.伤口愈合
c.热原
d.CRP 的产生

22. 充血是哪两种局部炎症的直接原因？
a.肥大和增生
b.红斑和热
c.脓肿和瘘管
d.坏死和瘢痕

23. 在显微镜下可见巨噬细胞群被淋巴细胞包围通常见于以下哪种病变？
a.淋巴瘤
b.肉芽肿
c.增生性瘢痕疙瘩
d.脓肿

24. 以下哪种病变在临床上会出现色素沉着？
a.银汞合金文身
b.创伤性溃疡
c.摩擦性角化病
d.阿司匹林烧伤

25. 下列哪项陈述是错误的？
a.磨耗是咀嚼过程中牙齿结构的磨损
b.磨牙症和咀嚼是同一过程
c.酸蚀是化学作用导致的牙齿结构缺损
d.磨损是由机械的、重复的习惯造成的

26. 造成暴食症相关的齿缺损的原因是：
a.磨耗
b.酸蚀
c.磨牙症
d.磨损

27. 口腔中阿司匹林烧伤：
a.由阿司匹林过量服用引起
b.通常是无痛的
c.由滥用阿司匹林引起
d.需要几周才能愈合

28. 患者的上腭外观呈白色，可见微小红斑点，周围有增厚、隆起的白色至灰色区域。整个上腭出现皱纹。这种情况很可能是：
a.上腭乳头状增生
b.尼古丁口炎
c.阿司匹林烧伤
d.坏死性涎腺化生

29. 下列哪一项是黏液囊肿最常见的原因？
a.急性炎症
b.肿瘤形成
c.小涎腺导管损伤
d.涎石

30. 舌下腺囊肿位于：
a.下唇
b.颊黏膜
c.磨牙后区

d.口底

31. 下列哪种病变不会发生于牙龈?

a.刺激性纤维瘤

b.化脓性肉芽肿

c.周围性巨细胞肉芽肿

d.缝龈瘤

32. 上颌前殆面牙结构的大量缺失主要与什么有关？

a.酸蚀

b.磨耗

c.磨损

d.内部碎裂

33. 牙齿外吸收的原因可能是：

a.龋齿

b.唾液腺功能障碍

c.慢性炎症

d.药物治疗

34. 下列哪一项最可能引起坏死性涎腺化生?

a.血供减少

b.放疗

c.吸烟

d.涎石

35. 黏液囊肿最常发生的部位是：

a.口底

b.舌

c.颊黏膜

d.下唇

36. 周围性巨细胞肉芽肿仅在：

a.牙龈或牙槽黏膜

b.硬腭

c.颊黏膜

d.口底

37. 涎石是：

a.涎腺的慢性炎症

b.涎腺的急性炎症

c.结缔组织中唾液的积聚

d.涎腺结石

38. 下列哪项陈述是错误的?

a.根尖周囊肿由根尖周肉芽肿发展而来

b.根尖周脓肿常引起X线片上根尖周围的改变

c.根尖周肉芽肿是慢性炎症组织的界限

d.根尖周囊肿也被称为根端囊肿

39. 缝龈瘤是由哪种刺激造成的？

a.义齿法兰

b.义齿黏合剂

c.上腭穹隆的义齿吸力差

d.机体对义齿中丙烯酸的过敏反应

40. 下列哪项陈述是正确的?

a.创伤性神经瘤从不疼痛

b.坏死性涎腺化生是与牙本质相关的病变

c.慢性增生性牙髓炎类似于牙龈增生

d.牙龈增厚可能是由药物引起的

41. 化学作用引发的牙齿结构缺损是：

a.磨损

b.内吸收

c.酸蚀

d.磨耗

42. 下列哪类囊肿与牙髓检查无关?

a.残余囊肿

b.根性囊肿

c.含牙囊肿

d.皮样囊肿

43. 拔牙时未去除根尖周囊肿会导致哪种囊肿？

a.根性囊肿

b.原发性囊肿

c.残余囊肿

d.牙周囊肿

44. 根端囊肿最常见的原因是：

a.无基底的深层修复

b.龋齿

c.咬合创伤

d.在牙骨质-牙釉质交界处的牙刷磨损

45. 异常的机械作用造成的牙齿结构损伤被称为：

a.磨耗

b.磨损

c.酸蚀

d.重吸收

46. 下列哪一项与磨耗无关？

a.牙膏

b.磨牙症

c.咀嚼

d.年龄

47. 严重的牙菌斑和牙石沉积、口腔呼吸、牙齿矫正器和悬垂修复体最可能导致：

a.苯妥英增生

b.硝苯地平反应

c.刺激性纤维瘤

d.化学性纤维瘤

48. 义齿下硬腭外观呈粉红色、颗粒状或“鹅卵石”样，很可能为：

a.尼古丁口炎

b.坏死性涎腺化生

c.上腭乳头状增生

d.多发性纤维瘤

49. 在检查牙列时，发现存在活动磨损小平面。这说明患者：

a.咀嚼过于用力

b.磨牙

c.为食素者

d.咬唇

50. 一例患者前牙唇面牙齿结构缺失，并大量摄入柑橘类果汁，很可能会是：

a.磨损

b.暴食症

c.磨牙症

d.酸蚀

51. 银汞合金文身最常见于口腔的：

a.舌侧缘

b.前腭靠近皱褶

c.口底

d.后牙龈和无牙嵴

52. 在严重下颌龋坏的第一或第二磨牙的咬合面有一个粉红色凸出物，很可能是：

a.刺激性纤维瘤

b.化脓性肉芽肿

c.牙髓息肉

d.牙髓肉芽肿

53. 下列哪种药物不会引起牙龈增厚?

a.苯妥英

b.环孢素

c.硝苯地平(原心)

d.四环素

54. 创伤性溃疡的诊断通常基于：

a.患者病史

b.溃疡的临床表现和病史

c.活检和显微镜检查结果

d.治疗性诊断

55. 下列哪项可在X线片上辨认出来?

a.黏液囊肿

b.涎石

c.坏死性涎腺化生

d.慢性涎腺炎

56. 关于光化性唇炎，下列哪项是错误的?

a.其会影响唇部颜色

b.其是由阳光暴晒引起的

c.通常上唇比下唇更严重

d.其可通过唇部的临床变化来诊断

57. 下列均为炎症的全身性表现，除外：

a.白细胞增多

b.发热

c.充血和红斑

d.淋巴结病

58. 在咬合平面的颊黏膜上可见一条隆起的白线，称为：

a.摩擦性角化病

b.白斑

c.颊白线

d.创伤性溃疡

59. 关于创伤性神经瘤，下列选项错误的是：

a.由周围神经损伤引起

b.由完全被纤维结缔组织包裹的神经组织构成

c.由增殖的小神经组成

d.常是疼痛的

60. 促进吞噬作用称为：

a.调理素作用

b.内部碎裂

c.渗出

d.趋化

61. 牙颈部楔形缺损用于描述以下哪种术语？

a.酸蚀

b.内部碎裂

c.磨耗

d.磨损

62. 冷凝性骨炎的诊断主要通过下列哪种方式？

a.临床
b.影像学
c.实验室
d.治疗

63. 进食后呕吐与什么相关？
a.磨耗
b.“冰毒口”
c.暴食症
d.神经性厌食症

64. 下列哪项可用作口腔消毒和烧灼剂?
a.丁香酚
b.过氧化氢
c.硫酸铁
d.苯酚

65. 以下哪项最常见于唇前牙龈？
a.吸烟者黑变病
b.银汞合金文身
c.黑色素斑
d.涎腺肿瘤

66. 坏死性涎腺化生最常见于：
a.下唇
b.软腭
c.硬腭
d.口底

67. 系带尾常见于：
a.口腔底
b.舌系带
c.上颌唇系带
d.颊黏膜

68. 念珠菌病可能与下列哪种情况有关？
a.牙龈增厚
b.乳头状增生
c.缝龈瘤
d.系带尾

69. 无法用 X 线片来与根尖周肉芽肿相区分的是：

第 2 章大纲

症状/疾病	病因	年龄/种族/性别	部位
牙损伤			
磨耗	咀嚼	相比女性，男性更易感	咬合面/切面
磨损	磨牙		齿近侧
内部碎裂			
磨损	机械重复习惯	*	取决于习惯
酸蚀			
内部碎裂			
内部碎裂	牙齿受到生物力	成人	牙颈部
酸蚀			
磨损			
酸蚀	化学作用	*	视情况
内部碎裂	暴食症		上颌前牙的钩突
磨耗			
牙釉质发育不全			
“冰毒口”	甲基苯丙胺滥用	*	普遍
猖獗龋			
服用可卡因			
软组织损伤			
化学烧伤(如阿司匹林、苯酚)	与黏膜接触的腐蚀性化学物质	*	接触部位
电烧伤	电线与黏膜有直接接触	婴幼儿	接触部位
单纯疱疹			

a.牙髓息肉
b.根端囊肿
c.脓肿
d.残余囊肿

70. 牙槽骨炎常发生于哪个部位?
a.切牙
b.下颌第三磨牙
c.上颌前磨牙
d.上颌第一磨牙

71. 当再吸收影响未萌出的牙冠,且原因不明时,称为:
a.内部再吸收
b.残留再吸收
c.外部再吸收
d.特发性再吸收

72. 下列哪种药物最易引起牙龈增厚?
a. 抗病毒药物
b.利尿剂
c.抗生素
d.抗惊厥药

73. 下列哪种根尖周炎与疼痛有关?
a.根端囊肿
b.根尖周脓肿
c.根尖周肉芽肿
d.残余囊肿

74. 下列哪项最可能导致内部/外部再吸收?
a.炎症反应
b.过敏反应
c.遗传学
d.全身性疾病

75. 化脓性肉芽肿最常出现的口内部位是:
a.上颌前牙龈
b.侧舌
c.口底
d.下颌第三磨牙区

临床特点	影像学特点	显微镜下特点	治疗	诊断流程
齿面压扁	N/A	N/A	预防 复位	临床
磨损处的齿结构缺损	N/A	N/A	预防 复位	临床
患牙颈部楔形开槽	N/A	N/A	复位 可能无须治疗	临床
牙光滑抛光面结构的缺失	N/A	N/A	预防 复位	临床
牙齿结构的大范围破坏	牙齿的大范围破坏	N/A	复位 拔牙	临床 病史
存在坏死面的疼痛溃疡	N/A	†	姑息治疗	临床
组织破坏	N/A	†	组织修复	临床

（待续）

(续表)

症状/疾病	病因	年龄/种族/性别	部位
热烧伤 *创伤* *尼古丁口炎*	烫的食物或液体	*	接触部位
服用可卡因 *服用甲基苯丙胺*	纯(快克)可卡因 盐酸可卡因	*	口中部 接触位置
血肿 *血管瘤* *卡波西肉瘤*	创伤	*	创伤处 最常见于颊/唇黏膜
创伤性溃疡 *小口疮* *复发性单纯疱疹溃疡*	黏膜创伤	*	创伤处
摩擦性角化病 *扁平苔藓* *口腔白斑*	黏膜表面的慢性摩擦	*	摩擦处
颊白线 *扁平苔藓*	咬牙/习惯	*	咬合面颊黏膜
尼古丁口炎 *乳头状增生* *服用可卡因*	吸烟	*	硬腭
无烟性角化病 *摩擦性角化病* *口腔白斑*	咀嚼烟草	*	通常放置烟草的部位
创伤性神经瘤 *神经鞘瘤*	周围神经损伤	*	神经损伤部位
银汞合金文身 *黑变病* *口腔黑变病* *黑色素痣*	结缔组织中的汞合金颗粒	*	常见于牙龈和无牙槽嵴
黑变病 *银汞合金文身* *吸烟者黑变病*	吸烟(吸烟者黑变病)、外伤、炎症后黑变病,口腔和唇部黑变斑,未知	†	视情况
日光性唇炎 *鳞状细胞癌* *上皮发育不良*	日晒	成人	朱唇
黏液囊肿 *纤维瘤*	唾液腺管断裂	任何年龄段	最常见于下唇
舌下腺囊肿 *涎腺肿瘤* *鳞状细胞癌*	涎腺管阻塞/切断	*	口底
涎石 *涎腺炎* *异物肉芽肿*	中心周围钙化物质的沉淀	*	主/副唾液腺

临床特点	影像学特点	显微镜下特点	治疗	诊断流程
疼痛性红斑和浅表性溃疡	N/A	†	无/姑息治疗	临床
疼痛性溃疡和红斑 坏死性溃疡	N/A	†	去除诱因	临床
红色至紫色至蓝黑色肿块病变 大小取决于创伤的程度	N/A	†	无	临床
疼痛,黏膜溃疡	N/A	溃疡伴嗜酸性粒细胞炎性浸润	去除诱因	临床
表面白色黏膜	N/A	过度角化	去除诱因	临床
前后白线	N/A	上皮增生和角化过度	无	临床
腭黏膜白色、混浊,有凸起的红点	N/A	角化过度伴小唾液腺发炎	去除诱因	临床
粒状至白色,表面起皱	N/A	角化过度和上皮增生 可能出现上皮异型性	去除诱因	临床 显微镜检查
疼痛的黏膜下结节	N/A	神经细胞团	手术切除	显微镜检查
蓝灰色斑点	不透明细颗粒	结缔组织中的黑色颗粒物质	鉴定后无须治疗	临床 显微镜检查 影像学检查
牙龈区域弥漫的灰褐色,局部黄斑色素沉着	N/A	上皮基底层及结缔组织中的黑色素	减少吸烟后褪去 无	临床 显微镜检查
皮肤-黏膜界面模糊、裂开	N/A	结缔组织退化	避免唇部和皮肤受到日晒	临床
局部组织肿胀,体积增大/减小	N/A	黏液外渗在被肉芽组织包围的组织中	切除 可能自发愈合	临床 显微镜检查
充液膨胀,体积增大/减小	N/A	类似黏液囊肿	手术	临床
腺体阻塞 软组织硬结节	口底:不透射线结构(见咬合或全景片)	同心环状钙化结构	手术去除	临床 影像学检查 显微镜检查

(待续)

(续表)

症状/疾病	病因	年龄/种族/性别	部位
坏死性涎腺化生 *鳞状细胞癌* *创伤性溃疡* *口疮*	区域供血不足	*	最常见:软腭和硬腭交界处
涎腺炎 *涎石病*	感染 涎腺管阻塞	*	累及主要唾液腺时有症状
反应性结缔组织增生			
化脓性肉芽肿 *周围性巨细胞肉芽肿* *周围骨化性纤维瘤* *纤维瘤*	外伤反应 青春期 妊娠	*	最常见于牙龈 其他区域也有
周围性巨细胞肉芽肿 *化脓性肉芽肿* *周围骨化性纤维瘤* *纤维瘤*	未知	任何年龄段 好发于 40~60 岁 女性更易感	齿龈
刺激性纤维瘤 *良性软组织肿瘤*	创伤	*	常见于牙龈上 其他许多口腔部位
义齿纤维增生(缝龈瘤) *纤维瘤* *鳞状细胞癌*	不合适的义齿 连续戴义齿	*	义齿边界前庭
上腭乳头状增生 *尼古丁口炎*	持续佩戴上颌可摘义齿	*	硬腭
牙龈增厚 *药物相关的慢性炎症* *遗传的* *白血病细胞浸润*	慢性炎症反应 先天的 药物反应 激素变化 遗传	*	牙龈:全身性或局部性
慢性增生性牙髓炎	龋齿	儿童和青年人	初生或恒磨牙
炎性根尖周炎			
根尖周脓肿 *根尖周肉芽肿* *根端囊肿*	牙髓发炎 原发性根尖周炎	*	乳牙或恒牙的根
根尖周肉芽肿 *根端囊肿* *根尖周脓肿*	牙髓炎症坏死	*	乳牙或恒牙的根
根端囊肿(根尖周囊肿) *根尖周肉芽肿*	非活牙	*	乳牙或恒牙的根

临床特点	影像学特点	显微镜下特点	治疗	诊断流程
中度疼痛的肿胀和溃疡 急性发作	N/A	唾液腺坏死 鳞状上皮替代涎管上皮	自发愈合	显微镜检查
腺体疼痛、肿胀	N/A	唾液腺急性或慢性炎性浸润	如果感染,给予抗生素治疗	临床 实验室检查 显微镜检查
深紫红色的外生病变,通常为溃疡	N/A	溃烂肉芽组织	外科去除	显微镜检查
深红色外生病变	N/A	许多多核巨细胞存在于血管化良好的结缔组织中	外科去除	显微镜检查
广泛的粉红色外生病变	N/A	通常由正常的上皮组织覆盖的致密纤维结缔组织	外科去除	显微镜检查
义齿法兰周围的外生组织的长形褶皱	N/A	高密度纤维结缔组织表面的上皮(可能是增生和溃疡的)	外科去除 更换义齿	临床 显微镜检查
黏膜表面有多个红色乳头状凸起	N/A	由鳞状上皮表面的纤维结缔组织(通常发炎)组成的乳头状凸起	手术移除乳头组织 更换义齿	临床
游离和附着的牙龈体积增大 没有点彩 红斑到正常颜色	N/A	鳞状上皮表面的结缔组织(通常发炎)	龈切除术 注意口腔卫生	临床 显微镜检查
从牙髓腔凸出的红色或粉红色结节,有巨大的、开放的龋坏	N/A	鳞状上皮覆盖肉芽组织	拔牙或牙髓治疗	临床
疼痛、肿胀、瘘管、牙齿轻微挤压	无 牙周韧带间隙增厚 根尖周的X线透射	急性炎性浸润	引流	临床
无症状 牙齿对叩诊敏感 牙齿轻微挤压	牙周韧带间隙轻度增厚	慢性炎性浸润	牙髓治疗 去除	影像学检查 显微镜检查
多数无症状	根尖周的X线透射 与非活体牙根相关透射	腔内为上皮细胞,周围为浸润的慢性炎症细胞	牙髓治疗 根尖切除术 切除并刮除相应部位	影像学检查 显微镜检查

(待续)

(续表)

症状/疾病	病因	年龄/种族/性别	部位
残余囊肿	拔牙时未拔除根端囊肿		拔牙部位
牙源性角化囊性肿瘤			
(牙源性角化囊肿)			
牙齿吸收(外吸收、内吸收)	慢性感染		乳牙或恒牙的根
龋齿	慢性牙髓炎		牙根或牙冠内的牙硬组织
局灶性硬化性骨髓炎	低度慢性感染	*	任何牙齿附近的骨头
特发性骨硬化(致密骨岛)			常见于下颌第一磨牙
根尖周牙骨质发育不良			
牙槽骨炎(干槽症)	拔牙术后并发症	*	拔出处

注:在鉴别诊断中,应考虑特定症状/疾病下的斜体字所列项目。

N/A:不适用。

*:无重要信息。

†:未介绍。

临床特点	影像学特点	显微镜下特点	治疗	诊断流程
	拔牙部位透射		手术去除	
无症状 如果涉及牙冠,可能会看到粉红色	根尖变钝,根质严重丧失 牙齿中央的圆形到卵圆形透射率	N/A	鉴定并去除诱因 根管治疗 拔牙	影像学检查
无症状	牙根下的不透明区域	致密骨	无	影像学检查
拔牙几天后出现疼痛	N/A	N/A	温和灌洗 插入药物敷料	临床

(刘东娟 译 刘苳文 校)

第 3 章

免疫和免疫性口腔病变

Margaret J. Fehrenbach, Joan Andersen Phelan，Olga A. C. Ibsen

学习目标

在学习完本章后，学生应能够：

1. 定义本章词汇表中的每个单词。

2. 描述免疫反应与炎症反应之间的区别。

3. 完成下列免疫反应中与细胞活动相关的内容：

- 列出三种主要的淋巴细胞及其起源。
- 描述淋巴细胞与浆细胞产生抗体的过程。
- 列举并描述不同类型的 T 淋巴细胞及其功能。
- 描述自然杀伤细胞的功能。

4. 描述巨噬细胞和树突状细胞的来源，并列举其在免疫反应中的活动。

5. 描述细胞因子是在何处产生，以及它们在免疫反应当中所起的作用。

6. 描述体液免疫与细胞免疫之间的区别，并各举一例。

7. 描述被动免疫与主动免疫的区别，并各举一例。

8. 列出并描述四种超敏反应，并各举一例。

9. 定义自身免疫的概念及其致病过程。

10. 定义免疫缺陷的概念及其致病过程。

11. 完成下列与阿弗他溃疡相关的内容：

- 描述并比较三种阿弗他溃疡的临床特点。
- 描述阿弗他溃疡的诊断、治疗及预后。
- 列出与阿弗他溃疡相关的全身性疾病。

12. 描述并比较荨麻疹、血管神经性水肿、接触性黏膜炎和固定性药疹的临床特点。

13. 描述多形性红斑及史蒂文–约翰逊综合征的临床特点。

14. 完成下列与扁平苔藓相关的内容：

- 描述扁平苔藓的临床特点及镜下特点。
- 说出并描述扁平苔藓的类型。
- 讨论扁平苔藓的诊断、治疗及预后。

15. 列出反应性关节炎的全身性三联征，并描述其口腔病变。

16. 指出朗格汉斯细胞组织细胞增生症中镜下特征性的两种细胞。描述朗格汉斯细胞组织细胞增生症中颌骨病变的影像学表现。

17. 完成下列与自身免疫性疾病伴口腔症状的相关内容：

- 分别描述下列自身免疫疾病的口腔症状、诊断、治疗和预后：舍格伦综合征、红斑狼疮、寻常型天疱疮、黏膜型类天疱疮、大疱型类天疱疮和贝赫切特综合征。
- 描述剥脱性龈炎的定义和临床特点，并列出三种能导致剥脱性龈炎的疾病。
- 描述贝赫切特综合征的临床特点。

18. 完成下列与免疫缺陷相关的内容：

- 描述原发性与继发性免疫缺陷的区别。
- 列出并描述三种原发性免疫缺陷疾病。
- 列出继发性免疫缺陷的四种病因。

❖词汇

B淋巴细胞:一类在淋巴组织而非在胸腺内发育,之后可以分化成产生抗体的浆细胞,体液免疫的主要启动者。

LE细胞:具有由另一个中性粒细胞形成的被吞噬的球形包涵体的成熟中性粒细胞,它被当作自身免疫疾病的标志物。

T细胞淋巴细胞:一种先穿过胸腺,再迁移到组织内的淋巴细胞。这种淋巴细胞也被称为T细胞,负责细胞介导的免疫,并可能负责调节体液免疫反应。

被动免疫:一种免疫类型,用另一个体产生的抗体去保护个体抵御感染性疾病,包括自然的和获得性的。

超敏反应:反应性的改变状态,其中,机体和外来介质反应,如变应原导致增强的免疫反应。包括四种类型:Ⅰ型~Ⅳ型。

迟发性超敏反应:一种过敏反应,在T淋巴细胞与抗原接触后需要一定时间去发展,要么直接对组织细胞造成损伤,要么招募其他细胞造成损伤。

单核因子:一部分细胞因子主要由单核细胞和巨噬细胞产生,作为在免疫反应中的生化介质。

干扰素:一种有免疫调节、抗肿瘤和抗病毒活性的糖蛋白家族,是一种细胞因子。

过敏反应:一种暴露在特定过敏原下的超敏反应。再次暴露在同一过敏原下会引出更加强烈的反应。

过敏原:引起超敏反应或过敏反应的抗原。

获得性免疫反应:对于曾经接触的外源性物质产生特异性记忆,对同一物质再次产生免疫反应。

棘层溶解:上皮棘细胞层的细胞间桥的溶解。

睑球粘连:眼球和结膜之间的纤维粘连。

浆细胞:由B淋巴细胞分化而来的细胞,对抗原存在做出应答产生抗体。

结缔组织病:一类自身免疫疾病,其中,结缔组织是病理的主要目标。

巨噬细胞:来自单核细胞的大型单核吞噬细胞,当受到炎症刺激时,巨噬细胞开始移动,并在免疫反应中与淋巴细胞相互作用。

抗体:也被称作"免疫球蛋白",一种由浆细胞产生并对特定抗原应答的蛋白分子。

抗体滴度:在血液中一种抗体的特定浓度,这种浓度可被实验室检测。

抗原:能够诱导免疫反应的所有物质。

口干症:一种由唾液减少引起的口腔干燥。

朗格汉斯细胞:在皮肤与黏膜中发现的一种特化的树突状细胞,参与免疫反应。

泪液分泌检测:一种在下眼睑内放置特殊滤纸条5min来测量泪腺流量的测试。

类风湿因子:在类风湿性关节炎和结缔组织病患者,如在舍格伦综合征患者血清中发现的与特定抗体结合的抗体。

淋巴细胞:参与免疫反应的白细胞有三种类别:B淋巴细胞、T淋巴细胞和自然杀伤细胞。

淋巴样组织:淋巴细胞组成的组织,被结缔组织的网状结构支撑,包括扁桃体组织、淋巴结和淋巴器官。

淋巴因子:一部分细胞因子,由与抗原接触的B淋巴细胞或T淋巴细胞所产生,在免疫反应中充当生化介质。

免疫:主动免疫诱导,如接种疫苗后遇到用于诱导主动免疫的病原微生物时。

免疫复合物:抗体和抗原结合,产生了免疫复合物。其可启动超敏反应或过敏反应。

免疫球蛋白:由浆细胞分泌的蛋白质,作为被设计与特定抗原反应的抗体。

免疫缺陷:一种免疫病理反应,包括白细胞及其产物的损失或免疫系统完全丧失。

免疫调节剂:通过增加或减少免疫系统产生抗体或致敏细胞,可以识别并与抗原反应启动它们的生成能力,以此来调节免疫反应的一种物质。

灭活:可以减弱致病微生物毒力,并仍保持其存活的能力,就像在特定疫苗的发展。

尼氏征:借用手指、压舌板用力或滑动手动压力,使表浅上皮较容易与基底层分离的诊断标志。

黏膜炎:由疾病过程产生的黏膜组织炎症。

瘙痒:由疾病过程产生的严重发痒症状,可能是超敏反应或过敏反应。

树突状细胞:一种在皮肤和黏膜中起抗原呈递作用的白细胞。

体液免疫:一种免疫反应,其中,B淋巴细胞和浆细胞产生的抗体充当主要作用。

唾液过少:唾液量减少造成口腔干燥。

味觉障碍:味觉的改变。

细胞免疫:一种免疫反应,在其中,T 淋巴细胞起主要作用。

细胞因子:各种不同的细胞产生为了细胞间交流和信号传递目的的蛋白质,免疫细胞因子在免疫反应中充当生化调节因子。

胸腺:位于胸部的淋巴器官,在青春期发育至顶峰,随后逐渐退化。

血清病:一种暴露于某些抗生素或抗血清后的迟发性过敏反应。这种疾病是由抗体对供体血清中抗原产生反应引起的。症状包括发热、关节疼痛、肾功能紊乱或衰竭、眼周围水肿和皮肤病变。

主动免疫:通过抗原刺激产生抗体而产生免疫反应,包括固有型和获得性两种类型。

自然杀伤细胞:一种淋巴细胞,是最初始部分固有免疫反应,可通过未知机制直接杀伤被识别为外来物的细胞。

自身抗体:可以对抗自身身体组织成分的抗体。

自身免疫病:一种免疫病理情况,以对抗自身组织成分的免疫反应造成的组织创伤为特点。

综合征:一组迹象或症状或两者同时发生。

佐剂:加入疫苗中,以改变免疫反应方式。

如第 2 章所述,炎症反应是对抗损伤的第一道快速防线。而本章讲述的免疫反应是继炎症反应后为实现痊愈所必要的第二道防线。本章将从获得性免疫反应开始,概述最常见的由炎症损伤反应造成的口腔疾病。免疫反应也包括免疫监视功能,监视癌细胞的产生。此过程与口腔肿瘤发生、发展过程相伴行(见第 7 章)。相反,利用免疫反应作为治疗靶点的方法标志着其不仅是治疗感染,也是肿瘤治疗学的新方法———通过改善免疫系统,而不仅仅是治疗肿瘤本身。

免疫反应

免疫反应既可以是天然产生的,也可以是后天获得的。天然免疫不包含免疫记忆,并与炎症反应伴行(第 2 章)。相反,获得性免疫反应包含一系列复杂的白细胞相互作用网络,同时与免疫记忆相关。

与炎症反应一样,**获得性免疫反应**可使机体免受外界伤害,尤其是来自异物的伤害,如病原微生物(图 3.1)。免疫反应与炎症反应的不同之处在于免疫反应

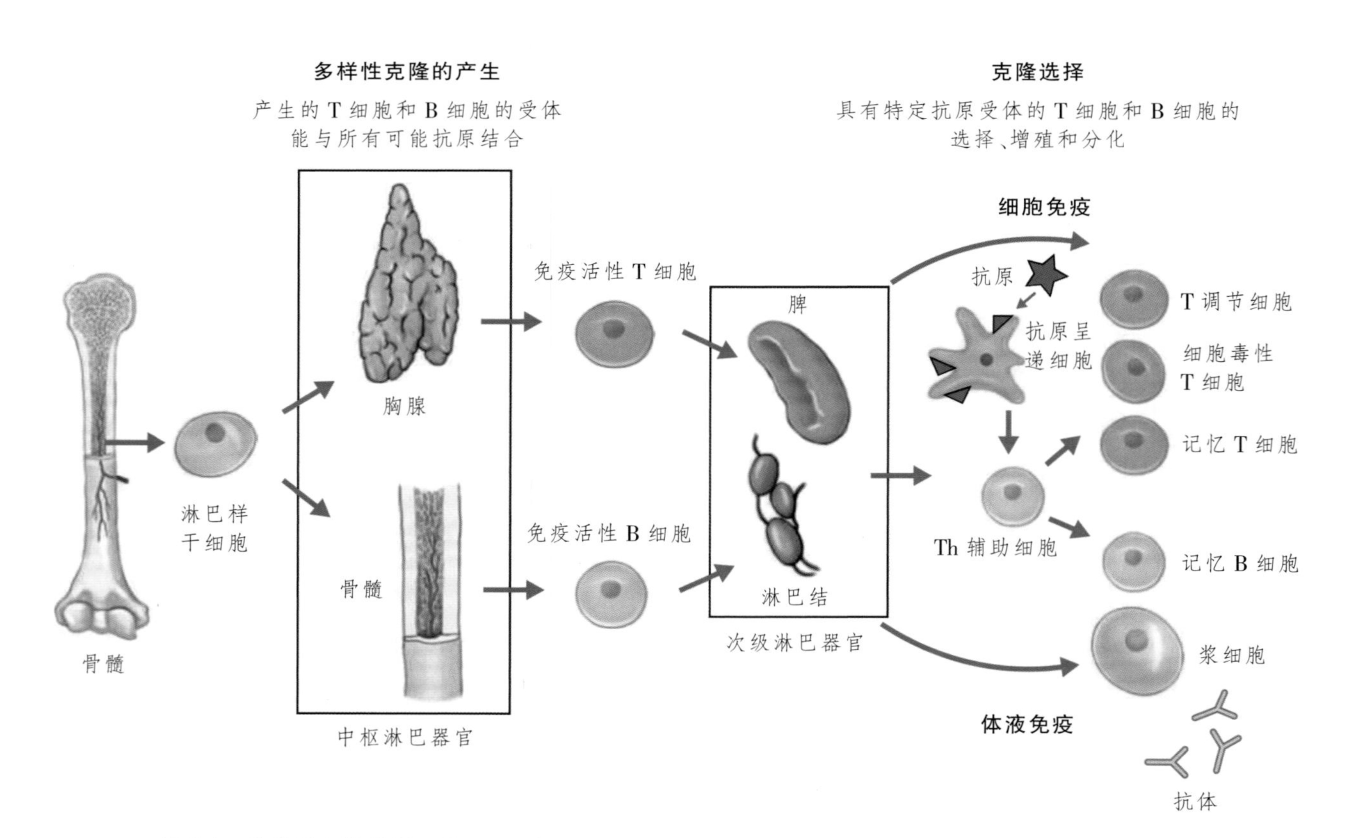

图 3.1 免疫反应的概括。(From McCance K, Huether S: *Pathophysiology*, ed 7, St. Louis, 2014, Mosby.)

存在记忆功能,体现在对于同一外源性异物有快速反应能力。免疫记忆的产生是基于已经激发的炎症反应,或固有免疫,或修复反应过程。

免疫力是指对于某一抗原所产生的免疫记忆作用在再次遇到同一抗原后产生的更为强烈的免疫反应。因此,免疫记忆功能是获得性免疫的特征性功能,与炎症反应相反。某些淋巴细胞——记忆 B 细胞及记忆 T 细胞参与接触到某种抗原之后的免疫记忆形成过程中。由于此种机制的存在,免疫反应对于同种抗原的再次应答更为强烈。

免疫反应中的抗原

抗原或免疫原是免疫系统保护机体时用于抵抗的外来物质。这些物质主要是蛋白质,通常是病原微生物及其产生的毒素。免疫系统通过不同机制,不与机体或自身成分发生免疫反应。相反,抗原被免疫系统识别为外来物质或非己成分。转化的人类细胞,如癌细胞或被病毒感染的细胞可以成为抗原。人类组织也可成为抗原,如在器官移植、组织移植及不匹配的输血过程中。

人体以不同的方式对抗原入侵进行免疫反应。在自身免疫病中,自身机体的一部分成为抗原。在处于免疫缺陷疾病时,机体不再识别某种外来抗原。在过敏反应中,机体对“外来物”产生过度反应,引起多重并发症。因此,当免疫反应将自身成分识别为抗原时、未能识别外来物作为抗原时,以及对抗原过度反应时,会导致疾病的发生。

免疫反应中的细胞成分

除炎症反应外,免疫反应中存在着更为复杂的白细胞相互作用的网络。这些细胞可以在免疫反应过程中产生活性细胞因子。

免疫反应中的主要免疫细胞是**淋巴细胞**。当抗原与位于细胞表面的抗原识别受体结合后,淋巴细胞可对抗原做出反应。与其他类型的白细胞类似,淋巴细胞起源于骨髓中的造血干细胞(见图 2.8)。淋巴细胞占白细胞总数的 20%~25%,它们是终身具有迁移能力的抗原敏感细胞。淋巴细胞具有圆形的细胞核,且不同类型的淋巴细胞有不同的功能。

三种主要的淋巴细胞是 B 淋巴细胞、T 淋巴细胞及自然杀伤细胞。巨噬细胞及树突状细胞也是免疫反应过程中的一部分。三种不同淋巴细胞之间的差异无法通过光镜或电镜区分。通过免疫组织化学方法对位于胞膜表面的标志性分子进行检测可做区别。实际上,此过程可通过免疫组织化学染色方法对组织切片进行染色,或利用染料标记的抗体对细胞涂片进行染色。

B 淋巴细胞

B 淋巴细胞源自骨髓中的造血干细胞,然后在**淋巴样组织**中成熟,如脾、淋巴结和扁桃体组织(图 3.1 和图 3.2)。颈部淋巴结位置如图 2.14 所示。扁桃体组织位于口咽附近及口腔周围。当抗原刺激 B 细胞,B 细胞迁移到受损伤的部位。两种主要在抗原刺激下产生的 B 细胞为记忆 B 细胞和浆细胞。

记忆 B 细胞维持着对于某种抗原的免疫记忆功能。当同一抗原再次刺激记忆 B 细胞,记忆 B 细胞会以一种称为克隆选择的方式发生快速增殖。所有新形成的 B 细胞保留着识别首次接触的抗原的能力。因此,B 细胞能够内化抗原,并将抗原呈递给 T 细胞,行使一种类似于抗原呈递细胞的功能。

浆细胞是 B 细胞完全分化的产物。浆细胞产生并释放多种抗体,以应对抗原刺激。浆细胞核具有特征性的轮辐样结构及明显的细胞质。在血液中新形成的循环抗体称为**免疫球蛋白**,有五种免疫球蛋白:IgA、IgD、IgE、IgG 和 IgM(表 3.1),它们是同一种基本结构的变异体(图 3.3 和图 3.4)。人体血液中的**抗体滴度**

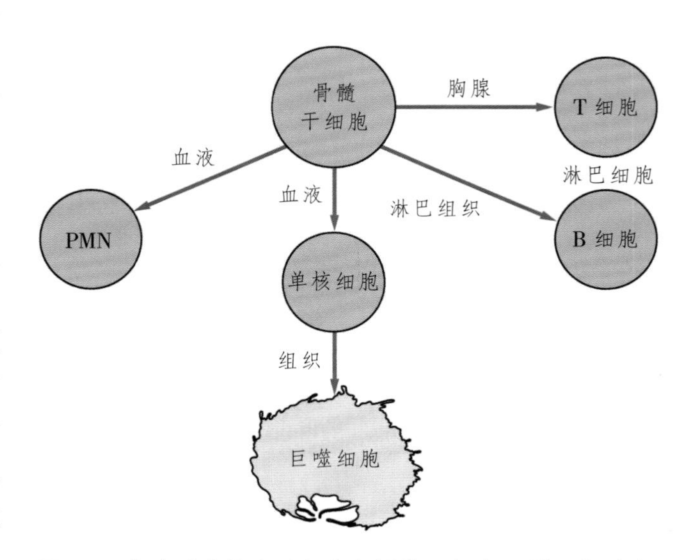

图 3.2 免疫反应的主要细胞包括淋巴细胞、B 淋巴细胞和 T 淋巴细胞。淋巴细胞、多形核中性粒细胞(PMN)和巨噬细胞均来自骨髓中的干细胞。

表 3.1 抗体或免疫球蛋白

免疫球蛋白(Ig)	描述
IgA	存在两种亚组：血液的血浆中和唾液(或其他分泌物，如眼泪、母乳)的分泌物中，有助于抑制体液微生物的增殖，并保护黏膜部位(如胃肠道和泌尿生殖道)
IgD	仅存在于活化的 B 细胞表面，作用于该淋巴细胞，因此不会释放到血清或体液中
IgE	参与过敏反应，其可与肥大细胞和嗜碱性细胞结合，介导生化介质(如组胺)的释放，其也攻击寄生虫
IgG	血清中的主要抗体，约 75%，是最小的抗体，可能通过胎盘屏障。其在二次免疫反应中可大量产生，可作为新生儿的被动免疫
IgM	与 B 淋巴细胞活化中 IgD 相关而参与免疫的早期反应，可激活补体，并对血型抗原及中和微生物产生反应

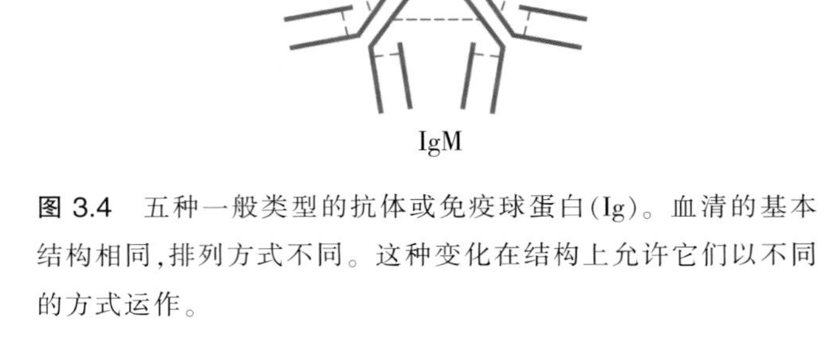

图 3.4 五种一般类型的抗体或免疫球蛋白(Ig)。血清的基本结构相同，排列方式不同。这种变化在结构上允许它们以不同的方式运作。

可通过实验室检查测得，并且在感染性疾病的评估和诊断中有重要价值。

每次免疫反应都有特定的浆细胞产生特定的抗体，并且这种特异性是免疫反应中的特异性功能。抗体与抗原结合形成的复合物称为**免疫复合物**。免疫复合物的形成使抗原失活。免疫复合物的形成与某些疾病相关。

T 淋巴细胞

T 淋巴细胞起源自骨髓造血干细胞，随后迁移到位于胸部的**胸腺**淋巴组织，在此处进一步成熟、发育成为成熟 T 细胞，然后停留在淋巴组织中，如脾脏(见图 3.1 和图 3.2)。胸腺位于胸部高处，儿童时期较大，并随着机体步入成年而萎缩。脾脏位于腹部，与产生和清除血细胞有关。

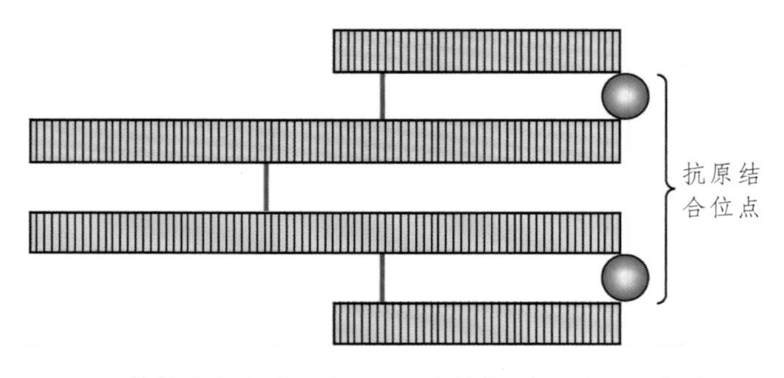

图 3.3 抗体或免疫球蛋白(Ig)基本结构，有 4 个。蛋白质链有两个相同的重多肽链和两个相同的轻链，形成一个 Y 形。Y 形的末端称为可变区。可变区差异较大，形成一个独特的抗原识别域。柄部或基部称为恒定区，且用于将抗体与免疫反应(Fc)中的其他细胞和产物进行连接。

T 细胞有别于其他淋巴细胞(如 B 细胞与自然杀伤细胞)在于其表面存在特殊类型的受体 TCR。TCR 能够识别抗原。T 细胞表面也存在其他受体，它们可以相互作用。TCR 可与膜蛋白 CD3 相结合，形成 TCR-CD3 复合体，此复合体是 T 细胞行使功能的重要成分。免疫反应中不同类型的 T 细胞有着不同的功能。不同类型的 T 细胞包括辅助 T 细胞、抑制性 T 细胞、细胞毒性 T 细胞和记忆 T 细胞(图 3.5)。

辅助 T(Th)细胞可增加 B 细胞功能，增强浆细胞所产生的抗体反应。Th 细胞以细胞表面的 CD4 细胞受体为特征。抑制性 T 细胞表面存在着 CD8 细胞受体及其他分子标记，并能抑制 B 淋巴细胞的功能。细胞毒性 T 细胞也有 CD8 细胞受体，但其通过直接攻击感染或被病毒感染的细胞来行使免疫监视功能。CD8 细胞受体与CD4 细胞受体可分别作为 Th 细胞、抑制性 T 细胞及细胞毒性 T 细胞的定量标志。因此，T 细胞协调整个免疫反应过程。

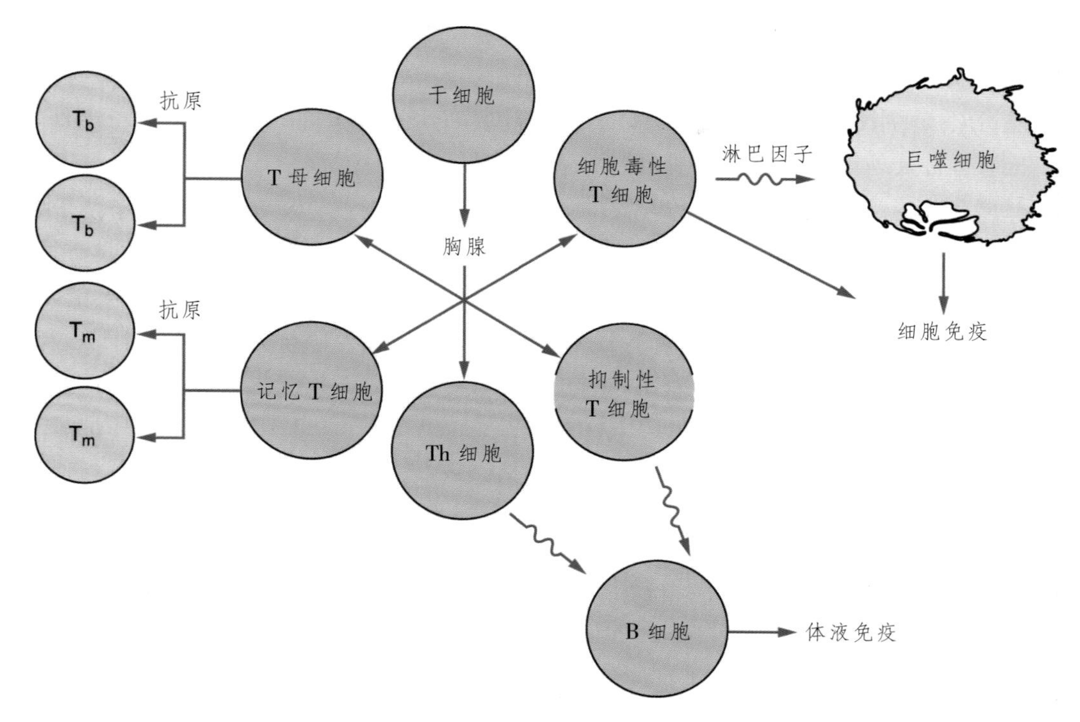

图 3.5 不同类型的 T 淋巴细胞及其参与免疫反应。

与记忆 B 细胞类似，记忆 T 细胞维持着对于抗原的记忆作用，在抗原识别的过程中,T 细胞通过克隆选择的方式增殖。所有这些新形成的 T 细胞保留着对于先前抗原的识别作用,某种情况下行使抗肿瘤或抗炎症的功能。

所有经过处理的抗原与表达在 B 细胞或抗原呈递细胞(APC)表面的主要组织相容性抗原复合物(MHC)相结合。这些 MHC 分子最先在白细胞上被发现,此外在其他组织细胞上都存在表达。MHC 在人类称为人类白细胞抗原(HLA)。MHC 分子具有个体特异性：只有同卵双生子才能具有相同的 MHC 分子组成。在免疫反应中,MHC 介导着抗原呈递过程中的细胞与细胞间的相互交流。MHC 对于器官移植有重要意义,并且大部分器官移植失败源自 MHC 不匹配。

自然杀伤细胞

自然杀伤细胞,或称 NK 细胞,是源自骨髓造血干细胞的一种大淋巴细胞，其在免疫反应过程中具有重要意义。NK 细胞具有迅速识别抗原的能力,因为 NK 细胞无须 APC 对抗原进行处理而直接识别抗原。这些细胞只存在于微环境中。

NK 细胞可帮助机体抵抗病毒与癌细胞，因为 NK 细胞的胞质内存在包含消化外来入侵物的酶的囊泡。然而,在 HIV 感染的情况下,NK 细胞功能减弱,病毒可入侵机体。

巨噬细胞

如第 2 章所述,**巨噬细胞**是一种源自血液循环中的巨大单核细胞,其可在炎症刺激下具有移动性。巨噬细胞不仅出现在炎症反应的结缔组织中,也作为免疫反应的一种辅助细胞(见图 3.2)。作为辅助细胞时,巨噬细胞可主动吞噬外源性抗原,并将处理后的抗原进一步呈递给 T 细胞或 B 细胞。在外来抗原刺激下激活的两种淋巴细胞迁移到炎症反应发生的部位,从而产生免疫反应。

随着吞噬作用的进行,巨噬细胞作为抗原呈递细胞会将其表面的抗原物质进行处理,并呈递给辅助 T 细胞。这会刺激两种类型的淋巴细胞从淋巴组织或周围血管向损伤部位移动。巨噬细胞发挥抗原呈递作用,充当炎症反应和免疫反应之间的信使。

巨噬细胞表面含有许多淋巴因子受体,激活后可使巨噬细胞对于特定的外源性异物进行免疫反应,如病原微生物和肿瘤细胞。当巨噬细胞被激活时,会以不同机制放大免疫反应。与淋巴细胞不同的是,巨噬细胞无免疫记忆功能。

树突状细胞

树突状细胞(DC)是一类行使抗原呈递功能的白细胞，其可将抗原进行处理后供其他免疫细胞识别。DC属于APC，是固有免疫与获得性免疫之间的桥梁。

DC存在于与外界环境相通的组织中，如黏膜和皮肤。在未成熟的血液系统中也存在DC。DC具有与神经元的树突相似的结构，但它们的功能却截然不同。一旦DC被激活，就可以迁移到淋巴结或其他淋巴组织中，并与T淋巴细胞和B淋巴细胞相互作用，启动并调节免疫反应。

在皮肤或口腔黏膜组织中有一种特化的DC类型，称为**朗格汉斯细胞**(LC)，其特点为胞质中存在大量颗粒状细胞器，称为Birbeck颗粒。存在于生殖道黏膜的LC极易成为HIV攻击的目标。舌下黏膜上皮较薄且与周围微循环相接近，这为脱敏治疗中过敏原与药物进入体内提供了较好的途径。

免疫反应中的细胞因子

细胞因子由免疫系统的细胞产生，并在免疫反应的激活过程中起主要作用。细胞因子是能够影响其他免疫细胞活性的信号蛋白质，因此，也被称为免疫调质，它们通过增强或减少应答功能来改变免疫反应。

细胞因子是淋巴细胞间，以及淋巴细胞及其他免疫系统细胞间的联系方式，因此，将细胞因子定义为一种信号蛋白。B细胞与T细胞产生各自独特的细胞因子，也称**淋巴因子**(图3.5)。单核细胞或巨噬细胞也产生各自的细胞因子，称为**单核因子**。树突状细胞，包括LC也产生并对细胞因子做出反应。

不同的细胞因子有不同的功能(表3.2)。它们可以激活巨噬细胞，并促进其吞噬作用清除外源异物。这些杀伤性细胞因子也与白细胞、成纤维细胞及内皮细胞的功能相关。它们也参与炎症全身反应的形成，如味觉丧失及心率增加。

表3.2 细胞因子

细胞因子	功能
干扰素	功能强大，与白细胞、成纤维细胞和内皮细胞相关
白介素	刺激白细胞增殖
淋巴毒素	破坏成纤维细胞
巨噬细胞激活因子	激活巨噬细胞，以产生和分泌溶酶体酶
巨噬细胞趋化因子	促进巨噬细胞移出
迁移抑制因子	抑制巨噬细胞活性
肿瘤坏死因子	涉及白细胞和成纤维细胞的各种功能

人类体内首先发现的细胞因子是**干扰素**。干扰素由T细胞及巨噬细胞产生，是一类具有抗病毒能力的蛋白质。最近发现，趋化因子为一类能诱导周围细胞趋化作用的细胞因子。这些信号分子参与感染控制及胚胎形成的几个发育过程。

免疫反应的主要类型

免疫反应的两种类型是体液免疫和细胞免疫(图3.6)。两种免疫反应对于抗原有不同的反应。然而，两种免疫反应是相互关联的，且现阶段研究表明，两种免疫反应并不是以相互独立的机制行使功能。

体液免疫，或称抗体介导的免疫反应，与抗体的产生相关，其特点是以B淋巴细胞为主导。体液免疫负责抵抗病原微生物，如细菌和病毒。

细胞免疫需要T淋巴细胞的单独参与，或是在巨噬细胞的帮助下完成，细胞免疫参与了获得性免疫和天然性免疫。

免疫类型

两种可以发生的免疫分为被动免疫和主动免疫。**被动免疫**是指用另一个体产生的抗体来保护个体防御感染性疾病，这种免疫可自然发生或者是获得的。

当来源于母亲的抗体通过胎盘转移到发育的胎儿，自然被动免疫就可起作用。当胎儿自身的免疫系统成熟，这些抗体可保护新生婴儿远离疾病。

被动免疫同样可以通过注射之前未接触过的微生物的抗体获得。这样做的目的是及时保护，从而抵御微生物造成的疾病。这些抗体是从已患某种疾病，并自然产生针对致病微生物的抗体的个体收集而来。这种获得性被动免疫过程作用时间较短，但可立刻发挥作用。使用这种免疫治疗是因为个体尚未具备某种免疫系统，需要更长的时间去产生抗体。在此期间，疾病可能会进一步发展。在针刺伤或其他职业性暴露事故后，获得性被动免疫可被提供给对B型肝炎无免疫力的口腔科人员，使用B型肝炎免疫球蛋白。

主动免疫使用自身产生的抗体去抵御感染性疾

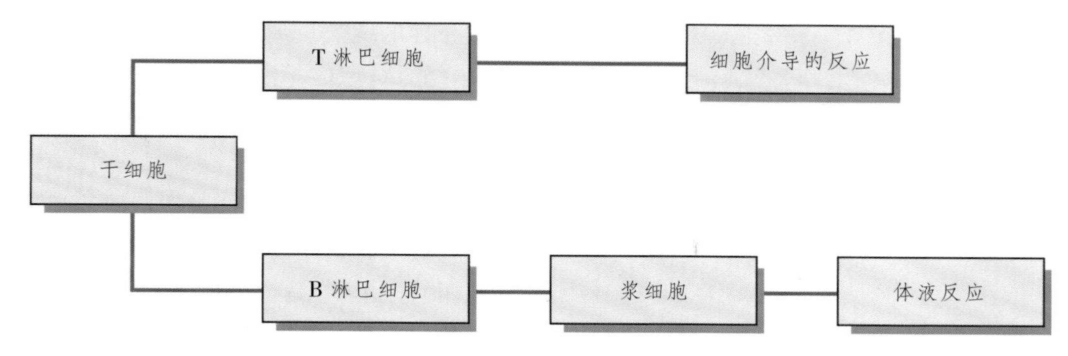

图 3.6　免疫反应的两个主要部分:体液免疫和细胞免疫。

病,其可以自然产生或被获得,当致病微生物造成疾病时,可自然产生。如果个体从疾病中恢复,即获得了进一步抵抗微生物攻击的能力。

实现主动免疫更低风险的方法是通过获得或人工的方式。获得性主动免疫的产生叫作免疫。个人注射或摄取的可能是修饰过的致病微生物, 也可能是那些微生物产物, 修饰过的微生物或微生物产物不能造成感染,但能够作为抗原。这被称为疫苗,这一过程叫作接种。当接种后再次接触致病微生物,免疫系统会产生更强烈、更迅速的免疫反应,并可防止疾病进展。

免疫降低了微生物造成疾病的风险,因为其可使免疫系统安全地准备好去抵抗未来造成疾病的微生物的侵袭。在一些病例中,需要不止一次暴露于抗原,以保证有足够的免疫力。通过接种的方法不断暴露被称为追加针剂。通过接种形成的免疫可用于保护儿童或成人抵制多种疾病。口腔科人员接种抵抗 B 型肝炎病毒的疫苗是因为他们暴露于病毒高风险的职业环境中。

死疫苗, 包括热或化学处理的微生物或毒素,这些治疗使死疫苗很安全,但在一些病例中,它们比起已被灭活的疫苗来说有效性更差。灭活疫苗包含基因修饰过的致病微生物,其毒力已经降低,但仍然存活,以便进行有效复制。**分子疫苗**由采自克隆细菌的关键抗基因决定物、酵母或合成多肽组成,在重组 DNA 技术的辅助下形成。

在一些病例中,**佐剂**可能被添加至疫苗中,这种添加通过增强来改变免疫反应,以便产生更高水平的抗体和更长时间的免疫。因此,应减少注射的外来物质的量。

目前研究的接种可选择方式是 DNA 接种, 包括疫苗是来自感染个体的 DNA 的基因工程。比起传统疫苗,这种新方法有许多潜在优势,包括诱导更广范围的免疫反应类型的能力。

免疫病理学

免疫反应帮助躯体抵御引发疾病的抗原,但其同时也可不起作用,并造成组织破坏,从而引发损伤。**免疫病理学**研究由免疫系统失常引发的疾病。这些免疫病理状况包括超敏反应、自身免疫病和免疫缺陷。接下来讨论这些免疫病理状况病例,在这些病例中,损伤将直接由免疫反应产生, 这些状况中的一些被分为**综合征**类别,是一群同时发生的症状,从而确定疾病状态。许多不同的综合征将在本文的不同章节进行描述。

超敏反应

超敏反应,或称变态反应,包括当免疫反应正在抵抗微生物,保护机体抵御疾病时发生的反应的同种基础类别。然而,当应对造成免疫病理状况并伴有组织破坏的抗原或免疫原时,这些超敏反应或过敏反应是增强的免疫反应。

诱导超敏反应或过敏反应的抗原又叫作变应原。许多小分子可作为半抗原,太小的抗原仅靠自身无法成为免疫原, 但当与充当抗原的载体的大分子结合时,变得有免疫原性。如青霉素和毒葛的抗原是半抗原, 但它们只有在与大分子重量的蛋白质相结合时,才能在过敏个体的血液或皮肤中引起过敏反应。

可以产生四种类型的超敏反应,它们依据造成疾病的免疫反应的本质进行分类(表 3.3)。

Ⅰ型超敏反应

Ⅰ型超敏反应,或称过敏型超敏反应,是立即发

表 3.3 超敏反应

反应类型	举例
Ⅰ型或过敏型	花粉热、哮喘、过敏反应
Ⅱ型或细胞毒型	自身免疫性溶血性贫血
Ⅲ型或免疫复合物型	自身免疫性疾病，如系统性红斑狼疮
Ⅳ型或细胞介导型	肉芽肿性疾病，如结核病及器官移植排斥

生的反应，在数分钟，发生于之前暴露于接触过的变应原之后，如花粉、乳胶或青霉素。在Ⅰ型超敏反应中，浆细胞对变应原做出反应，产生 IgE。新产生的 IgE 与组织中的肥大细胞结合，使它们释放含有组胺的颗粒，它们是炎症的已知强有力生物介质。由于血管扩张度及通透性增加，以及肺细小动脉毛细血管收缩，会导致水肿。

这种超敏反应包括花粉热、荨麻疹或麻疹，以及更严重的情况，包括哮喘和过敏。**过敏反应**是一种可威胁生命的超敏反应，个体由于口咽组织肿胀和细小动脉收缩也许会无法呼吸。这种情况需要及时采用去甲肾上腺素治疗及抑制炎症的药物，如抗组胺药和皮质激素，其也许会在减轻Ⅰ型超敏反应的症状中有作用。

Ⅱ型超敏反应

Ⅱ型超敏反应，或称细胞毒型超敏反应，抗体与抗原结合，抗原与组织细胞表面结合，经常是循环红细胞。活化补体复合物和血液中的 IgG 和 IgM 参与此类超敏反应，导致有抗原在其表面的组织的破坏。Ⅱ型超敏反应发生于不兼容的输血物和在 Rh 血型不相容中。在之后的情况中，母亲的抗体穿过胎盘破坏新生儿的红细胞，有可能造成胎儿的溶血性贫血。

Ⅲ型超敏反应

Ⅲ型超敏反应，或称免疫复合物型超敏反应，以在循环血中的微生物和抗体之间的免疫复合物的形成为特征。复合物离开血液，沉积于不同类型的组织，甚至在一个器官的局限区域。不论哪种情况，沉积会造成发生急性过敏反应，中性粒细胞被吸引到复合物已经沉积的组织，由于吞噬作用和中性粒细胞的死亡，溶酶体酶被释放，造成组织破坏。

Ⅳ型超敏反应

Ⅳ型超敏反应，或称细胞介导型超敏反应，涉及细胞介导的免疫反应，而非产生抗体的体液免疫反应。已结合抗原的 T 淋巴细胞可直接或间接损伤组织细胞。Ⅳ型超敏反应也被称为**迟发性超敏反应**，因为该反应需要 2~3d 才能形成。

结核病的诊断主要通过细胞间的相互作用。在结核菌素皮肤试验过程中，如果受试者之前接触过导致结核病的微生物，就会出现明显的皮肤反应。这也解释了如何在适当的环境下控制结核病感染的过程。

这种类型的超敏反应是组织移植物和移植器官排斥的原因，也是对一些含有镍的珠宝和旧的牙修复体过敏的原因。新的策略或预防排斥反应，例如合成针对特定 T 细胞受体的治疗性抗体，可能比目前常规使用的化疗产生的长期不良反应更少。

药物超敏反应

药物可作为变应原并导致超敏反应或过敏反应。多种因素影响对药物的超敏反应或过敏反应风险。给药途径会影响反应如何表现出来及其严重性。相比口服（或吞服）或肠外（或注射）途径给药，局部给药（通过皮肤或黏膜）也许会产生更大的反应。然而，在肠外给药后发生的反应也许更广泛且更严重，因为变应原通过循环血液可被快速地带到躯体的多个部分。

多发过敏的患者更可能有对药物的过敏反应。基于此，除包括特定过敏，完整过敏史应是患者病史的重要部分。有自身免疫病的患者，如系统性红斑狼疮患者经常对药物治疗有副作用，儿童有着更新且更低水平的免疫，相比成人，他们更不可能对药物有过敏反应。

药物可能存在于任何先前已描述的超敏反应中。对药物的Ⅰ型超敏反应包括过敏、荨麻疹（或麻疹）和血管性水肿（或局限性肿胀）。在注射药物时，更可能发生系统性过敏反应，但同时，其在口服给药时也可能发生，并且可能是致命的。例如，药物青霉素在 10 000 例患者中可能造成 1 例系统性过敏反应，并且在美国每年造成 300 例患者死亡。

Ⅲ型超敏反应的典型例子是**血清病**，涉及药物过敏反应。这一名称是指在白喉和破伤风治疗中，当患者被给予大量马的抗毒血清来提供被动免疫时所发生的反应。然而，这种有危险的方法不再是对这些疾病的被动免疫方式。

药物青霉素是目前血清病的单个最常见原因，其他药物，如巴比妥也可造成这种反应。血清病的症状和体征包括皮疹或荨麻疹、发热、关节炎中关节剧烈肿胀、肾损伤或肾衰竭、眼周水肿，以及心源性炎症。

药物也可能涉及Ⅳ型超敏反应。局部应用也可引发T细胞介导的过敏反应并可产生接触性皮炎，一种皮肤炎症类型，还有接触性**黏膜炎**，其是黏膜组织的一种炎症。

自身免疫病

免疫系统在胚胎发育早期时学会去辨认自身细胞或组织与外来物质。这种免疫系统对自身细胞或组织的识别与无反应经常产生一种类型的免疫耐受。

在**自身免疫病**中，识别机制被破坏，特定体细胞不再被耐受。免疫系统目前把体细胞看成抗原，产生免疫病理状况。自身免疫病可能包含单个细胞类型或单个器官，甚至会更广泛，包括多个器官。确定类型的组织甚至整个器官会被破坏。基因因素在个体易患自身免疫病甚至在病毒感染中起作用。

特定的自身免疫病也叫作**结缔组织病**，因为结缔组织是病理上的主要目标。几种自身免疫病有口腔表现，将在本章后文进行描述。

免疫缺陷

免疫缺陷是一种免疫病理状况，涉及白细胞及其产物在数量、功能或相互关系的损害或免疫系统的完全破坏。这种情况可能是先天(出生时即有)或获得的(在出生后发展)。免疫缺陷可能是由基因遗传或是由大量其他环境因素造成的。

当个体的免疫系统无法充分地行使功能，感染和肿瘤可能会不受防御机制抵抗而发展。此外研究显示，压力和情绪沮丧可能和免疫功能水平降低有关。这在疾病风险增加中可能是一个重要因素。来自HIV感染的获得性免疫缺陷综合征(AIDS)是一种有较多口腔表现的免疫缺陷。

口腔免疫相关疾病

阿弗他溃疡和复发型溃疡性口炎

复发型阿弗他溃疡是一种病因不明的疼痛性阿弗他溃疡。阿弗他溃疡是最常见的口腔疾病之一，报道指出阿弗他溃疡的发病率为5%~56%。发病率最高的人群为学生群体，发病率最低的人群为男性住院患者。最易流行时期为儿童期与成人期，女性患者多于男性患者。

创伤是最常见的诱因。常见于口腔操作后造成的口腔黏膜损伤(如在口腔影像学检查过程中胶片放置的部位或是口腔麻醉注射部位有损伤)，或在口腔操作中造成的组织损伤。某些患者阿弗他溃疡的发生甚至与饮食相关。然而在有些情况下，患者会认为某些食物是引起阿弗他溃疡的原因，因为阿弗他溃疡对强酸性食物敏感，或食物本身容易引起口腔黏膜损伤。也有研究表明，阿弗他溃疡的反复发生与月经周期相关，此外，阿弗他溃疡在妊娠期间发病率较低。而溃疡性口炎常见于缺铁、缺叶酸，以及维生素B_{12}缺乏的患者。这些溃疡的发生也与全身性疾病和戒烟相关。精神压力也是此疾病的诱发因素。

家族史及某种基因标记的存在说明阿弗他溃疡存在遗传相关性危险因素。大量证据表明，阿弗他溃疡存在免疫相关因素。在阿弗他溃疡患者的病灶处存在大量口腔黏膜抗体。镜下可见病灶中存在淋巴细胞浸润。浸润的细胞在前驱期主要是Th细胞，在溃疡期主要是细胞毒性T细胞，在恢复期转为Th细胞。然而，特异性抗原还未被发现，研究表明，月桂烷硫酸钠在口腔中产生一些类似于阿弗他溃疡的病灶。其他药物，如NSAID、β-受体阻滞剂或微生物也可产生相同症状。其他可能的抗原有可能是奶制品、水果、咖啡、染料和防腐剂等。阿弗他溃疡也是某些全身性疾病的口腔症状，一旦全身症状被控制，那么口腔症状也会减轻。关于微生物与阿弗他溃疡的联系目前尚未被报道，因此，微生物致阿弗他溃疡将是一个全新的领域。

阿弗他溃疡的种类

有三种主要类型的阿弗他溃疡：①轻型；②重型；③疱疹型。三种类型的阿弗他溃疡在大小和持续时间上均有不同。

轻型阿弗他溃疡是最常见的阿弗他溃疡类型，约占全部患者的80%。其表现为边界清晰的、突出的、圆形或椭圆形溃疡，大小为1cm，且显示出黄白色的纤维素中心(假膜)，周围环绕着红斑(图3.7)。轻型阿弗他溃疡在口腔前部比在口腔后部更为常见。溃疡存在1~2d前驱期，特征是病灶部位灼烧感和疼痛感。溃疡较小，但可伴有剧烈疼痛，可单发或多发，7~10d可自愈。

重型阿弗他溃疡病灶直径>1cm，病灶更深且持续时间更长(图 3.8)。此外,重型阿弗他溃疡疼痛感更加明显,通常出现于口腔后部,相比于轻型阿弗他溃疡更不常见。愈合时间大约为几周,且较易留下瘢痕。该病常见于 HIV 感染、贝赫切特综合征、克罗恩病和活动性关节炎患者。

疱疹型阿弗他溃疡是最小的口腔溃疡,直径为1~2mm,是最不常见的阿弗他溃疡类型(图 3.9)。由于其外形与单纯性疱疹病毒引起的溃疡相似,此病经常被误称为疱疹。与其他类型的阿弗他溃疡相似,该种阿弗他溃疡病因不清,且在口腔的任何部位均可能发生。

诊断

阿弗他溃疡类型的诊断基于其不同的临床表现、病灶位置及完整病史(表 3.4)。值得注意的是,实验室检查结果并不特异。

阿弗他溃疡的部位是区别复发型阿弗他溃疡与复发型单纯疱疹病毒引发的口腔内溃疡的重要指征。阿弗他溃疡与单纯疱疹病毒引起的溃疡的鉴别将在第 4 章详述(见表 4.2)。阿弗他溃疡出现在非角化的口腔黏膜上,且无粘连,即与骨质、颊部、唇部黏膜、前庭组织,以及口底、舌的腹面与侧面无联系。相反,由单纯疱疹病毒引起的反复发生的溃疡发生于口腔内部,通常发生于角化的黏膜上皮,如腭和牙龈组织的黏膜上皮(与骨相附着的黏膜上皮)。重型阿弗他溃疡的表现与鳞状细胞癌或深部真菌感染相似,所以需要病理活检以排除诊断。然而,活检的镜下表现并不特异,且不能作为重型阿弗他溃疡的诊断标准。

阿弗他溃疡与原发性疱疹病毒性龈口炎仅通过临床表现很难进行区分。然而在单纯疱疹病毒感染患者中无系统性症状。据报道,疱疹型阿弗他溃疡可与表面涂抹四环素液体反应,可作为确诊手段。

溃疡趋于多发时应考虑全身性疾病发生的可能。对患者进行系统回顾时应考虑系统性疾病体征,包括慢性胃肠道症状,如腹泻(见于克罗恩病、麸质敏感肠病/腹腔疾病、炎症性肠综合征、肠道淋巴瘤和溃疡性结肠炎)、关节炎和皮肤疾病(贝赫切特综合征),以及儿童时期周期性发热[周期性中性粒细胞减少和 PFAFA(周期性发热、阿弗他口炎、咽炎和腺炎)综合征]。

治疗和预后

外用型皮质激素与外用 NSAID 对于阿弗他溃疡症状的控制非常有效,而局部麻醉药利多卡因或苯佐卡因有助于减轻局部疼痛。在疾病早期,如前驱期和溃疡前期,应用皮质激素非常有效,对于重型阿弗他溃疡患者,有必要全身应用皮质激素。区分复发型阿弗他溃疡与复发型疱疹病毒性溃疡十分重要,因为应用皮质激素可加剧疱疹病毒感染。复发型疱疹病毒性溃疡的临床表现在第 4 章进行详述,表 4.2 归纳总结了两种类型的复发性阿弗他溃疡的区别。

代疗法被证实在与戒烟相关的阿弗他溃疡中有效。

荨麻疹和血管神经性水肿

荨麻疹和血管神经性水肿具有相似的病因,均由皮肤与口腔黏膜的超敏反应引起。发病机制为局限性表皮下浅表结缔组织血管的通透性增加。

荨麻疹表现为多发的边界清晰的皮肤水肿及红斑,通常伴瘙痒(图 3.10)。**血管神经性水肿**由深部血管通透性增加引起,因此表现更加弥散(图 3.11)。水肿处皮肤表现基本正常,且血管神经性水肿无瘙痒感觉。荨麻疹及血管神经性水肿均是自限性疾病,极少情况下会转为慢性或复发性疾病。

荨麻疹和血管神经性水肿的病因不清。感染、创伤、情绪应激及某种系统性疾病被报道与荨麻疹和血管神经性水肿的发生相关,并且摄入变应原也与之相关。

能够引发血管通透性增加的机制较多,包括被 IgE 激活的肥大细胞释放的组胺(Ⅰ型超敏反应),以及在创伤中激活的 IgG 或 IgM 引起血管通透性增加。阿司匹林和 NSAID,如布洛芬可引发非特异性血管通透性增加。还有一种十分罕见的遗传性血管神经性水肿的特点是不受控的补体激活,导致长时间的血管通透性增加。

诊断

荨麻疹和血管神经性水肿的诊断要依靠临床表现、病史及既往史。一旦确诊,应嘱患者远离致敏物质,这一点对于复发性荨麻疹及血管神经性水肿患者的治疗至关重要。

治疗和预后

抗组胺药,如苯海拉明,是治疗荨麻疹和血管神经性水肿的首选药物。喉部及咽部血管神经性水肿可引起窒息且致命,抢救时常用肾上腺素。

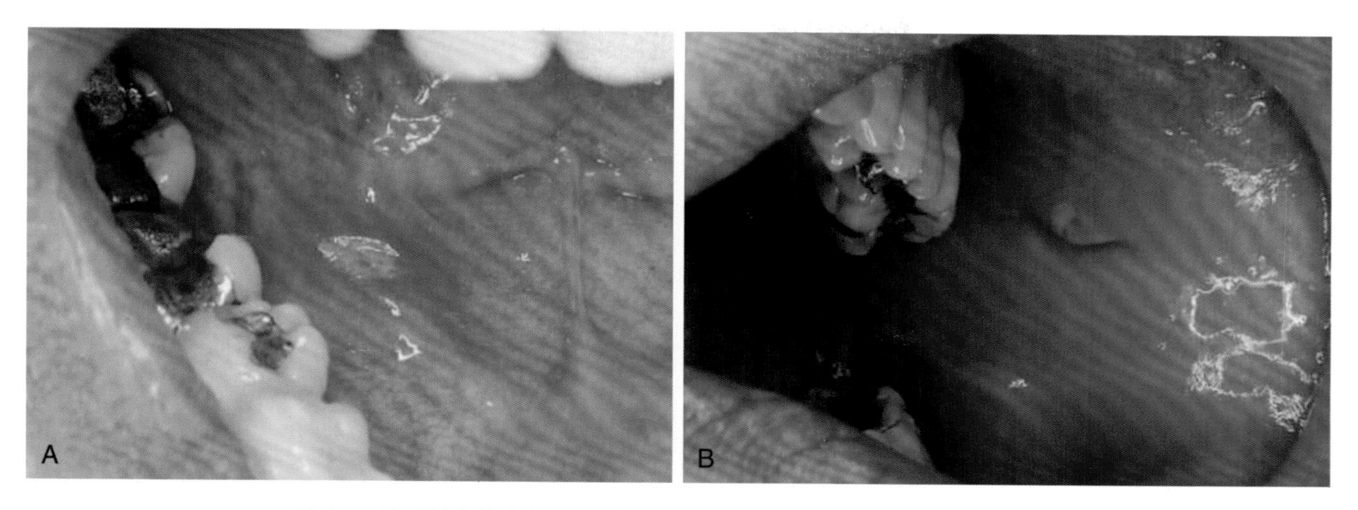

图 3.7 轻型阿弗他溃疡。(A)位于口底。(B)位于颊黏膜(斯氏管的乳头)。

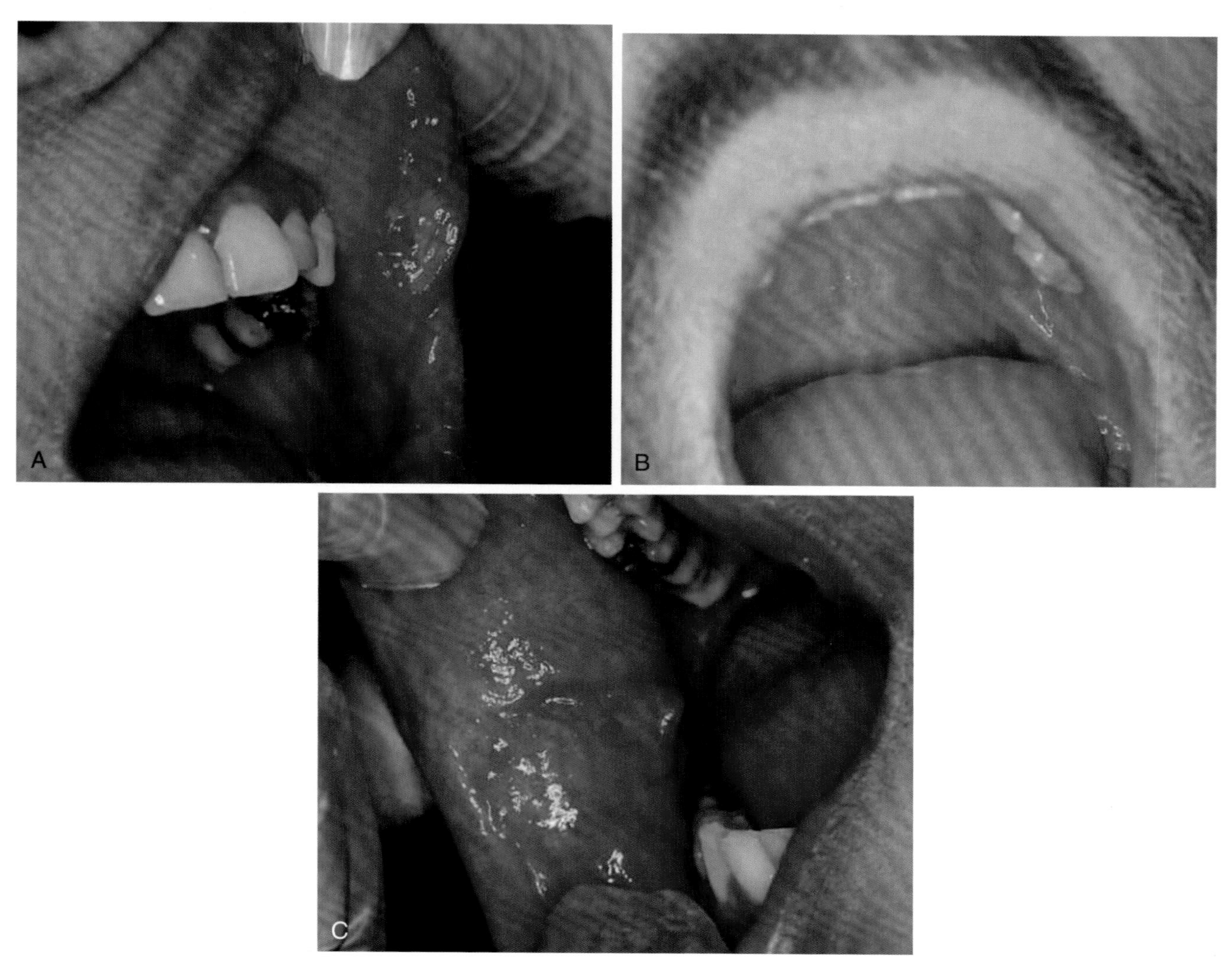

图 3.8 重型阿弗他溃疡。(A)位于唇黏膜。(B)位于软腭。(C)位于颊黏膜。

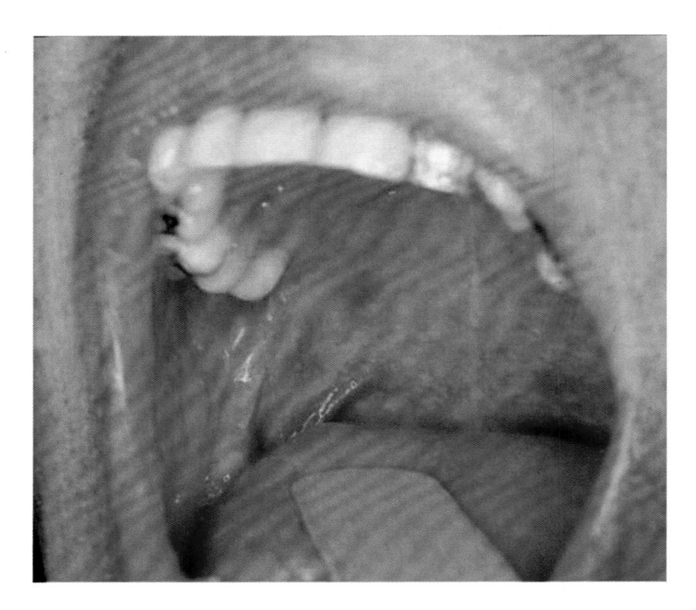

图 3.9 上腭的疱疹型阿弗他溃疡。这些都是轻微口腔溃疡。

表 3.4 三种复发型阿弗他溃疡的临床特征

	复发型阿弗他溃疡的类型		
特征	**轻型**	**重型**	**疱疹型**
大小	小,3~5mm	大,5~10mm	最小,1~2mm
非角化黏膜的位置	多在前	多在后	任何部位
数量	1~5	1~10	1~100
外观	浅	深	浅
瘢痕	否	是	否
疼痛	是	是	是

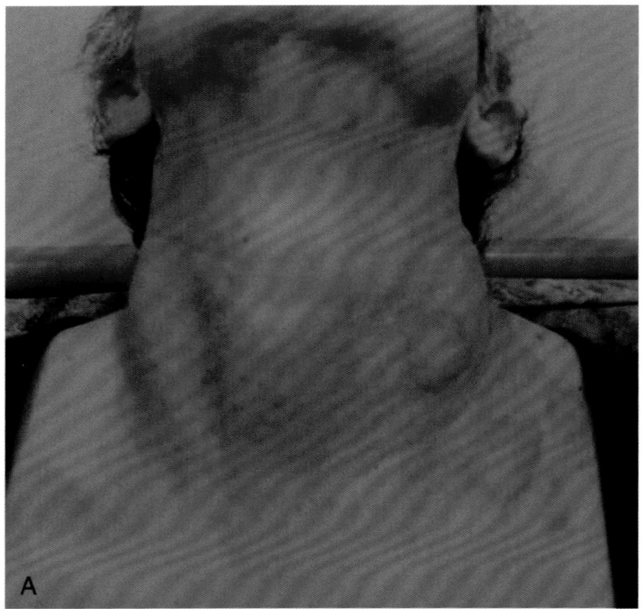

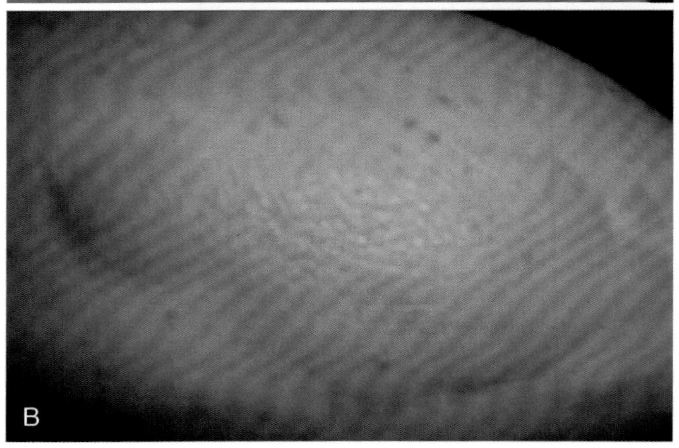

图 3.10 两例荨麻疹病例。(A courtesy Denise Cuttita.)

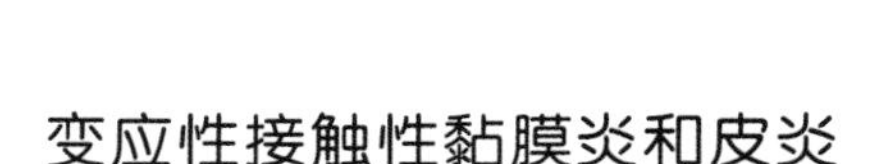

变应性接触性黏膜炎和皮炎

变应性接触性黏膜炎和变应性接触性皮炎是由黏膜或皮肤直接接触致敏源所致。疾病的发生与 T 细胞介导的细胞免疫(Ⅳ型超敏反应)有关,确切免疫学机制尚不清。

在接触性黏膜炎中, 黏膜有红斑及水肿出现,通常伴随灼烧感及瘙痒(图 3.12A)。黏膜炎表现为在外来物侵袭部位产生光滑的、质硬的皮疹。在受累部位可能会有水疱及溃疡出现。随后此区域变为陈旧性、鳞状且色白(图 3.12B)。

局部麻醉药中的防腐剂及表面麻醉中的一些成分是引起过敏反应的原因。丙烯酸树脂、合金及环氧树脂,甚至口香糖的香料及漱口水中的洁齿剂均被报道与口腔接触性黏膜炎的发生相关。能够消除牙石的牙膏有高浓度的含肉桂的香料。肉桂油可引起多种异常黏膜反应。患者可能不知道其使用的产品中包含肉桂油。

接触性皮炎,尤其是发生于手上的皮炎,与使用口腔材料相关。而使用手套能大大降低接触性皮炎的发生概率。然而,乳胶手套及手套中的润滑粉却能导致接触性皮炎的发生(见图 3.12B)。由于乳胶性过敏的较高发病率,乳胶手套已逐渐不再用于口腔操作中。

诊断

当患者被怀疑发生接触性黏膜炎或皮炎时,有必要进行皮肤对某种物质的敏感性测试,从而帮助诊断。

治疗和预后

在一些患者中表面应用及全身应用的皮质激素

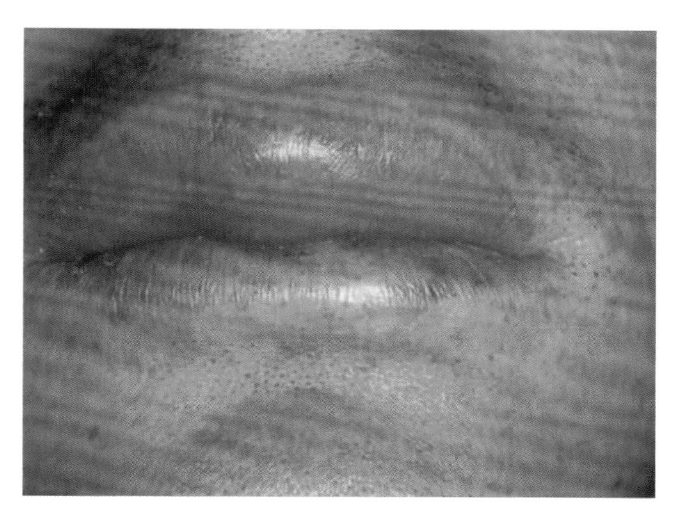

图 3.11 血管神经性水肿。(Courtesy Dr. Edward V. Zegarelli.)

对于疾病治疗有效。

固定性药疹

固定性药疹是在每次药物进入体内同一部位出现的病变。当停止输入药物时,病灶通常会在数天潜伏期后突然出现。当药物再次被输入时,药疹会再次出现,通常会有更强的强度。其临床上可能表现为单个或多个微凸、微红的斑块,或较少的口腔内黏膜斑点。疼痛和瘙痒可能与这些病变有关。

固定性药疹是由免疫复合物沿血管内皮壁沉积引发的一种Ⅲ型超敏反应。炎症反应会引起血管炎,损伤血管壁,引发皮肤或黏膜表层的红斑和水肿,所以应尽可能识别引起反应的药物,并停止使用。一些药物,如巴比妥酸盐、氯已定、利多卡因、青霉胺、磺胺类药物和四环素等药物均与固定性药疹相关。

多形性红斑

多形性红斑(EM)是一种病因尚不清楚的局限于皮肤和黏膜的急性疾病。但有证据表明其是一种超敏反应,但类型尚未确定。

多形性红斑在30岁以下年轻人中最常见。研究表明其无男女性别差异,包括多种临床疾病,其中,口腔黏膜和一些皮肤部位的红斑叫作轻型多形性红斑,而重型表现为黏膜及皮肤广泛的两个或更多红斑。在约50%的轻型多形性红斑病例中,其诱因包括单纯疱疹感染、肺炎支原体感染及药物暴露,特别是抗生素和麻醉药。轻型多形性红斑通常由药物暴露而非感染引发。

轻型和重型多形性红斑均可出现于口腔黏膜。它们通常在口腔黏膜、唇和皮肤上有明显的病变。前驱症状包括发热、不适、头痛、咳嗽和喉咙痛。症状有时可能是慢性的,也可能是反复发作的急性发作,因为其似乎与持续抗原刺激有关。

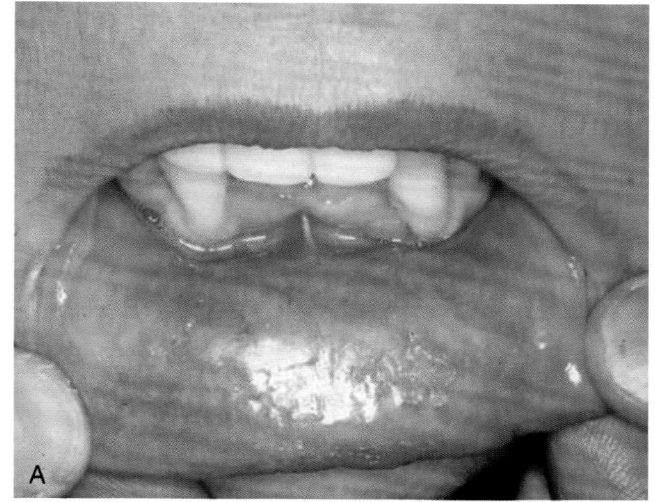

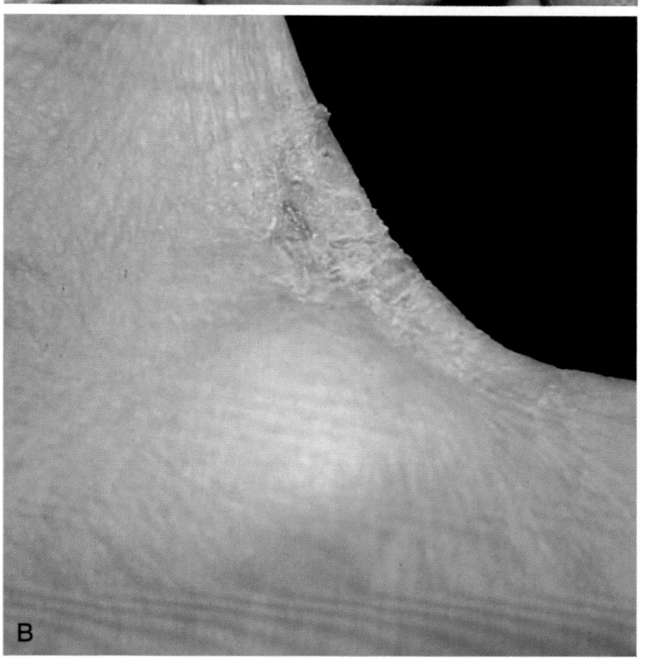

图 3.12 (A)由丙烯引起的唇黏膜上的接触性黏膜炎。(B)戴乳胶手套所产生的在拇指和示指之间的皮肤上接触性皮炎。(A courtesy Dr. Edward V. Zegarelli.)

口腔病变通常为溃疡(图 3.13A,B),也可能出现弥漫性、动脉性、表面性红斑区。溃疡通常形成于舌侧边缘。经常可在多形性红斑中见结痂和出血唇,极少累及牙龈和腭黏膜。据报道,多形性红斑可累及牙龈。

特征性皮肤病灶被称为靶点或靶心,由红斑的同心圆与正常皮肤颜色交替组成,在病变中心可见最暗颜色区，其范围可从目标病灶到斑块到大疱（图 3.13C，D）。多形性红斑可仅累及口腔黏膜，也可与皮肤病变有关。皮肤病变可在无口腔黏膜病变的情况下发生。

诊断

可根据临床特点和其他疾病的排除对多形性红斑进行诊断。微观外观是非特异性的。活检和显微镜检查在某些情况下有助于排除其他具有类似临床特征的疾病，但显微镜特征更明确。

治疗和预后

如果可以明确病因，治疗应首先尽可能去除病因。局部皮质激素可能对轻度多形性红斑有帮助，但通常需要全身性皮质激素治疗。在某些情况下，可长期使用全身抗病毒药物来减少被怀疑是由单纯疱疹病毒感染引起的反复发作症状。

史蒂文-约翰逊综合征

史蒂文-约翰逊综合征曾被认为是一种非常严重的红斑病。最近报道指出，史蒂文-约翰逊综合征已从多形性红斑中单列出来，并被列为是毒性表皮坏死溶解的变异体（图 3.14）。这是一种罕见且通常是对某些药物的严重不良反应。史蒂文-约翰逊综合征表现为黏膜病变，比红斑病变更为广泛和疼痛。一般来说，相

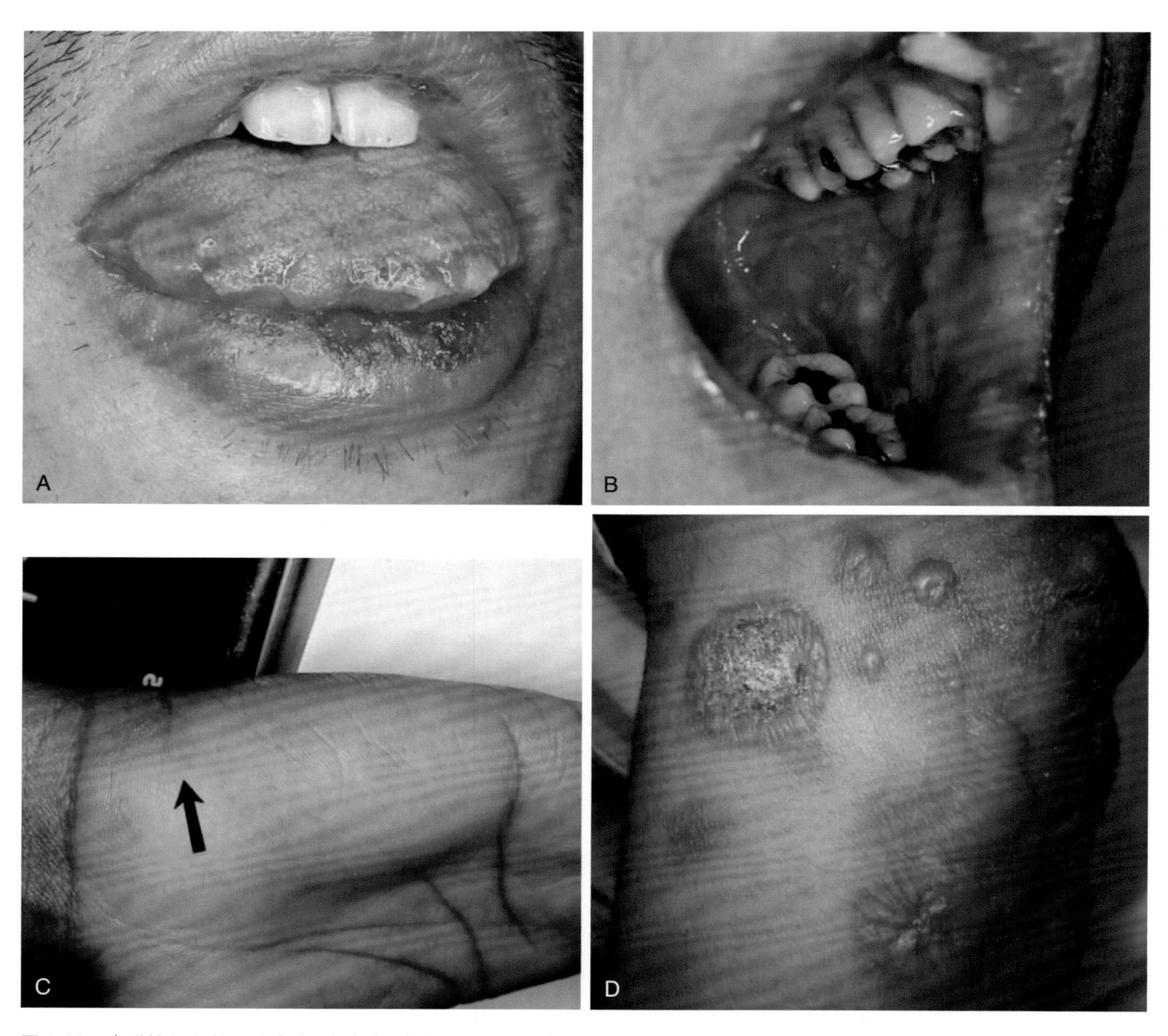

图 3.13　多形性红斑的口腔病变：有水肿、溃疡和红斑的结痂性唇部病变（A）。溃疡性的唇部和颊黏膜病变（B）。红斑的皮肤病变：靶病灶（箭头所示）（C）和大疱（D）。（C courtesy Dr. Edward V. Zegarelli.）

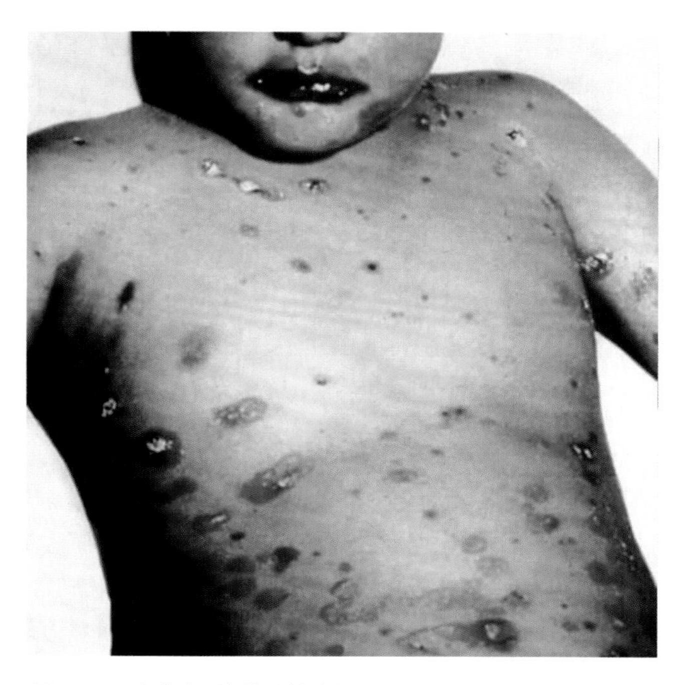

图 3.14　史蒂文-约翰逊综合征。(Courtesy Dr. Sidney Eisig.)

比于多形性红斑,在史蒂文-约翰逊综合征中,唇部红斑会更广泛且伴随出血。这些情况往往发生于老年人,对女性的影响大于男性。生殖器黏膜和眼睛黏膜病变也可能涉及。涉及史蒂文-约翰逊综合征的皮肤不到身体的 10%,而史蒂文-约翰逊综合征皮肤参与毒性表皮坏死溶解的比例超过 30%。

史蒂文-约翰逊综合征和毒性表皮坏死溶解症的治疗包括去除致因性药物、静脉补液和皮质激素治疗。据报道,史蒂文-约翰逊综合征导致的死亡率高达 5%,而毒性表皮坏死溶解症的死亡率高达 30%。

扁平苔藓

扁平苔藓是一种发生于皮肤和口腔黏膜的良性慢性疾病。皮肤和口腔黏膜均可发病,也可单独发病。

口腔黏膜扁平苔藓的典型外观是一种排列类似于花边图案的白线连接(图 3.15)。这条细长的白线被称为“韦翰纹”。基本病灶是一个小的、针头大小的球形或半球形丘疹,在黏膜上有闪烁的白色结节。病变的临床表现取决于这些微小丘疹的排列。苔藓最常见于颊黏膜,也可见于舌、唇、口腔或牙龈上。扁平苔藓病灶常在口腔内对称分布。

据报道,美国总人口中扁平苔藓的患病率约为 1%,年龄范围为 13~78 岁。这种疾病在中年时最常见,

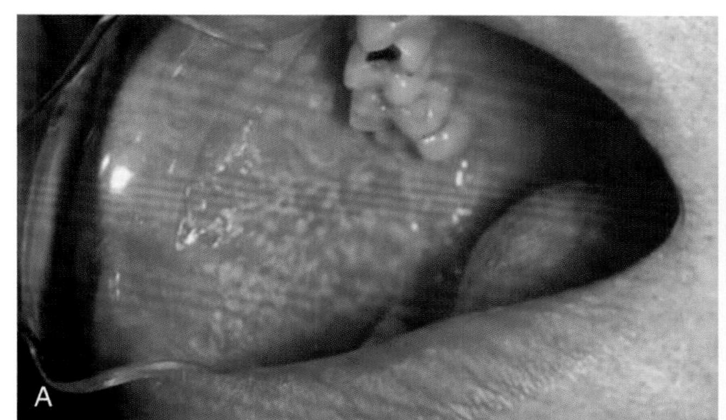

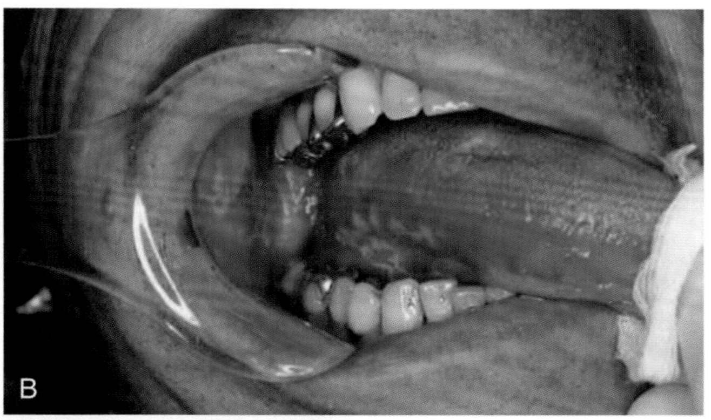

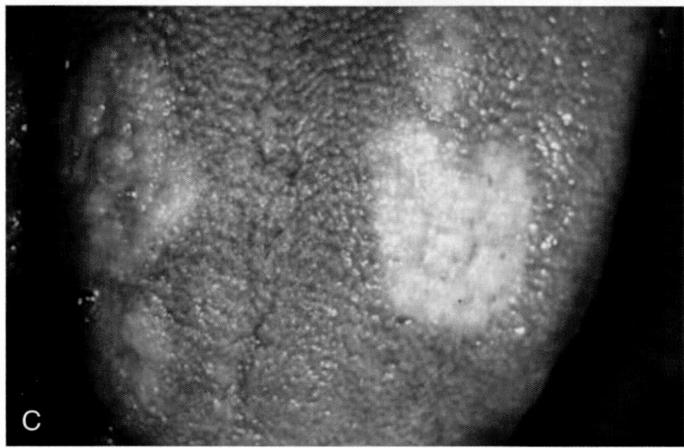

图 3.15　(A,B)两例典型的扁平苔藓。(C)扁平苔藓患者舌上的斑块样病灶。(A courtesy Dr. Edward V. Zegarelli.)

且好发于女性。该病在大多数病例无症状,常于常规口腔检查中被发现,有皮肤损伤情况出现。

多种因素与扁平苔藓有关,然而,该病病因尚不清楚。侵蚀性损伤会随着情感压力而恶化。多种药物和化学物质已被证明会引发地衣样病变(类似于地衣的病灶),然而它们的显微外观不同于真实地衣。

扁平苔藓的类型

已描述多种类型的扁平苔藓。最常见的形式是**网状扁平苔藓**。在这种形式中,口腔病变是由稍微升高的韦翰纹组成的白色斑块状不会被擦去的区域,而这个升高的韦翰纹则由 2~4mm 的丘疹组成, 这些丘疹通常排列成类似"花边"的图案(见图 3.15A,B)。这些通常于后颊黏膜上被发现,也可能涉及舌、上腭和牙龈。在扁平苔藓患者的舌上有时可见斑块状病变(见图 3.15C)。

糜烂性扁平苔藓和**大疱性扁平苔藓**是指上皮细胞与结缔组织分离,导致糜烂、疱或溃疡的病变。这些病变不太常见(图 3.16)。纹状病变通常发生于颊黏膜,也可能发生于其他黏膜组织和唇上。扁平苔藓也可表现为牙龈病变,临床上称为脱皮牙龈炎(图 3.17)。大疱性扁平苔藓是一种严重的糜烂性扁平苔藓, 包括在上皮细胞与结缔组织分离时形成的大水疱。

由于扁平苔藓会造成皮肤损伤, 可能会出现瘙痒。扁平苔藓的皮肤病变被描述为紫色的瘙痒丘疹

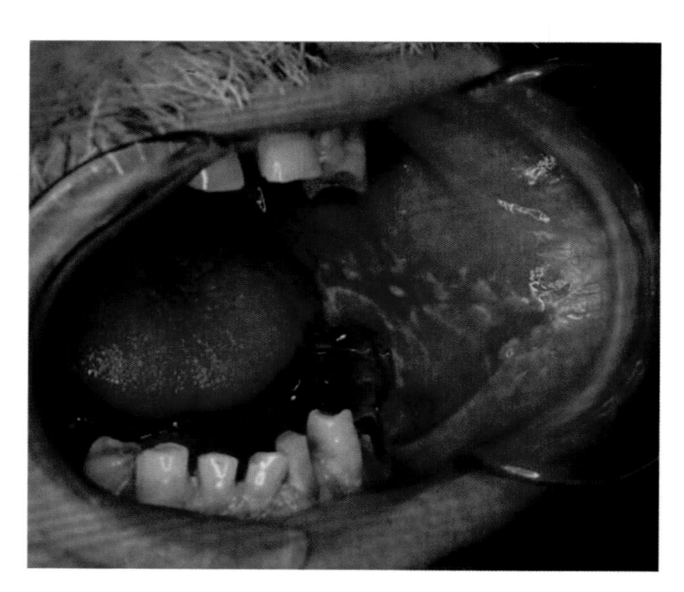

图 3.16 颊黏膜上的糜烂性扁平苔藓。

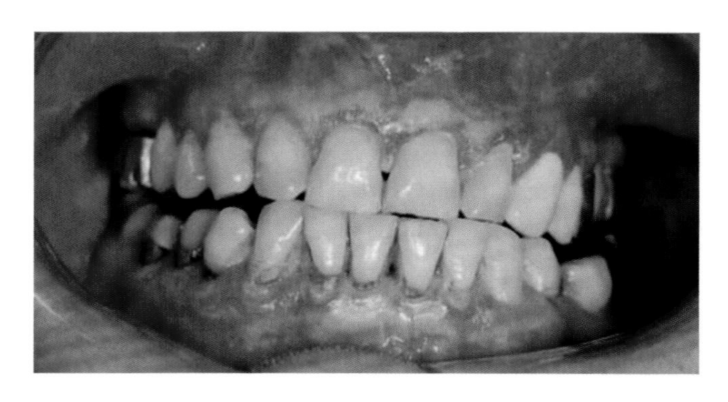

图 3.17 扁平苔藓中出现的脱皮牙龈炎。(Courtesy Dr. Edward V. Zegarelli.)

(图 3.18)。鳞状紫色病变可发生于皮肤的任何部位,但最常见于腰区、手腕和肘部的屈肌表面,以及脚踝前表面。有些扁平苔藓患者只有皮肤病变,有的只有口腔病变,有的有皮肤和口腔病变。

诊断

扁平苔藓的诊断应基于其典型临床特征和组织显微外观,通常是异位性的,也可能是增生或萎缩的(图 3.19)。典型显微镜特征包括在小到广泛区域的上皮细胞基底细胞层退化(被描述为水肿性退化,因为基底细胞表面清晰且充满液体)、锯齿状凸起,以及在结缔组织内的一个广泛的淋巴细胞带,立即向退化的基底细胞层上皮细胞转移。

在侵蚀区,上皮组织和结缔组织交界面出现上皮细胞与结缔组织的分离。在病变中也可能发生上皮异型性和发育不良,临床上表现为扁平苔藓,有人认为这些病变可能是癌变前的。

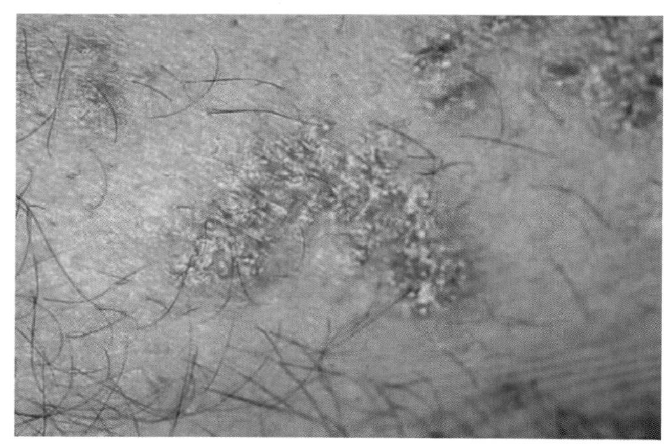

图 3.18 扁平苔藓的皮肤病变呈鳞状病变。

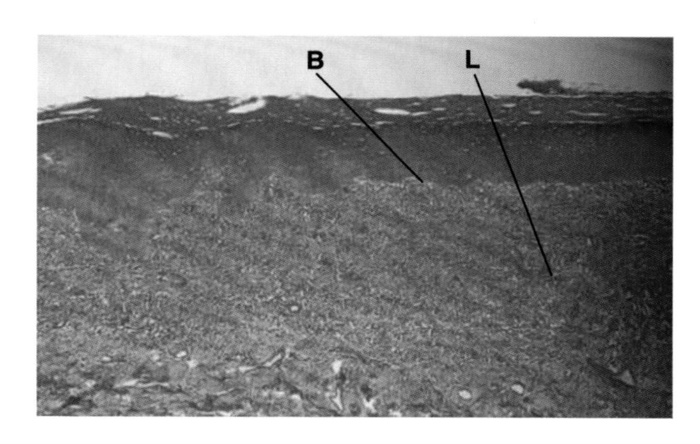

图 3.19 扁平苔藓的镜下表现。上皮基底膜发生退行性改变(B),淋巴细胞呈带状浸润(L)。

治疗和预后

扁平苔藓是一种慢性病。只有当病灶出现症状时,才指示应进行治疗。当局部应用皮质激素药物时,侵蚀性病变通常反应迅速。最常用的药物是曲安奈酮、氟辛奈德、倍他米松、氯倍他索和地塞米松。口腔念珠菌病可能是皮质激素药物治疗糜烂性扁平苔藓的不良反应。患者主诉有烧灼感,黏膜病变与念珠菌病一致。当发生这种情况时,会引入抗真菌药物。已有对牙龈病灶改善的报道。

在扁平苔藓患者中,鳞状细胞癌进展风险增加的可能性仍然存在争议。侵蚀性病变被认为与这种风险增加有关。最近的一项研究表明,这种风险与苔藓样黏膜炎有关,而非苔藓。

苔藓样黏膜炎已被世界卫生组织描述为临床和组织病理学上与扁平苔藓相似的病变,但它们的临床或组织病理学特征并不完全相同。苔藓样黏膜炎由混合的炎性浸润而非单纯的淋巴细胞组成,并可能延伸至结缔组织。被诊断为苔藓样黏膜炎的口腔病变可能是对局部药物(如汞、镍、肉桂)或多种全身药物的反应。如果一种药物被鉴定为是苔藓类病变的病原体,停用药物即可使病灶消失。然而,有时不可能停止用药。由于对糜烂性苔藓样病变恶性发展的关注,建议对糜烂性扁平苔藓或苔藓样黏膜炎患者进行定期随访,并对可疑病变进行活检。建议的随访间隔为 3~6 个月。

反应性关节炎(Reiter 综合征)

反应性关节炎,或称 Reiter 综合征,是一种包含三个典型特征的慢性疾病:①关节炎;②尿道炎;③结膜炎。该综合征的所有成分可能不伴有反应性关节炎,但多发性关节炎通常是该综合征的最显著症状。

反应性关节炎一般通过性行为传播或于肠道感染后的 1~6 周内发展形成,衣原体、沙门菌、志贺菌和耶尔森菌是最常见的感染菌。反应性关节炎也和 HIV 感染有关。该综合征的发病机制尚不清楚,但一种对微生物抗原的异常免疫反应被认为是最可能的机制。症状和体征出现时的诊断性试验通常为阴性。在大多数患有反应性关节炎的患者体内可以检测出一种叫作 HLA-B27 的抗原性标志物,表明遗传因素对此种疾病有较强的影响。反应性关节炎在男性中比在女性中常见得多(9:1)。

尿道炎和结膜炎通常是较早出现的临床体征。结膜炎症状通常较轻,但一些患者会患有虹膜炎(虹膜炎症)。发热、乏力、体重减轻也许与这种情况相关。关节炎通常涉及下肢关节,如膝关节和踝关节,且可能是不对称的、转移性的、急性或慢性的及复发性的,据报道下颞颌关节也包含在内。病情通常为良性和自限性的。影像学上,足后跟、踝关节、跖骨、指骨、膝关节和肘关节可发现骨膜增生。

许多患有反应性关节炎的患者可见皮肤和黏膜病灶。口腔病灶可出现在口腔的任何部位(图 3.20)。患有反应性关节炎的患者通常可观察到阿弗他溃疡样病灶及与游走性红斑类似的舌背侧舌乳头剥脱现象。

诊断

反应性关节炎的诊断基于临床症状和体征,以及 HLA-B27 抗原标志物的鉴定。

治疗和预后

反应性关节炎持续 3~12 个月。约 50%的患者在 6 个月时症状基本消失,但 20%的患者会发展为慢性疾病。在这期间,患者病情会自发性减轻,但会经常复发。阿司匹林或其他 NSAID 经常被用于治疗,一些抗生素可用于并存的感染。严重病例可能会用到全身皮质激素治疗。辅助以物理治疗可缓解关节炎。

朗格汉斯细胞组织细胞增生症(朗格汉斯细胞病)

朗格汉斯细胞组织细胞增生症(LCH),也叫作朗格汉斯细胞病,是一组以组织细胞样细胞和嗜酸性粒

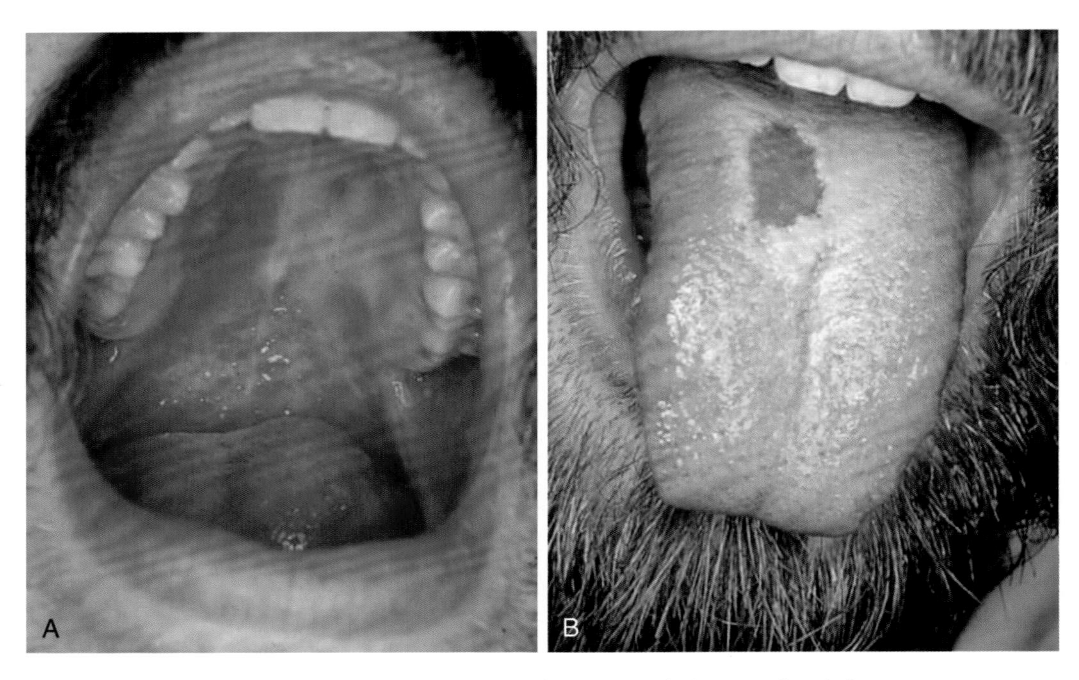

图 3.20 反应性关节炎。(A)腭部的溃疡性病变。(B)舌上病变。

细胞存在为特征的细胞增生异常性疾病。被称为朗格汉斯细胞的组织细胞样细胞不是组织细胞或巨噬细胞。最近的研究表明，这些细胞最可能由髓系树突状细胞衍生而来，而不是由皮肤和黏膜的朗格汉斯细胞衍生而来。朗格汉斯细胞组织细胞增生症的病因和发病机制尚不清楚。此种疾病有可能为一种反应过程，一种原发性免疫缺陷疾病及一种肿瘤形成过程。最近的证据支持其为一种肿瘤生成过程。

这组疾病曾经被称为组织细胞增生症 X，包括三种基本形式：①急性传播性（Letterer-Siwe 病）；②慢性传播性或多灶性（Hand-Schüller-Christian 病及其特征性三联征，明显的高透过率病灶、眼球凸出症及糖尿病）；③孤立性嗜酸性肉芽肿。这三种形式在朗格汉斯细胞组织细胞增生症的临床表现中可重叠出现。在大多数被诊断为朗格汉斯细胞组织细胞增生症的患者中，这些传统分类并不能和临床表现及预后完全匹配，因此通过细胞的光谱分析将其分为两类：①单系统疾病伴单发灶或多发灶；②多系统疾病伴或不伴器官功能失调。骨是单系统疾病最常见的发病部位，皮肤、淋巴结和肺次之。多系统疾病发病部位包括骨、皮肤、肝、脾和骨髓。疾病累及肝、脾和骨髓的患者死亡风险更高。

活检和组织病理学实验对于诊断朗格汉斯细胞组织细胞增生症必不可少。病灶常以大组织细胞样细胞的弥漫性浸润伴明显的嗜酸性粒细胞浸润为特征（图 3.21）。淋巴细胞和中性粒细胞可能也存在于病灶中。嗜酸性粒细胞浸润被认为是由朗格汉斯细胞产生的嗜酸性趋化因子造成的。通过免疫组化染色在显微镜下观察可将朗格汉斯细胞和其他细胞区分开来。一种存在于朗格汉斯细胞胞质中被称作 Birbeck 颗粒的结构可以在电子显微镜下鉴别出来。

朗格汉斯细胞组织细胞增生症常发生于儿童和具有北欧血统的白种人。病例可能发生的年龄范围较广，但 50%的病例都被诊断为 15 岁以下儿童。单发性

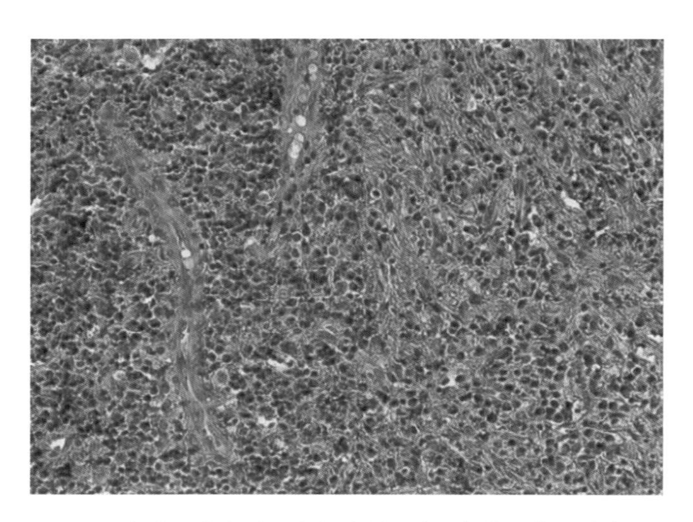

图 3.21 朗格汉斯细胞组织细胞增生症（朗格汉斯细胞病）的显微外观（高磁阳离子），结合朗格汉斯细胞和嗜酸性粒细胞。

骨病变是最常见表现，疾病累及部位因患者年龄而异。年龄较小儿童的病变容易位于颅骨和股骨，20岁以上患者的病变容易位于肋骨、肩胛带及下颌骨（图3.22A）。儿童累及内脏的可能性更大（如肝、脾）。

颌骨病变占所有朗格汉斯细胞组织细胞增生症的10%~20%。影像学上这些病变表现为环形的透明穿孔，因为病变无硬化边缘。当牙槽骨被损坏时，可见挖出性（凹陷性）外观，这种现象可暗示牙周疾病。骨损伤会造成牙齿疏松。如果疾病造成骨穿孔，可能发展为增生性或溃疡性病变（图3.22B）。

朗格汉斯细胞组织细胞增生症的治疗取决于病变部位和病变程度，治疗范围包括从切除单发病灶到对持续性病灶的放疗，以及对更广泛的疾病的化疗。

骨嗜酸性肉芽肿是孤立型或慢性局限型增生的传统名称。嗜酸性肉芽肿主要出现于年龄较大的儿童及年轻成人，颅骨和下颌骨病变最为典型（图3.23）。多灶性嗜酸性肉芽肿的相关病例也已经被报道。嗜酸性肉芽肿通过保守手术切除治疗，复发较为罕见。低剂量放疗也可用于更为严重或持久的病例的治疗。

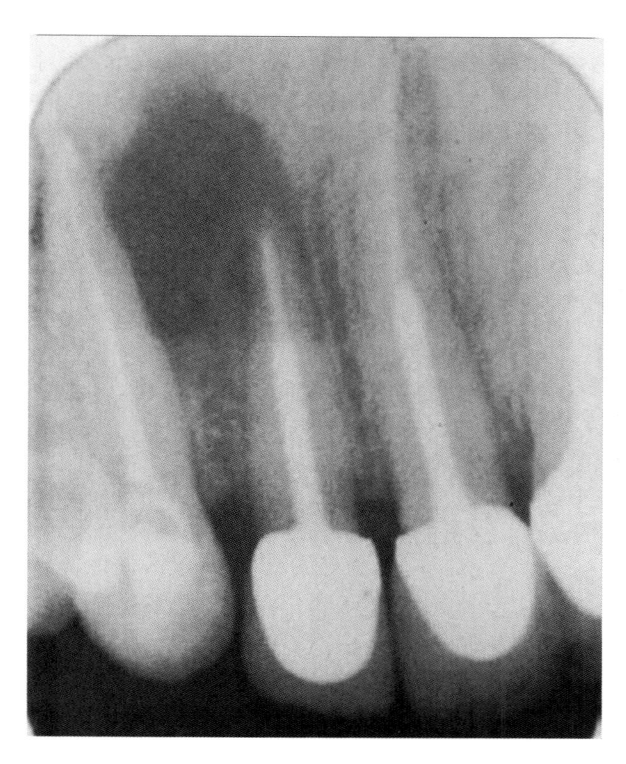

图3.23 朗格汉斯细胞组织细胞增生症（朗格汉斯细胞病）。嗜酸性肉芽肿的孤立或慢性局限型表现。真皮及X线透射性。(Courtesy Drs. Paul Freedman and Stanley Kerpel.)

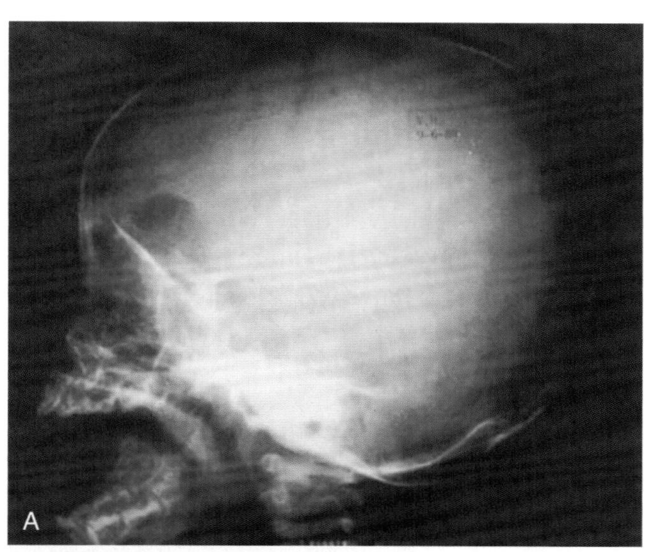

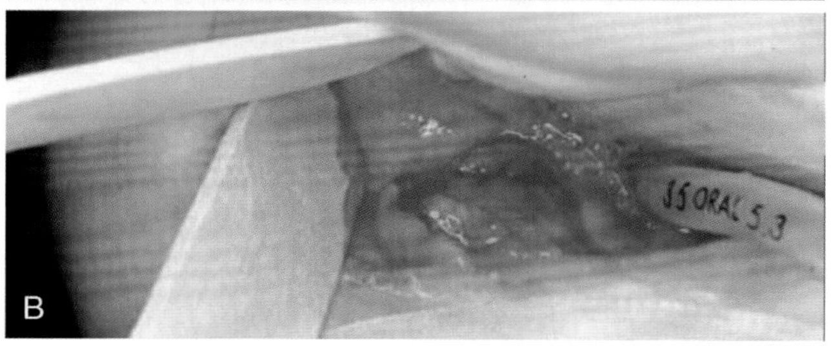

图3.22 朗格汉斯细胞组织细胞增生症（朗格汉斯细胞病）：(A)颅骨X线片；(B)下颌骨溃疡性病变。(Courtesy Dr. Sidney Eisig.)

自身免疫性疾病伴口腔症状

几种自身免疫性疾病可影响口腔（表3.5）。在此类疾病中，免疫系统将自身成分（细胞、组织）视为异己成分，并进行攻击造成组织损伤。值得注意的是，患有一种自身免疫病的人容易罹患另一种自身免疫病。因此，口腔科人员必须要保留患者目前和过去的病史记录。

表3.5 自身免疫性疾病的口腔表现

疾病	口腔表现
舍格伦综合征	口腔干燥症和腮腺肿大
系统性红斑狼疮	白色侵蚀性口腔病变
寻常型天疱疮	大疱黏膜溃疡
良性黏膜型类天疱疮	黏膜溃疡和脱屑性牙龈炎
贝赫切特综合征	口疮样溃疡
恶性贫血*	黏膜萎缩和溃疡，同时伴有丝状和蕈状舌乳头丧失

*将在第9章介绍。

舍格伦综合征

舍格伦综合征是一类影响涎腺与泪腺的慢性、全身性自身免疫性疾病，可导致唾液与泪液分泌减少。舍格伦综合征与口干和眼干合称为**干燥综合征**。唾液分泌减少，或称唾液减少，导致口干；泪液分泌减少导致眼睛干涩（干眼症），并会对眼睛造成损害（干燥性角膜结膜炎）。舍格伦综合征的病因尚不清楚，有证据表明疾病的发生过程中有遗传因素的参与。细胞免疫与体液免疫均参与疾病的发生过程中。

一些患者仅表现为口与眼受累，而在另一些情况下，自身免疫过程可以更加显著。有涎腺及泪腺受累但无自身免疫症状，被称为**原发性舍格伦综合征**。当存在其他免疫病时，这种组合被称为**继发性舍格伦综合征**。约50%的患者合并其他自身免疫病。与其他自身免疫病一样，舍格伦综合征有性别倾向，女性与男性比例为9:1。

舍格伦综合征的口腔表现为由涎腺分泌减少导致的口干，并且会引起出现黏膜红斑。患者会有口腔不适的感觉及缺少唾液引起的口的黏着感，唇部干裂并伴有口角炎。口腔内检可见丝状乳头和蕈伞状乳头缺失和萎缩（图 3.24）。口干患者通常有吞咽困难，且常主诉味觉出现变化（味觉障碍），口干患者患龋齿、牙周疾病及口腔念珠菌病的风险也较高。

大、小涎腺均可受累。约50%的患者会出现腮腺肿大，且为双侧对称性肿大（图 3.25）。镜下的特征性表现是肿大的腮腺被淋巴细胞所替代及导管上皮的变化，出现上皮岛。小涎腺活检有时被用作舍格伦综合征的诊断指标。小腺管显示淋巴细胞包绕涎腺腺管（图 3.26）。

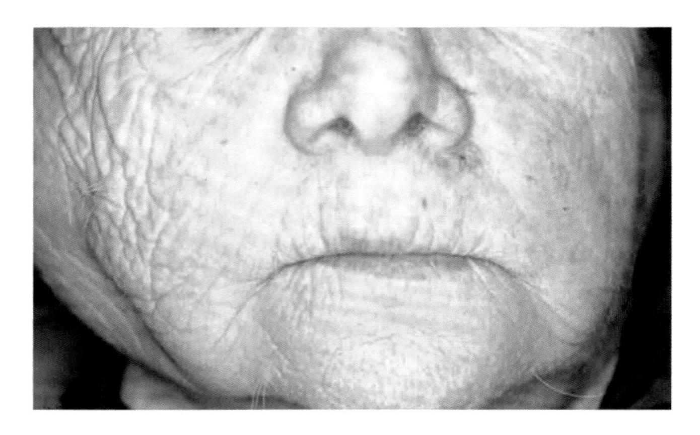

图 3.25 在舍格伦综合征中观察到双侧腮腺肿大。（Courtesy Dr. Louis Mandel.）

除口腔检查，由泪腺分泌减少引起的干眼症会引起眼睛刺痛、灼烧感及畏光。更加严重的眼病将导致角膜结膜炎，可伴角膜溃疡与透明度下降。

某些舍格伦综合征患者会出现**雷诺现象**，一种主要影响指端的循环系统疾病。寒冷和情绪应激均可导致此病的发生，临床表现为血管收缩和血供减少造成的皮肤发白，随后出现发绀。当皮肤再次被温暖后，会出现充血，进而表现为皮肤发红，随后几分钟或几小时后颜色变回正常。除伴随舍格伦综合征外，雷诺现象也会伴随其他自身免疫病出现。患有舍格伦综合征的患者还可能有肌痛、关节痛及长期乏力等。

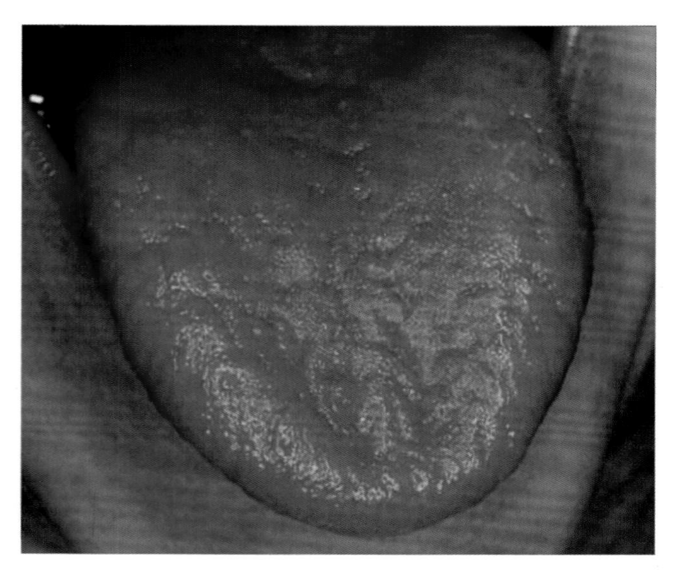

图 3.24 舍格伦综合征伴有严重口干且缺乏背舌上乳头。

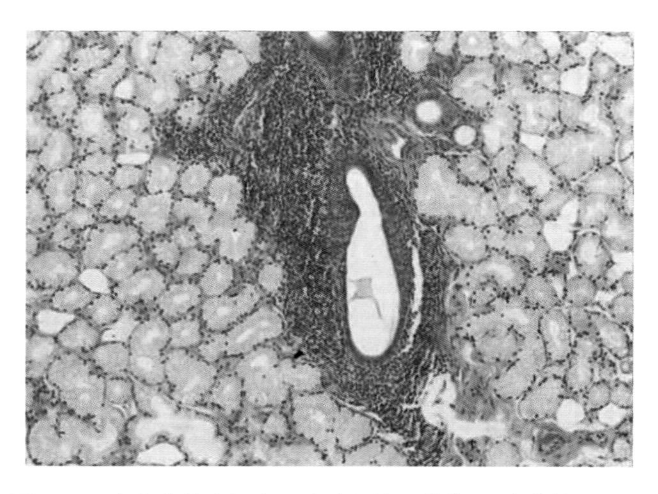

图 3.26 舍格伦综合征中唾液减少的显微外观（高倍镜），显示唾液腺导管周围淋巴细胞积聚。（Courtesy Dr. Harry Lumerman.）

实验室检查对于舍格伦综合征的诊断非常重要。在90%的舍格伦综合征患者中有**类风湿因子(RF)**阳性存在。自身免疫性抗体抗SSA与抗SSB也存在于舍格伦综合征患者中。其他实验室异常,如轻度贫血、白细胞计数降低、血沉加快及弥散性血清免疫球蛋白升高均可见于舍格伦综合征患者中。

诊断

舍格伦综合征至少符合下列三个标准中的两个才可确诊:①干眼症;②干燥性角膜结膜炎;③类风湿关节炎或其他自身免疫病。实验室检查包括舍格伦综合征抗体阳性(SSA、SSB)、RF阳性或抗核抗体(ANA)阳性。在55%的舍格伦综合征患者中存在RF,尽管患者并不表现出类风湿关节炎症状。口干症也可由除自身免疫病之外的其他因素导致。唾液流量测定及下唇涎腺活检有助于确诊舍格伦综合征。通过涎腺X线片可观察到特征性改变,即正常功能性涎腺成分缺失(图3.27)。

干燥性角膜结膜炎可通过眼科检查诊断。泪液流量可通过滤纸被测量出来,但也需要特殊检查去发现角膜侵蚀症状。

治疗和预后

对于舍格伦综合征,采取对症治疗。NSAID用于关节炎,在更严重的情况下,皮质激素及其他免疫抑制类药物可能是必要的。唾液替代物也很重要,对于某些患者来说,使用湿润剂可改善口干症状。毛果芸香碱用于增加唾液流量。无糖口香糖或糖锭可用于刺激产生唾液。然而,涎腺组织被破坏越多,唾液量就会越少。含有甲基纤维素的人工泪液有助于保护眼睛。眼镜为眼睛提供了一个防止眼干的较好保护措施。

保持口腔卫生并使用口腔润滑剂及漂洗剂可减少口干症状的发生。木糖醇和再矿化化合物的使用也是如此,如MI糊剂(再结晶剂),一种含有生物可利用钙和磷酸盐的糊剂。含氟牙膏及清洗剂可防止龋齿的发生。电动牙刷能更方便地使患者保持口腔卫生。预约间的间隔应足够短,以确保早期发现和治疗根部龋齿。

对于大部分患者来说,疾病是慢性且良性的。然而,患者却有更高的患其他自身免疫病的风险,如系统性红斑狼疮、淋巴瘤和Waldenström巨球蛋白血症。因此,应密切监护舍格伦综合征患者。

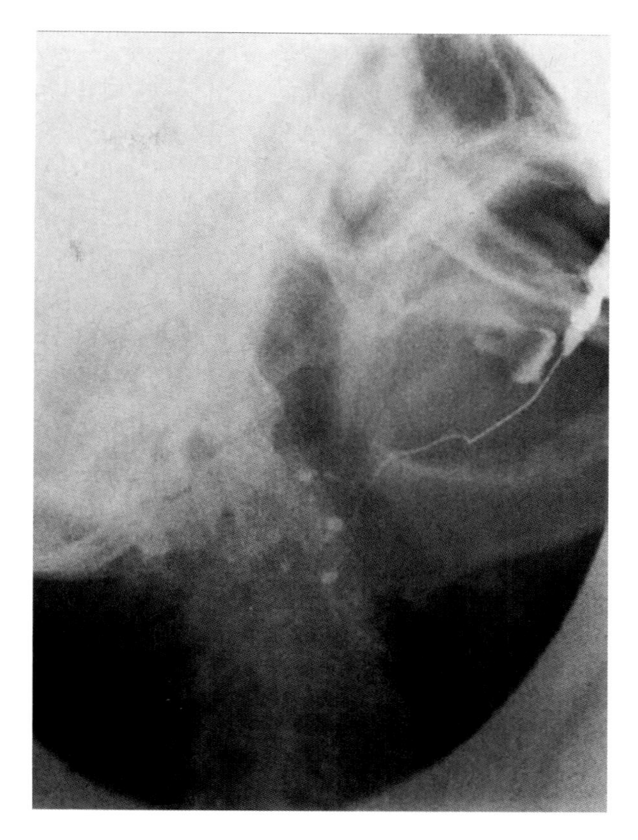

图3.27 舍格伦综合征患者腮腺涎腺图。(Courtesy Dr. Louis Mandel.)

系统性红斑狼疮

系统性红斑狼疮是一种由未知原因引起的急性和慢性炎症性自身免疫病。遗传和环境影响与该病的发病机制有关。

系统性红斑狼疮在女性中的发病率比在男性中高8倍,主要发生于女性分娩时期。其在黑人女性中的发病率比在白人女性中高3倍。该病往往是慢性且渐进的,有缓解期和急性发作期,是一种综合征而非某种特定的疾病实体。系统性红斑狼疮症状和体征范围较广,从有限的皮肤损伤(盘状红斑狼疮),到范围广、使人衰弱甚至威胁生命的涉及多个器官的疾病。有多达50%的患者会涉及肾脏,可导致肾衰竭。牵连到心脏时则包括心包炎和心瓣膜病。

在系统性红斑狼疮中,细胞免疫和体液免疫均会受到损害。细胞免疫的影响会导致体液免疫异常。抗原-抗体复合物储存于各器官中并激发炎症反应,导致系统性红斑狼疮中的组织损伤。患者DNA的抗体——ANA出现于血浆中,这些循环抗体使ANA检验呈阳性。雌激素可促进这些抗体的产生。在一些患者中存在淋巴细胞抗体。皮肤损伤与该病最常见的体征相符(图 3.28)。最常见的皮肤损伤是暴露在阳光下时出现皮肤红斑疹。经典的蝴蝶斑出现于整个鼻梁上。指尖上也可能会出现红斑样损伤。在损伤向外围扩展时,中心处的损伤会愈合并留下瘢痕。当暴露在阳光下时,损伤会加重。萎缩和色素减退或色素沉着会出现于这些病变。也可能出现其他皮肤损伤,如大疱、紫癜、盘状红斑、白癜风或皮下结节。

关节炎和关节痛是系统性红斑狼疮的常见表现形式,任何关节均可受累。其症状类似于类风湿关节炎,但无重度畸形。雷诺现象会出现于 15%的患者中。也会出现肌痛和肌炎(肌肉炎症)。视网膜血管炎会导致视网膜的神经纤维层变性,并可导致视力丧失。精神病和抑郁是中枢神经系统(CNS)损害的标志,也可能会发生癫痫。胸膜损害可能会导致气短和胸痛。心包炎、心律失常和心内膜炎可能会在疾病晚期出现。肾脏损伤也很普遍。系统性红斑狼疮患者也可能会出现血小板减少症。

口腔损伤表现为红斑斑块或红斑糜烂,最常出现于颊黏膜、腭和牙龈。常出现以损伤处为中心向外发散的白纹。该损伤可能会类似于扁平苔藓,但在分布上更不匀称。此病中,口腔黏膜的损伤往往较为温和(图 3.29)。有严重血小板缺少症的患者可能会出现瘀点和牙龈出血。系统性红斑狼疮患者可能会发展为其他自身免疫病,如舍格伦综合征和类风湿关节炎。

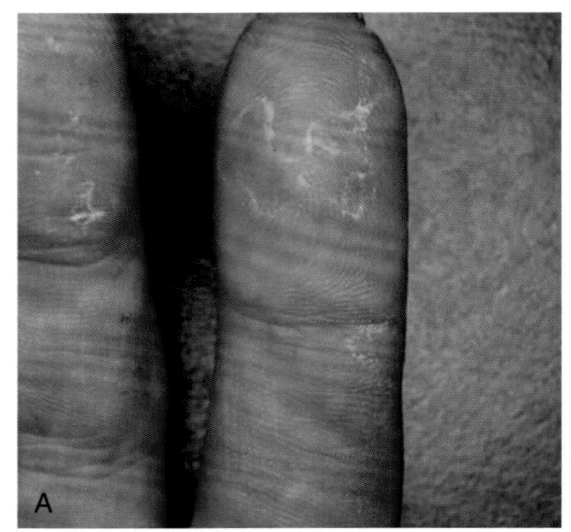

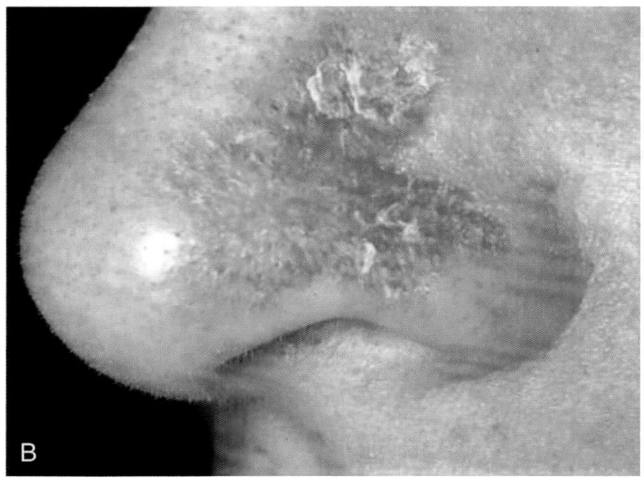

图 3.28 系统性红斑狼疮的皮肤病变。(B courtesy Dr. Edward V. Zegarelli.)

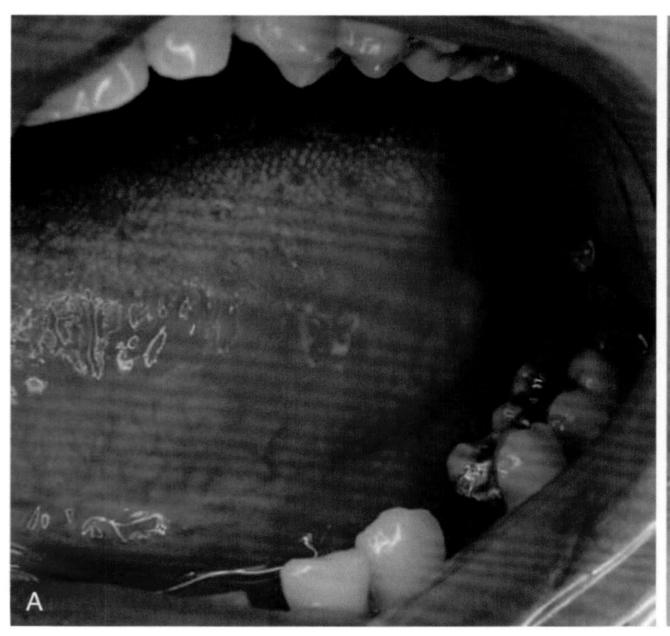

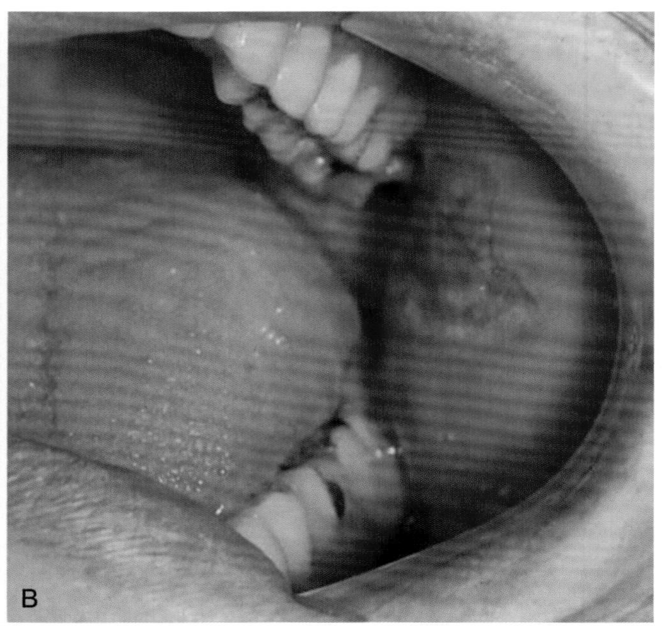

图 3.29 系统性红斑狼疮的口腔病变。

诊断

系统性红斑狼疮的诊断常基于典型的多器官损害和血清中出现循环性ANA。从其他中性粒细胞分化而来的具有球形吞噬内容物的成熟中性粒细胞——**LE细胞**,可能会出现于循环血液中。然而,如果发病迟缓且潜伏,系统性红斑狼疮的诊断就会变得困难。

口腔损伤的纤维外观与扁平苔藓类似是因为其有基细胞被破坏。然而,炎性浸润分布于结缔组织的血管周围,而非分布于上皮下带。皮肤和黏膜损伤的直接免疫荧光法和免疫组化法检测可以显示出基膜区域有颗粒状和线状免疫球蛋白沉积。

治疗和预后

一旦得出系统性红斑狼疮的诊断,关于是否进行治疗应由疾病活动的程度来决定。这种致命性疾病目前已经可通过多种药物来控制。阿司匹林和NSAID被用于治疗较轻的体征和症状。也会将羟化氯喹(一种抗疟药)和全身性皮质激素与其他免疫抑制剂(如咪唑硫嘌呤、环磷酰胺)结合使用。局部皮质激素可用于治疗口腔损伤。

如果疾病进展轻微且只涉及较少器官,预后较好。然而,疾病也可以是致命的。肾脏损伤可能与重症高血压和肾衰竭突然发作有关,这会导致系统性红斑狼疮患者死亡。其他常见死亡原因包括继发于血小板减少症的出血、神经系统损害和感染。

系统性红斑狼疮是一种极其复杂的疾病。在牙病治疗前,可能需要进行医疗咨询,以确定系统受累程度,并阐明在口腔疾病治疗中可能会使用何种药物。

寻常型天疱疮

寻常型天疱疮是一种影响皮肤和黏膜的严重的、渐进的自身免疫病。寻常型天疱疮以起因于上皮细胞间细胞黏附分子的分解导致上皮内囊疱形成为特征。这种上皮细胞分离被称为皮肤棘层松解。寻常型天疱疮患者体内有作用于上皮细胞附着机制的循环性自身抗体。循环抗体的效价越高,上皮的毁坏就越严重。这些自身抗体也可在周围上皮细胞中找到。寻常型天疱疮是最常见的天疱疮。"Vulgaris"在拉丁语中表示"寻常的",当将其用于疾病名字时表示该疾病的最普遍类型。天疱疮的其他三种类型为增殖型天疱疮、落叶型天疱疮和红斑型天疱疮。这些类型总的来说非常少见,但均以上皮皮肤棘层松解(在上皮棘层内的细胞黏附失效)为特征。只有寻常型天疱疮和增殖型天疱疮会影响口腔黏膜。增殖型天疱疮被看作是寻常型天疱疮的一种变异体。

该病无性别差异。该病发病年龄广泛,包括儿童和老年个体,但病例大多为50岁以上患者。据估计,寻常型天疱疹在总人群中的患病率为1/500万。有报道该病具有遗传因素。此外,据报道,该病在南亚、德系犹太人和地中海地区人群中更为流行。

超过50%的寻常型天疱疮病例的最初疾病体征出现于口腔。口腔损伤可比皮肤损伤早出现长达1年。口腔损伤表现从浅溃疡到易破的囊疱或大疱。大疱十分脆弱,它们会在形成后迅速破裂,脱离的上皮细胞以灰色膜的形式存在(图3.30)。溃疡有痛感,体积从小到较大。对临床正常黏膜或皮肤进行温和的手指按压并移动可引起上皮细胞分裂,并导致大疱形成,这称为**尼氏征**。

寻常型天疱疮的皮肤损伤包括红斑、水疱、大疱、糜烂和溃疡。视觉损伤较少见。显微镜下,上皮和其下方的结缔组织之间可见完整基膜(图3.31)。上皮细胞间桥粒连接的丧失会使脱离的细胞变圆。这些松散的、圆形的、棘层松解的细胞被称为棘层松解细胞,出现于分开的区域。棘层松懈细胞也可见于细胞学涂片,但诊断必须经活检确认。

诊断

寻常型天疱疮的诊断是由活检和镜检做出的。在诊断中,也可采用直接或间接免疫荧光法。直接免疫荧光法是在取自病灶周围的、正常黏膜和出现在组织中的识别自身抗体的活检组织上完成的。我们透过一种特殊的显微镜观察组织,可见棘细胞层细胞周围的荧光。组织应被放置于不同于常规镜检的固定液中,且往往被送到专门的实验室中。在间接免疫荧光法中,使用患者血清来检测循环抗体的存在,而寻常型天疱疮患者中80%有循环抗体。因此,这是该病较为实用的一种诊断测试方法。

治疗和预后

寻常型天疱疮的治疗总体为大剂量全身性类固醇治疗,通常与其他免疫抑制剂(如咪唑硫嘌呤、甲氨蝶呤)相结合。患者血清中的自身抗体数量与损伤的

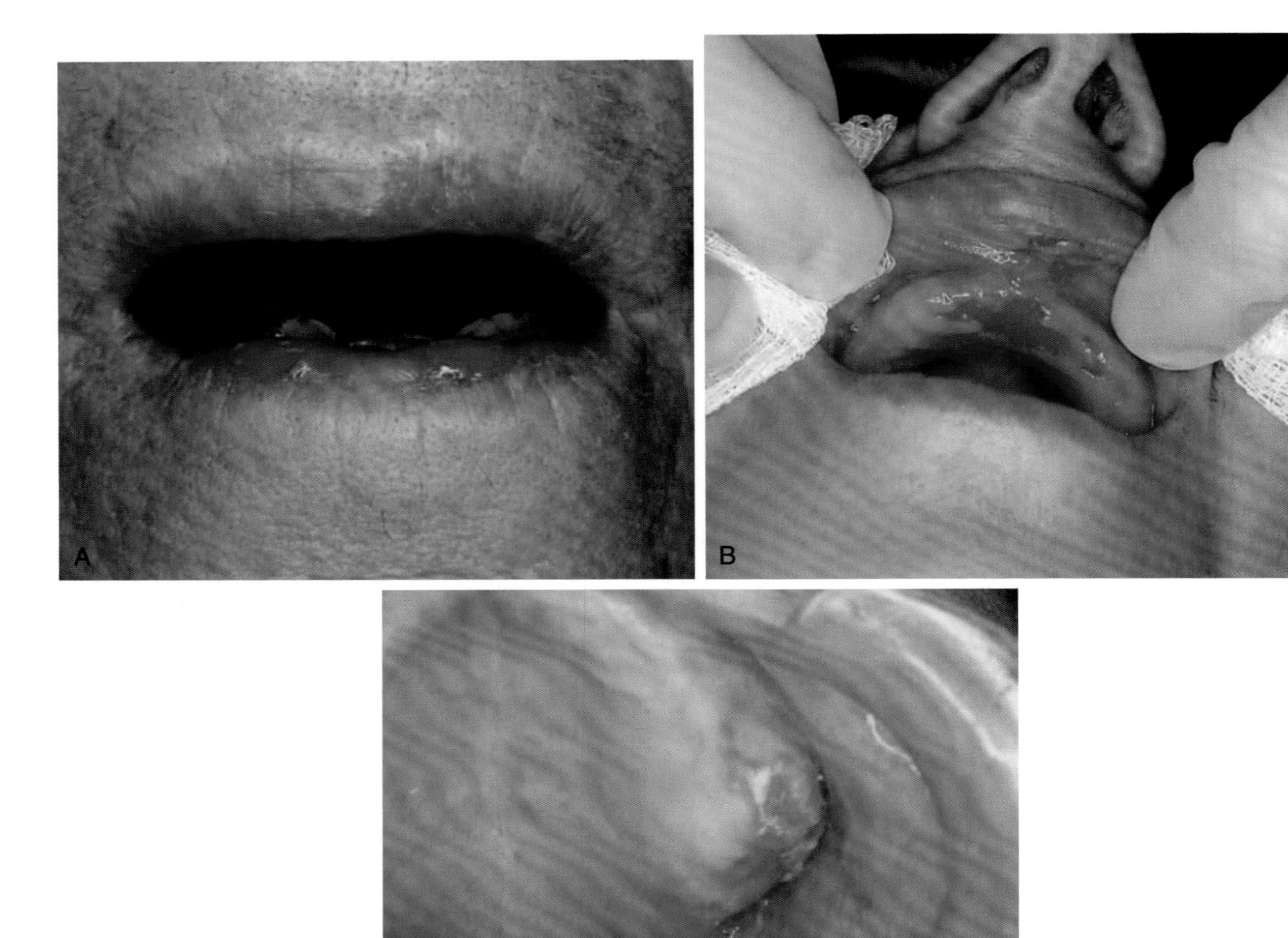

图 3.30 寻常型天疱疮的口腔病变。(B courtesy Dr. Fariba Younai；C，courtesy Dr. Sidney Eisig.)

严重程度相关，因此我们用自身抗体的浓度（效价）来确定疾病活动和药物治疗反应。

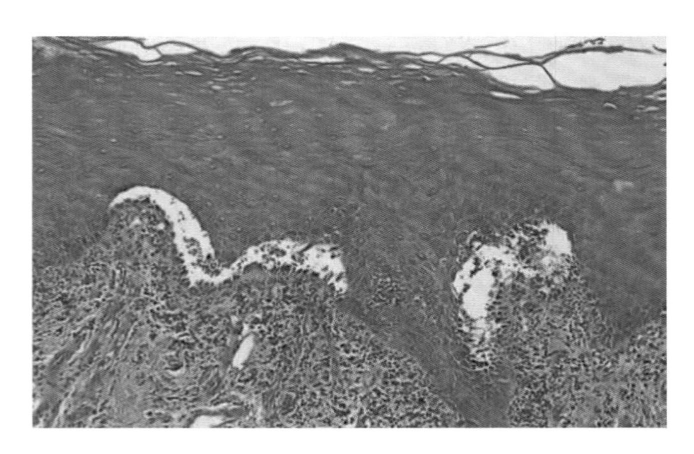

图 3.31 寻常型天疱疮的显微外观（低倍镜），显示上皮细胞和完整的基部附着于结缔组织上的一层。

寻常型天疱疮曾一度是危及生命的疾病，目前，其5年死亡率为8%~10%，且死亡率与皮质激素治疗的并发症有关，而非疾病本身。全身性皮质激素治疗的长期不良反应包括肾上腺抑制、消化性溃疡、易于感染、骨质疏松和肾病。与其他自身免疫性疾病相同，患者的寻常型天疱疮可能会发展为其他自身免疫性疾病。寻常型天疱疮患者应由专门从事免疫抑制治疗的医师来照护。

黏膜型类天疱疮

黏膜型类天疱疮，或称为瘢痕性类天疱疮和良性黏膜类天疱疮，是一种慢性累及口腔黏膜、结膜、生殖器黏膜及皮肤的自身免疫性疾病。该病女性发病率是男性的两倍，且好发于50岁以上女性，但此病症状不及寻常型天疱疮严重。其术语瘢痕性天疱疮表明愈合后会留下瘢痕,最严重的并发症是眼部疾病。结膜部瘢痕会导致球结膜边缘与眼球相粘连,此种粘连也被称为睑球粘连。口腔部位病灶通常会导致瘢痕形成。在表皮的基膜处有自身免疫性抗体成分及补体成分的沉积,疾病特点是基底膜与结缔组织相离断。

口腔黏膜的临床表现为囊疱状或大疱状病灶。与寻常型天疱疮不同的是,类天疱疮通常完整且质不脆。口腔类天疱疮通常局限于牙龈。牙龈的类天疱疮也称剥脱性龈炎(图 3.32)。临床表现从红斑发展到溃疡,可累及边缘龈和附着龈。剥脱性龈炎是临床描述性术语,同样的症状也可在扁平苔藓和寻常型天疱疮中见到。此疾病与寻常型天疱疮类似的症状是通过轻微摩擦看似正常的组织,也可出现尼氏征。大疱、糜烂和溃疡也可发生于口腔的其他部位。黏膜型类天疱疮的大疱壁厚,比寻常型天疱疮的大疱持续时间长。

诊断

黏膜型类天疱疮可通过显微镜检查和活检确诊。显微镜检查过程中可见表皮与结缔组织分离,且无扁平苔藓中基底细胞的破坏及寻常型天疱疮的上皮棘层溶解现象(图 3.33)。炎症浸润以浆细胞及嗜酸性粒细胞浸润为主。在黏膜型类天疱疮中,直接免疫荧光显示在基底膜上存在线性荧光。用于检测血清自身免疫性抗体的间接免疫荧光法并不适用于黏膜型类天疱疮的诊断。

治疗和预后

黏膜型类天疱疮是一种良性的慢性疾病。在治疗轻症病例时,表面应用皮质激素是一种有效的疗法。全身性用药包括氨苯砜、四环素及烟酰胺。在一些更为严重的病例中,高剂量皮质激素及其他免疫抑制剂非常必要。此疾病在某些情况下难以控制且对治疗不敏感。症状缓解后,症状可能会经历再一次加剧。

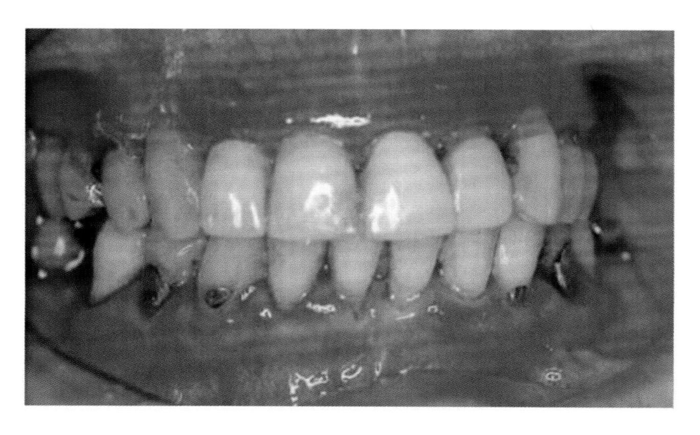

图 3.32 黏膜型类天疱性龈炎。(Courtesy Dr. Victor M. Sternberg.)

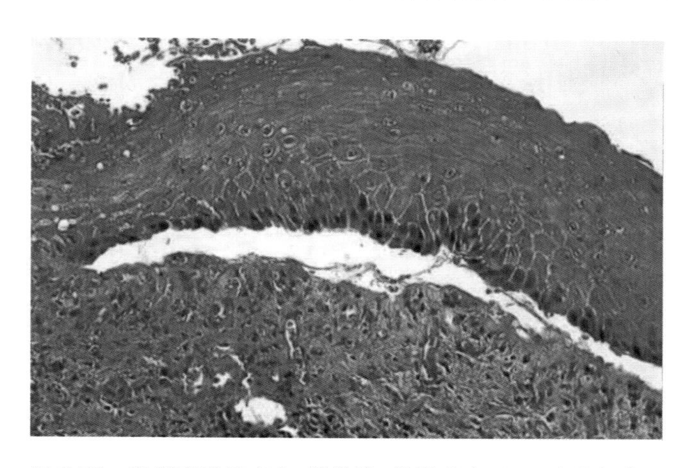

图 3.33 黏膜型类天疱疮(低倍镜)的微观表现,显示基底膜区结缔组织的上皮细胞分离。

大疱型类天疱疮

某些研究者指出,大疱型类天疱疮与黏膜型类天疱疮是同一种疾病的两种变形。然而,两种疾病间存在的差异使得这种说法有待证实。

大多数大疱型类天疱疮患者的年龄在 70 岁以上且无性别差异。大疱型类天疱疮的口腔症状相比于黏膜型类天疱疮更不常见,其仅发生于约 1/3 患者中。当发生口腔部位症状时,牙龈部位的症状与黏膜型类天疱疮的症状相似,而其他部位黏膜症状更广泛且更疼痛。

诊断

与黏膜型类天疱疮一致的是大疱型天疱疮镜下也可见基底膜处上皮与结缔组织断裂、分离的现象。与黏膜型类天疱疮不同的是,大疱型类天疱疮血液中可检测到循环性自身免疫性抗体,但与寻常型天疱疮不同的是,循环性自身免疫抗体不具有特异性,与疾病活动性无关。

治疗和预后

大剂量皮质激素及 NSAID 可用于治疗大疱型类天疱疮。疾病是慢性的,存在好转时期,但与黏膜型类天疱疮不同的是,疾病症状存在进行性加重的现象。疾病通常不致命,疾病的危险并发症往往与免疫抑制疗法相关。

贝赫切特综合征(白塞病)

贝赫切特综合征(白塞病)是慢性的、反复发生的累及多系统的自身免疫性疾病。疾病主要表现为全身性血管炎。该病病因尚不清楚,但疾病特点是感染和环境中抗原等异常免疫反应激活。阿弗他溃疡、生殖器溃疡及眼部炎症是贝赫切特综合征的临床表现,还包括皮肤损伤、胃肠道和泌尿生殖系统疾病、关节炎和 CNS 受累。免疫原性病理诊断证据包括对人体黏膜中抗体的检测。

贝赫切特综合征在 30~40 岁人群中高发。地中海地区及亚洲地区此病高发。大规模流行病学调查表明此病的发生无性别差异。然而在地中海地区,男性更易患此病,日本和韩国以女性群体为主。该病在美国少见。

黏膜皮肤病变是此病的特征。阿弗他溃疡几乎存在于所有贝赫切特综合征患者中(91%~100%)。贝赫切特综合征患者存在阿弗他溃疡伴有痛感,且临床表现与轻症阿弗他溃疡相似(图 3.34)。鉴别点在于贝赫切特综合征病灶周围有更大片的红斑。与疱疹型阿弗他溃疡相似的病灶也有报道。生殖溃疡存在于 57%~93%的患者中,通常病灶较小且不伴反复。在男性患者中,阴囊是最常受累的部位。在女性患者中,外阴与阴道是最常见部位。眼部病变通常始于畏光症,并可发展为结膜炎和葡萄膜炎。皮损呈丘疹状脓疱,最常见于躯干、生殖器和四肢。

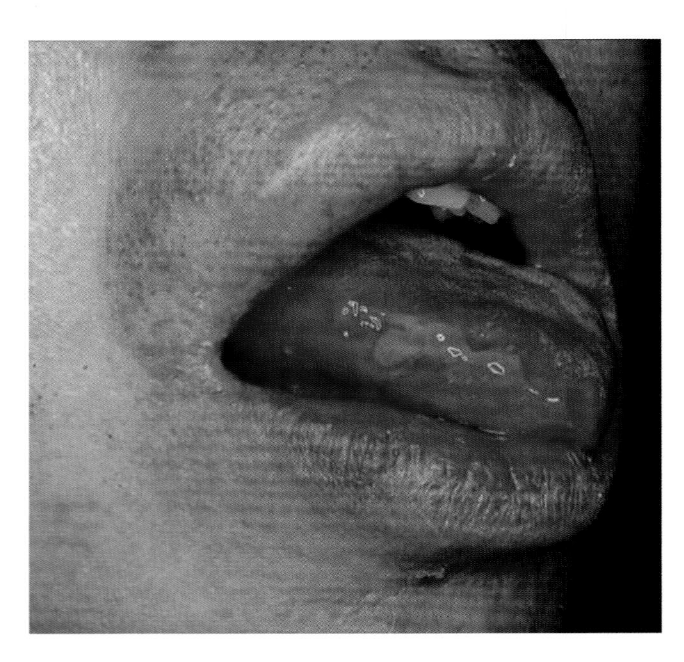

图 3.34 在贝赫切特综合征患者的舌上有一种类似阿弗他溃疡的病灶。

诊断

贝赫切特综合征无特异性实验室诊断,诊断标准包括反复发生的阿弗他溃疡与下列症状中的两个即可诊断:反复发生的生殖器溃疡、眼部疾病、皮肤疾病及敏感实验阳性。过敏反应测试对中东地区患者最有用。该测试包括在皮肤下插入无菌针头,1~2 天内出现红斑或脓疱。

治疗和预后

局部及全身应用皮质激素和免疫抑制剂对治疗贝赫切特综合征非常重要。苯丁酸氮芥常应用于眼部病灶,有时需要联合使用免疫抑制剂。白塞病为终身性疾病,会伴随好转和加重。通常 CNS 受累患者会表现出痴呆或瘫痪。CNS 受累患者通常预后较差。

免疫缺陷

免疫缺陷可涉及免疫系统的任何部分,可以是某一过程,也可以是多个部分,其包括细胞免疫反应(T 细胞介导的)或体液免疫反应(B 细胞介导的)过程的缺陷。而在吞噬作用上的缺陷也被认为是免疫缺陷的一部分。免疫缺陷疾病分为原发性免疫缺陷和继发性免疫缺陷。原发性免疫缺陷是基因起源的,继发性免疫缺陷是源于以往的潜在的疾病。免疫缺陷病的症状和体征与涉及的免疫反应种类和免疫缺陷程度有关。最常见的并发症是感染。感染类型也和缺陷种类有关。体液免疫缺陷更容易发生细菌感染。细胞免疫缺陷往往倾向于病毒感染、真菌感染和胞内菌感染,如结核杆菌。自身免疫病,如自身免疫性血小板减少症和某些肿瘤,如淋巴瘤,也和某种免疫缺陷有关。

原发性免疫缺陷

原发性免疫缺陷是发生于基因上或个体发育过程中的缺陷，可以只单纯涉及 B 细胞、T 细胞或两者均涉及。这些原发性免疫缺陷对不同免疫反应功能方面的研究提供了较多信息，这种缺陷是极其罕见的。下面是一些原发性免疫缺陷的常见种类。

单纯性 IgA 缺陷是最常见的原发性免疫缺陷。其发病率约为 1/500,主要为欧洲人,而对非洲和亚洲人影响较小，以低水平血浆型IgA和分泌型IgA为特征。其是由B淋巴细胞分化为IgA-浆细胞过程异常引起的。结果会导致个体呼吸道、胃肠道和生殖泌尿系统易感，增加了个体患呼吸道过敏、系统性红斑狼疮和类风湿关节炎的风险。

X染色体连锁先天性无丙种球蛋白血症，也叫作布鲁顿病，是由B细胞前体在完成免疫球蛋白基因发育前停止了分化成熟造成的。骨髓中的B淋巴细胞前体是正常的，但全身浆细胞是缺陷的。结果会导致免疫球蛋白产生缺乏，T细胞正常。这种免疫缺陷几乎全部发生于男性，缺陷症状在6月龄时较为明显。有这种免疫缺陷病的婴儿很容易发生细菌感染和胃肠道病毒感染。

胸腺发育不全，也叫作**DiGeorge综合征**，是由于胸腺缺陷或缺乏，导致T淋巴细胞不成熟。在外周血中有少量T细胞，淋巴结和脾的T细胞区是枯竭的。B细胞的结构和功能，以及分化的浆细胞的功能未受到影响。然而，辅助型T细胞增加了B细胞的功能，增强了由浆细胞介导的抗体的免疫反应。有这种综合征的婴儿和儿童极易受到依靠T细胞和B细胞联合来消除类型的真菌、病毒和细菌的感染。

严重联合型免疫缺陷是一组涉及体液和细胞两者免疫反应缺陷的基因遗传性综合征。患有这种综合征的婴儿常伴有再发的严重感染，由广泛的病原菌引起。在过去，大多数患有这种综合征的婴儿会在出生后1年内死去。目前，骨髓移植已经极大地提高了患者的生存率。

白细胞黏附缺陷是一组以中性粒细胞功能缺陷为特征的原发性免疫缺陷病。中性粒细胞无法迁移、吞噬和破坏细胞。这会导致持续的细菌感染，包括牙龈和牙齿感染。

继发性免疫缺陷

继发性免疫缺陷是由潜在疾病引起的，其比原发性免疫缺陷更常见。免疫缺陷可继发于免疫抑制药的使用，包括可的松，其常同放疗一起，用以抑制器官和骨髓移植的免疫排斥反应、治疗自身免疫性疾病及用于癌症化疗。表3.6列出了一些常见的可引起免疫缺陷的药物及它们被使用的原因。一些疾病也常伴有免疫缺陷，如恶病质，会导致抗体合成不足；肾病会导致抗体排泄异常；HIV感染会影响辅助型T细胞、DC和巨噬细胞的数量和功能。有糖尿病的患者（详细描述见第9章），T细胞和中性粒细胞的功能会被抑制。关注患者的病史对于鉴别潜在继发性免疫缺陷非常重要。

表3.6 免疫抑制药物

药物	使用
咪唑硫嘌呤	预防肾脏移植排斥反应 治疗类风湿关节炎
环孢素	预防肾脏移植排斥反应
环磷酰胺	癌症化疗
甲氨蝶呤	癌症化疗
波尼松	治疗过敏性疾病、炎性疾病（关节炎）、自身免疫性疾病（如类风湿关节炎、寻常型天疱疮、贝赫切特综合征、红斑狼疮等）；也用作癌症化疗组分

参考文献

图书

Fehrenbach MJ, Herring SW: *Illustrated anatomy of the head and neck*, ed 5, St. Louis, 2017, Elsevier.
Fehrenbach MJ, Popowics T: *Illustrated dental embryology, histology, and anatomy*, ed 4, St. Louis, 2016, Elsevier.
Fehrenbach MJ, Weiner J: *Saunders review of dental hygiene*, ed 2, St. Louis, 2009, Saunders.
Kumar V, Abbus AK, Aster JC: *Robbins and Cotran pathologic basis of disease*, ed 4, St. Louis, 2015, Saunders.
Kumar V, Cotran RS, Robbins SL: *Robbins basic pathology*, ed 9, Philadelphia, 2013, Saunders.
McCance K, Huether S: *Pathophysiology*, ed 6, St. Louis, 2010, Mosby.
McCance K, Huether S: *Pathophysiology*, ed 7, St. Louis, 2014, Mosby.
Neville BW, Damm DD, Allen CM, et al: *Oral and maxillofacial pathology*, ed 4, St. Louis, 2016, Elsevier.
Regezi JA, Sciubba JJ, Jordan RCK: *Oral pathology: clinical pathologic correlations*, ed 7, St. Louis, 2017, Elsevier.
Parham P: *The immune system*, ed 4, New York, 2015, Garland Science.

期刊论文

免疫

Chaplin DD: Overview of the human immune response, *J Allergy Clin Immunol* 125(2 Suppl 2):S3, 2010.
Grivennikov SI, Greten FR, Karin M: Immunity, inflammation, and cancer, *Cell* 140:883, 2010.
Hovav A-H: Dendritic cells of the oral mucosa, *Mucosal Immunol* 7(1): 27, 2014.
Ledford H: Cancer treatment: The killer within, *Nature* 508(7494):24–26, 2014.
Pradeu T, Jaeger S, Vivier E: The speed of change: towards a discontinuity theory of immunity?, *Nat Rev Immunol* 13(10):764, 2013.

免疫性口腔病变

Adizie T, Moots B, Hodkinson B, et al: Inflammatory arthritis in HIV positive patients: a practical guide, *BMC Infect Dis* 16:100, 2016.
Al-Johani KA, Fedele S, Porter SR: Erythema multiforme and related disorders, *Oral Surg Oral Med Oral Pathol Oral Radiol Endod* 103:642, 2007.
Belenguer-Guallar I, Jiménez-Soriano Y, Claramunt-Lozano A: Treatment of recurrent aphthous stomatitis. A literature review, *J Clin Exp Dent* 6:168, 2014.

Bosch X: Systemic lupus erythematosus and the neutrophil, *N Engl J Med* 365:758, 2011.
Calapai G, Miroddi M, Mannucci C, et al: Oral adverse reactions due to cinnamon-flavoured chewing gums consumption, *Oral Dis* 20:637, 2014.
Celenano A, Tovaro S, Yap T, et al: Oral erythema multiforme: trends and clinical findings of a large retrospective European case series, *Oral Surg Oral Med Oral Pathol Oral Radiol* 120:707, 2015.
Chavan M, Jain H, Diwan N, et al: Recurrent aphthous stomatitis: a review, *J Oral Pathol Med* 418:577, 2012.
Epstein JB, Wan LS, Gorsky M, et al: Oral lichen planus: progress in understanding its malignant potential and the implications for clinical management, *Oral Surg Oral Med Oral Pathol Oral Radiol Endod* 96:32, 2003.
Iwai S, Sueki H, Watanabe H, et al: Distinguishing between erythema multiforme major and Stevens-Johnson syndrome/toxic epidermal necrolysis immunopathologically, *J Dermatol* 39:1, 2012.
Jurge S, Kuffer R, Scully C, et al: Recurrent aphthous stomatitis, *Oral Dis* 12:1, 2006.
Mockenhaupt M: The current understanding of Stevens-Johnson syndrome and toxic epidermal necrolytsis, *Expert Rev Clin Immunol* 7:803, 2011.
Rohekar S, Pope J: Epidemiologic approaches to infection and immunity: the case of reactive arthritis, *Curr Opin Rheumatol* 21:14, 2009.
Tasher D, Somekh E, Dalal I: PFAPA syndrome: new clinical aspects disclosed, *Arch Dis Child* 91:981, 2006.
van der Meij EH, Mast H, van der Waal I: The possible premalignant character of oral lichen planus and oral lichnoid lesions: a prospective five-year follow-up study of 192 patients, *Oral Oncol* 43(8):742, 2007.
Wolf R, Lipozencic J: Shape and configuration of skin lesions: targetoid lesions, *Clin Dermatol* 29:504, 2011.

网站

Centers for Disease Control and Prevention: Frequently asked questions about multiple vaccinations and the immune system. Available at http://www.cdc.gov/vaccinesafety/Vaccines/multiplevaccines.html.

复习题

1. 机体免疫系统中抵御外源性异物的被称为：

a.浆细胞

b.抗体

c.抗原

d.淋巴细胞

2. 免疫记忆是免疫系统中最重要的组成成分是因为它：

a.保留了抗体的记忆

b.使得再次免疫反应能快速发生

c.使炎症反应快速发生

d.使未来的免疫反应削弱

3. 使用疫苗进行免疫的原理是：

a.增加抗原诱导疾病的风险

b.使用他人体内产生的抗体

c.将抗体从母亲传给后代

d.产生主动获得性免疫

4. 对于B淋巴细胞来说，下列最重要的是：

a.表面有CD4受体

b.成熟并滞留在胸腺内

c.产生浆细胞

d.源自造血干细胞

5. 巨噬细胞在免疫系统中的作用是：

a.保留对于抗原的免疫记忆功能

b.产生抗体

c.在炎症反应过程中行使B细胞吞噬功能

d.被淋巴因子激活

6. 关于自然杀伤细胞，下列选项正确的是：

a.在体内无循环

b.分泌抗体

c.为固有免疫的一部分

d.是一种T淋巴细胞

7. 在下列哪种免疫病理过程中，免疫细胞可识别自身成分？

a.超敏反应

b.免疫缺陷

c.增生

d.自身免疫病

8.在过敏型超敏反应中，浆细胞的作用是：

a.产生抗体IgE

b.与淋巴细胞反应

c.与抗原结合

d.与抗原合成免疫复合物

9. 哪种超敏反应中有补体成分的参与？

a.Ⅰ型超敏反应

b.细胞毒性

c.Ⅲ型超敏反应

d.过敏型超敏反应

10. 哪种免疫细胞在胸腺中成熟并抑制体液免疫反应？

a.T淋巴细胞

b.浆细胞

c.自然杀伤细胞

d.巨噬细胞

11. 在免疫系统中，抗体：

a.也叫作免疫球蛋白

b.也叫作细胞因子

c.直接由淋巴细胞产生

d.从肥大细胞中产生

12. 哪种免疫病理状态与淋巴细胞数量减少有关？

a.自身免疫病

b.超敏反应

c.免疫缺陷

d.反应性增生

13. 体液免疫与(　　)的产生相关。

a.抗原

b.抗体

c.自身免疫细胞

d.毒素

14.抗体水平的实验室诊断被称为：

a.吞噬

b.致敏

c.滴度

d.铺壁

15. 在针头污染发生后会首先发生哪种免疫反应？

a.天然被动免疫

b.获得性被动免疫

c.天然主动免疫

d.获得性主动免疫

16. 下列哪种情况最不易导致药物过敏？

a.局部用药

b.感染

c.多重致敏原感染

d.儿童用药

17. 下列哪种免疫反应与体液和细胞免疫均相关？

a.体液免疫

b.细胞免疫

c.天然免疫

d.骨髓细胞

18. 下列哪种物质与淋巴细胞在免疫系统中的相互交流有关？

a.组胺

b.补体

c.缓激肽

d.细胞因子

19. 哪种超敏反应也被称为迟发型超敏反应？

a.Ⅰ型

b.Ⅱ型

c.Ⅲ型

d.Ⅳ型

20. 下列与树突状细胞相关的描述，正确的是：

a.泪液中存在不成熟型树突状细胞

b.口腔黏膜中存在特殊类型的树突状细胞，称为朗格汉斯细胞

c.其在形态与功能上与淋巴细胞相似

d.在免疫反应过程中只与巨噬细胞发生相互作用

21. 细胞毒性T细胞所表达的标志性分子是：

a.CD4

b.CD8

c.CRP

d.IgG

22. 下列哪种抗体是血清中存在的主要抗体，且作为新生儿的第一道免疫防线存在？

a.IgA

b.IgD

c.IgG

d.IgM

23. 下列哪一项是引起血清病的最常见原因？

a.阿司匹林

b.抗组胺药

c.皮质激素

d.青霉素

24. 哪种IgA在血清与泪液中均可被检测到？

a.化脓性

b.浆液性

c.分泌性

d.反应性

25. 在口腔内的固定性药疹与哪种超敏反应相关？

a.Ⅰ型

b.Ⅱ型

c.Ⅲ型

d.Ⅳ型

26. 当用活疫苗时应考虑哪种因素以确保安全？

a.热稳定性

b.灭活

c.毒力

d.合成肽

27. 下列关于细胞因子的描述，正确的是：
a.只影响肾单位
b.包括淋巴因子与巨噬细胞因子
c.哮喘时静脉给药
d.在肝脏中产生
28. 下列哪种细胞无抗原呈递功能？
a.T 淋巴细胞
b.B 淋巴细胞
c.巨噬细胞
d.树突状细胞
29. 下列关于干扰素的描述，正确的是：
a.为新发现的分子
b.属于细胞因子
c.由 B 淋巴细胞与巨噬细胞产生
d.有强大的抗菌功能
30. 许多小分子作为半抗原可与大分子结合成为完全抗原，这种大分子被称为：
a.刺激剂
b.单核因子
c.免疫球蛋白
d.载体
31. 下列均是超敏反应，除外：
a.重型阿弗他溃疡
b.荨麻疹
c.血管神经性水肿
d.接触性黏膜炎与皮炎
32. 反应性关节炎：
a.是一种感染性疾病
b.是一种免疫缺陷疾病
c.是一种免疫病
d.女性比男性常见
33. 靶型病灶与下列哪种疾病相关？
a.贝赫切特综合征
b.系统性红斑狼疮
c.扁平苔藓
d.多形性红斑
34. 棘层松解细胞与下列哪种疾病相关？
a.寻常型天疱疮
b.多形性红斑
c.系统性红斑狼疮
d.贝赫切特综合征
35. Reiter 综合征中的口腔病灶与哪种疾病相似？
a.寻常型天疱疮
b.扁平苔藓
c.血管神经性水肿
d.游走性红斑
36. 口腔溃疡见于下列疾病，除外：
a.贝赫切特综合征
b.朗格汉斯细胞组织细胞增生症
c.溃疡性结肠炎
d.复发性中性粒细胞缺乏症
37. 朗格汉斯细胞组织细胞增生症的两种特殊细胞是：
a.淋巴细胞及浆细胞
b.成纤维细胞及淋巴细胞
c.嗜酸性细胞及单核细胞
d.中性粒细胞及淋巴细胞
38. 下列哪个是朗格汉斯细胞组织细胞增生症的孤立型下颌病灶的名称？
a.化脓性肉芽肿
b.嗜酸性肉芽肿
c.根尖周肉芽肿
d.创伤性肉芽肿
39. 下列哪项不是朗格汉斯细胞组织细胞增生症的典型分类？
a.Hand-Schüller-Christian 病
b.慢性弥漫性网状细胞病
c.Letterer-Siwe 病
d.嗜酸性肉芽肿
40. 舍格伦综合征最重要的特点是：
a.口干症
b.游走性红斑
c.多形性红斑
d.急性弥漫性网状细胞病

41. 下列关于自身免疫性疾病的口腔症状，错误的是：

a.寻常型天疱疮的大疱比大疱型类天疱疮更加脆弱

b.寻常型天疱疮有棘层溶解出现

c.类天疱疮中存在结缔组织与上皮基底膜剥离现象

d.黏膜型类天疱疮有皮肤病灶出现

42. 区别类天疱疮与寻常天疱疮的重要区别点是：

a.溃疡大小

b.患者年龄及性别

c.组织病理表现

d.尼氏征

43. 剥脱性龈炎存在于下列疾病中,除外：

a.瘢痕型类天疱疮

b.寻常型天疱疮

c.扁平苔藓

d.侵袭性龈炎

44. 威胁到患者生命的血管神经性水肿累及哪一部位？

a.唇部

b.黏膜

c.眼睑

d.会厌

45. 下列哪种疾病会在面部皮肤产生特征性的蝴蝶样病灶,女性多发于男性,且血清学检测是一种重要的检测手段？

a.天疱疮

b.侵蚀性扁平苔藓

c.剥脱性龈炎

d.红斑狼疮

46. 下列与雷诺现象相关的是：

a.肾组织

b.眼部组织

c.手指与足趾

d.关节

47. 下列可用于疱疹型口腔溃疡的治疗方法是：

a.激光射频消融

b.表面应用四环素

c.RF

d.Rh 血型不匹配

48. 韦翰纹最常出现于：

a.舌背面

b.口底部

c.颊黏膜

d.唇红缘

49. 下列选项错误的是：

a.所有的原发性免疫使 T 细胞与 B 细胞受累

b. 原发性免疫缺陷相比于继发性免疫缺陷更不常见

c.T 淋巴细胞缺陷的患者更易被病毒感染

d.继发性免疫缺陷是由于长期应用皮质激素

50. 下列哪种疾病如果不加干预会威胁生命？

a.寻常型天疱疮

b.接触性皮炎

c.坏死性涎腺化生

d.嗜酸性肉芽肿

51. 锯齿状的上皮嵴、基底细胞溶解及网状淋巴细胞浸润是哪种疾病的病理表现？

a.轻症多形性红斑

b.良性黏膜型类天疱疮

c.寻常型天疱疮

d.扁平苔藓

52. 棘层细胞溶解和棘层松解细胞与下列哪种疾病相关？

a.寻常型天疱疮

b.阿弗他溃疡

c.多形性红斑

d.黏膜型类天疱疮

第3章大纲

症状/疾病	病因	年龄/种族/性别	部位
轻型阿弗他溃疡 *重型阿弗他溃疡* *疱疹型阿弗他溃疡*	与细胞免疫相关的免疫学病因 创伤是最相关的危险因素	年轻人相对于老年人多发 女性患者多于男性患者	不与骨质附着的口腔黏膜 前部多于后部
重型阿弗他溃疡 *多形性红斑* *寻常型天疱疮*	与细胞免疫相关的免疫学病因	*	不与骨质附着的口腔黏膜 后部多于前部
疱疹型阿弗他溃疡 *单纯疱疹病毒性溃疡* *轻型阿弗他溃疡*	与细胞免疫相关的免疫学病因	*	口腔内的任何部位
荨麻疹 *血管神经性水肿* *接触性皮炎*	Ⅰ型超敏反应;对于抗原的反应性的IgM和IgG释放;感染、创伤、情绪应激均与荨麻疹相关	*	皮肤
血管神经性水肿 *荨麻疹*	Ⅰ型超敏反应;创伤;IgM或IgG释放	*	皮肤或黏膜
接触性黏膜炎 *荨麻疹* *阿弗他溃疡*	黏膜与过敏原直接接触	*	与过敏原相接触的黏膜
接触性皮炎	过敏原与皮肤直接接触	*	皮肤与过敏原接触
固定性药疹 *接触性皮炎*	Ⅲ型超敏反应	*	每次发作都在同一位置;通常见于皮肤;口腔黏膜损伤少见
多形性红斑 *阿弗他溃疡* *原发性单纯疱疹感染*	病因不清:在某些病例中,超敏反应与感染相关,如疱疹病毒感染	最常见于年轻成人,且男性患者多于女性患者	皮肤及黏膜
史蒂文-约翰逊综合征	多重用药相关	年轻成人	主要为皮肤;黏膜
扁平苔藓	未知	各年龄段均易受累 中年人显著 患病男女性别差异不清	皮肤及口腔黏膜受累 口腔黏膜:颊黏膜、舌、唇黏膜、唇底部和牙龈

临床特点	影像学特点	显微镜下特点	治疗	诊断流程
疼痛,边界清晰 圆形或类圆形黄白色溃疡 环形红斑 直径 1cm 7~10d 可自发愈合	N/A	有淋巴细胞浸润的溃疡	局部应用皮质激素	临床
疼痛 直径>1cm 相比于轻型阿弗他溃疡,病灶更深 需要几个星期愈合 伴有瘢痕形成	N/A	需活检,以排除引起溃疡的其他病因	局部或全身应用皮质激素 活检,以便排除其他相关疾病	临床 显微镜检查
疼痛,1~2mm 小溃疡 成组出现且自限	N/A	不清	局部应用皮质激素及四环素	临床
多处界限清晰的肿胀伴瘙痒	NA	†	诊断致敏原并远离,抗组胺药	临床
组织弥漫性肿胀 通常不伴瘙痒	N/A	†	过敏原确认;抗组胺药	临床
光滑、有光泽、坚硬的黏膜伴水肿 可能形成水疱 通常会出现瘙痒或烧灼感	N/A	†	过敏原确认;局部及全身应用皮质激素	临床
红斑 肿胀的水疱呈硬壳状、鳞片状白色外观	N/A	†	过敏原确认;局部及全身应用皮质激素	临床
随着服药强度增加,停药后会出现病变 单发或多发呈片状凸起或红色斑片状或成簇出现的斑片;伴疼痛或瘙痒	N/A	†	确认致敏药物并停药	临床
皮肤:特征性靶环征,也有红斑、牙斑、大疱 黏膜:红斑、溃疡、硬皮、唇部干裂出血 暴发性发作 严重程度根据皮肤黏膜受累程度决定	N/A	非特异性	确认致敏原 局部或全身使用皮质激素	临床
皮肤:10%以下的皮肤受累;躯干部位有红斑 流感样前驱症状	N/A	表皮下水疱;角化细胞坏死;极少有炎症细胞	停止相关用药	临床 显微镜检查
口腔病灶 韦翰纹 侵蚀性或斑片状病灶 牙龈改变:剥脱性龈炎	N/A	上皮基底细胞脱落 结缔组织存在大量淋巴细胞浸润	无症状时无须治疗 存在症状时需局部应用皮质激素 随访评估	临床 显微镜检查

(待续)

(续表)

症状/疾病	病因	年龄/种族/性别	部位
反应性关节炎(Reiter综合征) *移行性红斑* *多形性红斑*	异常免疫反应 基因：HLA-B27	男性多于女性(10~15):1	结膜 尿道 口腔黏膜 皮肤 膝关节和踝关节
朗格汉斯细胞组织细胞增生症 *慢性多发型*	病因不清：反应性过程、免疫病、肿瘤过程		
急性播散型(Letterer-Siwe病)		3岁以下儿童	转移性疾病
慢性播散性多灶型(Hand-Scüller-Christian病)		5岁以下儿童	多个部位
孤立型嗜酸性肉芽肿	病因不清：反应性过程、免疫病、肿瘤过程	大龄儿童及年轻成人易感 男性患者多于女性患者(2:1)	骨：常见于颅骨和下颌骨
舍格伦综合征 *药物相关性口干症*	自身免疫性疾病 泪液流量减少 唾液流量减少	*	眼部 口腔
系统性红斑狼疮 *扁平苔藓* *轻型阿弗他溃疡*	自身免疫性疾病	女性患者多于男性患者(8:1)，黑人多于白人(3:1)	位置多发 皮肤 黏膜 关节 眼 CNS 肾脏、心脏及其他器官
寻常型天疱疮 *黏膜型类天疱疮*	自身免疫性疾病	影响儿童和成人 最常见于40~50岁 更常见于德系犹太人	黏膜 皮肤
黏膜型类天疱疮(瘢痕型类天疱疹、良性黏膜类天疱疮) *扁平苔藓* *寻常型天疱疮*	自身免疫性疾病	成人	黏膜 最常见：牙龈 可能影响到眼部
大疱型类天疱疮 *寻常型天疱疮*	自身免疫性疾病	80%为60岁以上老人	黏膜 皮肤
贝赫切特综合征 *轻型阿弗他溃疡*	自身免疫性疾病	平均发病年龄为30岁	黏膜 口腔 生殖道 眼部

临床特点	影像学特点	显微镜下特点	治疗	诊断流程
三联征：关节炎、尿道炎、结膜炎 皮肤病灶、口腔疾病、口腔溃疡、游走性红斑样病灶	N/A	†	ASA及NSAID	临床
红斑性病变				
†	NA	†	化疗 预后不良	化疗 预后不良
经典三联征：颅骨透射率增加、眼球外凸、糖尿病 口腔：伴或不伴口腔溃疡；口臭；牙龈炎；难闻的味道；早期表皮脱落	高射线透射率 上颌/下颌射线透过强度增加，累及牙槽骨	朗格汉斯细胞及嗜酸性粒细胞浸润	†	临床 显微镜检查
NA	射线透过程度与牙周病相似且边界清晰，多发	朗格汉斯细胞及嗜酸性粒细胞浸润	保守手术治疗 低剂量放疗	显微镜检查
原发性舍格伦综合征：干眼症、口干症 继发性舍格伦综合征：干眼症、口干症，伴随其他自身免疫性疾病	唾液腺X线片显示特征性病变	唾液腺改变：淋巴细胞浸润及肌上皮岛形成	口干症：涎腺分泌物替代物 干眼症：人工泪液	临床 影像学检查 显微镜检查 实验室检查
口腔病灶 红斑或病灶处的放射状白线	N/A	基底细胞被破坏 血管周围炎性细胞浸润；免疫组化显示线状及颗粒状免疫球蛋白沉积	抗炎及免疫抑制药	实验室检查 显微镜检查 临床
进行性皮肤黏膜受累 口腔受累 疼痛、红斑、囊疱、大疱、腐蚀 尼氏征阳性	N/A	基底细胞层完整，与下面的结缔组织联系紧密。棘层细胞溶解，棘层松解细胞	皮质激素及其他免疫抑制剂	实验室检查 显微镜检查
口腔病灶 剥脱性龈炎 大疱、侵蚀、溃疡	N/A	上皮与基底膜的结缔组织剥脱	局部/全身应用皮质激素	显微镜检查
瘢痕性愈合 瘢痕型类天疱疮样症状	N/A	上皮与基底膜的结缔组织剥脱	全身应用皮质激素和其他抗炎药	显微镜检查
口腔病变：阿弗他溃疡	N/A	†	皮质激素和其他免疫抑制药	临床

（待续）

(续表)

症状/疾病	病因	年龄/种族/性别	部位
原发性免疫缺陷			
IgA 缺乏	血浆内及分泌性 IgA 减少	儿童/成人 欧洲原住民	全身性
X 连锁丙种球蛋白缺乏	发育性/先天性/B 细胞前体停止发育	婴儿/男性	全身性
胸腺萎缩	发育性——胸腺缺失	婴儿	全身性
严重复合性免疫缺陷	T 细胞和 B 细胞缺乏	婴儿	全身性
淋巴细胞黏附因子缺乏	中性粒细胞缺乏	成人/儿童	全身性
继发性免疫缺陷			
HIV 感染/AIDS	见第 4 章		
糖尿病	见第 9 章		
免疫抑制剂	见第 9 章		

注:在鉴别诊断中,应考虑特定症状/疾病下的斜体字所列项目。

ASA:阿司匹林;N/A:不适用。

*:无重要信息。

†:见参考资料。

临床特点	影像学特点	显微镜下特点	治疗	诊断流程
呼吸系统、胃肠道及泌尿生殖系统感染	N/A	N/A	未提及	临床 实验室检查
细菌及胃肠道病毒感染	N/A	N/A	未提及	临床 实验室检查
真菌/病毒感染 需要T/B细胞参与的细菌感染	N/A	N/A	未提及	临床 实验室检查
严重的复发性感染	N/A	N/A	骨髓移植	临床 实验室检查
持续感染，牙周及牙龈感染	未提及	未提及	未提及	临床 实验室检查

（刘赛 译 钟鸣 校）

第 4 章

传染病

Joan Andersen Phelan

学习目标

在学习完本章后，学生应能够：

1. 定义本章词汇表中的每个单词。

2. 简述引起机会性感染的原因，明确感染的炎症反应和免疫反应的区别，列举两个口腔机会性感染的例子。

3. 完成下列与细菌感染相关的内容：

• 对于以下的每一种传染病，请说出引起它们的微生物，并列出传播路径和口腔表现，并描述如何诊断：脓疱病、肺结核、放线菌病、梅毒(一期、二期、三期)、坏死性溃疡性龈炎、冠周炎和骨髓炎(急性和慢性)。

• 描述链球菌性扁桃体炎、咽炎、猩红热和风湿热之间的关系。

4. 完成下列与真菌感染相关的内容：

• 列出并描述四种口腔念珠菌病。

• 讨论深部真菌感染。

• 描述毛霉菌病。

5. 完成下列与病毒感染有关的内容：

• 讨论人乳头瘤病毒感染如何发生。

• 列出并描述由人乳头瘤病毒感染引起的三种良性病变：寻常疣、尖锐湿疣及病灶上皮增生。

• 讨论两种主要类型的单纯疱疹病毒。

• 描述唇疱疹的临床特点。

• 描述复发性口内疱疹的临床特点，比较单纯疱疹和轻型阿弗他溃疡的区别。

• 描述带状疱疹病毒累及面部皮肤和口腔黏膜的临床特点。

• 列出并描述四种与 EB 病毒有关的疾病。

• 列出并描述由柯萨奇病毒引起的两种疾病，包括口腔表现和传播途径。

• 简述麻疹和流行性腮腺炎。

6. 完成下列与 HIV 和 AIDS 有关的内容：

• 简述如何确诊 HIV 感染。

• 简述 AIDS 的范围，包括初期感染、潜伏性感染及 AIDS 的发生和诊断。

• 列出并简述 HIV 感染引起的五种口腔疾病的临床表现。

❖ 词汇

病原微生物：引起疾病的微生物。

非病原微生物：不会引起疾病的微生物。

感觉异常：一种异常感觉，如灼烧感、刺痛感或酸麻感。

机会性感染：由微生物引起的疾病，这种微生物通常不会致病，但在某些特定环境下会成为病原体。

疱疹性指头炎：由单纯性疱疹病毒所致的感染，累及远端指骨手指。

皮肤瘙痒：痒。

潜伏期：从病原体感染到有症状出现的一段时期。

肉芽肿：一种由炎症组织组成的肿瘤状团块，中央为大量多核巨噬细胞,周围环绕以淋巴细胞。

肉芽肿性疾病:一类形成肉芽肿的疾病。

虚弱:一种模糊的、不确定的不适感或缺乏健康的感觉。

亚临床感染:通常无临床症状的传染病。

人体内含有大量微生物,微生物能否致病取决于其本身及机体的防御状况。微生物必须有致病能力,同时机体对疾病易感。传统意义上微生物分为可致病微生物(**病原微生物**)和不可致病微生物(**非病原微生物**)。微生物致病首先要进入机体,适应体内环境并生长,并逃避宿主防御。这些防御机制包括完整的皮肤和黏膜、唾液、正常菌群成分间的竞争、炎症反应和免疫反应。

多种感染性疾病与口腔龋病相关。细菌、真菌和病毒感染最常见,甚至原虫和肠虫感染也有报道。

龋病可能是感染性疾病的原发病灶,或者系统性疾病也会有口腔表现。感染经由多种途径,由始发者传染到其他人。微生物可通过空气中的粉尘和飞沫传播。某些微生物通过亲密或直接接触传播,还有些通过手接触物体传播, 另外有些微生物通过血液或体液传播,如乙型肝炎。起初定植于口腔内的微生物会引起局部损伤、系统性感染或两者兼有。血液中的微生物可引起口腔内病灶, 造成肺部感染的微生物可通过痰液转移到口腔内。龋洞内包含大量微生物, 它们组成了正常的口腔内微生物群落。唾液减少、服用抗生素和免疫系统调节均会影响口腔内微生物群,从而导致非致病微生物引起疾病。这种类型的感染称为**机会性感染**。

微生物渗透到上皮表层会作为外来物引起机体的炎症反应和免疫反应。这种炎症反应包括非特异性的固有免疫细胞(中性粒细胞和巨噬细胞),导致水肿和大量白细胞聚集(见第 2 章)。体液或细胞介导的免疫系统反应具有高度特异性,微生物是抗原,特异性抗体对抗抗原而形成(见第 3 章)。

体液免疫(由抗体介导的免疫)是对抗微生物的有效防御机制,细胞(T 淋巴细胞)介导的免疫是初始防御机制,对抗胞内细菌(结核杆菌)、病毒和真菌。微生物感染引起的疾病远不止本章介绍的这几类,本章讨论的疾病均比较常见, 并会引起特异性口腔病损,便于阐明感染性疾病的原理。龋病和牙周病是感染性疾病,与口腔卫生状况相关,但它们在本章未做介绍,因为其有专门课程而不属于口腔病理学范畴。口腔卫生情况与口腔感染性疾病有关,必须充分认识其临床表现和症状。

细菌感染

脓疱病

脓疱病是一种由金黄色葡萄球菌引起的皮肤感染,通常与化脓性链球菌合并感染。脓疱病通常累及表面皮肤或四肢,多见于儿童。微生物定植于皮肤。破损的皮肤是感染的必要条件,创伤区域,如切口、擦伤或皮炎部位是感染易发区域。脓疱病损区具有感染性。直接接触是传播的必要条件。脓疱病表现为破裂的水疱、色素沉着或瘢痕,以及长时间的大疱。病损接着演变为指甲划痕或口周刺激区域。病灶可能会产生瘙痒的感觉(瘙痒症),并出现区域淋巴结肿大。系统性表现,如发热和萎靡一般不会随感染发生。当脓疱病累及口周皮肤时,病损可能表现为复发性单纯疱疹(单纯疱疹病毒感染将在后面章节进行介绍)。然而,复发性单纯疱疹(唇疱疹)在儿童中的发病率远低于脓疱病。脓疱病的诊断主要取决于临床表现或病损区细菌培养鉴定。该病采用局部或全身抗生素进行治疗。

扁桃体炎和咽炎

扁桃体炎和**咽炎**是扁桃体和咽部黏膜发生的炎症,由多种微生物引起,包括链球菌、腺病毒、流感病毒和 EB 病毒(EBV)。临床表现为咽喉痛、发热、扁桃体增生、口咽部黏膜红斑和扁桃体红斑。

链球菌性扁桃体咽炎是常见的细菌感染,通过直接接触鼻腔和口腔分泌物传播。链球菌性扁桃体咽炎(如链球菌性喉炎)的表现类似于其他感染所致的扁桃体炎和咽炎,如病毒感染。特异性实验室检查,包括快速抗原检测实验有利于诊断链球菌感染。该病可应用抗生素治疗。

由 A 型 β 溶血性链球菌感染引起的扁桃体炎和咽炎症状明显,其与猩红热和风湿热关系密切。**猩红热**常见于儿童。除发热外,患者还会出现细菌毒素引起的全身红疹。除链球菌性扁桃体咽炎,猩红热的口腔表现还包括软腭瘀点和**草莓舌**。菌状乳头红肿,舌背会出现白苔或红疹。咽喉细菌检查有利于猩红热患者扁桃体咽炎的诊断。

风湿热是由A型β溶血性链球菌感染引起的儿科疾病，通常表现为扁桃体炎和咽炎。抗体作用于细菌细胞壁，并与多种组织反应。作为结果，风湿热通常表现为心脏、关节和CNS炎症。风湿热可能造成心脏瓣膜的永久性损伤。风湿热在发达国家较少见，因为快速的诊断实验可用于链球菌性咽喉痛和随后的抗体治疗。

肺结核

肺结核是一类由结核分枝杆菌引起的慢性肉芽肿性感染性疾病。该病的主要形式是肺部初期感染。包含细菌的可吸入性飞沫进入肺泡，经过巨噬细胞吞噬，微生物能够抵御多层巨噬细胞的破坏，随后它们经由血液传播，几周后传染终止。肺部感染迹象和症状包括发热、畏寒、疲劳和萎靡、体重减轻和长期咳嗽。细菌可广泛传播至机体的多个区域并累及多个器官，如肾脏和肝脏，称作**粟粒性结核**。当病变累及下颌下和颈部淋巴结(通常因摄入未灭菌牛奶中的微生物引起)导致淋巴结肿大时，称之为**淋巴结核**或**结核性淋巴结炎**。肺部感染可发生于任何年龄，多数情况下，感染核心被完全隔离，并通过纤维化和钙化而治愈。初次感染几年后可发生原发病变的再次激活，这种再激活是由免疫反应受累所致。

口腔病变与肺结核发生相关但并不常见。当病原微生物从肺部转移到唾液或口腔黏膜上时，会出现口腔病变(图4.1)。舌和上腭是口腔内结核病损的好发区域，但也可能发生于龋洞甚至骨。口腔病变表现为疼痛、未愈合、缓慢增大的或表面或深处的溃疡。

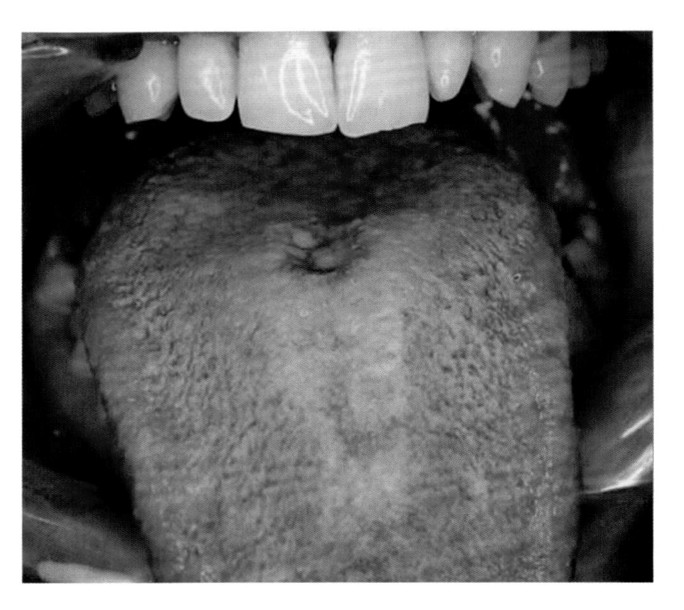

图4.1　舌部溃疡的肺结核微生物检测呈阳性。

诊断

肺结核口腔病变可通过活体组织检查和显微镜观察鉴别。结核病的特征性组织病理表现为**肉芽肿**。肉芽肿核心为坏死组织周围包绕着巨噬细胞、多核巨细胞和淋巴细胞。深层真菌感染和异物反应也会引起相似病损。对组织染色并运用特异性微生物染色方法可显示微生物类型。诊断结核病所进行的组织培养需要专门的实验室。

皮肤试验可用来判定个体是否曾暴露或感染M型肺结核。一类被称作**纯蛋白衍生物**(PPD)的抗原被注射入皮肤表层，如果机体免疫系统曾遭受过此类抗原(M型肺结核)，皮肤上会出现阳性反应(四型迟发性过敏反应)。皮肤反应表明曾感染过此类细菌但未发病。当皮肤试验阳性，需进行X线检查，以确认是否有活跃的肺结核病损存在。一旦皮肤试验阳性，X线检查通常也呈阳性。

结核病的有效药物治疗开始于20世纪40年代。在美国，多数结核病治疗中心已于20世纪70年代中期关闭。卫生部门报道在20世纪80年代中期新发病例急剧增加，特别是在人口密集的城市地区。新的结核病例与HIV感染及患者不服从治疗有关。最近的公共卫生工作重点是确保患者服从结核病药物治疗，因此新病例数量有所下降。

肺结核是一种潜在的传染病，可传染给口腔科保健人员。日常使用的常用预防措施包括眼睛保护、口罩或面罩，这些是预防经飞沫传播的传染病的重要方式，如肺结核。然而，对于活动性肺结核患者，应延期常规口腔治疗。当活动性结核病患者需紧急行口腔治疗时，建议使用特殊口罩，以防结核病的传播。

治疗和预后

随着患者原发病(通常是肺)的治疗，口腔病变会逐渐消退。几种不同的药物组合可用于治疗肺结核，包括异烟肼、利福平和利福喷汀。治疗可持续数月甚至长达2年。治疗开始后不久，患者可变为非传染性。患者的主治医师应确保治疗不间断且患者不再具有传染性。

放线菌病

放线菌病是由丝状细菌放线菌引起的感染。曾经认为这些生物是真菌，因此，被命名为“真菌病”，通常指真菌感染。

这种疾病的最典型形式是脓肿，形成窦道便于排泄(图4.2)。在脓液中，菌落或有机体以微小而明亮的颗粒形式出现，为黄色，所以被称为亚硫酸盐颗粒。这些生物也可通过显微镜检查来鉴别。这些生物是口腔内的常驻菌。目前尚不清楚为什么它们只是偶尔引发疾病。该病目前仍未确定诱发因素。感染通常发生于拔牙或黏膜擦伤之前。

一般来说，临床医师通过鉴别病变组织中的菌落来诊断放线菌病。放线菌病采用长期高剂量抗生素治疗。

梅毒

梅毒是由密螺旋体引起的疾病。这种有机体通过直接接触从一个人传给另一个人。螺旋菌，一种螺旋状细菌，可穿透黏膜，但需要持续破坏皮肤才能从表面侵入。这些微生物暴露于空气和温度变化中很快就会死亡。梅毒通常通过性接触传播，也可通过输血传播或母婴传播。

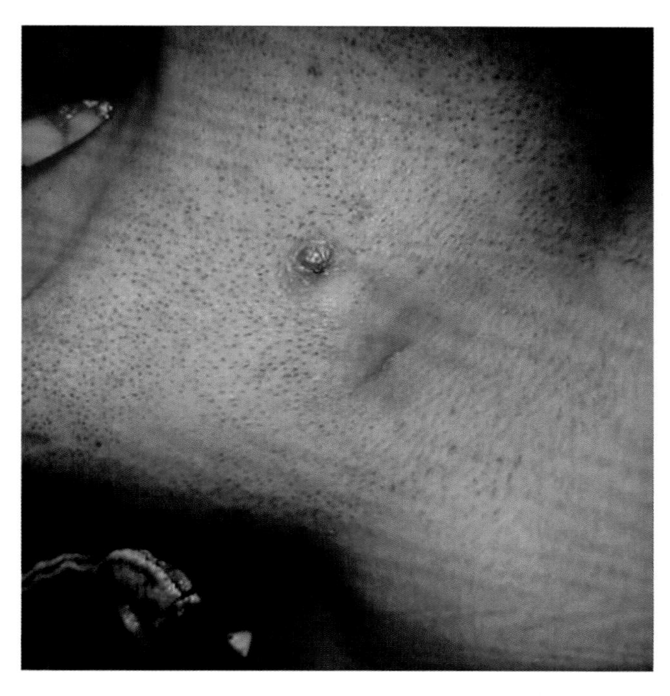

图4.2 放线菌病。皮肤病灶在下颌骨上缘，病灶下可见切口及引流部位。渗出液中含有“硫颗粒”，表明已经过长期抗生素治疗。

该病分为三个阶段：①一期梅毒；②二期梅毒；③三期梅毒(表4.1)。一期梅毒病变表现为硬下疳，具有较强的传染性，在螺旋菌进入体内的部位形成(图4.3)。硬下疳伴有局部淋巴结肿大。病变将在治疗结束后几周内自愈，进入潜伏期。

二期梅毒发生于一期梅毒出现后约6周。在二期梅毒，病变累及皮肤和黏膜。皮肤病变有多种形式。口腔病变称为**黏膜斑**，表现为多发性无痛灰白色斑块覆盖于溃疡黏膜表面。二期梅毒病灶的传染性最强，其可自发缓解，但可在数月或数年后复发，疾病缓解后症状可能会持续多年。

若初始感染未得到治疗，数年后会发生三期梅毒，它们主要涉及心血管系统和CNS。局部病变称为**梅毒瘤**，为非传染性。梅毒瘤可发生于口腔，最常见部位是舌和上腭。病变表现为团块，最终会变成溃疡。梅毒瘤是一种破坏性损伤，可导致腭骨穿孔。

先天性梅毒

由于生物体可穿过胎盘进入胎儿体内循环，梅毒可由受感染的母亲传染给胎儿。**先天性梅毒**常会对儿童造成严重且不可逆的损害，包括面部和牙齿畸形。梅毒造成的胎儿和新生儿发育障碍将在第5章介绍。

诊断和治疗

皮肤上的梅毒病灶可通过一种特殊的显微技术诊断，称为暗视野检查鉴别螺旋体。然而，口腔内存在其他螺旋体，因此这种检查并不可靠。通常用来确认梅毒诊断的两种血清学(血液)测试包括：①性病研究实验室(VDRL)检测；②荧光梅毒螺旋体吸收试验(FTA-ABS)。这些测试可能对原发性梅毒产生阴性结果，这可能是由于还未形成足够的阳性抗体。抗体发展到可测试为阳性可能需要1~6个月，如果仍怀疑梅毒感染，需重新进行测试。2014年，美国食品药品监

表4.1 梅毒阶段

阶段	口腔表现
一期梅毒	硬下疳
二期梅毒	黏膜斑
潜伏期	无
三期梅毒	梅毒瘤

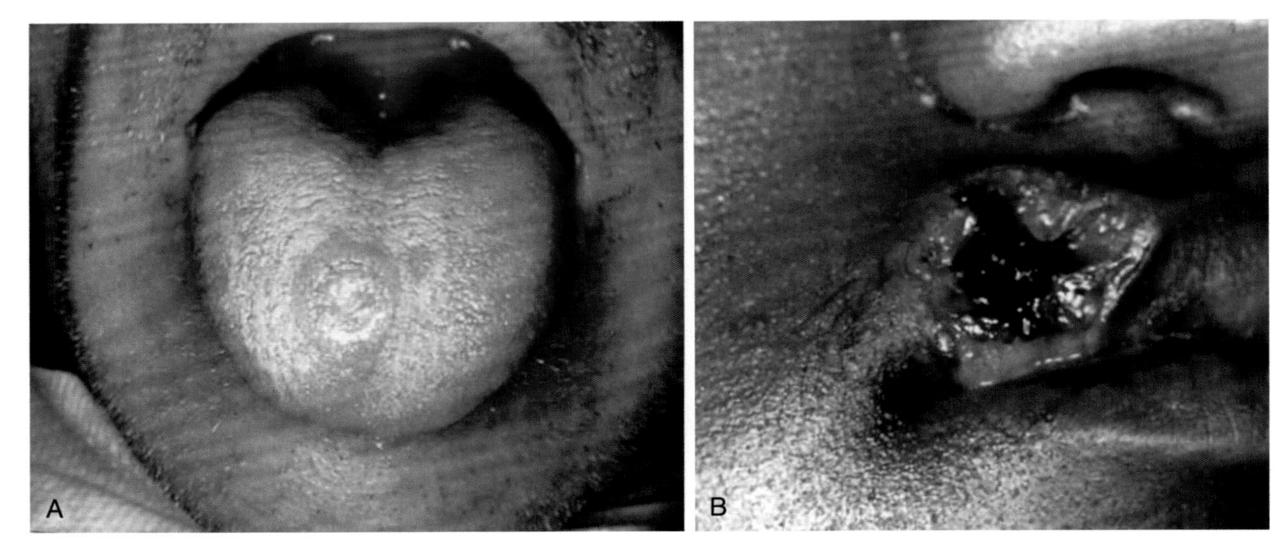

图 4.3　(A)一期梅毒，舌部可见硬下疳。(B)唇部硬下疳。(A Courtesy Dr. Norman Trieger；B Courtesy Dr. Edward V. Zegarelli.)

督管理局(FDA)批准了一种手指刺扎检查梅毒的快速方法。这一测试可在 15min 内确认诊断，但仍然需要足够的抗体检查阳性。与常规测试一样，若结果为阴性但仍怀疑梅毒，则需重新检测。

一般用青霉素治疗梅毒。再次 VDRL 测试可用于评价治疗的成功率。如果治疗成功，抗体浓度会降低，治疗后 FTA-ABS 测试仍为阳性。

坏死性溃疡性龈炎

坏死性溃疡性龈炎(NUG)原来被称为**急性坏死性溃疡性牙龈炎**。这种情况多为慢性而非急性，因此应称之为坏死性溃疡性龈炎更为恰当。这是一种疼痛的红斑样牙龈炎伴龈乳头坏死(图 4.4)。坏死性溃疡性龈炎通常是由梭状芽孢杆菌和螺旋体(包柔螺旋体)感染引起，且与抗感染能力下降有关。

牙龈疼痛、红肿、龈乳头坏死，通常伴有恶臭和金属味。坏死导致龈乳头形成弹坑，坏死组织脱落形成假膜覆盖在组织上。全身系统可能表现为发热和颈部淋巴结肿大。坏死性溃疡性龈炎与急性龈缘炎临床表现的区别为原发性单纯疱疹病毒感染(见图 4.20B)。

坏死性溃疡性龈炎的治疗包括局部组织清创或局部麻醉、氯己定或稀释过氧化氢冲洗、用甲硝唑或青霉素进行全身抗生素治疗。口腔科医师在坏死性溃疡性龈炎的治疗中起重要作用。

冠周炎

冠周炎是指部分萌出或埋伏齿牙冠周围黏膜发炎(图 4.5)。下颌第三磨牙周围的软组织是最常见的发病区域。炎症通常是由正常口腔菌群的一部分细菌引起的，在软组织和牙冠之间的牙周袋内增殖。从轻微疾病到免疫缺陷，宿主防御能力降低与冠周炎发病风险相关。颌牙外伤和食物嵌塞第三磨牙远中软组织下均能诱发冠周炎。

诊断

智齿冠周炎的诊断有赖于其临床表现：部分萌出的牙齿周围组织红肿和疼痛。

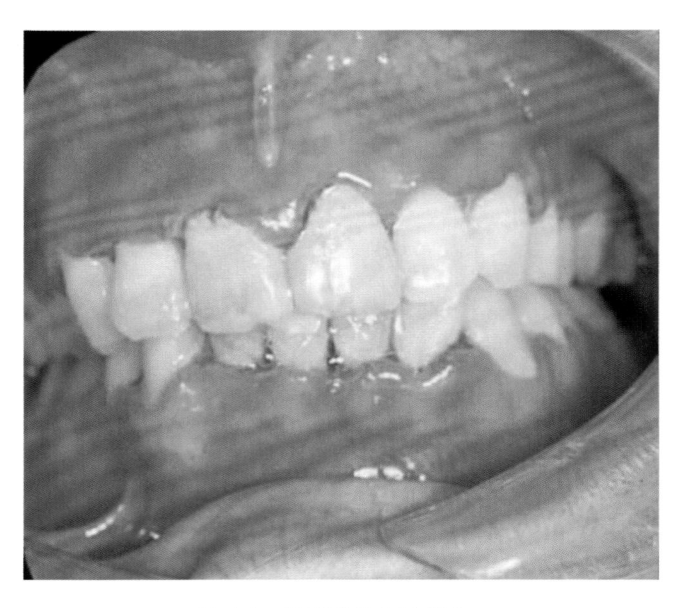

图 4.4　坏死性溃疡性龈炎。

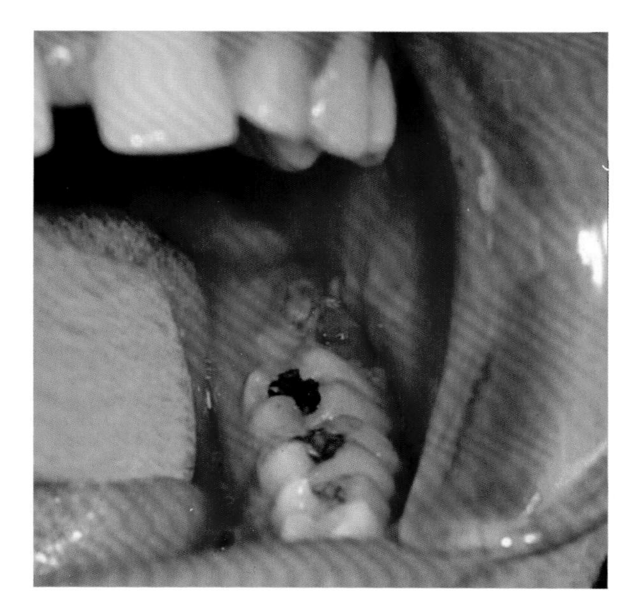

图 4.5 冠周炎。(Courtesy Dr. Kenneth Fleisher.)

治疗和预后

冠周炎的治疗包括机械清创、袋内冲洗和抗生素治疗。拔除阻生齿是预防其复发的必要方法。

急性骨髓炎

急性骨髓炎是发生于骨和骨髓的急性炎症(图4.6A)。最常见的是颌骨急性骨髓炎,通常是根尖周围脓肿扩散的结果,也可能来源于骨折、手术或菌血症。疼痛和淋巴结病是重要特征。

诊断

诊断引发急性骨髓炎的特定微生物以微生物培养结果为准,治疗应基于抗生素敏感性测试。急性骨髓炎患者骨质流失迅速。早期影像学变化在2~3周内较明显。显微镜检查显示骨髓腔内有死骨、坏死碎片、急性炎症和细菌菌落。

治疗和预后

急性骨髓炎的治疗包括从该区域引流脓性渗出物和适当应用抗生素。也可能需要外科清除坏死组织。一旦治疗成功,预后良好。

慢性骨髓炎

慢性骨髓炎是一种骨组织的长期炎症。急性骨髓炎处理不当会转变为慢性骨髓炎,表现为无急性期的

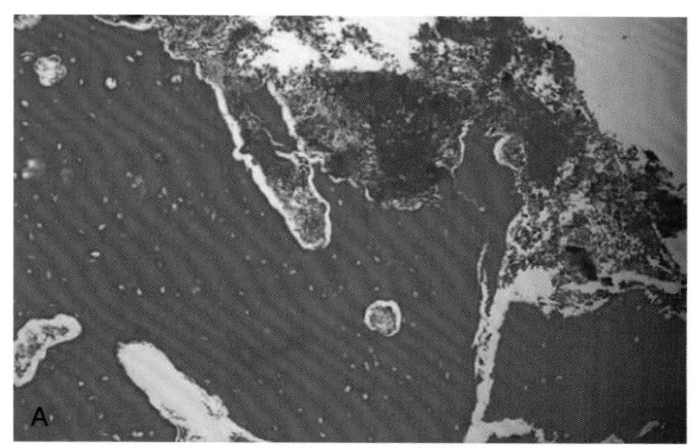

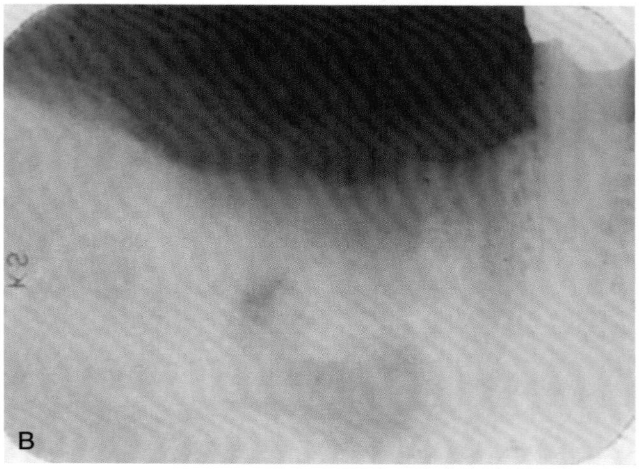

图 4.6 (A)低倍镜下观察急性骨髓炎,骨小梁间可见死骨、细菌菌落和炎症细胞。(B)慢性骨髓炎可见弥漫性、不规则的影像学改变。

骨长期炎症,会引起成骨不全、镰状细胞疾病或骨辐照导致血管减少。受累骨疼痛且肿胀,影像学检查可见弥漫性和不规则透射影,最终在炎症组织内形成骨样阻射影(图4.6B)。若阻射影逐渐发展,这种情况称为**慢性硬化性骨髓炎**。最近报道在服用双膦酸盐的患者中发现了上下颌骨坏死,在临床上与慢性骨髓炎相似。双膦酸盐相关的骨坏死将在第9章介绍。

诊断

慢性骨髓炎的诊断基于病程、活检和显微镜检查结果,显示骨和骨髓的慢性炎症。细菌培养可能有助于诊断,但细菌可能较难识别。

治疗

慢性骨髓炎的治疗包括清创和全身应用抗生素。在一些患者中使用高压氧可能是成功治疗的条件。

真菌感染

念珠菌病

念珠菌病又称白念菌病和鹅口疮，由酵母样真菌白色念珠菌的过度生长所致。这是最常见的口腔真菌感染。这种真菌是大多数人口腔正常菌群的一部分，特别是那些患有糖尿病和戴有义齿的人。白色念珠菌过度生长与多种条件有关(框4.1)。

新生儿尤其容易感染这种过度生长的真菌，这是因为他们尚未形成固定的口腔微生物群落和完整的免疫系统。妊娠期女性会经常罹患念珠菌性阴道炎，这是因为她们为了保护胎儿具有一定程度的免疫抑制。微生物是通过产道传播给婴儿的。抗生素可改变口腔菌群中的细菌，而这种改变会导致白色念珠菌过度生长。全身和局部皮质激素、糖尿病和细胞介导的免疫系统缺陷，以及其他因素导致这种真菌的过度生长。念珠菌病是免疫缺陷中最常见的口腔病变。念珠菌病一般影响上皮表层，因此很容易在样本的黏膜涂片(细胞学制剂)中识别增殖的生物体。

口腔念珠菌病的类型

口腔念珠菌病存在几种形式，认识其临床特征很重要，表现不同，诊断亦不同。口腔念珠菌病的类型如下：

- 假膜型念珠菌病。
- 红斑型念珠菌病。
- 义齿性口炎(慢性萎缩性念珠菌病)。
- 慢性增生性念珠菌病(念珠菌性白斑)。
- 念珠菌性唇炎。

框4.1 与白色念珠菌过度生长相关的条件

- 抗生素治疗
- 癌症化疗
- 皮质激素治疗
- 义齿
- 糖尿病
- 人体免疫缺陷病毒感染
- 甲状旁腺功能减退
- 妊娠(新生儿)
- 涉及骨髓的恶性肿瘤
- 原发性T淋巴细胞缺陷
- 口干症

假膜型念珠菌病

假膜型念珠菌病表现为黏膜表面有白色的凝块状物质(图4.7)。黏膜底层出现红斑，偶尔有灼烧感，患者可能自述有金属味。

红斑型念珠菌病

黏膜红斑常伴疼痛是**红斑型念珠菌病**的主诉(图4.8)。这种念珠菌病可能局限于局部口腔黏膜或向外扩散。舌部不规则和斑片状脱落常见于这种念珠菌病。

义齿性口炎

义齿性口炎是影响口腔黏膜的最常见念珠菌病，又称作**慢性萎缩性念珠菌病**(图4.9)。这种念珠菌病也表现为黏膜红斑，但红斑改变只限于全口或部分义齿覆盖的黏膜。病变可能从瘀点样到颗粒状不等，最常见于上腭和上颌牙槽嵴。义齿性口炎通常无症状，多由牙科医师或牙科保健师在口腔检查时发现。

慢性增生型念珠菌病

慢性增生型念珠菌病(图4.10)表现为黏膜上无法被擦除的白色病变，又称**念珠菌性白斑**或**肥厚性念珠菌病**。此类疾病诊断的重要依据是其对真菌药物治疗有反应：若黏膜白斑病是由念珠菌感染引起的，真菌药物治疗后症状消失(治疗诊断)。如果病灶对真菌治疗无反应，应考虑活检诊断。

念珠菌性唇炎

念珠菌性唇炎是一种炎症状态，表现为唇黏膜交

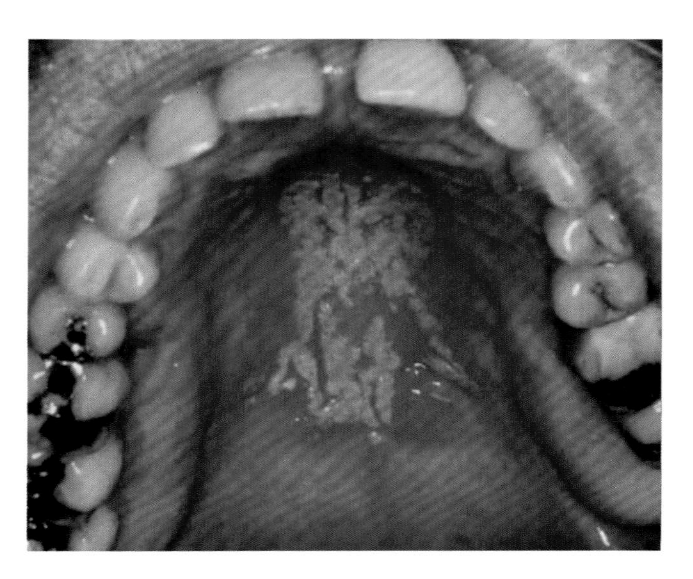

图4.7 假膜型念珠菌病。

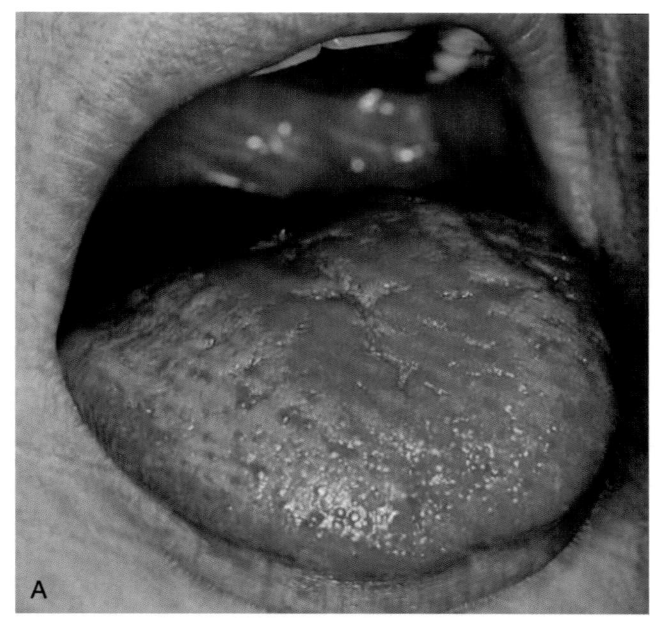

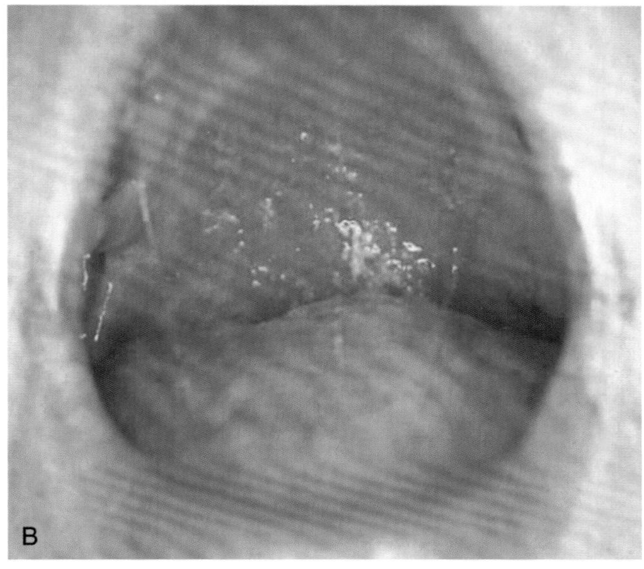

图 4.8 红斑型念珠菌病。(A)近期发病且口腔内有红斑病变,与中位菱形舌炎区别。(B)抗真菌治疗反应证实诊断为口腔念珠菌病。

界处红斑和皲裂(图 4.11)。其可以是单边的,也可以是双边的。念珠菌性唇炎最常由念珠菌引起,常伴口腔内念珠菌病。也可能由其他因素导致,如缺乏营养或念珠菌与细菌结合。然而,其主要由念珠菌感染引起。

慢性皮肤黏膜念珠菌病

慢性皮肤黏膜念珠菌病是一种较严重的念珠菌病,通常发生于免疫功能严重受损的患者。患者既有皮肤损伤,又有口腔和生殖器黏膜念珠菌感染症状。口腔内病变表现为假膜型、红斑型或增生型念珠菌病

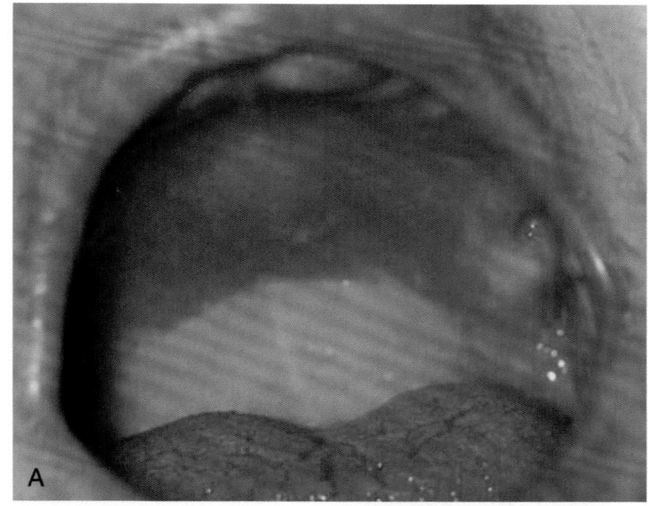

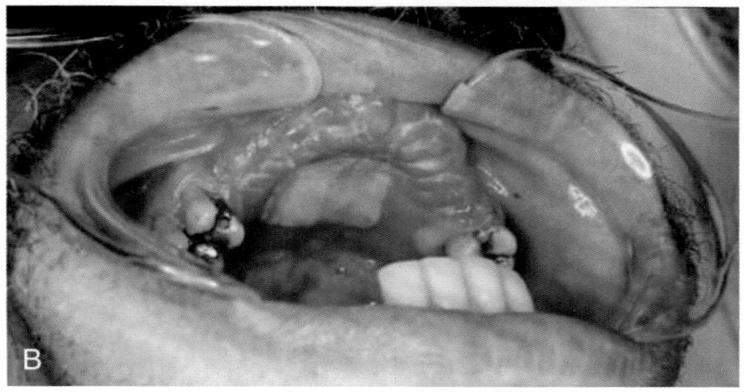

图 4.9 慢性萎缩性念珠菌病(义齿性口炎)。(A)全口义齿。(B)部分义齿。

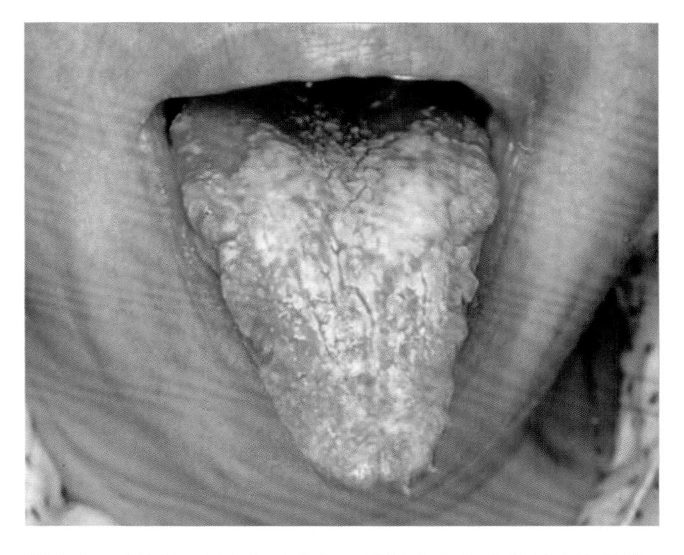

图 4.10 慢性增生性念珠菌病。舌部的白色病变无法被擦除,真菌治疗后可缓解。

和念珠菌性唇炎。皮肤病变通常累及指甲和皮肤褶。

正中菱形舌炎(中央乳头萎缩)

一些研究报道了**正中菱形舌炎**(中央乳头萎缩)

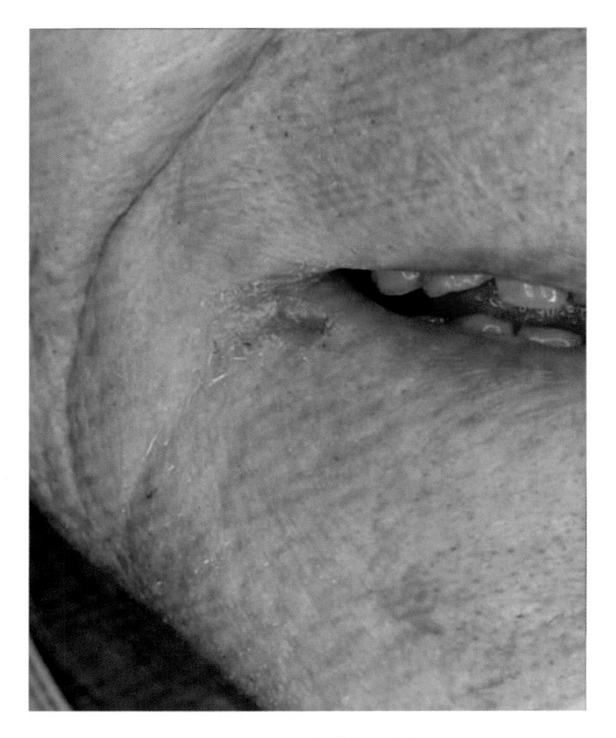

图 4.11 念珠菌性唇炎。

与念珠菌病之间的关系(图 4.12,也可见图 1.55)。其看起来像红斑，通常在舌背后部中线上呈菱形凸起。在部分病灶中可见念珠菌,另一部分病灶经抗真菌治疗后缓解。然而,抗真菌治疗的反应不一致。因此,尽管这一病变与念珠菌病有关,病因尚不清楚。

诊断和治疗

由于念珠菌是口腔菌群的一部分,涂片培养对诊断无帮助。阳性诊断结果表明有微生物存在,但并不能证明其致病。临床特征和应用黏膜涂片(细胞学准备)(图 4.13)有助于诊断。用压舌板、木质抹刀、棉签或专门设计的刷子从舌背病灶表面刮取标本,将碎屑涂抹到玻璃片上,用乙醇固定。然后将玻璃片送检口腔病理实验室。除涂片检查,病灶对抗真菌治疗的反应在确诊念珠菌病时很重要。念珠菌感染引起的病变应通过抗真菌治疗来解决。局部和全身性药物治疗有效。然而,在一些患者中,尤其是那些免疫功能不全的患者,念珠菌病具有持续性和复发性。

虽然口腔念珠菌病患者的最终诊断和管理有赖于牙科医师,牙科保健师通常是第一个发现患者口腔特征变化的人。复发性口腔念珠菌病可能是某种潜在内科疾病的早期症状。

深部真菌感染

原发于肺部的深部真菌感染(如组织胞浆菌病、球孢子菌病、芽孢菌病和隐球菌病)会引发口腔病变,肺部微生物经痰液转移到口腔黏膜,引起口腔病变。

由这些生物体引起的感染在美国中部更常见。组织胞浆菌病在美国中西部广泛传播,球孢子菌病在美国西部的部分地区更为普遍,特别是加利福尼亚州的圣华金谷。芽孢菌病在俄亥俄州和密西西比河流域地区较常见。因此,由这些生物体引起的口腔病变很可能出现于最常出现感染的国家。

隐球菌病通过吸入鸟类粪便灰尘中的生物体传播,特别是鸽子粪便。除这些感染的区域分布,包括口腔病变的发展,可发生于免疫功能不全的患者。

诊断

这些深部真菌感染的最初症状和体征通常与原

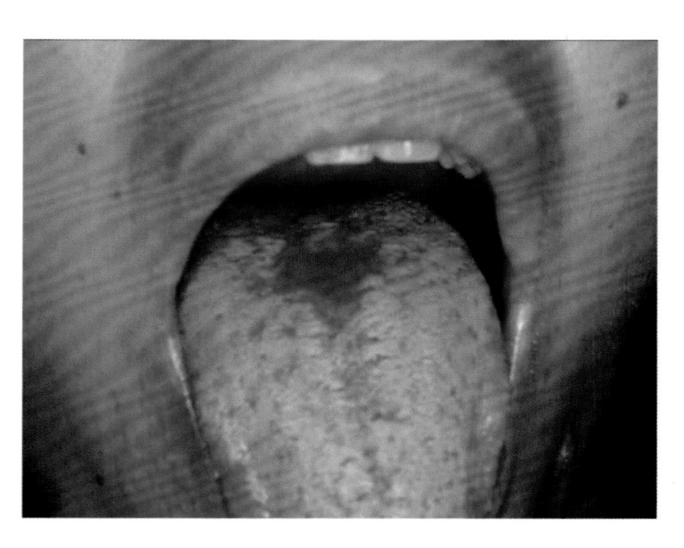

图 4.12 正中菱形舌炎。

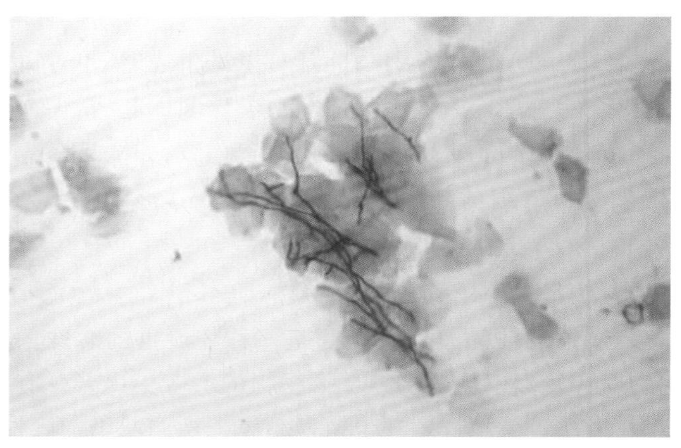

图 4.13 镜下观察涂片可见上皮细胞和念珠菌。

发性肺部感染有关。口腔病变在肺部受累之前。这些口腔病变是类似鳞状细胞癌的慢性非愈合性溃疡(图 4.14)。通过活检和显微镜进行诊断检查。组织的特殊染色可显示病原体,可通过其微观外观来识别。组织培养对明确诊断有作用。

治疗

系统性抗真菌药物,如两性霉素 B、酮康唑或依曲康唑可用于治疗这些感染。然而,如果个体的免疫系统功能不足,即使经过治疗,潜伏感染仍可能存在。

毛霉菌病

毛霉菌病,又称**藻菌病**,是一种罕见的真菌感染。这些生物体是土壤中的常见生物,通常不致病。然而,糖尿病和严重虚弱的患者易感染这种生物体。这类疾病常累及鼻腔、上颌窦及硬腭,并可在上颌骨内引起增生或破坏的团块。该病通过活检和鉴定组织中的有机体进行诊断。

病毒感染

人乳头瘤病毒感染

人乳头瘤病毒(HPV)有选择性地感染皮肤和口腔黏膜。感染是通过直接接触发生的。已经确定了超过 130 种不同类型的 HPV, 其中有些类型已发现可引发肿瘤,因此被称为高风险类型。其他可引起良性病变的或不引起病变的被称为低风险类型。约 35 种类型 HPV 已在口腔黏膜中被发现。最近一项关于检测口腔中高风险和低风险类型 HPV 的研究发现,口腔内HPV 的总体流行率达到 6.9%。与口腔鳞状细胞癌有关的高风险类型包括 16 型 HPV 和 18 型 HPV。HPV 与阴道癌(宫颈癌)密切相关。高危类型已被识别,并与发生于口咽部的鳞状细胞癌有关(见第 7 章)。其在这些癌症发病中所起的作用已显现,但尚不明确。

HPV 感染皮肤和口腔黏膜时,必会感染上皮细胞的基底细胞。而这通常需要在这些组织表面有一个创口。HPV 在棘皮层成熟后, 就会被释放到组织表面。受感染的上皮细胞中基底细胞的增殖是 HPV 感染引起的良性病变的一个显著特征。

和其他病毒一样,HPV 也合并了进入受感染细胞的核基质中。被 HPV 感染的细胞,称为挖空细胞,其特征可在显微镜下观察,不规则的细胞核周围是清晰的细胞质(图 4.15)。

口腔内可见由 HPV 感染引起的三种良性病变,包括寻常疣、尖锐湿疣和局灶性上皮增生。与这些损伤相关的低风险类型病毒包括 HPV 2 型、6 型、11 型、13 型、27 型、32 型和 57 型。这些均会在本章介绍。第 7 章中提到的良性鳞状乳头状瘤也很可能是由 HPV 感染引起的。HPV 与口腔癌之间的关系将在第 7 章中进一步阐述。

寻常疣

寻常疣,或称常见疣,是一种乳头状口腔损伤,可由多种不同类型的 HPV 引起。而 HPV 2 型是在寻常疣中最常见的类型。其是一种常见的皮肤损伤。口腔损伤比皮肤损伤更少见,但其确实发生了。病毒是通

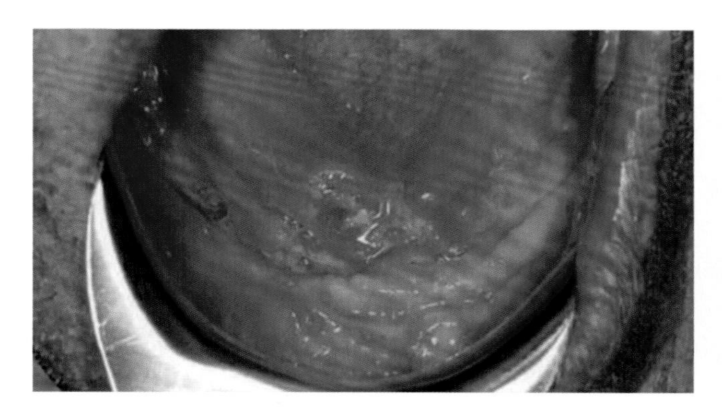

图 4.14　组织胞浆菌病口腔病变的临床表现,类似于鳞状细胞癌。(Courtesy Dr. A. Ross Kerr.)

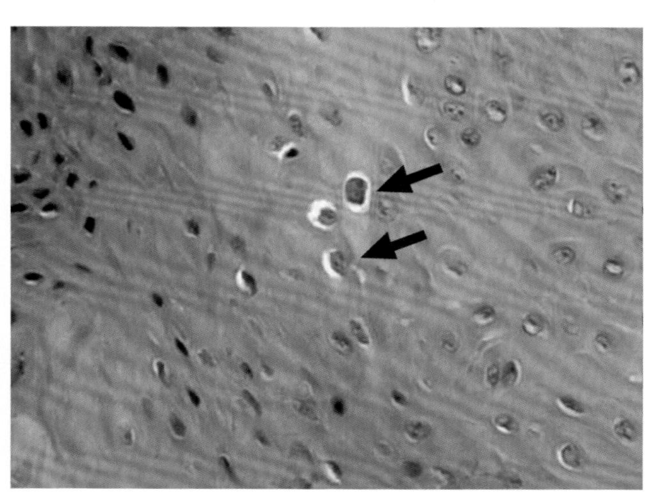

图 4.15　挖空细胞提示 HPV 感染。不规则的细胞核周围包绕着透明的细胞质(箭头所示)。

过直接接种或可能是由皮肤转移到口腔黏膜上的。唇部是最常见的口腔病变部位。自体接种是通过吮指或咬指甲,患者感染手或手指上的疣(图 4.16)。寻常疣通常为白色乳头状外突性病变(图 4.17),这与鳞状上皮发生的良性肿瘤密切相关,称为**乳头状瘤**(见第 7 章)。

显微镜下,寻常疣常由指状凸起的明显角化、分层的鳞状上皮组成,表现为明显的颗粒细胞层。在上皮细胞的棘细胞层中有大量胞质透明的细胞,即挖空细胞。通过电子显微镜观察,这些细胞中可见病毒颗粒。每个指突均含有一个富含血管的纤维结缔组织核。上皮细胞内的空泡细胞也含有病毒颗粒。

诊断

活组织切片检查和显微镜检查显示的是光镜显微镜下病变的特征。免疫染色对于确定这些病毒也很有用。

治疗和预后

保守手术切除是治疗寻常疣的选择。这些病变可能复发。此外,有皮肤病变的患者应尽量避免吮指或咬指甲,以防病变再接种和发展新的病变。

尖锐湿疣

尖锐湿疣是由其他类型 HPV 引起的一种良性乳头状病变。这种病毒通常通过性接触传播,最常见于肛门生殖器区域。而传播到口腔则是通过粪口途径或自我接种。HPV 6 型和 HPV 11 型是最常见的与尖锐湿疣相关的类型。

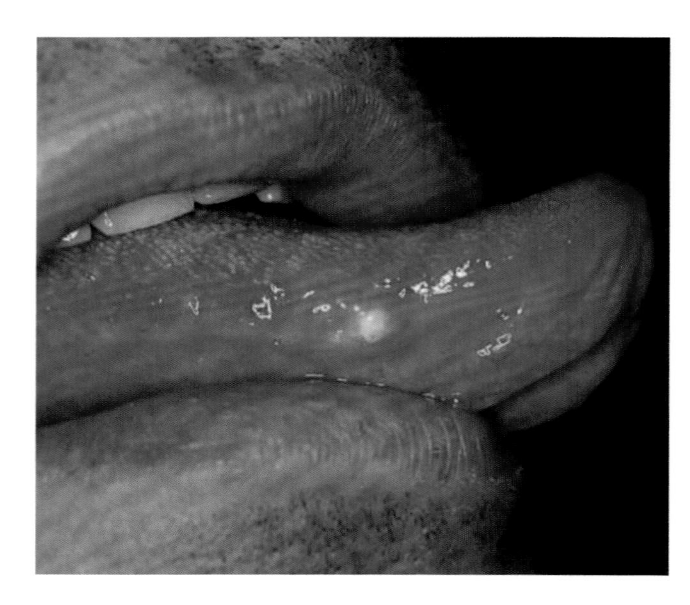

图 4.17 一例成年患者的寻常疣出现于舌侧缘。

口腔尖锐湿疣呈乳头状、球状肿块,可发生于口腔黏膜的任何部位(图 4.18)。同时可能存在多处病变。据报道,尖锐湿疣可发生于舌、颊黏膜、上腭、牙龈和牙槽嵴等处。尖锐湿疣比乳头状瘤或寻常疣更易扩散,且一般来说,其角化程度不如寻常疣。尖锐湿疣呈粉色,而寻常疣则通常呈白色。

显微镜下,尖锐湿疣由指突构成,这些指突则是上皮组织包绕着结缔组织核。其中上皮层增厚,整个上皮可见空泡细胞。这些空泡细胞含有可通过免疫学染色鉴定的病毒颗粒。

当尖锐湿疣发生于口腔时,一般采用保守手术切

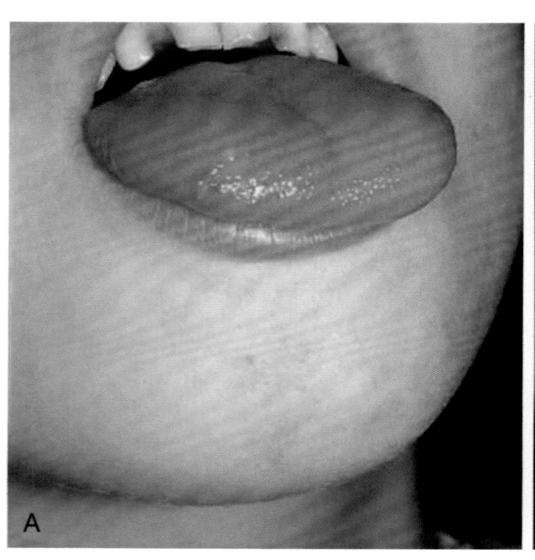

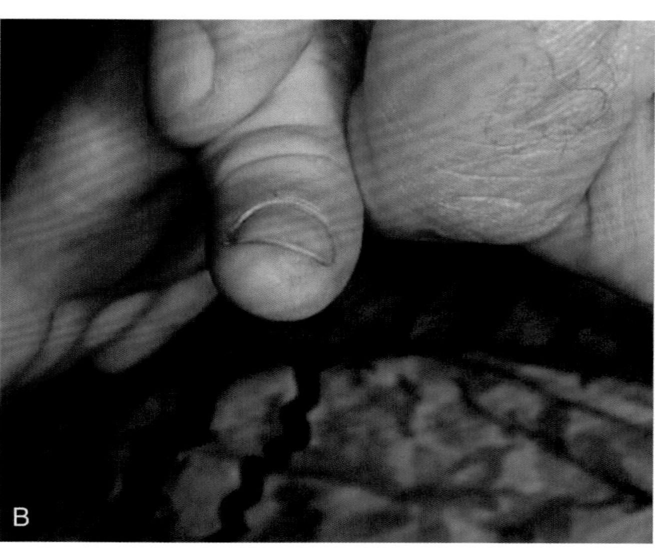

图 4.16 一例儿童患者在舌体及拇指上具有类似病变,即寻常疣。(Courtesy Dr. Edward V. Zegarelli.)

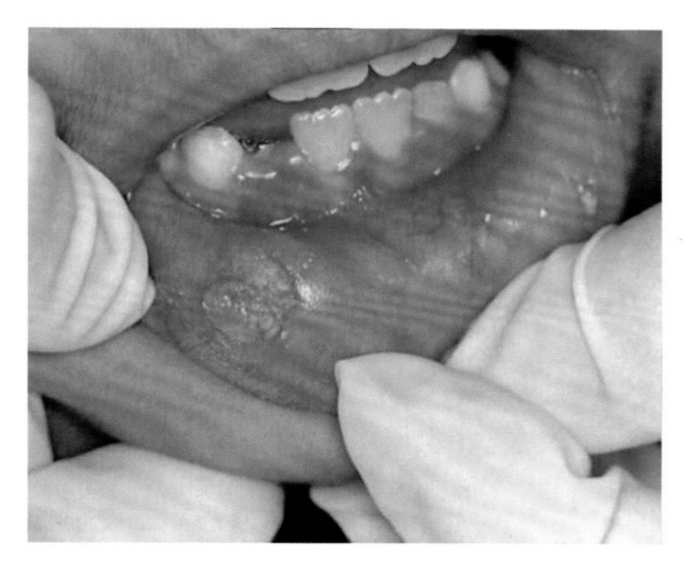

图 4.18 尖锐湿疣。儿童发生尖锐湿疣则强烈暗示性虐待。(Courtesy Dr. Sidney Eisig.)

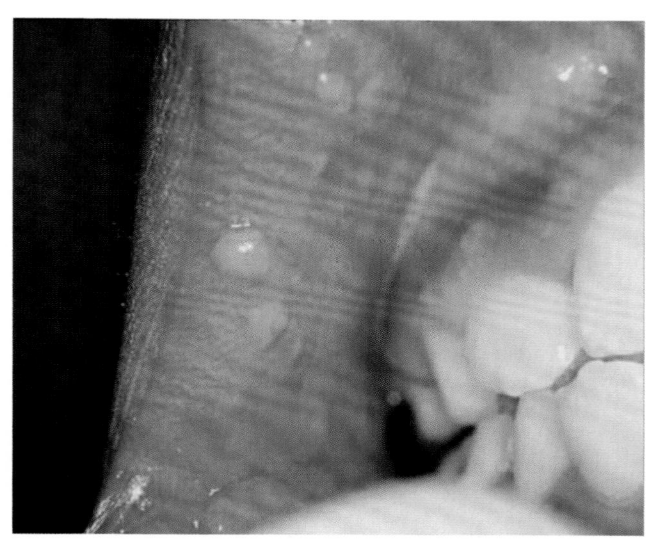

图 4.19 多病灶上皮增生。(Courtesy Dr. Stanley Kerpel.)

除来治疗。然而,复发较常见,多发病灶会使治疗困难。应指示患者避免通过粪口途径接触受感染的伴侣,以防再次感染。

多病灶上皮增生

多病灶上皮增生,又称赫克病,以广泛分布于口腔黏膜的白色至淡粉色结节为特征(图 4.19)。赫克病最常见于儿童,最初被记载于美洲原住民,但此后在世界许多地方被发现。低风险 HPV 13 型和 32 型在多灶性上皮增生的上皮层中被发现。病灶一般无症状,且无须治疗。该病在发病后数周至数月可自行消退。显微镜下,可见增厚的上皮,其中上皮突增宽。在多病灶上皮增生的上皮层中也可见细胞有透明的细胞质。

单纯疱疹感染

存在两种单纯疱疹病:1 型和 2 型。口腔感染通常由 1 型引起,而生殖器感染则通常由 2 型引起。口腔单纯性疱疹病毒感染有两种形式, 包括初始形式(原发感染)和复发形式(二次感染)。单纯疱疹病毒是人类疱疹病毒(HHV)中的一种。其他种类疱疹病毒包括水痘-带状疱疹病毒(VZV)、EBV、巨细胞病毒(CMV)和卡波西肉瘤相关疱疹病毒(KSHV)。单纯疱疹病毒能够以临床静止或潜伏状态存在于人体中。对于许多人来说,原发性感染可在病毒未被完全消除的情况下得到缓解。

原发性疱疹龈口炎

由单纯疱疹原发感染引起的口腔疾病被称为**原发性疱疹龈口炎**(图 4.20)。疼痛、红斑、牙龈和口周皮肤肿胀、唇红缘及口腔黏膜多发小水疱是这一疾病的特征。这些小水疱会逐渐形成溃疡。全身症状,如发热、萎靡和宫颈淋巴结病通常先发生,然后累及牙龈,并出现黏膜水疱和溃疡。这一疾病最常见于 6 月龄至 6 岁儿童。然而,如果以前未接触过这种病毒并突然接触,或无足够水平的抗体防止再感染时,原发性疱疹龈口炎可能发生于任何年龄阶段。由于更多的人体内单纯疱疹病毒的抗体量比有患病史的人多,大多数无患病史的人被认为是**亚临床感染**。这种疾病通常具有自限性。病变 1~2 周内可自发愈合。

复发性单纯疱疹感染

许多人在原发性感染后,单纯疱疹病毒倾向于保持潜伏状态,通常存在于三叉神经节中,引起局部区域的复发感染。据估计,美国 1/3~1/2 的人有**复发性单纯疱疹感染**。口腔复发性单纯疱疹感染最常见的类型发生于唇红缘,被称为**唇疱疹**(图 4.21),也常被称为冷疮或**热病性疱疹**。复发性感染通常是由于确定的刺激,如日光、月经、疲劳、发热及情绪紧张。这些刺激被认为可引起病毒复制和免疫系统改变,最终造成临床病变。

复发性单纯疱疹感染也可发生于口内(图 4.22)。重要的是,这些病变的表现和分布应和阿弗他溃疡相

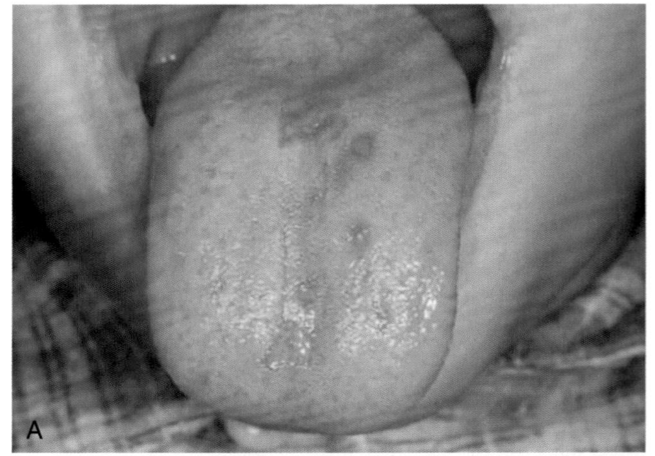

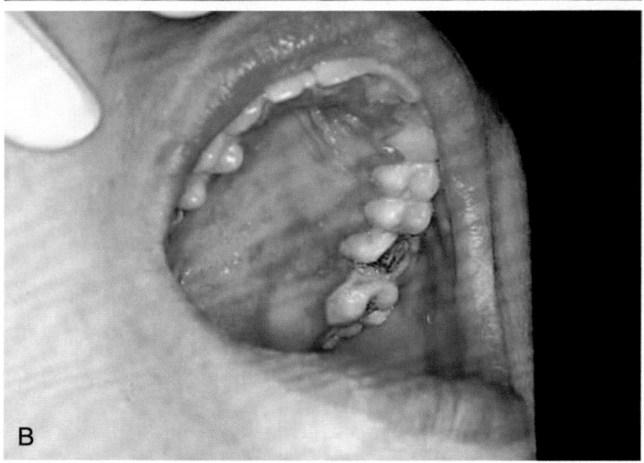

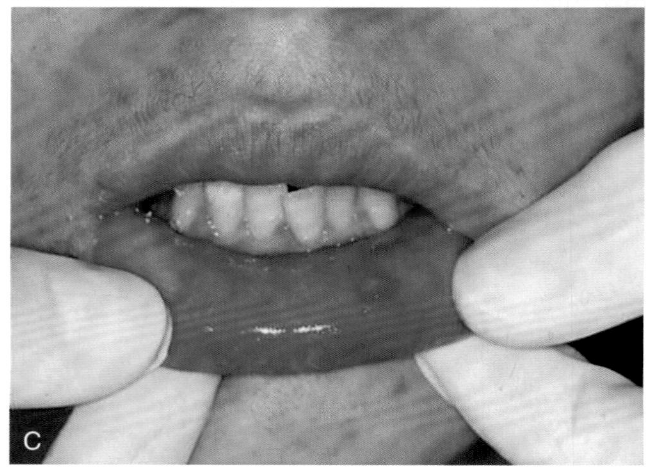

图 4.20　(A)儿童原发性疱疹龈口炎。(B,C)青少年原发性疱疹龈口炎。(A Couretsy Dr. Edward V. Zegarelli.)

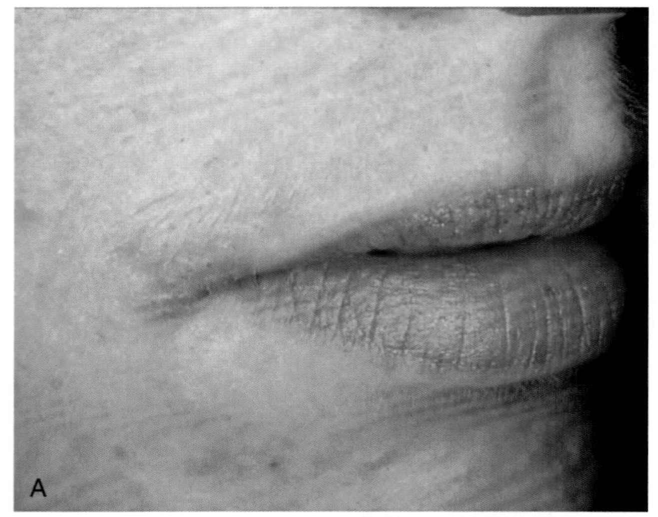

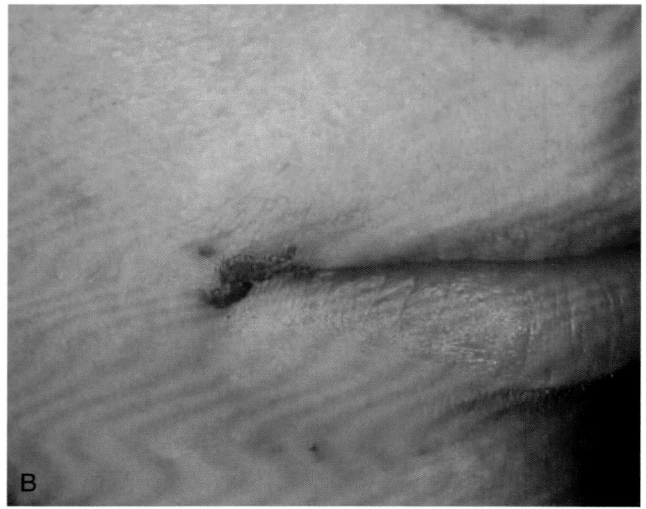

图 4.21　唇疱疹。(A)发病 12h 后。(B)发病 48h 后。

区分(表 4.2)。复发性口内单纯疱疹发生于覆盖于骨上的角化黏膜,最常见的是硬腭和牙龈。病变表现为疼痛的一簇小水疱或溃疡,溃疡可合并形成一个边缘不规则的单一溃疡。通常患者会有前驱症状,如在水疱发生区域的疼痛、灼烧感或刺痛感。病变在 1~2 周内愈合,无瘢痕余留。复发周期从每月一次到一年一次不等。激活的潜伏单纯疱疹感染被确认可引起复发性多形性红斑(见第 3 章)。

单纯性疱疹病毒是通过直接接触感染个体传播的,且原发性感染的病变发生于接种部位。单纯性疱疹病毒可从原发性和复发性病变中分离出来。在水疱期,病毒量最高。有些人即使无明显病变,这种病毒仍存在于口腔中。单纯性疱疹病毒引起手指疼痛的感染,被称为**疱疹性指头炎**。在口腔科治疗日常使用手套之前,这是口腔科医师和牙科保健师的职业危害(图 4.23)。疱疹性指头炎既可能是原发性感染,也可能是复发性感染(图 4.24)。常规屏障感染控制方法(面具、眼睛防护和手套)是防止口腔卫生服务提供者感染单纯疱疹病毒的重要手段。

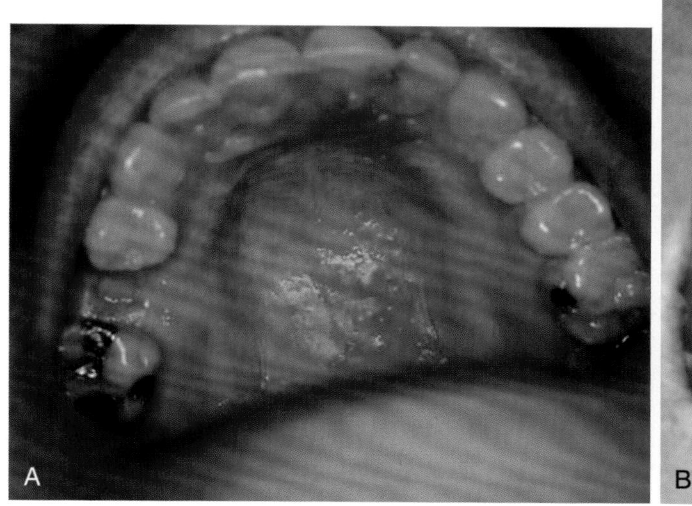

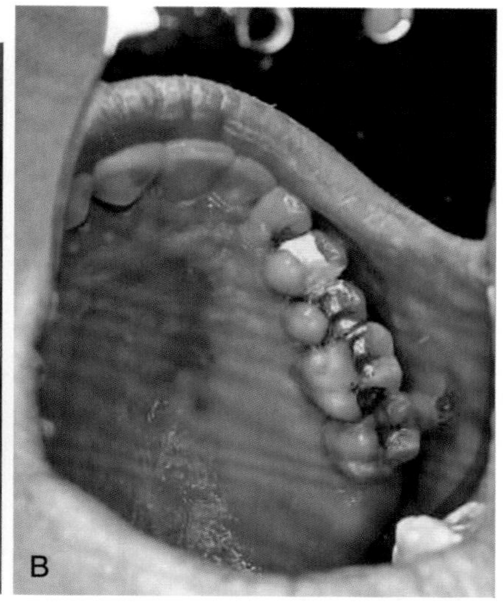

图 4.22　复发性口内单纯疱疹。

表 4.2　复发性轻型阿弗他溃疡及复发性单纯疱疹溃疡的临床特征比较

特征	复发性轻型阿弗他溃疡	复发性单纯疱疹溃疡
部位	非角化黏膜	角化黏膜
数量	1 到多个	多发(成簇)
水疱发展为溃疡	否	是
疼痛	是	是
大小	< 1cm	1~2mm
边缘	圆形或椭圆形	成簇的溃疡融合成一个边缘不规则的大溃疡
复发	是	是

诊断

单纯疱疹感染的诊断，无论原发性还是复发性，一般是基于疾病的临床特点(见表 4.2)。在免疫缺陷患者中,可能缺乏特征性临床表征。病毒培养可确认诊断。病毒培养需要特殊的培养基,且至少 2 天才能得到可用结果。

单纯性疱疹病毒引起的上皮细胞改变可在显微镜下观察到。通过活检或刮片获得病灶的基底细胞,并将其分散在玻璃片上,用乙醇固定,然后送检口腔病理学实验室进行染色及检验,能够在病变组织中见到被病毒改变的细胞(图 4.25)。在单纯疱疹感染的患者中,通过细胞学准备(细胞涂片),看到的被病毒改变的上皮细胞被称为棘层松解细胞。这些细胞不同于

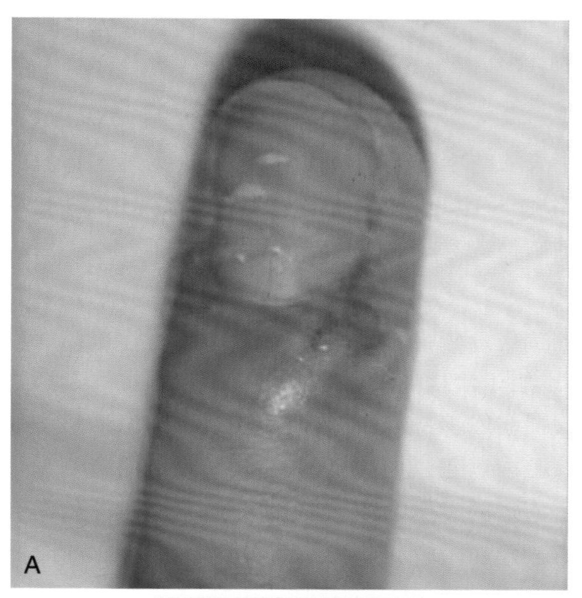

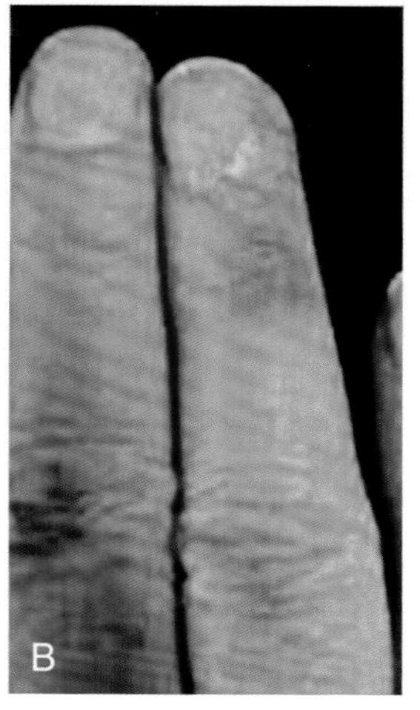

图 4.23　(A)一名牙科保健师所出现的疱疹性指头炎(原发病变)。(B) 复发性损伤发生于多年后。(Courtesy Susan Rod Graham.)

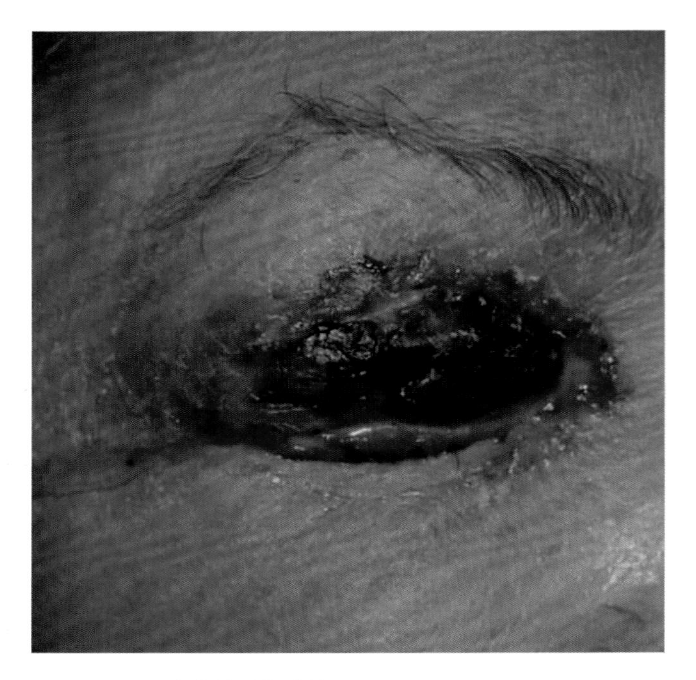

图 4.24 疱疹的眼部感染。(Courtesy Dr. Sidney Eisig.)

寻常天疱疮中所见的棘层松解细胞(见第 3 章),但名字相同。据报道,在单纯疱疹溃疡的涂片中,只有 50%的细胞被病毒改变。

治疗

抗病毒药物,如阿昔洛韦可用于治疗单纯疱疹感染,也用于治疗生殖器单纯疱疹感染。抗病毒药物尚未被证实能够持续、有效地治疗由单纯疱疹感染引起的口腔内病变,免疫缺陷患者除外。使用防晒霜可防止唇疱疹的发生。经 FDA 批准的系统性抗病毒药物能够治疗和预防唇疱疹。在病变发展早期(前驱期),即上皮损伤还未发生之前,局部应用抗病毒药物可预防疱疹的发生或缩短疱疹的持续时间。

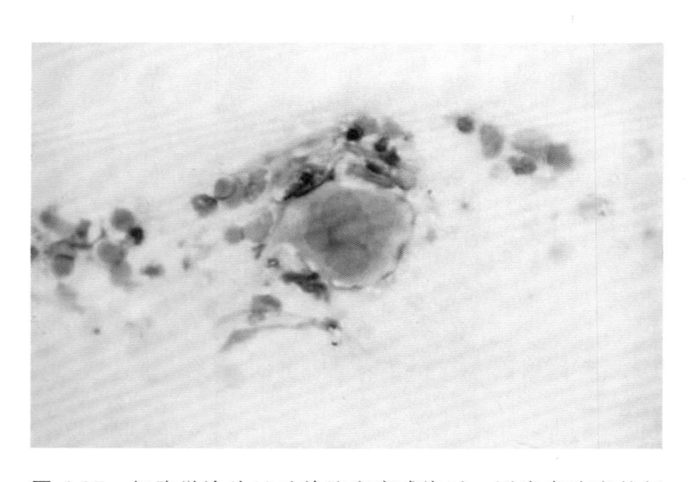

图 4.25 细胞学涂片显示单纯疱疹感染后,因病毒改变的细胞,即天疱疮细胞(棘层松解细胞)。(Courtesy Dr. Harry Lumerman.)

水痘-带状疱疹病毒

水痘-带状疱疹病毒(VZV)可引起水痘和带状疱疹。呼吸气溶胶和与皮肤损伤处的分泌物接触可传播病毒。水痘和带状疱疹均具有传染性。

水痘

水痘是一种高度传染性疾病,可引起皮肤和黏膜水疱和脓疱的暴发,伴随全身症状,如头痛、发热和萎靡(图 4.26)。**潜伏期**约为 2 周。水痘通常发生于儿童,虽然会有口腔病损,一般不会引起严重不适。通常一个人只有水痘的单一发作,但二次且较温和的发作也有报道。水痘恢复通常需要 2~3 周。

带状疱疹

成人也可患水痘,但病毒在这一人群中常引起不同形式的疾病。这种通常发生于成人的形式称为**带状疱疹**。其特点是单侧沿感觉神经分布的疼痛剧烈的水疱(图 4.27)。在水痘和带状疱疹的间隔期,VZV 是否以类似于单纯疱疹病毒的方式潜伏于感觉神经节中尚不清楚。然而,带状疱疹的发生通常与免疫缺陷或某些确切的恶性肿瘤,如霍奇金病和白血病相关。有

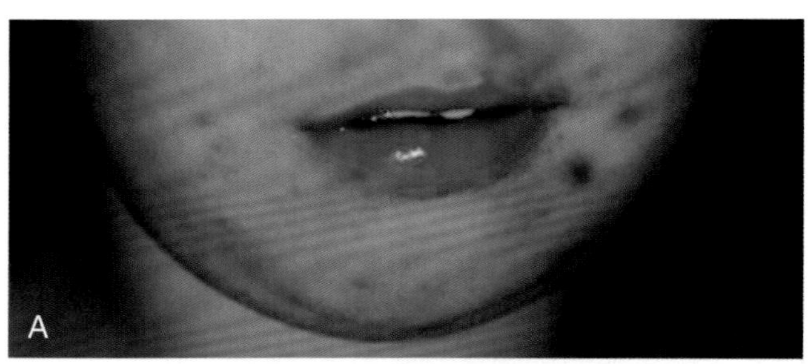

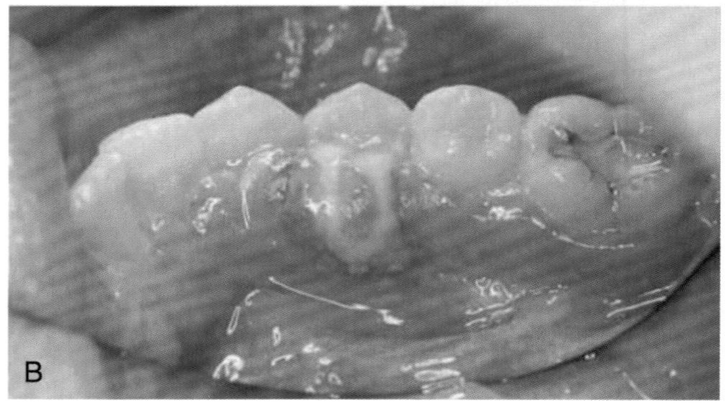

图 4.26 水痘。(A)皮肤病变。(B)牙龈病变。(Courtesy Dr. Roger S. Kitzis.)

一种疫苗可预防VZV，其被用于儿童预防水痘和成人预防复发感染为带状疱疹。

细胞介导的免疫调节被抑制在带状疱疹的发生和发展中起重要作用。三叉神经三个分支中的任何一支都可能受到影响：①眼支；②上颌支；③下颌支(图4.28)。当上颌支和(或)下颌支受影响时，会发生口腔病变。当眼支受累时，可发生前额或眼周皮肤病变。口腔病变与皮肤病变一样，具有单侧分布的特点。疼痛和(或)灼烧感等前驱症状，统称为**感觉异常**，通常发生于水疱形成之前。口腔病变是疼痛的，始于水疱，而后进展为溃疡。这一疾病通常持续几个星期。有的患者会出现神经痛，则需要几个月的时间才能痊愈，且发生于病变好转后。

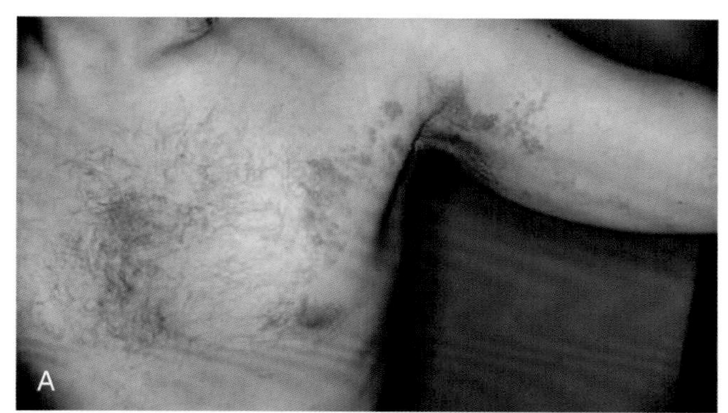
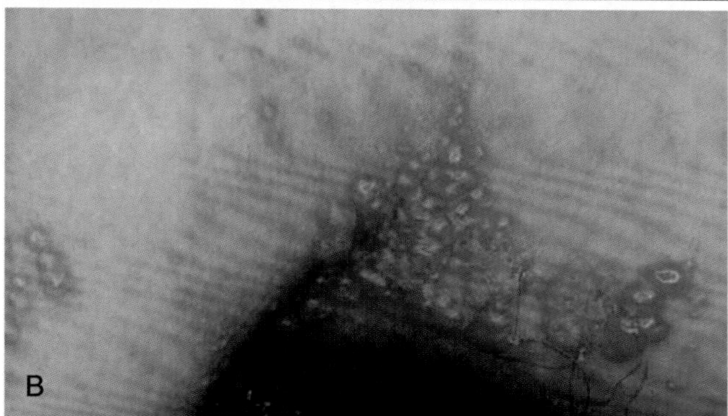
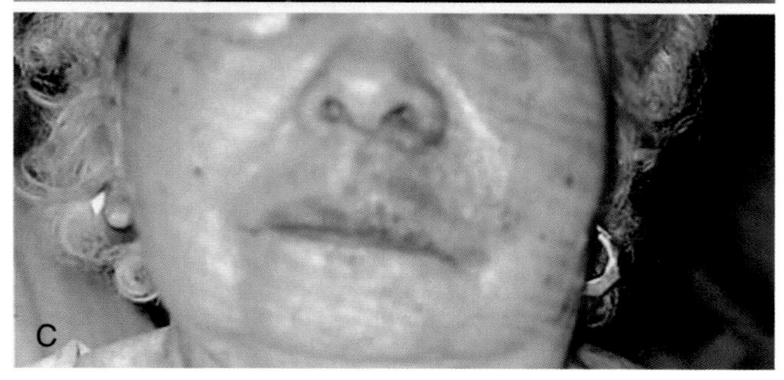

图4.27 带状疱疹。(A)疱疹沿感觉神经单侧分布。(B)与图A为同一患者，多个疱疹合并形成大的病变。(C)单侧病变常伴有三叉神经上颌支分布的单侧面部病变。此患者在口腔内同一侧也有病变。

诊断

水痘和带状疱疹的诊断通常是基于临床特征。病变处活检或黏膜涂片细胞学检查(细胞学准备)可观察到病毒改变的表皮细胞，同于单纯疱疹中的病变细胞(棘层松解细胞)。实验室鉴定VZV也很有用。

治疗

水痘通常只需要支持治疗。抗病毒药物用于免疫缺陷患者和带状疱疹患者。皮质激素可用于一些患者，以预防带状疱疹后的神经痛。

EB病毒感染

EB病毒(EBV)涉及多种发生于口腔的疾病，包括传染性单核细胞增多症、鼻咽癌、Burkitt淋巴瘤和毛状白斑。鼻咽癌和Burkitt淋巴瘤是罕见的恶性肿瘤。这里仅讨论传染性单核细胞增多症和毛状白斑。

传染性单核细胞增多症

传染性单核细胞增多症是由EBV引起的一种感染性疾病。其特点是咽喉痛、发热、全身淋巴结病、脾大、萎靡和疲劳。在传染性单核细胞增多症的疾病早期，常出现腭部瘀点(图4.29)。这些瘀点的形成机制尚不清楚。该病通过血液中的单核细胞确定，这些单核细胞是非典型活化的T淋巴细胞。在疾病的发病早

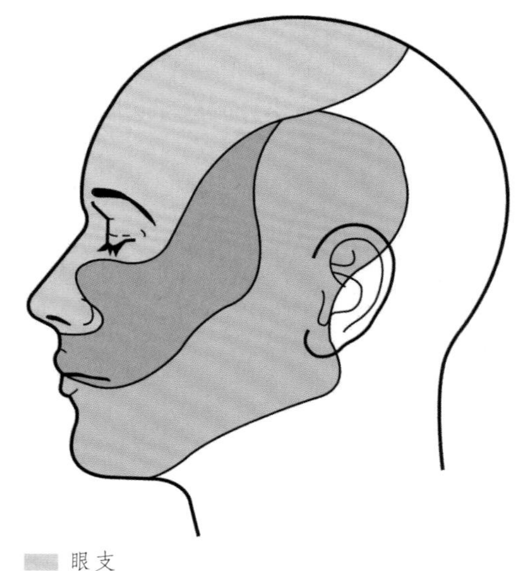

图4.28 三叉神经分支图。

期,可能会出现短暂的皮疹。一些患者会出现严重并发症,如肝炎。在发达国家,传染性单核细胞增多症主要发生于社会和经济地位较高阶层人群中年轻成人的青春期晚期。这种病毒通过密切接触传播。接吻时接触唾液是EBV传播的常见途径。在大多数患者中,传染性单核细胞增多症是一种良性自限性疾病,可在4~6周内恢复。在某些患者,疲劳感则会持续更长时间。有些患者也可有多次复发。

毛状白斑

毛状白斑是一种不规则的、有波纹的白色病变,多发生于舌侧缘(图4.30)。可在毛状白斑的上皮细胞中发现EBV,其被认为是毛状白斑形成病变的原因。毛状白斑最早发现于HIV患者中,同时毛状白斑也最常见于这类患者中。而在未感染HIV的免疫缺陷患者(即器官移植患者)中,毛状白斑也有报道。毛状白斑将作为HIV感染的口腔表现,在本章稍后讨论。

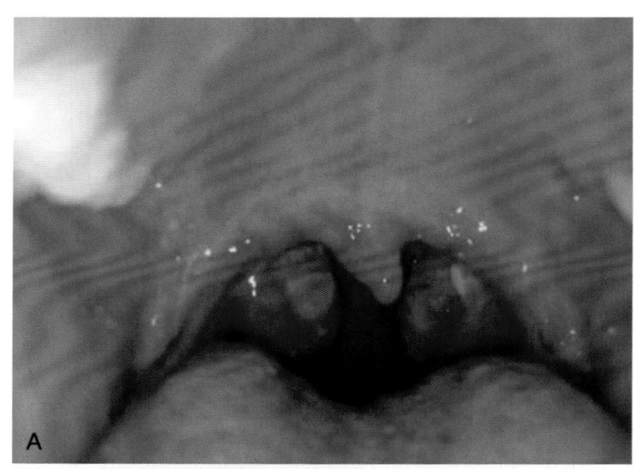

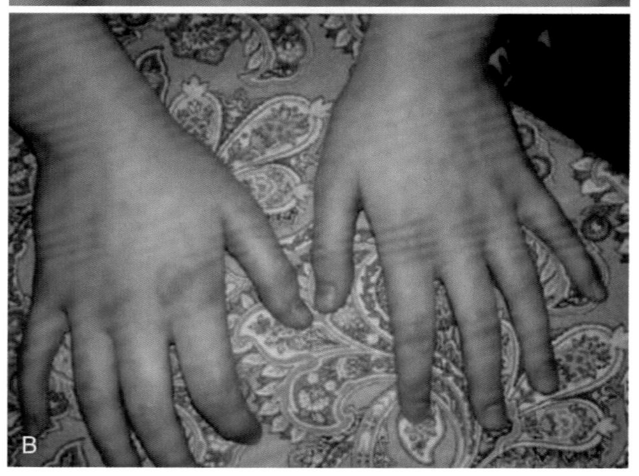

图4.29　传染性单核细胞增多症。(A)口腔内病变。(B)手上的皮肤皮疹。(Courtesy Laura J. Greco, RDH, MSEd.)

柯萨奇病毒感染

柯萨奇病毒是以一个纽约州小镇的名字来命名的,其在这个镇上被第一次发现,可引起多种不同的感染类型。其中,三种有明显口腔病变的类型会在这里讨论。粪-口途径、唾液和呼吸系统都可能是其传播途径。

疱疹性咽峡炎

疱疹性咽峡炎的特征包括软腭上的小水疱(图4.31A),伴有发热、萎靡、咽喉痛和吞咽困难。也可出现红斑性咽峡炎。这种病通常是轻到中度,不治疗一周即可恢复。

手足口病

手足口病常发生于5岁以下儿童。口腔病变一般表现为可发生于口腔任何部位的疼痛水疱和溃疡。皮肤多发斑疹或丘疹,典型见于足、足趾、手和手指(图4.31B,C)。病变可在两周内自发消失。

诊断

虽然口腔病变可能与单纯疱疹病毒感染相似,皮肤病变的分布及轻度的全身症状通常有助于区分这两种疾病。病毒培养及柯萨奇病毒抗体检测可确认诊断,但通常不需要。

治疗

该病病情一般较轻且病程短,通常无须治疗。

急性淋巴结性咽炎

急性淋巴结性咽炎是另一种柯萨奇病毒感染疾

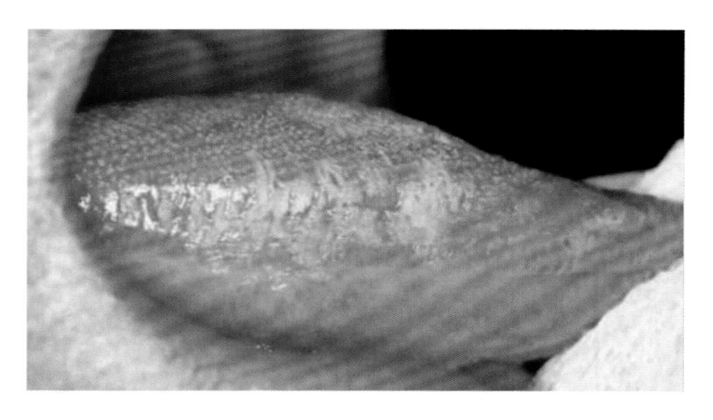

图4.30　图中HIV感染者发生的毛状白斑是由EBV引起的口腔上皮病变。

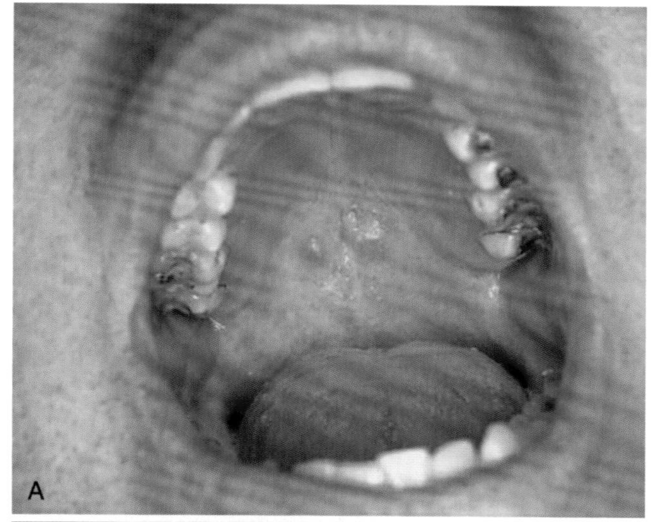

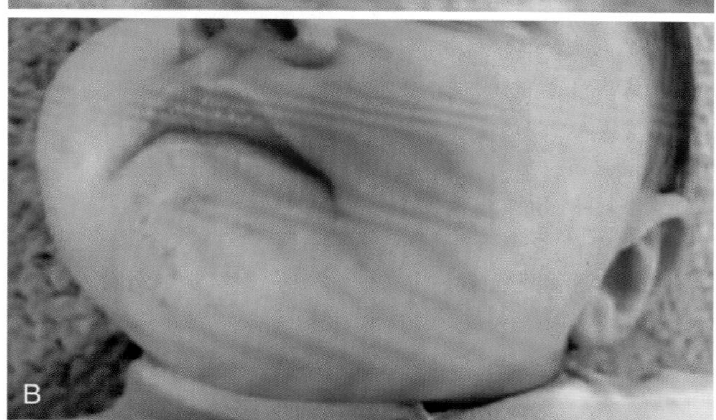

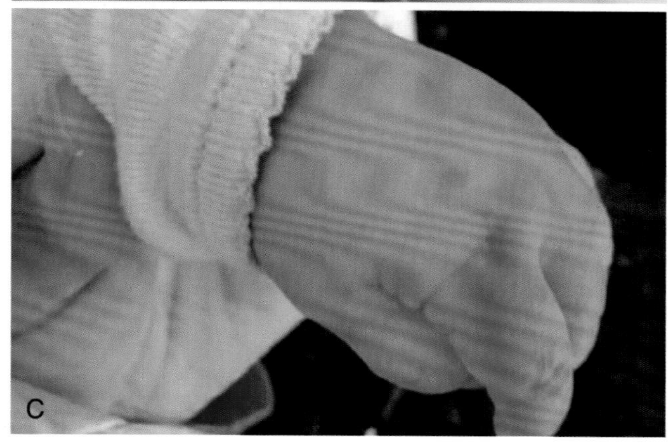

图 4.31　(A)疱疹性咽峡炎。(B,C)9 月龄婴儿罹患手足口病。皮肤上有丘疹。(B and C Courtesy Jill Lanzilotta.)

病,以发热、喉咙痛和轻度头痛为特征。软腭的增生性淋巴组织或扁桃体柱呈淡黄色或深粉红色结节状。这类疾病通常持续几天到两周,通常无须治疗。

其他病毒感染可能存在的口腔表现

麻疹

麻疹是一种可引起全身症状和皮疹的高度传染性疾病,由一种叫作副黏液病毒的病毒引起。该病最常见于儿童时期。在疾病早期,**柯氏斑**,即一类有白色坏死中心的小红斑可出现于口腔中。

腮腺炎

腮腺炎或**流行性腮腺炎**,是一种由副黏液病毒感染引起的唾液腺疾病。这种疾病最常发生于儿童,特征是唾液腺的疼痛肿胀,最常见的是双侧腮腺肿胀。

人类免疫缺陷病毒和获得性免疫缺陷综合征

与**获得性免疫缺陷综合征(AIDS)**相关的病毒于 1983 年确定。1986 年,将其指定为**人类免疫缺陷病毒(HIV)**。HIV 主要通过性传播、血液传播及母婴传播。HIV 感染免疫系统的细胞。HIV 感染细胞表面含有 CD4 受体的免疫细胞。病毒感染的免疫细胞的重要性是其是 CD4+ 辅助性 T 淋巴细胞。这种淋巴细胞在细胞介导免疫和调节免疫反应方面有极其重要的作用。随着疾病进展,这种淋巴细胞会变得枯竭。其他可能感染 HIV 的细胞包括巨噬细胞、朗格汉斯细胞、树突状细胞和神经系统细胞。

HIV 感染进程

许多人在感染 HIV 后,会经历一种短期发生的急性疾病,然而其他个体可仍然无症状。短暂的急性疾病恢复后,感染者可能在一段时间内无任何疾病迹象或症状。在大多数感染 HIV 的患者中,最终会出现渐进性免疫缺陷。当免疫系统开始失效时,CD4 +淋巴细胞会越来越少,可能会出现一些非特异性问题,如疲劳及机会性感染,如口腔念珠菌病。当免疫系统很难发挥作用时,便可能发生威胁生命的机会性感染和癌症。感染 HIV 的最严重后果是 AIDS(图 4.32)。

AIDS 的诊断

AIDS 的诊断是相当明确的。美国疾病预防控制中心(CDC)确立了 AIDS 的定义,并自 20 世纪 80 年代初首次发现 AIDS 后,随着对 AIDS 有了更好的了解和新的实验室检查能够更精确地检测抗体和病毒,对 AIDS 的定义做了多次修改。最新的定义由 CDC 于 2014 年发布。在最新的定义中,AIDS 被定义为 HIV 感染 3 期,而早期感染被定义为 0 期。成人和青少年

AIDS 的最新定义包括感染 HIV,且伴有严重的 CD4+淋巴细胞衰竭（血液中 CD4+淋巴细胞<200 个/微升）。而血液中 CD4+淋巴细胞的正常含量应为 550~1000 个/微升。修正后的定义也包括一些机会性疾病,如卡氏肺孢子虫肺炎、食管念珠菌病和卡波西肉瘤(框 4.2)。还包括 HIV 相关的消耗综合征、肺结核、复发性肺炎和侵袭性宫颈癌。

HIV 的检测

人类免疫缺陷综合征的抗体测试通常用于确定是否感染过免疫缺陷病毒。最近,一项 HIV 的快速检测方法已获批准。其可识别口腔液体和血液中的 HIV 抗体。口腔试验使用专门设计的收集器来获取经口腔黏膜渗出的液体样本。口腔试验可在家进行测试。口腔试验阳性后,需通过血液测试来确诊,使用的是更为特异的方法,被称为**免疫印迹测试**。而口腔试验阴性则无须血液测试确认。常规 HIV 血液检测通常使用一种叫作**酶联反应吸附试验(ELISA)**的血液测试。当这个测试显示两次阳性时,则需要更具特异性的免疫印迹测试。一个人必须两次 ELISA 阳性,一次免疫印迹测试为阳性,才被认为是 HIV 血清阳性。其他测试,如聚合酶链反应(PCR)和核酸测试都是识别病毒而不是抗体。这些都不用作筛查。它们被用来测量血液循环中的病毒量(即病毒载量)并评估治疗效果。HIV 检测目前正成为实验室检查的一个组成部分,与常规体格检查日趋相同。在美国不同的州有关于 HIV 检测的不同法律。在一些州,HIV 检测前需要患者的

框 4.2 成人及青少年 AIDS 的定义(HIV 感染 3 期)

- HIV 感染的实验室证据
- 血液中 CD4+淋巴细胞<200 个/微升或 CD4+淋巴细胞占总体淋巴细胞的百分比<14%
- HIV 感染 3 期的机会性感染:
  - 支气管、气管或肺的念珠菌病
  - 食管念珠菌病
  - 侵袭性子宫颈癌
  - 球孢子菌病,播散性或肺外型
  - 隐孢子虫病,慢性肠道(>1 个月)
  - 巨细胞病毒病(肝脏、脾脏或淋巴结除外)
  - 巨细胞病毒性视网膜炎(伴有视力丧失)
  - HIV 感染导致的脑病
  - 单纯疱疹:慢性溃疡(>1 个月)或支气管炎、肺炎或食管炎
  - 组织胞浆菌病,播散性或肺外
  - 等孢球虫病,慢性肠道(>1 个月)
  - 卡波西肉瘤
  - 淋巴瘤,Burkitt 淋巴瘤
  - 淋巴瘤,免疫母细胞型
  - 原发性脑淋巴瘤
  - 鸟型结核菌或堪萨斯分枝杆菌,传播或肺外
  - 任何部位的结核分枝杆菌,肺、传播或肺外
  - 分枝杆菌,其他物种或不明物种,传播或肺外
  - 肺孢子虫病肺炎
  - 肺炎、复发性
  - 进展性多灶性白质脑病
  - 沙门菌败血症,复发性
  - 脑弓形虫病
  - HIV 导致的消耗综合征

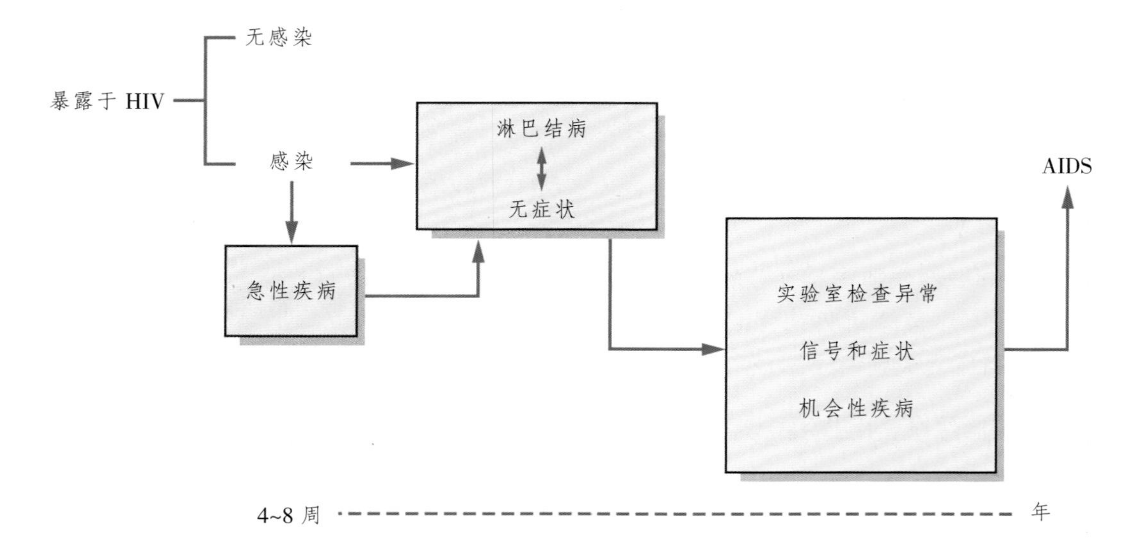

图 4.32 HIV 疾病谱图。AIDS,获得性免疫缺陷综合征。

知情同意和预检咨询。在其他州，个人必须明确选择不参加 HIV 检测，否则其将被纳入常规实验室检测。HIV 检测是控制 HIV 感染的重要手段，其可使感染患者能及时接受治疗，从而降低病毒载量和潜在传染性。

临床表现

患者最初感染 HIV 时可能完全无症状。然而，在感染早期，循环系统中存在的人类免疫缺陷病毒量常较高，因此传播给他人的风险也较高。一些人可能发展为淋巴结病，另一部分人可能发展为一种类似于传染性单核细胞增多症的急性疾病，并持续 8~14 天。当发生这种急性疾病时，患者可能有喉咙痛、全身不适、肌痛和关节痛、淋巴结病及发热。急性感染患者还可有口腔念珠菌病、皮疹、恶心和腹泻。急性疾病发作后，一些人会有持续性淋巴结病，但许多人会变得完全无症状。

病毒感染了免疫系统的细胞，因此，免疫系统停止保护机体免受感染和肿瘤。随着时间的推移，当免疫系统功能缺如时，就会出现各种体征、症状和免疫系统信号改变。其中一些体征和症状会共同出现，有时被称为 AIDS 相关复合体。它们包括口腔念珠菌病、疲劳、体重减轻和淋巴结病。HIV 也可感染神经系统细胞，导致一些患者痴呆。

一般在最初感染 6 周后，开始能够在血液中检测到 HIV 的抗体。然而，在某些个体中，感染后 6 个月内、偶尔可达 1 年或更长时间，可能无法检测到抗体。

HIV 感染的进程包括由这种病毒感染引起的所有问题，从无症状感染期到 AIDS。在这个进程内，AIDS 代表 HIV 感染终期。感染 HIV 后，会有多少人最终发展为免疫缺陷、机会性感染疾病或痴呆目前尚不清楚。部分人类免疫缺陷病毒血清阳性的患者，在许多年内仍具有免疫能力。目前正在研究有助于免疫缺陷发展的辅助因子。自然病程的研究结果表明，如果 HIV 感染的患者不进行治疗，绝大多数患者会发展成 AIDS。

医疗管理

常用的测试方法有 PCR 等，可用于测量循环中血清内 HIV 的含量，即病毒载量。同时检测病毒载量和 CD4+淋巴细胞数可用于评估 HIV 感染。HIV 感染的患者可通过不同类型的抗反转录病毒（抗 HIV）药物，预防并治疗机会性疾病。这种药物联合治疗被称为高活性抗反转录病毒治疗（HAART 或 ART）。病毒载量检测可评估抗反转录病毒治疗的疗效。随着临床药物试验的推进，HIV 感染的药物治疗也在不断发生变化。通过抗反转录病毒治疗，许多感染 HIV 的人可能能较长生存并过上相对健康的生活。

口腔表现

在没有 HAART/ART（框 4.3）疗法时，口腔病变是 AIDS 和 HIV 感染的突出表征。其中一些病变被认为是发展性免疫缺陷的指标，以及 HIV 血清阳性患者发展为 AIDS 的预测因子。口腔病变的发生是由于缺乏细胞介导免疫，以及当辅助 T 淋巴细胞（CD4 淋巴细胞）枯竭时，免疫反应的下调。口腔病变包括机会性感染、肿瘤和自身免疫性疾病。HIV 感染患者接受抗病毒治疗后，相比于 HIV 感染的自然进程，HIV 感染相关的口腔表现将更不常见。

口腔念珠菌病

口腔念珠菌病常见于细胞介导免疫缺陷患者中，是 HIV 感染患者中最常见的口腔疾病之一（图 4.33）。口腔念珠菌病也称为鹅口疮。本章前面提到的所有类

框 4.3 与 HIV 感染相关的口腔病变

- 念珠菌病
- 单纯疱疹
- 带状疱疹
- 毛状白斑
- 人乳头瘤病毒病变
- 非典型牙龈炎和牙周炎
- 报道的其他机会性感染：
  - 鸟型结核分枝杆菌、M 型胞内分枝杆菌
  - 巨细胞病毒
  - 新型隐球菌
  - 克雷伯菌肺炎
  - 阴沟肠杆菌
  - 荚膜组织胞浆菌
- 卡波西肉瘤
- 非霍奇金淋巴瘤
- 口腔溃疡
- 黏膜色素沉着
- 细菌性唾液腺肿大和口干症
- 血小板减少引起的自发性牙龈出血

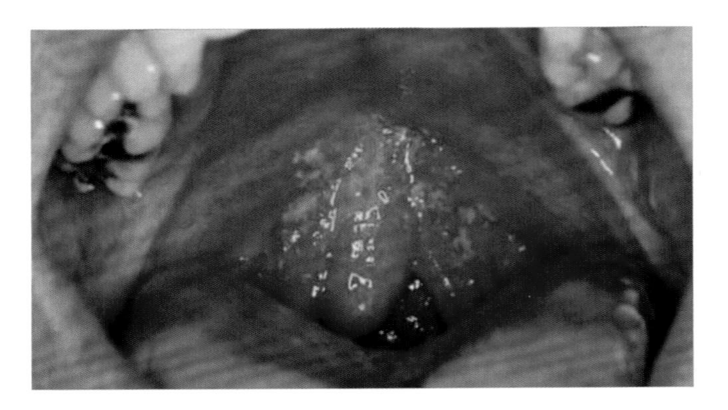

图 4.33 一例 HIV 感染患者患有口腔念珠菌病。软腭黏膜上可见可擦除的白色斑块。

型的口腔念珠菌病，包括黏膜念珠菌病，都可发生于 HIV 感染患者中。重要的是要记住，念珠菌病除可能与 HIV 感染有关，也可与其他一些疾病相关联，如未受控制的糖尿病、其他免疫缺陷疾病、抗生素治疗和口干症。在 HIV 感染造成免疫缺陷的患者中，局部和系统抗真菌治疗均可有效控制口腔念珠菌病的发生。同时，口腔念珠菌病的复发很常见。

对于知晓自身感染了 HIV 的患者来说，口腔念珠菌病的发生令人担忧，因为其通常标志着一个渐进的严重免疫缺陷过程的开始。口腔念珠菌病也可能是急性 HIV 感染的症状。不明原因的口腔念珠菌病请咨询医师进行评估。研究表明，对于 HIV 感染患者，口腔念珠菌病是发展性免疫缺陷的早期征兆和 AIDS 的预测指标。据报道，HIV 感染的患者中亦可见由其他真菌感染造成的口腔病变，如组织胞浆菌病和球孢子菌病，但较为罕见。

单纯疱疹感染

HIV 感染患者中可见由感染单纯疱疹病毒引起的溃疡（图 4.34）。与口腔内复发性单纯疱疹感染一样，唇疱疹也可能发生于 HIV 感染者中。这些病变的临床特征与免疫能力正常的人相同。然而，当免疫能力较低时，尤其是细胞介导免疫，HIV 感染者就会处于因单纯疱疹病毒感染而发生溃疡的风险中，而这与在有免疫能力者中所见到的临床特征并不相同。这些持久的、浅表的、疼痛的溃疡可发生于口腔中的任何部位。较大的溃疡周围可见小的典型单纯疱疹样溃疡，但溃疡不能作为诊断依据。这些溃疡需通过多种方法诊断，包括病毒培养、细胞学涂片、活检和对于抗

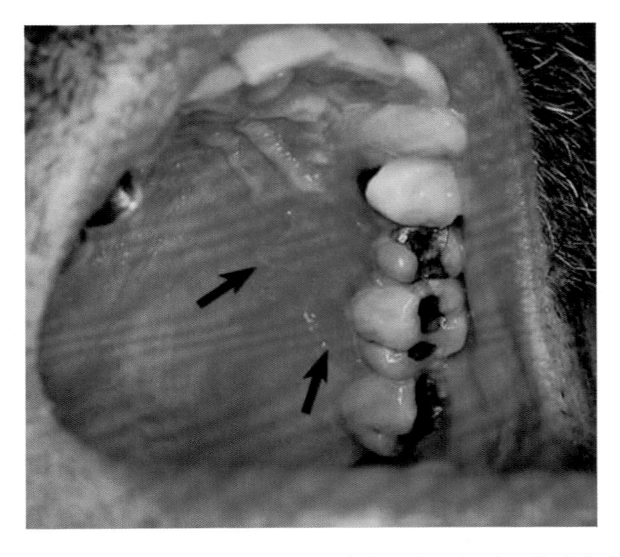

图 4.34 单纯疱疹溃疡见于 HIV 感染患者硬腭处。箭头指向溃疡边缘。

病毒药物阿昔洛韦的治疗反应。

单纯疱疹感染引起的口腔黏膜溃疡如果存在超过 1 个月，则符合 AIDS 诊断标准。只有当出现严重的免疫缺陷时，才能发生以上情况。在严重免疫缺陷的 HIV 感染者中，也可出现由 CMV 引起的口腔溃疡。只是由 CMV 感染引起的溃疡比因单纯疱疹病毒感染引起的溃疡更为罕见。

带状疱疹

带状疱疹是由 VZV 引起的，在本章前面的部分已介绍过。当带状疱疹发生于 HIV 感染者时，其通常遵循常规模式（见图 4.27 和图 4.28）。感染可以传播，但大多数病例都具有自限性。在面部和口腔区域，病变表现为明显的单侧发病，累及三叉神经分支的一支或多支。免疫缺陷病毒者罹患带状疱疹，是其出现免疫缺陷的征兆。

毛状白斑

毛状白斑是由 EBV 引起的，这在本章前面的部分已经讨论过，其最初发现于 HIV 感染者中。HIV 阴性患者罹患毛状白斑已有报道，但对于大多数病例来说，毛状白斑都是 HIV 感染的口腔表现。

毛状白斑通常出现于舌侧缘，也可向舌背和舌腹部延伸（图 4.35 和图 4.30）。出现于舌侧缘的毛状白斑为不规则白色病变，表面不光滑。病变向舌背部和

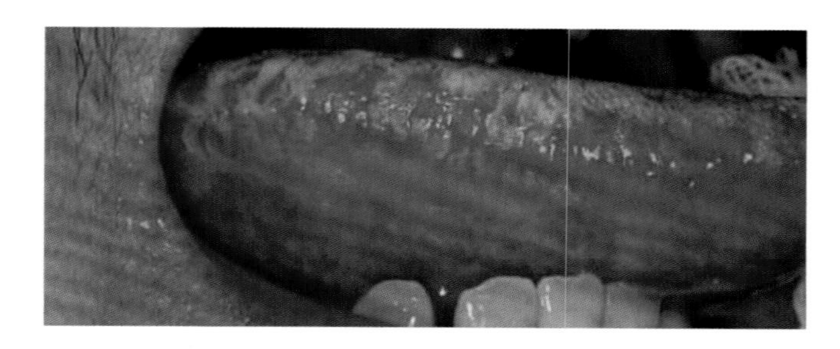

图 4.35 毛状白斑。

舌腹部延伸时,其表面光滑。显微镜下可见病变呈过角化(通常伴有细长的凸起)、上皮增生和疱状上皮细胞,结缔组织内有少量或无炎性浸润。

其他类型的白色病变,如长期咀嚼和增生性念珠菌病引起的白色病变也可类似于毛状白斑。病变组织病理学检查可发现和毛状白斑一样的微观结构。然而,EBV 是诊断金标准。

毛状白斑一般无须治疗。抗病毒药物,如阿昔洛韦或齐多夫定治疗可能会有一定作用,但在停止治疗后,疾病会复发。研究表明,HIV 感染患者的毛状白斑可预测 AIDS 的病情进展。

HPV 感染

本章前一部分已经描述了 HPV 引起的病变。多种乳头状瘤病毒合并感染的口腔病变已经在患有 HIV 感染的人群中进行了描述,其颜色正常或有轻微的红斑黏膜(图 4.36)。这些病变可能持续存在,并可发生于多处口腔黏膜。研究结果表明,抗反转录病毒治疗并不能降低 HPV 感染的患病率,也无法减少大多数其他 HIV 相关的口腔病变。通过活检和显微镜检查诊断这些病变,特殊检查确定乳头瘤病毒。HIV 感染患者的乳头状瘤病变很难控制,容易复发和扩散。

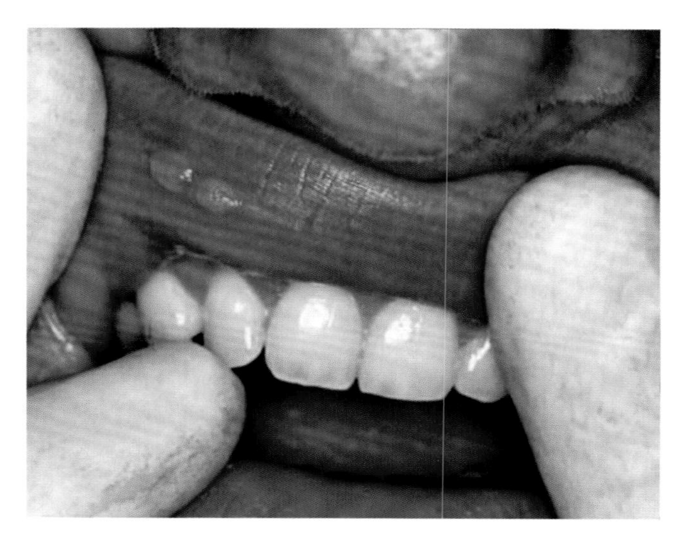

图 4.36 HIV 感染伴由 HPV 引起的上唇乳头状病变。

卡波西肉瘤

卡波西肉瘤是发生于 HIV 感染患者的机会性肿瘤,与人类疱疹病毒 8 型(HHV-8)或 KSHV 相关。口腔病变表现为红紫色、扁平或凸起的病变,可见于口腔的任何部位。最常见部位是上腭和牙龈(图 4.37)。这种病变在抗反转录病毒疗法之前很常见,但目前患病率要低得多。

卡波西肉瘤主要靠病理学诊断。然而当其具有特征性时,病变的临床表现可作为诊断依据之一。目前对于卡波西肉瘤尚无有效的治疗方法。可尝试手术切除,以减小肉瘤的大小,或采用放疗、化疗。卡波西肉瘤是诊断 AIDS 口内病变的标准之一。

淋巴瘤

非霍奇金淋巴瘤是另一类和 HIV 感染相关的恶性肿瘤。其偶尔出现于口腔,和 EBV 感染相关,表现为非溃疡、坏死或溃疡的肿块,表面附着溃疡或颜色正常的红斑假膜(图 4.38)。

淋巴瘤通过活检和显微镜检查进行诊断,有多种不同的化疗药物。口腔淋巴瘤是另一种诊断 AIDS 的口腔病变。

牙龈和牙周疾病

HIV 感染患者的牙龈和牙周病可以不常见的形式发展。发生于免疫系统缺陷的 HIV 感染患者的牙龈和牙周病,叫**线性牙龈红斑**和**坏死性溃疡性牙周炎**。类似于坏死性溃疡性龈炎的疾病也可发生于 HIV 感染个体。

线性牙龈红斑具有如下三个特征:①自发性出血;②附着的牙龈和牙槽黏膜上有点状或瘀斑样病变;③牙龈的带状红斑,对治疗无反应。线性牙龈红斑和典型牙龈炎不同,典型牙龈炎通常不伴有自发性出血。而典型牙龈炎的红斑通过刮治、根面修整及改善口腔卫生可得到缓解。线性牙龈红斑的发生和其口腔卫生状况无关。

一些患者的牙龈炎症状和坏死性溃疡性龈炎类似,可以是广泛的,也可定位于局部特定区域。坏死性

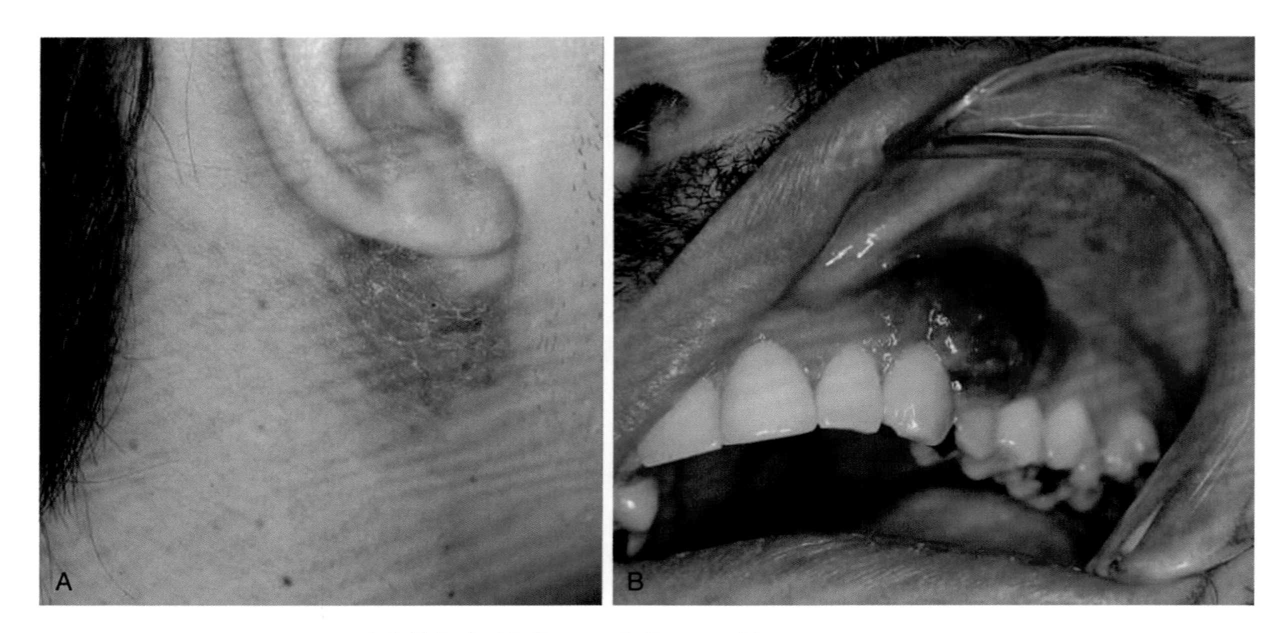

图 4.37 AIDS 患者的卡波西肉瘤。(A)皮肤。(B)牙龈。(Courtesy Dr. Fariba Younai.)

溃疡性牙周炎和坏死性溃疡性龈炎类似，患者均会感觉到疼痛、自发性牙龈出血、邻间隙坏死及邻间隙丧失(图 4.39)。患者还会出现强烈的红斑，并且最典型的是快速的骨质丧失。**坏死性口炎**的特点是广泛的骨丧失及伴有坏死性溃疡性牙周炎的特征。

这些非典型牙龈和牙周疾病的具体原因尚不清楚。目前正在研究与这些疾病相关的微生物群，并且尚未发现与炎性牙周病明显不同的微生物群。这些非典型的牙龈和牙周病在 HIV 感染者中并不常见，并且似乎发生于免疫系统严重受损的患者中。

治疗 HIV 患者的牙龈炎和牙周炎包括洁治、根面修整和软组织刮除。此外，聚维酮碘内部灌洗、使用氯己定漱口水及短期全身性甲硝唑给药有助于治疗疾病。良好的口腔卫生状况，包括使用小头牙刷和牙邻间隙清洁设备一直是治疗的一个重要部分。

大多数 HIV 感染患者无与 HIV 相关的牙龈和牙周问题。然而，识别早期病变对于防止广泛的骨丢失很必要，且经常复诊有助于早期识别牙龈和牙周病。对牙周治疗无反应是识别 HIV 相关的牙龈炎和牙周炎的一个提示。

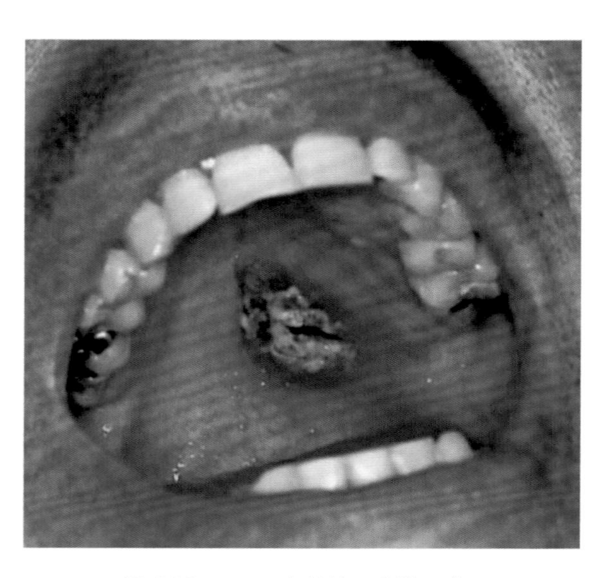

图 4.38 ADIS 患者的口内淋巴瘤。

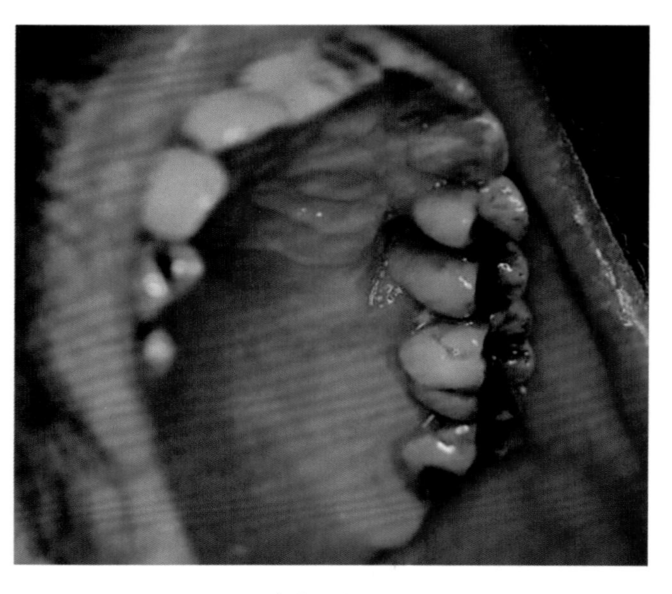

图 4.39 HIV 感染患者的非典型牙周病。

自发性牙龈出血

在有HIV感染的患者中偶尔会见到由自身免疫性类型的血小板减少性紫癜引起的血小板数量减少。这些患者会出现牙龈出血或黏膜瘀点。和血小板减少症无关的牙龈出血也会出现于线性牙龈红斑和坏死性溃疡性牙周炎中。在深度刮治之前也应考虑血小板的水平。

阿弗他溃疡

HIV感染和AIDS患者会出现特征性轻型阿弗他溃疡。有研究表明,在HIV感染患者中,溃疡的发病率会增加。HIV感染患者轻型阿弗他溃疡的临床表现和其他人一样(见第3章)。轻型阿弗他溃疡根据其临床表现进行诊断。

类似于重型阿弗他溃疡的溃疡也发生于HIV感染的患者中(图4.40)。其表现为深度持续性疼痛溃疡,必须和感染性溃疡相区分。对这类溃疡进行活检和显微镜检查无任何感染性原因证据。这类溃疡对局部和全身皮质激素治疗有反应。局部应用四环素和沙利度胺也用于治疗这些溃疡。在HIV感染患者的食管中也有相似的溃疡。

唾液腺疾病

据报道,HIV阳性患者会出现双侧腮腺肿大(图4.41)。显微结构被推测为良性淋巴上皮细胞病变,通常具有突出的囊性成分。口干症被报道与HIV感染有关。该病原因不明,可能与药物治疗或唾液腺体疾病相关。

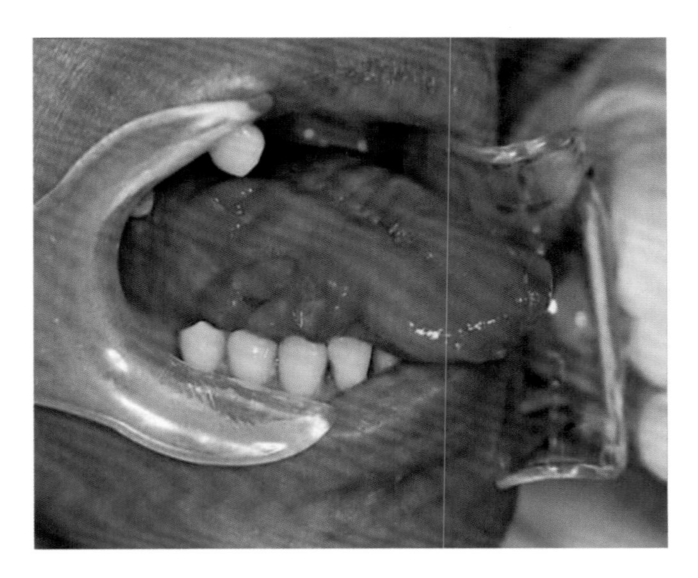

图4.40 HIV感染患者的持续非特异性(重型阿弗他型)溃疡。(Courtesy Dr. Sidney Eisig.)

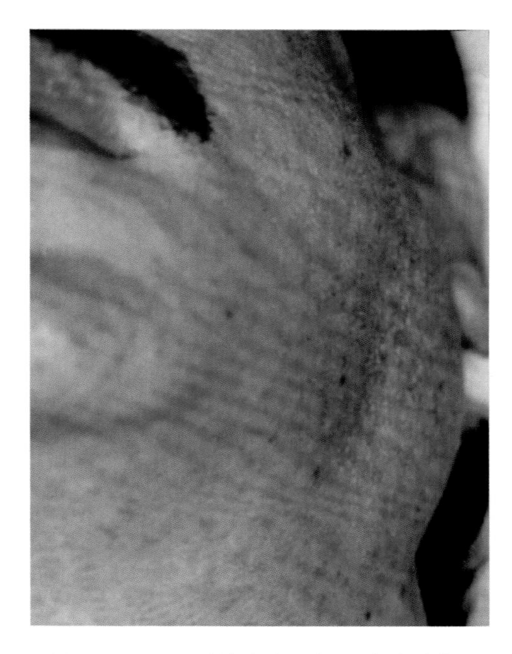

图4.41 HIV感染患者双侧唾液腺肿大。

参考文献

图书

Kumar V, Abbas AK, Fausto N, et al: *Robbins basic pathology*, ed 9, Philadelphia, 2013, Saunders.

Langlais RP, Miller CS, Gehrig JS: *Color atlas of common oral diseases*, ed 5, Philadelphia, 2017, Lippincott Williams and Wilkins.

Neville BW, Damm DD, Allen CM, et al: *Oral and maxillofacial pathology*, ed 4, St. Louis, 2016, Elsevier.

Regezi JA, Sciubba JJ, Jordan RCK: *Oral pathology: clinical-pathologic correlations*, ed 7, Philadelphia, 2017, Elsevier.

期刊论文

Alves M, Mulligan R, Passaro D, et al: Longitudinal evaluation of loss of attachment in HIV-infected women compared to HIV-uninfected women, *J Periodontol* 77:773, 2006.

Centers for Disease Control and Prevention: 1993 revised classification system for HIV infection and expanded surveillance case definition for AIDS among adolescents and adults, *MMWR Recomm Rep* 41(RR–17):1, 1992.

Cleveland JL, Junger ML, Saraiya M, et al: The connection between human papillomavirus and oropharyngeal squamous cell carcinomas in the United States: implications for dentistry, *J Am Dent Assoc* 142:915, 2011.

Depaola LG: Human immunodeficiency virus disease: natural history and management, *Oral Surg Oral Med Oral Pathol Oral Radiol Endod* 90:266, 2000.

Eisen D: The clinical characteristics of intraoral herpes simplex virus infection in 52 immunocompetent patients, *Oral Surg Oral Med Oral Pathol Oral Radiol Endod* 86:432, 1998.

Gillison ML, Broutian T, Pickard RK, et al: The prevalence of oral HPV infection in the United States, 2009-2010, *JAMA* 307:693, 2012.

Greenspan D, Gange SJ, Phelan JA, et al: Incidence of oral lesions in HIV-1–infected women: reduction with HAART, *J Dent Res* 83:145, 2004.

Harris AM, Van Wyk CW: Heck's disease (focal epithelial hyperplasia): a longitudinal study, *Community Dent Oral Epidemiol* 21:82, 1993.
Hodgson TA, Greenspan D, Greenspan JS: Oral lesions of HIV disease and HAART in industrialized countries, *Adv Dent Res* 19:57, 2006.
Holbrook WP, Gunnlaugur TG, Ragnarsson KT: Herpetic gingivostomatitis in otherwise healthy adolescents and young adults, *Acta Odontol Scand* 59:113, 2001.
Iacopino AM, Wathen WF: Oral candidal infection and denture stomatitis: a comprehensive review, *J Am Dent Assoc* 123:46, 1992.
Jones AC, Gulley ML, Freedman PD: Necrotizing ulcerative stomatitis in human immunodeficiency virus–seropositive individuals: a review of the histopathologic, immunohistochemical, and virologic characteristics of 18 cases, *Oral Surg Oral Med Oral Pathol Oral Radiol Endod* 89:323, 2000.
Koorbusch GF, Fotos P, Terhark K: Retrospective assessment of osteomyelitis, *Oral Surg Oral Med Oral Pathol* 74:149, 1992.
Kulak-Ozkan Y, Kazazoglu E, Arikan A: Oral hygiene habits, denture cleanliness, presence of yeasts and stomatitis in elderly people, *J Oral Rehabil* 29:300, 2002.
Leggott PJ: Oral manifestations of HIV infection in children, *Oral Surg Oral Med Oral Pathol* 73:187, 1992.
Leigh JE, Kishore S, Fidel PL Jr: Oral opportunistic infections in HIV-positive individuals: review and role of mucosal immunity, *AIDS Patient Care* 18:443, 2004.
MacPhail LA, Komaroff E, Alves ME, et al: Differences in risk factors among clinical types of oral candidiasis in the Women's Interagency HIV Study, *Oral Surg Oral Med Oral Pathol Oral Radiol Endod* 93:45, 2002.
Morrow DJ, Sandhu HS, Daley TD: Focal epithelial hyperplasia (Heck's disease) with generalized lesions of the gingiva: a case report, *J Periodontol* 64:63, 1993.
Narana N, Epstein JB: Classifications of oral lesions in HIV infection, *J Clin Periodontol* 28:137, 2001.
Pankhurst CL: Candidiasis (oropharyngeal), *Clin Evid* 15:1849, 2006.
Patton LL, Ranganathan K, Naidoo S, et al: Oral lesions, HIV phenotypes, and management of HIV-related disease: Workshop 4A, *Adv Dent Res* 23:112, 2011.
Peterman TA, Heffelfinger JD, Swint EB, et al: The changing epidemiology of syphilis, *Sex Transm Dis* 32(10 Suppl):S4, 2005.
Rautava J, Syrjänen S: Human papillomavirus infections in the oral mucosa, *J Am Dent Assoc* 142:905, 2011.
Robinson JL, Vaudry WL, Dobrovolsky W: Actinomycosis presenting as osteomyelitis in the pediatric population, *Pediatr Infect Dis J* 24:365, 2005.
Ryder MI: An update on HIV and periodontal disease, *J Periodontol* 73:1071, 2002.
Shirlaw PJ, Chikte U, MacPhail L, et al: Oral and dental care and treatment protocols for the management of HIV-infected patients, *Oral Dis* 8(Suppl 2):136, 2002.
Siegel MA: Diagnosis and management of recurrent herpes simplex infections, *J Am Dent Assoc* 133:1245, 2002.
Soysa NS, Samaranayake LP, Ellepola AN: Diabetes mellitus as a contributory factor in oral candidosis, *Diabet Med* 23:455, 2006.
Watkins P: Impetigo: aetiology, complications and treatment options, *Diabet Med* 19:51, 2005.

网站

New York State Department of Health AIDS Institute: HIV clinical resource [clinical guidelines]. Available at http://www.hivguidelines.org.
Centers for Disease Control and Prevention: Hand, foot, and mouth disease. Available at http://www.cdc.gov/hand-foot-mouth/index.html.

复习题

1. 机体抵抗感染的最重要防御机制是：

a.完整的皮肤

b.免疫反应

c.皮肤分泌物

d.炎症反应

2. 陈述错误的是：

a.梅毒的主要病变称为硬下疳

b.梅毒的继发性病变发生于机体接种部位

c.梅毒的三级病变称为树胶肿

d.梅毒是由梅毒螺旋体引起的

3. 脓疱疮的口周病变可能类似于：

a.梅毒

b.唇疱疹

c.带状疱疹

d.放线菌病

4. 以下哪一项与 A 型 β 溶血性链球菌感染无关？

a.扁桃体炎

b.梅毒

c.猩红热

d.风湿热

5. 口腔念珠菌病由以下哪种原因引起？

a.细菌

b.酵母样真菌

c.螺旋菌

d.原虫

6. 哪项陈述是错误的？

a.角膜炎可能由白色念珠菌引起

b.由念珠菌病引起的白色病变可能无法从黏膜表面被擦掉

c.红斑念珠菌病通常无症状

d.义齿性口炎可能是口腔念珠菌病的一种形式

7. 正常口腔菌群会引起哪种疾病的感染？

a.慢性炎症疾病

b.机会性疾病

c.增生

d.肉芽肿

8. 带状疱疹最具特征的临床表现是：

a.溃疡形成

b.疼痛

c.单侧病变分布

d.通过瘘管排出的脓肿

9. 细胞学涂片最有利于诊断：

a.柯萨奇病毒感染

b.HPV 感染

c.结核

d.念珠菌

10. EBV 感染和下列哪种疾病无关?

a.毛状白斑

b.疱疹性咽峡炎

c.鼻咽癌

d.传染性单核细胞增多症

11. 梅毒的哪个阶段不具传染性？

a.第一阶段

b.第二阶段

c.第三阶段

d.所有阶段都具传染性

12. 下列哪种表现和梅毒不相关？

a.黏膜斑

b.性病研究和荧光密螺旋体抗体

c.暗视野显微镜

d.牙齿发育不全

13. 以下哪种微生物会引起结核？

a.分枝杆菌以色列

b.放线菌病以色列

c.结核分枝杆菌

d.梅毒螺旋体

14. 对 PPD 阳性皮肤反应表明：

a.活动性肺结核

b.传染性肺结核

c.曾经感染过肺结核菌

d.需要抗生素治疗

15. 放线菌病的临床特征是：

a.根尖周可见透射影

b.丝状细菌

c.真菌感染

d.渗出物中存在硫黄颗粒

16. 以下哪项不是坏死性溃疡性龈炎的临床特征？

a.牙龈疼痛

b.口干症

c.恶臭

d.金属味

17. 以下哪种慢性病与骨髓炎有关？

a.镰状细胞性贫血

b.Paget 骨病

c.涉及骨的放疗

d.上述所有

18. 以下哪项与口腔念珠菌病的发展无关？

a.抗生素治疗

b.HIV 感染

c.口干症

d.疱疹性咽峡炎

19. 寻常疣：

a.临床上类似于刺激性纤维瘤

b.由 HPV 引起

c.最常见于颊黏膜

d.临床上类似于化脓性肉芽肿

20. 常见疣的另一个名称是：

a.乳头状瘤

b.寻常疣

c.尖锐湿疣

d.纤维瘤

21. 以下哪项被认为是由乳头状瘤病毒引起的并且是性传播疾病？

a.放线菌病

b.梅毒

c.尖锐湿疣

d.传染性单核细胞增多症

22. 对于 6 岁以下患儿,有疼痛性口腔溃疡、牙龈炎、发热、不适和颈部淋巴结肿大,医师会怀疑以下哪种疾病？

a.疱疹性咽峡炎

b.Heck 病

c.原发性单纯疱疹感染

d.疱疹性指头炎

23. 复发性单纯疱疹感染最常见的形式是：

a.带状疱疹

b.疱疹性指头炎

c.疱疹性咽峡炎

d.唇疱疹

24. VZV 的原发性感染称为：

a.原发性疱疹龈口炎

b.水痘

c.带状疱疹

d.麻疹

25. 疱疹性咽峡炎由以下哪种原因引起？

a.柯萨奇病毒

b.单纯疱疹病毒

c.VZV

d.EBV

26. 以下哪项测试是确定一个人是否曾经感染HIV的抗体测试？

a.Schilling 测试

b.泪液分泌

c.凝血酶原时间和部分促凝血酶原激酶时间

d.ELISA 和免疫印迹测试

27. 以下哪种口腔疾病是免疫系统缺乏的早期征兆，并且通常在HIV感染患者中被发现？

a.红斑迁移

b.晚期牙周炎

c.念珠菌病

d.组织胞浆菌病

28. 毛状白斑最常见于：

a.颊黏膜

b.舌背

c.舌侧缘

d.软腭

29. 以下哪种口腔疾病和HIV或AIDS无关？

a.念珠菌病

b.毛状白斑

c.卡波西肉瘤

d.白色水肿

30. 线性牙龈红斑具有的特征包括自发性出血，附着龈、牙龈和牙槽黏膜瘀斑，以及牙龈边缘一条红斑。以下哪项陈述是正确的？

a.这些组织对洁治和根面修整反应良好

b.良好的口腔卫生和家庭护理技术有助于消除这些牙龈疾病

c.在HIV患者中，这种情况容易发展为重度牙周病

d.线性牙龈红斑患者对刮治或口腔卫生治疗无反应，与牙龈状况和口腔卫生状况无关

31. 关于原发性疱疹龈口炎，下列哪项说法是错误的？

a.原发性单纯疱疹感染后，潜伏感染通常发生于三叉神经节

b.病毒能够在体外存活，因此很容易通过污染物传播

c.最初的口腔感染通常是由1型HSV引起的

第4章大纲

症状/疾病	病因	年龄/种族/性别	部位
细菌感染			
脓疱病 *唇疱疹*	金黄色葡萄球菌或偶见化脓性链球菌	最常见于儿童	皮肤，最常见于面部及四肢
扁桃体炎和咽炎 *细菌或病毒感染*	化脓性链球菌 其他细菌和病毒	儿童和成人	口腔后部 扁桃体 口咽部
肺结核 *深部真菌感染，如组织胞浆菌病*	结核分枝杆菌	*	主要感染肺部 细菌可入侵机体其他部位
放线菌病 *其他细菌感染*	衣氏放线菌	*	皮肤/口腔黏膜

d.HSV 病变的上皮细胞称为棘层松解细胞

32. 以下哪些临床特征有助于区分复发性口腔黏膜单纯疱疹感染和复发性口疮性口炎？

a.溃疡的位置；单纯疱疹性溃疡发生于角化上皮，口疮溃疡发生于非角化上皮

b.复发性疱疹伴有系统性症状和体征，但复发性口疮不伴有

c.复发性单纯疱疹溃疡会引起疼痛，复发性口疮性溃疡通常无症状

d.复发性口疮性溃疡愈合时间比复发性单纯疱疹溃疡时间长

33. 以下关于 HPV 感染的说法，哪项是错误的？

a.HPV 可能存在于口腔黏膜中而无任何症状

b.HPV 引起乳头状口腔黏膜病变

c.HPV 通过液滴感染传播

d.在显微镜下，HPV 感染的上皮细胞称为挖空细胞

34. 以下哪项是诊断口腔念珠菌病的最佳方法？

a.黏膜涂片显示真菌菌丝(细胞学制剂)

b.黏膜涂片显示棘层松解细胞(细胞学制剂)

c.白色念珠菌的阳性培养物

d.血液检测念珠菌抗体

35. 下列哪一项是一期口腔病变的名称？

a.树胶肿

b.黏膜斑

c.硬下疳

d.寻常疣

36. 以下关于 HIV 感染的说法，哪一项是错误的？

a.两次 ELISA 阳性和一次免疫印迹测试阳性可证实 HIV 感染

b.HIV 感染的初期可以是无症状的

c.感染两周后通常可在血液中检测到 HIV 抗体

d.PCR 是测量病毒载量的方法

37. 以下哪项不是手足口病的特征？

a.在 5 岁以下儿童的流行病中发生

b.由 EBV 引起

c.伴有疼痛的口腔囊疱

d.皮肤上有多个丘疹

38. “草莓舌”与哪种情况有关？

a.疱疹性咽峡炎

b.猩红热

c.风湿热

d.肺结核

39. 以下哪一项被认为是深部真菌感染？

a.中位菱形舌炎

b.角膜炎

c.组织胞浆菌病

d.疱疹性咽峡炎

临床特点	影像学特点	显微镜下特点	治疗	诊断流程
囊疱或结痂性病变	N/A	N/A	局部或全身应用抗生素	临床 实验室检查
扁桃体肿大 黏膜红斑	N/A	N/A	如有细菌，全身应用抗生素	临床 实验室检查
口腔病变：少有的、疼痛的、难愈合的、慢性扩大的、深部或浅表溃疡 最常见于舌部或硬腭	N/A	肉芽肿含有致病微生物	联合抗结核药物	实验室检查 显微镜检查
排出脓肿 从脓肿排出的脓液中有“硫黄颗粒”	N/A	来自病变组织中的细菌菌落	长期高剂量抗生素治疗	临床 显微镜检查

(待续)

(续表)

症状/疾病	病因	年龄/种族/性别	部位
梅毒 一期:*非特异性口腔溃疡* *创伤性溃疡* 二期:*增生性念珠菌病* 三期:*藻菌病/毛霉菌病*	梅毒螺旋体	通常见于有不洁性史的成人 先天性由母婴传播	一期:接种部位 二期:弥漫性病变的皮肤及黏膜 三期:心血管系统 CNS:可出现口腔病变
坏死性溃疡性龈炎(NUG) *原发性疱疹龈口炎*	包柔螺旋体合并梭形芽孢杆菌	青少年及成人	牙龈
冠周炎	炎症性病变,通常伴有细菌感染	常见于第三磨牙萌出的青少年时期	部分萌出牙齿冠周组织
急性骨髓炎 *骨坏死*	细菌感染	*	骨组织
慢性骨髓炎 *骨坏死*	细菌感染	*	骨组织
真菌感染			
口腔念珠菌病 *红斑型念珠菌病* *过敏性黏膜病*	白色念珠菌机会感染	儿童及成人	口腔黏膜
深部真菌感染			
组织胞浆菌病 球孢子菌病 酵母病 隐球菌病 *鳞状细胞癌(和上述四个深部真菌感染不同的诊断)*	组织胞浆菌 粗球孢子菌 皮炎芽生菌 新型隐球菌	*	原发性:肺部感染 继发性:可感染口腔黏膜
毛霉菌病	†	*	鼻腔 上颌窦 硬腭
病毒感染			
寻常疣 *乳头状瘤*	HPV	儿童及成人	皮肤 唇部:口腔感染的最常见部位

临床特点	影像学特点	显微镜下特点	治疗	诊断流程
口腔病变 一期:硬下疳 二期:黏膜斑 三期:树胶肿	N/A	皮肤:螺旋体的暗视野识别	抗生素制剂(通常是青霉素)	临床 实验室检查
疼痛、牙龈红斑伴有坏死和龈乳头丧失、臭味、金属味 发热、颈部淋巴结肿大	N/A	N/A	抗生素制剂 坏死组织清除术 口腔卫生护理	临床
部分萌出牙冠周组织红肿、疼痛	X线片可见阻生牙	N/A	清创术和冠周冲洗 抗生素治疗 拔除阻生牙	临床
	除非超过1周,否则无影像学改变	未存活的骨组织 坏死碎片 急性炎症 细菌集落	抗生素治疗 排出脓肿	临床 实验室检查
骨疼痛伴有肿胀	不规则的X线可透射影	慢性骨炎及骨髓炎	清创术 抗生素治疗 高压氧疗	临床 影像学检查 实验室检查
外形取决于类型 伪膜 红斑 慢性萎缩型(义齿性口炎) 慢性增生型 传染性口角炎 慢性黏膜病	N/A	黏膜图片可见念珠菌菌丝(细胞学准备) 活检组织中可见念珠菌菌丝	抗真菌治疗	临床 显微镜检查 治疗性诊断
慢性非自愈性溃疡	如果涉及骨,可见非透射不规则影像	在活检中可发现致病微生物	选择合适的抗真菌制剂	显微镜检查
骨质增生导致肿块增生	如果涉及骨,可见非透射不规则影像	在活检中可发现致病微生物	选择合适的抗真菌制剂 基础疾病治疗	显微镜检查
白色乳头状外生病变,类似于乳头状瘤	N/A	角化鳞状上皮的指状透射,伴有中性良好血管化的纤维结缔组织 上棘层中具有清晰细胞质的细胞	手术切除 免疫染色,以确定乳头瘤病毒的存在 可能会复发	显微镜检查

(待续)

(续表)

症状/疾病	病因	年龄/种族/性别	部位
尖锐湿疣 *其他病毒性乳头状瘤*	HPV	通常为成人	口腔黏膜:任何部位
多病灶上皮增生 *柯萨奇病毒感染*	HPV	出现于儿童	口腔黏膜
原发性疱疹龈口炎 *多形性红斑*	单纯疱疹病毒 多数口腔感染为1型，有些为2型	通常为儿童 少数为青少年或成人	唇部、牙龈和口腔黏膜
复发性单纯疱疹感染 *创伤性溃疡* *阿弗他溃疡*	单纯疱疹病毒	通常见于青少年和成人	唇疱疹:唇红 复发性口内病变：角化上皮(硬腭和牙龈)
水痘	VZV	通常见于儿童 少数可见于青少年及成人	皮肤 黏膜
带状疱疹 *复发性单纯疱疹感染*	VZV	出现于成人	皮肤 黏膜
传染性单核细胞增多症 *淋巴结肿大* *淋巴瘤*	EBV	通常见于青少年和年轻成人	全身性疾病
疱疹性咽峡炎 *其他柯萨奇病毒感染* *原发性单纯疱疹感染*	柯萨奇病毒	通常见于儿童及成人	软腭
手足口病 *其他柯萨奇病毒感染*	柯萨奇病毒	5岁以下儿童	口腔黏膜 皮肤:足、手、手指
急性淋巴结节性咽炎 *其他柯萨奇病毒感染* *链球菌性咽炎*	柯萨奇病毒	儿童	软腭及扁桃体的结节性病损
麻疹 *风疹*	副黏液病毒	最常见于儿童	原发于皮肤 口腔黏膜:早期病变
腮腺炎 *唾液腺炎* *淋巴结肿大*	副黏液病毒	最常见于儿童	唾液腺

临床特点	影像学特点	显微镜下特点	治疗	诊断流程
粉色乳头状病变,通常比乳头状瘤或寻常疣更加弥散 可能有多处病变	N/A	增厚的上皮,指状凸起覆盖结缔组织的核心 在整个上皮细胞中可见细胞质清晰的细胞	外科切除 通常会复发	显微镜检查
口腔黏膜分布着多个发白到淡粉红色结节	N/A	在上皮细胞中可见细胞质清晰的细胞	自限性疾病	临床 显微镜检查
多个小囊疱,进展形成疼痛性溃疡 疼痛、全身性红斑狼疮、牙龈肿胀 发热、不适、颈淋巴结肿大	N/A	黏膜涂片或活检组织中的病毒改变的上皮细胞	自限性疾病	临床 显微镜检查
微小囊疱聚集形成单个溃疡 前驱症状	N/A	在黏膜涂片中病毒改变的上皮细胞(细胞学制备)或活检组织	自限性疾病	临床
囊疱和脓疱疹 口腔病变通常不会引起严重不适	N/A	在黏膜涂片中病毒改变的上皮细胞(细胞学制备)或活检组织	自限性疾病	临床
沿感觉神经单侧分布的疼痛囊疱 前驱症状	N/A	黏膜涂片中的病毒改变的上皮细胞(细胞学制剂)或活检组织	抗病毒药 皮质激素	临床
腭部瘀点 咽喉痛 发热 全身淋巴结肿大 脾大 萎靡 疲劳	N/A	血液中的非典型白细胞	通常为自限性疾病	实验室检查
发热 萎靡 软腭上的囊疱	N/A	N/A	自限性疾病	临床
口腔病变:口中任何部位的囊疱	N/A	N/A	自限性疾病	临床
咽喉痛 发热 轻度头痛 口腔病变	N/A	*	自限性疾病	临床
口腔黏膜:柯氏斑(带有白色坏死中心的红斑)	N/A	N/A	自限性疾病	临床
唾液腺疼痛,通常是双侧肿大	N/A	N/A	自限性疾病	临床

(待续)

(续表)

症状/疾病	病因	年龄/种族/性别	部位
HIV 感染/AIDS	HIV 感染导致的免疫缺陷	新生儿、婴幼儿及成人	全身性疾病

注：在鉴别诊断中，应考虑特定症状/疾病下的斜体字所列项目。

N/A：不适用。

*：无重要信息。

†：未介绍。

临床特点	影像学特点	显微镜下特点	治疗	诊断流程
机会性疾病 口腔表现包括口腔念珠菌病、单纯疱疹感染、带状疱疹、毛状白斑、乳头瘤病毒病变、卡波西肉瘤、淋巴瘤、非典型牙周病、重型阿弗他溃疡、唾液腺疾病、口干症和黏膜色素沉着 自身免疫型血小板减少症可能导致自发性牙龈出血	非典型牙周病中出现严重和快速的骨质流失	取决于机会性疾病	联合抗反转录病毒药物 治疗特定的机会性疾病	实验室检查 显微镜检查

(姜力铭 译 王珺婷 校)

第 5 章

发育障碍

Olga A. C. Ibsen

学习目标

在学习完本章后，学生应能够：

1. 定义本章词汇表中的每个单词。
2. 比较发育障碍、遗传障碍和先天障碍。
3. 描述面部、口腔和牙齿的胚胎发育。
4. 讨论软组织发育异常，如舌系带短缩、口角性唇凹和舌甲状腺。
5. 完成下列与发育性囊肿相关的内容：
   - 描述牙源性囊肿与非牙源性囊肿的区别。
   - 区别骨内型囊肿与骨外型囊肿。
   - 命名四种骨内型牙源性囊肿。
   - 命名两种骨外型牙源性囊肿。
   - 命名四种骨内型非牙源性囊肿。
   - 命名四种在头、颈和口区软组织中发现的非牙源性囊肿。
6. 完成下列与牙齿发育异常相关的内容：
   - 列出、定义并讨论影响牙齿数目的三种异常。
   - 列出、定义并讨论影响牙齿大小的两种异常。
   - 列出、定义并讨论影响牙齿形状的五种异常。
   - 列出、定义并讨论影响牙齿结构的四种异常。
   - 列出、定义并讨论影响牙齿萌出异常的情况：阻生牙、埋状牙、骨牙粘连。
7. 确定对本章中讨论的每种发育异常的最终诊断有帮助的最明显诊断过程。

❖ 词汇

多房：X 线片显示有许多环形射线可透区存在，呈现为“皂泡”状或“蜂窝”状。

多生：超过正常数量，如牙齿。

发育异常：非正常状态，特指由先天性或遗传性缺陷引起的结果。

分化：一个组织与另一个的区别化。

骨牙粘连：与牙槽骨融合的牙齿，是保存的乳牙中尤其常见的一种情况。

过小牙：异常小的牙齿。

合生牙：在口腔医学中，两个邻近的牙齿被牙骨质联合起来的情况。

结节：通过触摸可以探查到的小的固体块状物。

巨牙症：异常大的牙齿。

口凹：胚胎内陷形成口腔。

囊肿：由上皮围成的异常的囊或腔，且由纤维结缔组织包裹。

融合牙：两个相邻牙胚的联合。

少牙症：部分无牙，有一颗或多颗牙缺失。

舌系带短缩：舌与口腔底或下颌骨前部舌面的广泛粘连。

双生牙：单个牙胚尝试分裂，造成两颗牙齿不完全地形成，牙齿经常有单个牙根和根管。

弯曲牙：牙齿异常弯曲或呈曲形，就像在牙齿根部一样。

无牙症：先天性无牙齿。

先天性多牙缺失：少牙症的一个亚类，这种亚类下六颗或更多的牙齿先天缺失。

先天性疾病：从出生时开始存在的异常。

牙骨质过量：牙根上牙骨质过多。

牙质生成：牙本质的形成。

牙中牙：牙在牙内，于釉骨质钙化前嵌入牙齿时造成的发育异常。

增殖：细胞增多。

阻生牙：由于生理上阻塞，牙齿无法长入口腔。

始于精子与卵子融合的人体发育过程是一个极度复杂的过程。受精卵经历一系列的细胞分裂、扩增，最终**分化**为不同种类的组织及结构。在这些过程中，如果出现异常，将导致身体某一部分的发育异常，包括缺失、重复及畸形，这些统称为**发育异常**。

遗传性疾病与发育异常的区别在于前者是由遗传物质（基因和染色体）发生异常而产生，并且可从父母通过精子或卵子遗传给后代。遗传性疾病将在第6章进一步讨论。

先天性疾病是指出生时就表现出的疾病，其既可以是遗传性疾病，又可以是发育异常性疾病。然而大部分先天性疾病的病因尚不清楚。

人体中复杂的**增殖**与分化过程为生长发育异常提供了很多机会。由于复杂的发育顺序及发育模式，头颈部发育异常是最常见的异常。本章重点描述了口腔科医师应掌握的面部、口腔及牙齿发育异常。

本章的重点是发育异常，包含口腔外及口腔内结构的全面临床检查。口腔X线片是检查过程中的重要部分。即使无治疗指征，发育异常的临床及影像学表现均应被记录到患者的病历中。患者应被告知所有牙源性发育异常、可能的指征及必要的治疗手段。为了更好地了解发育异常相关疾病，本章首先概述了面部、口腔及牙齿的胚胎发育过程。

面部、口腔和牙齿的胚胎发育过程

面部

面部发育是一个选择性生长和分化的过程（图5.1和图5.2）。在胚胎发育的第3周，外胚层的**内陷**形成了原始口腔，也称为**口凹**。在口凹之上形成了一个凸起，叫**前额突**，并且在前额突下形成第一**腮弓**，其余的腮弓形成于第一腮弓以下。所有面部及口腔结构起源于前额突或第一腮弓。第一腮弓分为两支，分为**上颌突**与**下颌突**。上颌突发育成为面颊的上半部、口唇外侧及部分上颌。而下颌突发育成面颊的下半部分、下颌及舌的一部分。

随着发育的进行，两个小的凹陷标志着未来的鼻子在前额突开口部位。它们将前额突分为三个部分：①**内侧鼻突**；②**右侧鼻突**；③**左侧鼻突**。外侧鼻突形成鼻的两侧，同时内侧鼻突形成鼻的中央部分及鼻尖。随后，内侧鼻突在上颌突之间朝向下生长，形成一对凸起，叫**球状突**，并继续向下生长形成**人中**。到胚胎发育的第8周，面部发育的大部分过程完成。

口腔和鼻腔

上腭区也叫前颌骨，起源于球状突。左右外侧**腭突**起源于上颌突。这些外侧腭突随后融合形成前颌骨，此融合形成了一个Y形结构（见图5.2）。鼻中隔

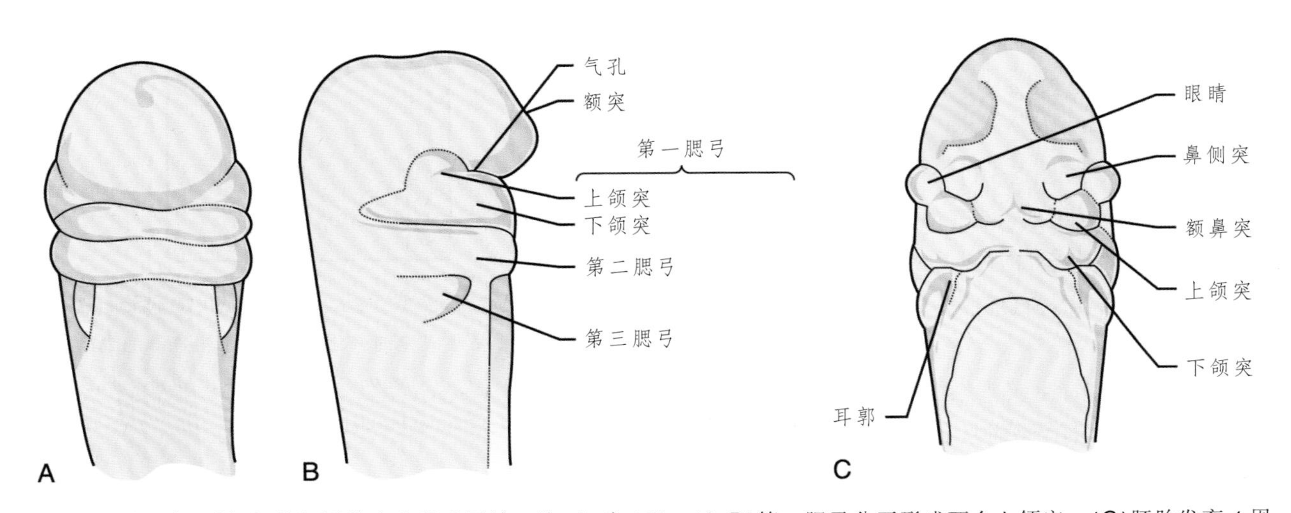

图5.1　胚胎发育3周时，外胚层的内陷形成原始口腔，也叫口凹。（A，B）第一腮弓分开形成两个上颌突。（C）胚胎发育4周。

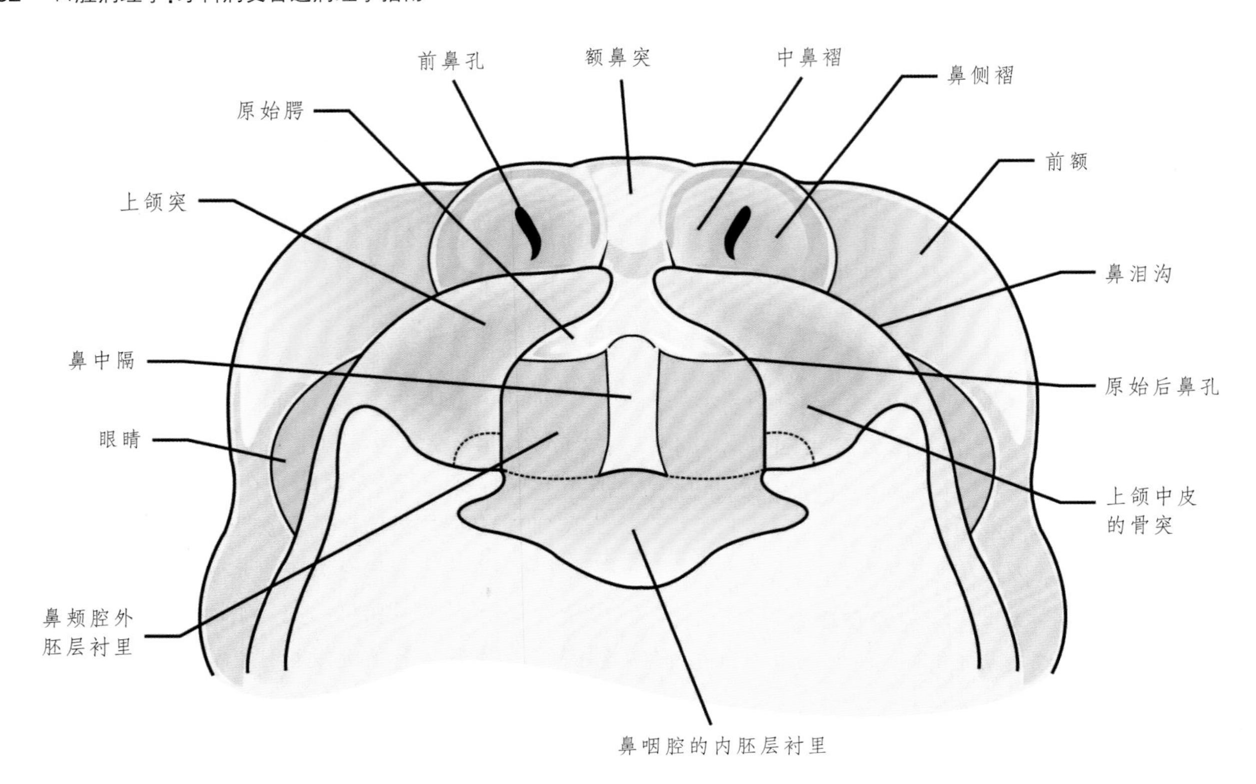

图 5.2 左右腭骨融合形成上颌及前上颌,形成一个 Y 形结构。

起源于内侧鼻突。左右上颌突与鼻中隔在腭骨中央融合。

舌起源于前三个腮弓,第二与第三腮弓位于第一腮弓之下(图 5.1B)。舌体起源于第一腮弓,舌底起源于第二和第三腮弓。

牙齿

牙齿发生始于人类胚胎发育的第 5 周,且需要中胚层与外胚层的参与。形成牙本质与牙髓的外胚层间质细胞来自神经脊细胞。

牙齿发生始于上下颌表面外胚层的增生,各形成一个与颌外形一致的 U 形嵴,称为原始牙板。每一侧颌部的原始牙板上都有 10 个球形上皮细胞增殖中心(图 5.3A)。每个增殖中心向下延伸到间充质,成为原始牙齿的造釉器(图 5.3B)。

牙胚由三部分组成:①造釉器;②牙囊;③牙乳头(图 5.3C)。造釉器来自外胚层、牙乳头,牙囊起源于中胚层。在造釉器中的细胞进一步发育形成成釉细胞。在牙乳头中有成牙本质细胞形成,参与牙质的形成。与此同时,永久性或替代性成釉器在此期形成。

牙齿硬质组织的形成从人类胚胎发育的第 5 个

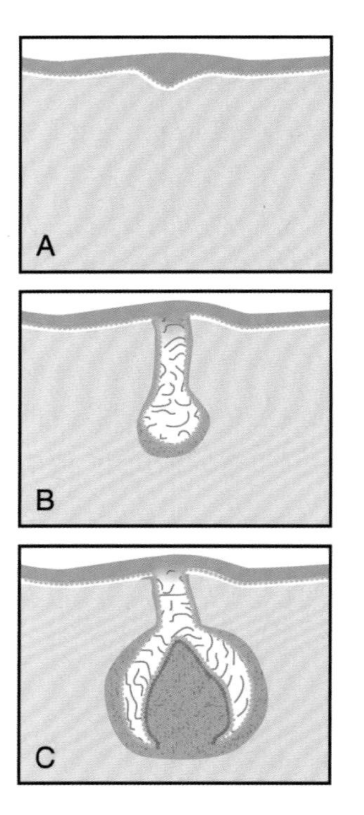

图 5.3 牙胚层的发育,显示(A)牙板发生的起始,(B)牙板的增殖和(C)牙胚层成分的分化。(From Bath-Balogh M, Fehrenbach MF: *Illustrated dental embryology, histology, and anatomy*, ed 3, St. Louis, Saunders, 2012.)

月开始(图5.4)。**牙质生成**是指牙本质的形成。牙质是首先出现的矿物化牙组织。当牙质开始形成时,牙胚内的间充质组织叫**牙乳头**。在牙质产生之后,牙乳头改称牙髓。**牙釉质**是造釉器所产生的物质。釉基质在牙质形成之后不久开始产生,且牙釉质的矿化及成熟始于基质形成后不久。**牙釉质形成**指牙釉质的形成过程。牙釉质90%以上由羟基磷酸钙晶体构成。

牙囊,或牙滤泡包绕发育中的牙胚,产生能够发育成牙骨质、牙周韧带及齿槽骨的细胞。**牙骨质形成**始于牙冠形成之后。上皮来源的**赫特维西上皮根鞘**增殖并形成牙齿根部的形状,诱导牙根部牙质的形成。在牙骨质形成之前,赫特维西上皮细胞崩解,并离开牙根表面。在牙齿长出之后,就几乎无牙骨质的产生。牙根长度在牙齿长入口腔的1~4年后固定。

软组织发育异常

舌系带短缩

舌系带短缩是一种舌发育异常。其表现为舌与口底的广泛粘连,病因为完全或不完全舌系带与口底融合。男性发病率是女性的4倍。

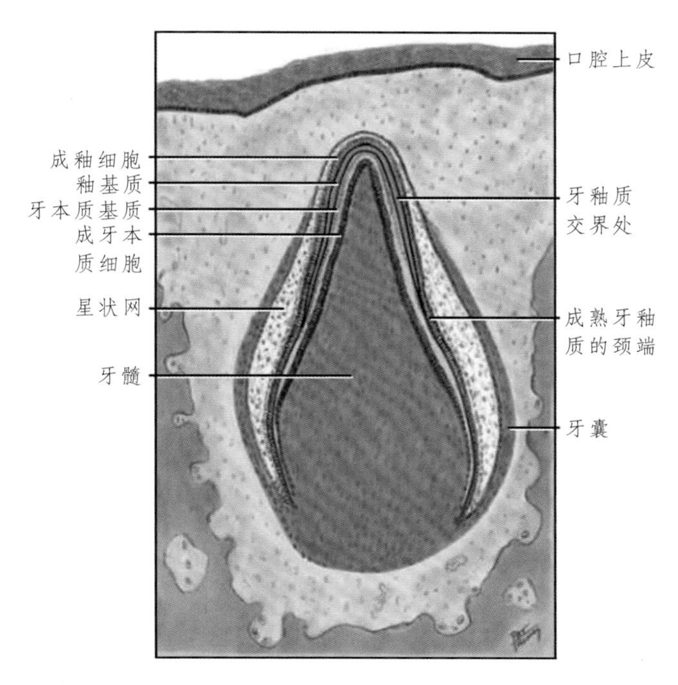

图5.4 牙质与釉质的沉积。(From Bath-Balogh M, Fehrenbach MF: *Illustrated dental embryology, histology, and anatomy*, ed 3, St. Louis, Saunders, 2012.)

完全性舌系带短缩较少见,占成年人的3/10 000。部分性舌系带缩短在临床上表现为短缩的舌系带使舌的前腹侧面与口底相连(图5.5)。舌系带短缩患者可能并未表现出不良影响,但有一些患者表现出语言障碍。如果舌系带与舌牙槽嵴的高处相连,则有可能出现牙龈退化和骨质缺失。此病有时无须治疗。通过手术的方式移除一部分舌系带,被称为**系带切除术**,是舌系带短缩的常用治疗手段。一些有母乳喂养问题的婴儿成功地接受了系带切除术。

口角性唇凹

口角性唇凹是一种相对常见的发育异常,其特点为被覆上皮的盲管结构位于唇红缘上的口角处(图5.6)。这些盲管结构可以很浅或有数毫米深。该病是相对常见的**发育异常**,单侧或双侧发生。疾病的发生与家族遗传史相关。该病常见于成年男性,口角性唇凹通常在临床检查时被发现,通常无症状,因此无须特殊治疗。

另一种不常见唇凹是**旁正中唇凹**(**先天性唇凹**)。其通常出现于下唇的唇红缘正中处,单侧或双侧出现。旁正中唇凹也叫先天性下唇瘘管,因为其包含唾液腺分泌物,且常见于唇裂或腭裂患者。旁正中唇凹为常染色体显性遗传病,一般无治疗指征。

舌甲状腺

舌甲状腺,也称舌异位甲状腺,是指甲状腺组织位于盲孔与会厌之间。舌甲状腺是一种罕见的发育异常,是原始甲状腺从舌背部的盲孔迁移到正常颈部位置过程中出现异常所导致的甲状腺异位症状。

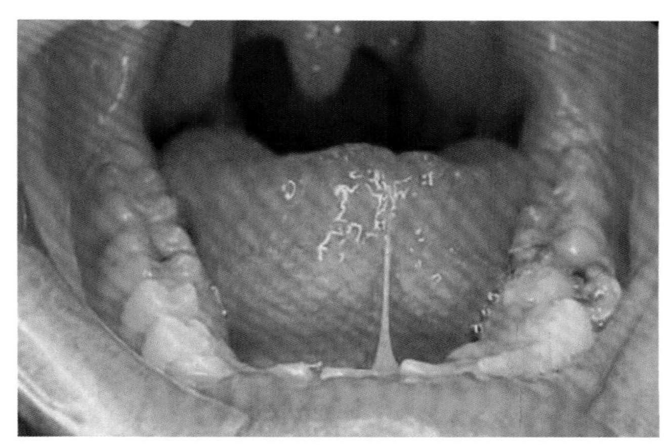

图5.5 舌系带短缩。短舌系带附着于舌尖附近。(Courtesy Dr. George Blozis.)

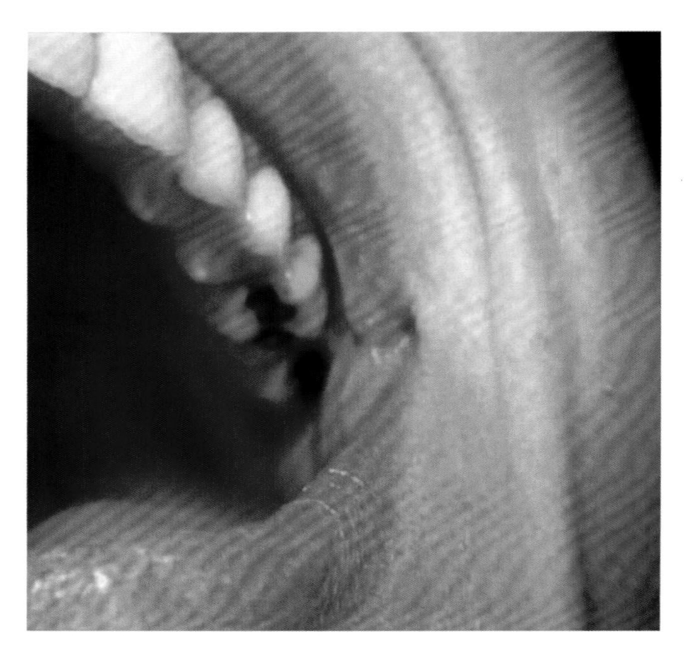

图 5.6 联合型唇凹，在唇联合部位出现一深部凹陷。

舌甲状腺的临床表现为位于舌底中线上的轮状乳头后的光滑结节样肿块，此病可无症状，或喉部有坠胀感或是吞咽、说话和呼吸困难。显微镜下表现为不成熟的甲状腺组织。

有时，肿块巨大会产生症状，且必须要手术进行移除。然而有时，舌甲状腺是患者唯一有功能的甲状腺组织，因此在手术之前要进行全面的甲状腺扫描，以确定要移除的甲状腺组织是否为有正常生理功能的组织。如果正常位置的甲状腺组织无功能，那么异位甲状腺组织不能被移除。

发育性囊肿

囊肿是由上皮排列而成有纤维结缔组织包绕的囊腔，囊肿在全身各部位均可发生，也包括口腔。

本章讨论的囊肿均与面部、颌骨和牙齿发育相关。某些囊肿具有典型的镜下表现，确诊基于组织的镜下检查，而其他类型由境界不清晰的上皮所构成。这些囊肿的诊断基于组织学镜下表现及囊肿的部位。

最常见的口腔囊肿由牙髓炎症引发，称之为**根尖周囊肿**。如第 2 章所述，由先前存在的根尖肉芽肿引起。根尖周囊肿与死髓牙相关，只能依据镜下检查做出诊断，因为影像学表现与其他病变相似。**残余囊肿**是阻生齿拔除后残存的根尖周囊肿，此两种囊肿均是炎症性反应，因为囊肿通常见于颌骨及周围软组织。口腔科医师应明确其诊断标准、病理过程及预后。囊性病变的初步诊断应符合口腔临床操作规范。

发育性囊肿分为**牙源性**(与牙齿发育有关)及**非牙源性**两类(与牙齿发育无关)。囊肿也可根据部位、病因、上皮细胞的起源及镜下表现分类(表 5.1)。发育性囊肿有多种类型，由小范围无症状的病变到大范围病变，可造成骨质膨胀。巨大的长期病变可造成牙结构的吸收和牙齿移位。骨质内部发生的口腔囊肿被称为**骨内型囊肿**，发生于软组织的囊肿被称为**骨外型囊肿**。

在影像学表现中，骨内型囊肿的病灶通常边界清晰，射线透过率高。所有囊肿均可表现为**单房**，但一些似乎表现为**多房**。当囊肿发生于软组织时无典型影像学表现。

牙源性囊肿

含牙囊肿

含牙囊肿，也称**滤泡囊肿**，在未萌芽或生长中的牙齿周围形成(图 5.7)，是最常发生的发育型牙源性囊肿。根尖周囊肿是最常见的含牙囊肿，但其属于炎症性囊肿，而非发育性囊肿。表皮层起源于在牙冠完全形成及钙化后残余的余釉上皮，通常牙冠与早釉上皮间有液体积聚，缩余釉上皮是造釉器的残余。含牙

表 5.1 发育性囊肿的分类

牙源性		非牙源性	
骨内型	骨外型	骨内型	骨外型
含牙囊肿	萌出期囊肿	鼻腭管囊肿	鼻唇沟囊肿
始基囊肿		正中腭囊肿	腮裂囊肿(颈部淋巴上皮囊肿及口内淋巴上皮囊肿)
牙源性角化囊肿		球状上颌囊肿	表皮囊肿
侧牙周囊肿	牙龈囊肿	正中下颌囊肿	甲状舌管囊肿

囊肿最常形成的位置是其他未萌芽的牙齿或**阻生牙**(如上颌尖牙或多生牙)的牙冠周围。囊肿在男性和女性均可出现,但男性发病率更高。此外,其在 15~30 岁年轻人中发病率更高,白种人发病率高于黑种人。囊肿大小不一,可较小而无症状,也可非常大。大的囊肿可导致牙齿移位甚至下颌骨骨折。成釉细胞瘤、牙源性角化囊肿(OKC;牙源性角化囊性瘤)应与较大的囊肿进行鉴别诊断。

从影像学来看,含牙囊肿界限清晰,不分叶且透亮,位于牙骨质和牙釉质交界处,在未萌芽的牙齿或阻生牙牙冠周围(图 5.8A,B)。显微镜下,含牙囊肿是一个被表皮层包围的空腔,周围环绕着一层结缔组织(图 5.8C),也可被复层扁平上皮包裹。空腔中可充满清液或浆液。有影像学研究表明,当透光区大小至少为 4mm 时,就认为是含牙囊肿。

含牙囊肿的治疗方法包括囊肿灶全移除,以及牙齿和囊肿灶全移除,后者更常用。如果不移除,囊肿会进一步变大,且存在肿瘤(如成釉细胞瘤、骨内黏液表皮样瘤、骨内鳞状细胞瘤)发生危险(见第 7 章)。

萌出期囊肿

萌出期囊肿和含牙囊肿非常相似,但其出现于萌出牙齿牙冠周围的软组织。临床表明,其在覆盖萌出牙牙冠的牙龈肿大部位。如果囊肿液中有血,喷发部位则略带紫色,叫作喷发性血肿。有时其可通过影像学方法在一些病灶中观察到。

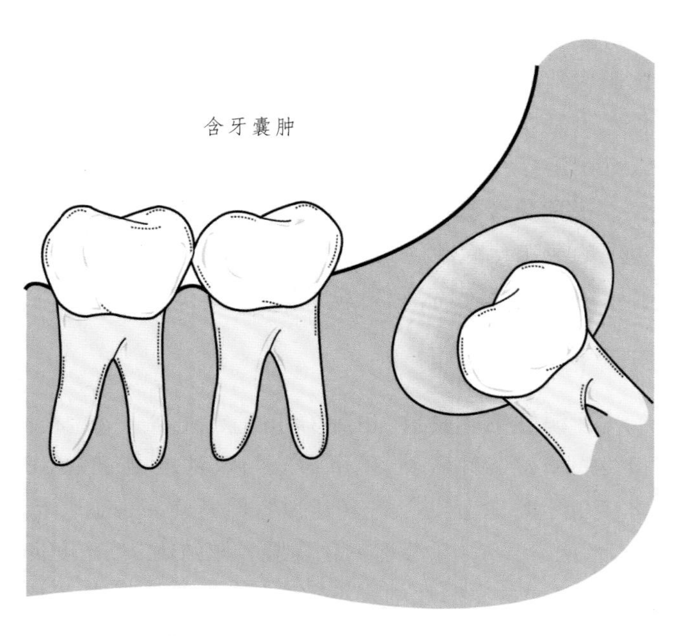

图 5.7 在未萌发或受压的牙的牙冠附近出现的含牙囊肿示意图。

萌出期囊肿可出现于乳牙和恒牙中,以乳牙中的下颌中切牙和恒牙中的上颌第一磨牙最为常见。

牙齿从囊肿中萌出,因此无须治疗。有时,为了暴露牙冠,萌出期囊肿顶端被移除,这样牙齿就可以自然而迅速地萌出。

始基囊肿

始基囊肿占据牙齿生长处,代替牙齿的位置,在第三磨牙或萌出的第三磨牙后最常见(图 5.9)。其由退化的釉器官或釉器官残余发展而来。患处从未出现过牙齿,这是诊断的重要依据。显微镜下可见,始基囊肿转变为牙源性角化囊肿(OKC)。

始基囊肿在年轻成人最常见,关于性别的影响至今尚未被报道。临床中,囊肿通常无症状,但可通过影像学检查检测出。影像学检查可见始基囊肿边界清晰,透光区可以是多分叶或不分叶的。显微镜下表现多样。显微镜下可见空腔内壁被复层扁平上皮覆盖,被平行胶原纤维束包围。表皮可被一层正角蛋白或副角蛋白覆盖。始基囊肿指的是占据牙齿位置的囊肿。显微镜下,始基囊肿可以是牙源性角化囊肿或是侧牙周囊肿。

始基囊肿的治疗方法包括手术移除整个囊肿灶。观察组织学成分可以预测其预后,显微镜诊断可以预测复发风险。例如,如果显微镜下诊断囊肿为牙源性角化囊肿,复发风险就比被非角化的复层鳞状表皮所包围的囊肿高。

牙源性角化囊肿

牙源性角化囊肿(OKC)是一种以独特的显微镜下表现和反复发生为特点的牙源性囊肿,以组织病理学为诊断基础。其空腔内壁内由 8~10 层表皮细胞覆盖,表面有副角蛋白。栅栏状的基底细胞突出,表皮和结缔组织的连接处扁平(图 5.10)。

2005 年,世界卫生组织再次把 OKC 分类为牙源性角化囊性瘤。依据为其侵袭力、独特的组织病理学特性和上皮细胞内的具体基因。这些基因改变已在肿瘤中被确认。OKC 的诊断仍然被经常使用,且这两种诊断通常一起使用。

这些囊肿通常发生于下颌第三磨牙处,男性多见,多发于 10~50 岁。影像学检查显示 OKC 常表现为边界清晰,透光度良好,多分叶(图 5.10C)。不分叶的

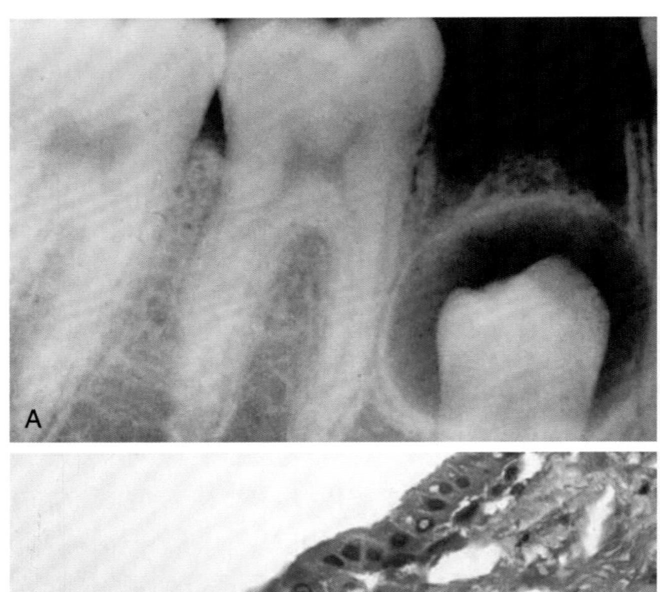
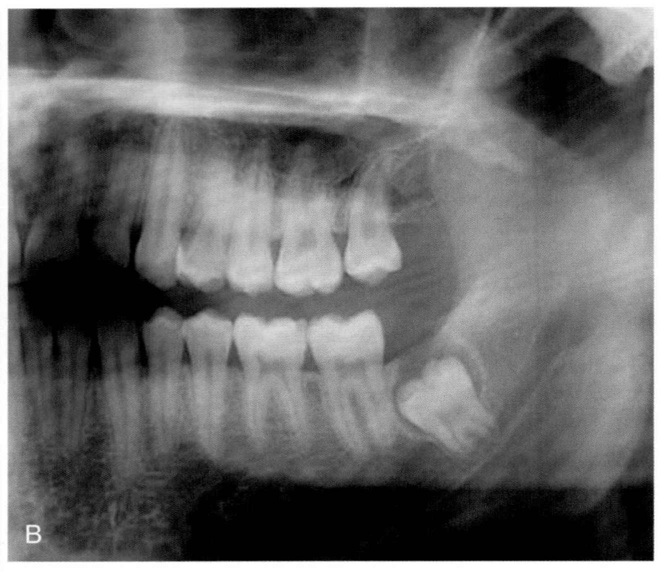

图 5.8 未萌发的牙冠附近(A)和受压的第三磨牙(B)附近的含牙囊肿 X 线图像。(C)含牙囊肿的显微外观。(B courtesy Laura J. Greco.)

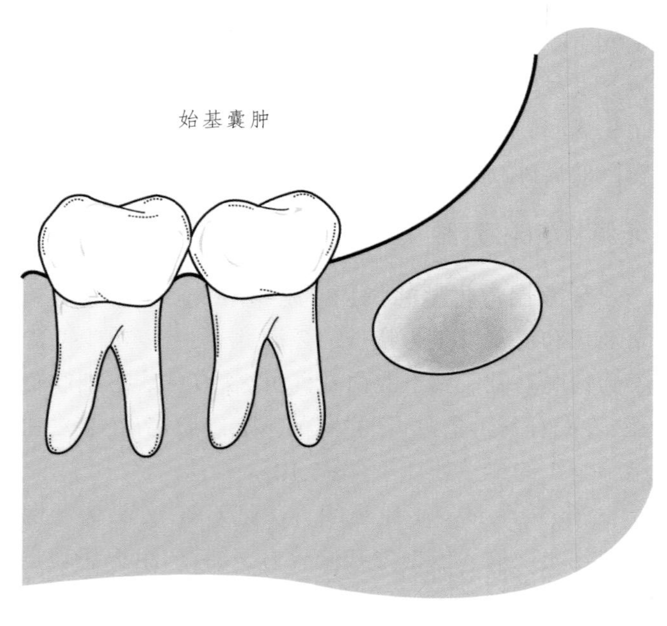

图 5.9 出现于牙齿位置上的始基囊肿：如第三磨牙。

病灶也可存在。透光区常为牙源性肿瘤。OKC 可使牙齿移动，并吸收牙齿结构，但通常不会导致齿骨增生。骨性增生常存在于同等大小的牙源性囊肿。OKC 也和痣样基底细胞癌综合征(Gorlin 综合征)有关(见第6章)。

因复发率高，OKC 应得到更为积极的治疗(图 5.10D,E)。由于其在骨小梁之间扩张，囊肿范围比影像学方法显示的结果要大。因此，手术切除和刮骨术是基本的。据报道，OKC 的复发率高达 25%，所以后续治疗和预后评估也必不可少。

正角化牙源性囊肿是被正角蛋白而非角化蛋白包围的牙源性囊肿。其无 OKC 或牙源性角化瘤的独特组织病理学表现，复发率也较低。

牙源性钙化囊肿

牙源性钙化囊肿，也称 Gorlin 囊肿，是一种发育相关的非侵袭性囊肿，镜下形态与成釉细胞瘤相似，均存在牙源性上皮。它有其独特的特点——血影细胞。影像学显示，牙源性钙化囊肿界限清晰，透光度良好。50%的透光病灶中有不透光结构。平均诊断年龄为 30 岁。牙源性钙化囊肿通常位于两侧牙弓的切牙或尖牙。该病通常情况下采取保守治疗，且不会复发。

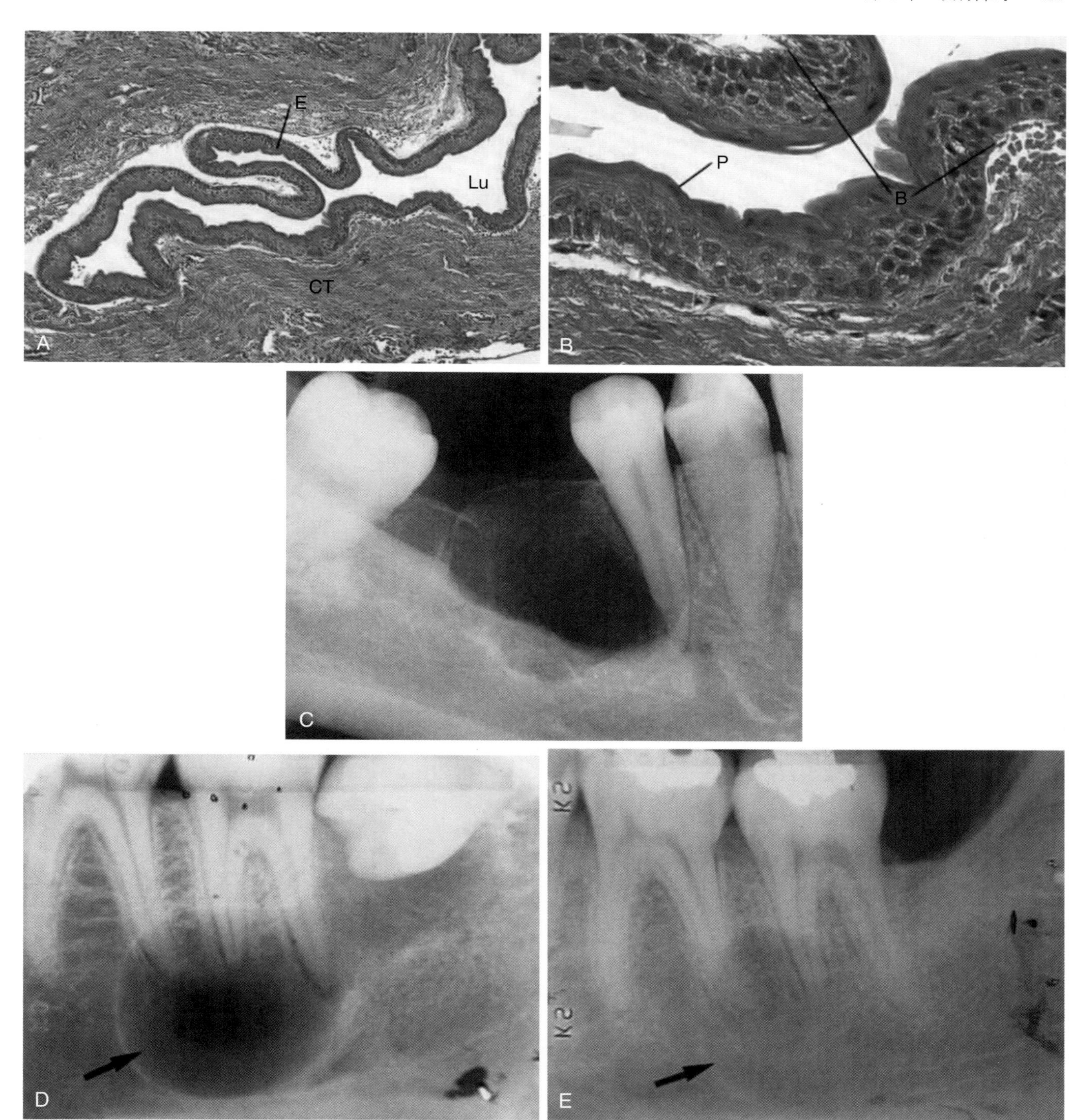

图5.10 (A)OKC的显微外观显示其具有薄而均匀的上皮层(低倍镜下)。Lu,内腔;E,上皮;CT,结缔组织。(B)OKC的显微外观显示其具有波纹状角化不全(P)和明显的基底细胞层(B)(高倍镜下)。(C)OKC的X线片显示其在多室X线下具有射线可透性。(D)延伸至第三磨牙的OKC的X线片。(E)图D中的患者在2年后,OKC复发。需要指出的是,在复发时,其第三磨牙已被摘除。

牙源性钙化囊肿的实变叫作牙源性血影细胞瘤,为肿瘤,而非囊肿。其显微镜下影像与成釉细胞瘤和其实变相似,所以,牙源性钙化囊肿将在第7章进一步介绍。

侧牙周囊肿、牙龈囊肿和葡萄状牙源性囊肿

侧牙周囊肿(LPC)是发生于下颌尖牙和前磨牙外侧根面的发育性囊肿,在同一部位可见于上颌骨。

病灶多分叶或不分叶，透光度良好。该病通常无症状，多见于 50~70 岁（图 5.11A）。葡萄状牙源性囊肿被认为是由侧牙周囊肿变异而来，常为多分叶，也有不分叶囊肿存在（图 5.11B）。显微镜下表现二者相同（图 5.11C）。目前的诊断用于区分多分叶和多分叶变异。葡萄状牙源性囊肿常发生于下颌尖牙和下颌前磨牙。据报道，其复发率比侧牙周囊肿高，通常也采取保守摘除术进行治疗。显微镜下显示侧牙周囊肿和葡萄状囊肿有上皮衬里和局部上皮增厚。**牙龈囊肿**有和侧牙周囊肿同种类型的上皮衬里，并且位于同一区域的软组织内。牙龈囊肿是附着于牙龈或牙间乳头的一个小的凸起或肿胀（图 5.11D）。

侧牙周囊肿常发生于男性。对于牙龈囊肿，至今尚无有关性别倾向的报道，它们都可通过手术切除。

目前有少数关于侧牙周囊肿复发的报道。其中一些病例已经出现多分叶变异，应称为葡萄状牙源性囊肿。疾病预后良好。

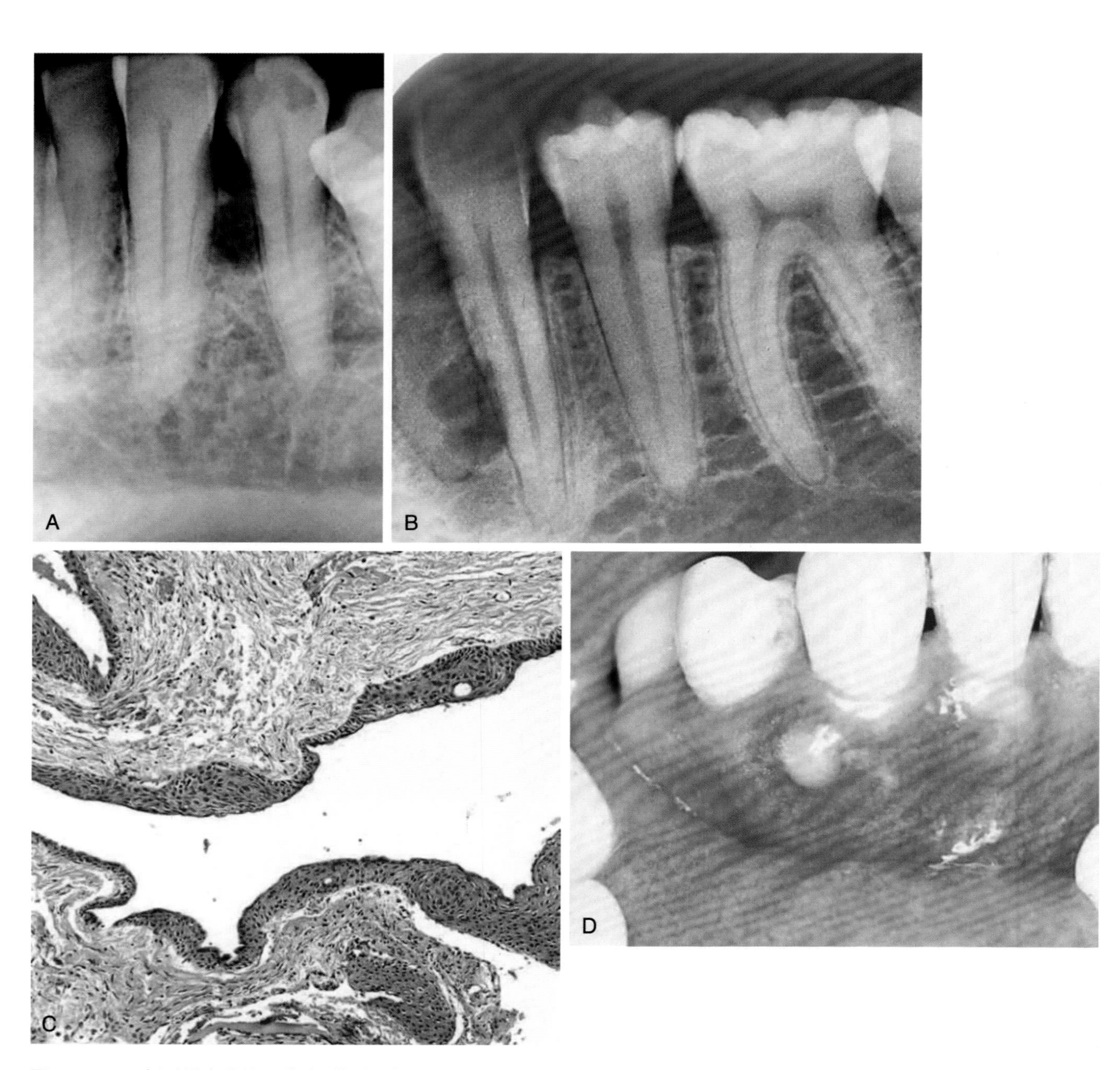

图 5.11 （A）侧牙周囊肿的 X 线片。其牙根侧面在 X 线下具有射线可透性。（B）葡萄状囊肿的 X 线片显示其牙根两侧具有射线可透性。（C）侧牙周囊肿的显微外观显示其上皮层较薄，且局部上皮增厚。（D）牙龈囊肿。（D courtesy Drs. Paul Freedman and Stanley Kerpel.）

腺牙源性囊肿

腺牙源性囊肿是一种罕见的发育性牙源性囊肿。其最初被确定为一种独立的疾病是在1988年，被称为唾液牙源性囊肿。1992年,WHO将其命名为腺牙源性囊肿,这已经成为该囊肿的首选名称。

腺牙源性囊肿有独特的显微镜下外观,通常为多囊病灶,有立方上皮细胞、柱状上皮细胞黏膜上皮细胞的上皮内衬。在表皮、清晰的上皮细胞和黏膜细胞之间有上皮内微囊肿或管样空间。表皮增厚表明在腺牙源性囊肿轮生的细胞与在侧牙周囊肿和葡萄状牙源性囊肿轮生的细胞相似。

腺牙源性囊肿常存在骨膨大,下颌骨前后和上颌骨前部常见,约75%的已报道病例发生于下颌骨。该病男女均可见,50岁为发病高峰。影像学显示多分叶和不分叶均可见,但多分叶常见,其外观与成釉细胞瘤或牙源性角化囊肿相似。如果手术切除不完全,其复发风险极高。据报道,其复发率高达30%。

非牙源性囊肿

鼻腭管囊肿

鼻腭管囊肿(**切牙管囊肿**)是在鼻腭管和切牙乳头之间的发育性囊肿。如果在乳头,那么其指的就是腭乳头囊肿。其起源于胚胎鼻腭管的表皮残余物,常见于40~60岁成人,男性发病率明显高于女性。囊肿通常无明显症状。临床中常可观察到在舌面,上颌中切牙牙根之间有一粉红色小凸起。相邻牙齿通常很重要。

影像学显示鼻腭管囊肿边界清晰，透光度良好，鼻腭管解剖学形状为“Y”形,导致囊肿呈心形(图5.12A),分布于中线左右两侧。其平均直径为1~2cm。如果鼻腭管囊肿发生于无任何骨受累的切牙乳头软组织中,其被称为切牙乳突囊肿。

显微镜下显示囊肿内壁被多种上皮覆盖,包括复层鳞状上皮细胞和假复层纤毛柱状上皮细胞等（图5.12B)。结缔组织细胞中常有神经和血管,有时也可有炎细胞。

鼻腭管囊肿常采取手术摘除治疗。对于无牙患者,应在假体制作前完成手术。该病复发率极低。

正中腭囊肿

正中腭囊肿是一种少见的裂囊肿,影像上可见其位于硬腭中线处,为边界清楚的单房透亮影(图5.13)。正中腭囊肿被认为是鼻腭管囊肿的较晚期形式。临床上可见硬腭中线上有一坚硬包块,年轻人较常见。显微结构上，正中腭囊肿由复层扁平上皮排列而成,周围包裹以致密的纤维结缔组织。正中腭囊肿可通过手术摘除治疗,预后良好,复发少。

球状上颌囊肿

球状上颌囊肿在影像上表现为位于上颌侧切牙根部和尖牙根部之间界限清楚的梨形透亮影(图5.14)。其曾被认为是发育性裂囊肿,但现在普遍认为这种囊肿是牙源性上皮起源的。球状上颌囊肿的病灶大小不均,但当其足够大时,其根部可发生分离。邻近牙齿通常为活髓牙。牙髓实验可排除根尖周囊肿及根尖肉芽肿。依靠病灶的显微镜下评估,可进行确诊。预后和复发情况取决于最后的诊断。

正中下颌囊肿

正中下颌囊肿较少见。由其名称可知,其位于下颌中线上,起源尚不清楚。一些学者认为其是牙源性起源,发育情况从牙源性囊肿至肿瘤不等。由于无下颌中线融合过程的发生,无证据显示该囊肿是由上皮细胞包围而成。周围牙齿为活髓牙。影像学上表现为下切牙根尖下边界清晰的高透过性阴影。正中下颌囊肿可通过手术移除治疗,预后良好,复发少。由于在此区域无裂缝,此术语不应被继续使用。

鼻唇囊肿

鼻唇囊肿是一种不包含牙槽骨的软组织囊肿。该囊肿的起源尚未被确定。目前认为其起源于鼻泪管的下前部分。该囊肿见于40~50岁人群,好发于女性(4:1)。

临床上,在上颌尖牙和鼻底可见唇黏膜褶皱扩张或肿胀。该病通常无影像学表现,然而当病灶足够大时,扩张的压力可导致骨质再吸收(图5.15)。显微镜下可见囊肿由假复层纤毛柱状上皮细胞和多个杯状细胞排列而成。鼻唇囊肿的治疗方法为手术切除,预

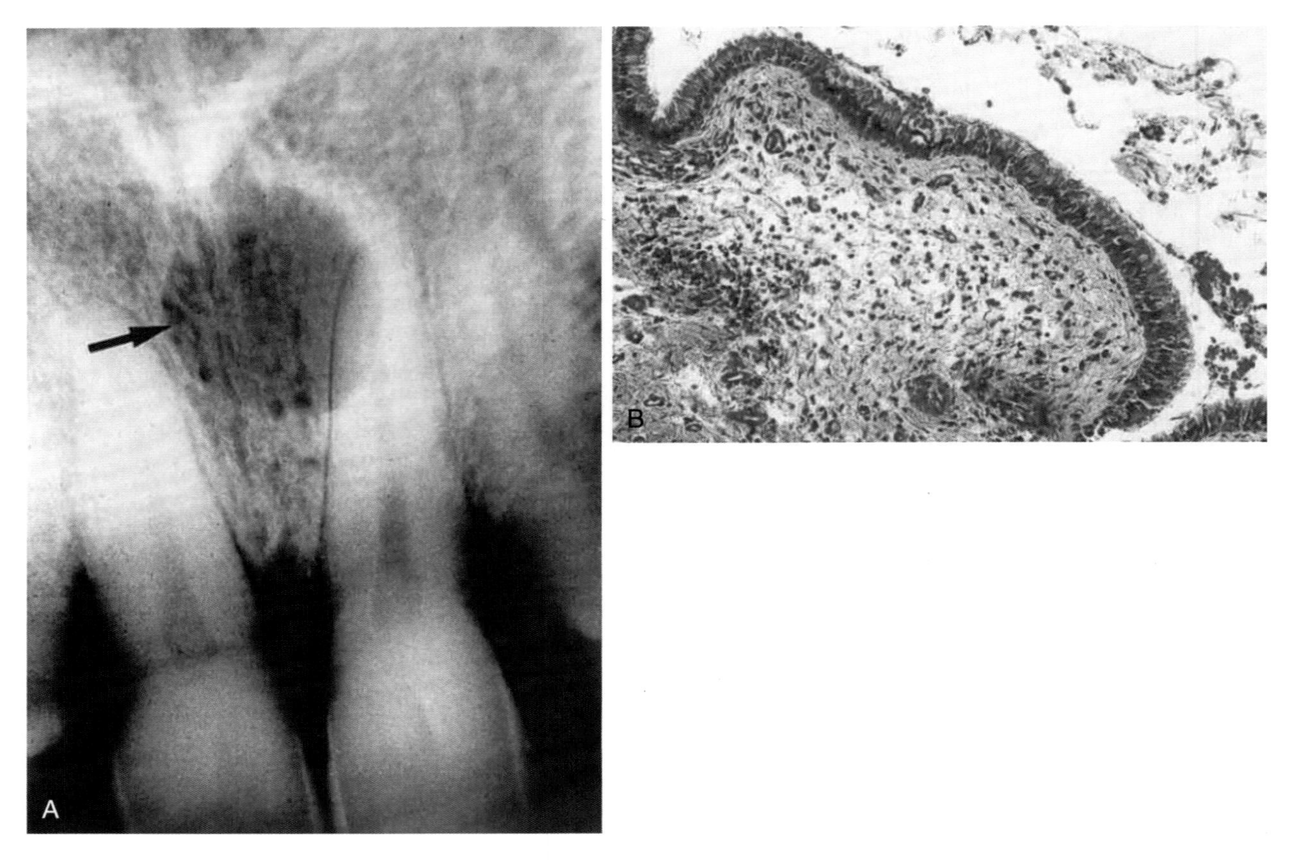

图 5.12　(A)切牙管囊肿可能位于前颌骨中的任何一块骨头或其他组织，或两者均有。这张切牙管囊肿的 X 线片显示上颌骨中门齿之间具有良好的射线可透性。(B)切牙管囊肿的显微外观显示其具有假复层纤毛柱状上皮层。

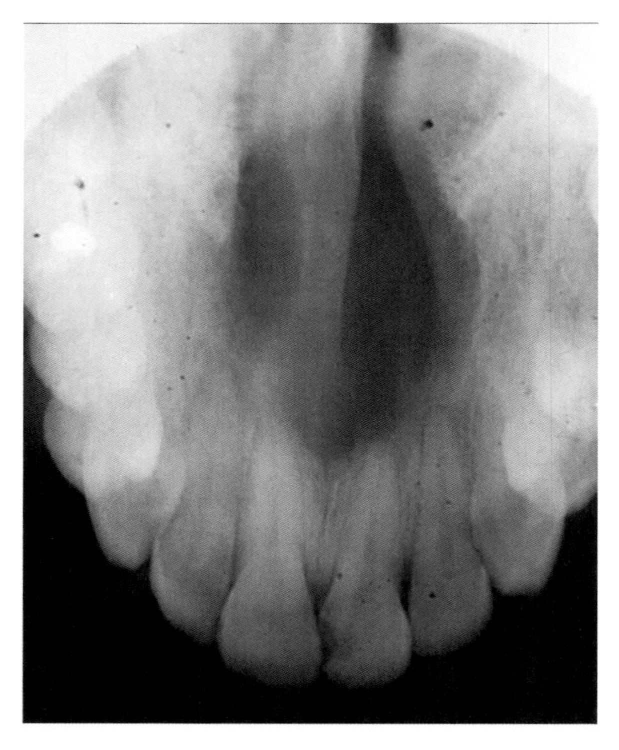

图 5.13　正中腭囊肿的 X 线片显示其上颌骨中线具有良好的射线可透性。

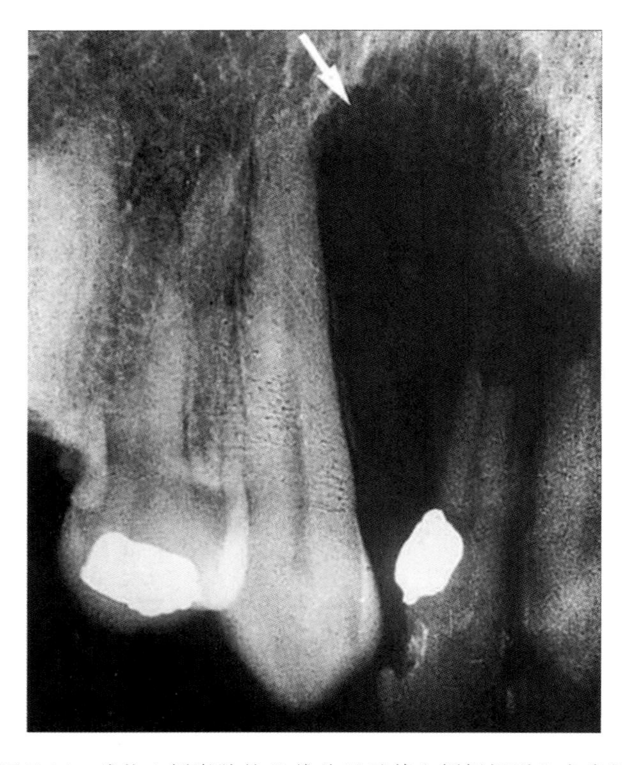

图 5.14　球状上颌囊肿的 X 线片显示其上颌侧切牙和犬齿根部之间的梨形特征区域具有射线可透性(箭头所示)。

后良好，复发率低。

淋巴上皮囊肿

颈部淋巴上皮囊肿（腮裂囊肿）位于颈后部胸锁乳突肌前缘，多见于儿童和年轻人。淋巴上皮囊肿内排列有复层扁平上皮细胞，周围由边界清楚的淋巴组织和结缔组织构成（图5.16）。其在发育过程中起源于包裹于淋巴结内的上皮组织，而与腮裂无关。

口内淋巴上皮囊肿在年轻人中最常见，常发生于口底、舌腹侧及舌后部的两侧边缘（图5.16A）。这种淋巴上皮囊肿表现为口内可见的粉黄色凸起**结节**（一种可触及的小型固体包块），腔内可含有油性物质。

手术摘除可治疗颈部淋巴上皮囊肿（腮裂囊肿）和口内淋巴上皮囊肿，且预后良好。

表皮囊肿

表皮囊肿表现为面部及颈部皮肤凸起的结节。显微镜下，囊肿由类似于皮肤上皮细胞的角化上皮细胞（表皮）排列而成。囊肿腔内常充满角质鳞片。大多数真皮囊肿起源于毛囊上皮细胞。有时，当其位于颊部皮肤内时，该结节则起源于口内的颊部黏膜和皮肤。表皮囊肿可通过手术摘除，预后良好。

皮样囊肿和良性囊性畸胎瘤

皮样囊肿是一种发育性囊肿，在新生儿和低龄儿童中常见。该囊肿常见于除头部和颈部之外的其他身体部位。皮样囊肿在口腔中多见于口底前部，可引起舌移位，触之可有面团样柔韧感。

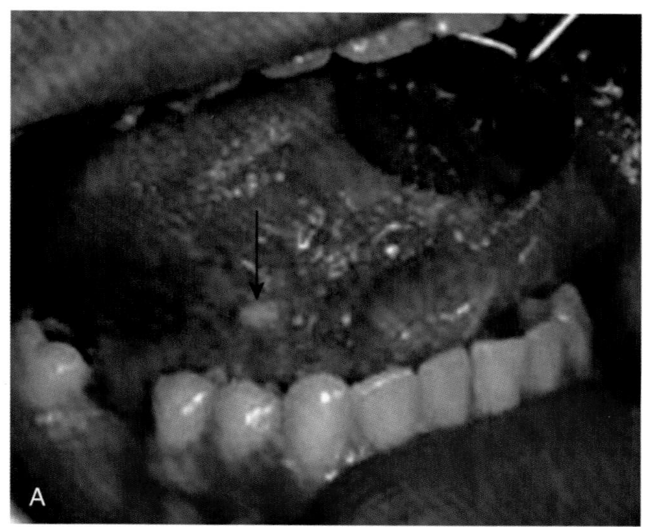

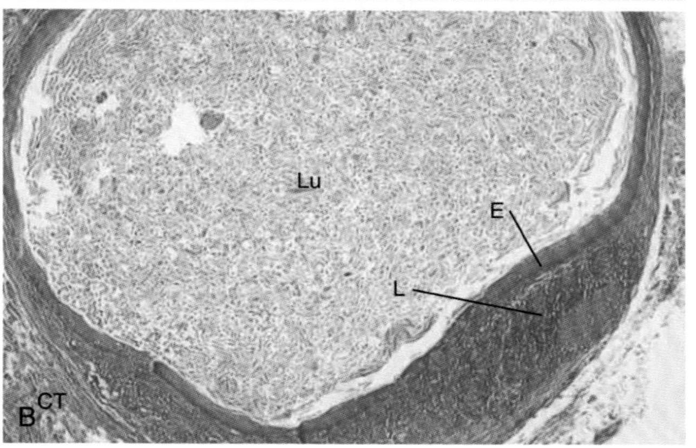

图5.16 （A）临床淋巴上皮囊肿。（B）淋巴上皮囊肿的显微外观显示其具有管腔（Lu）、上皮层（E）、周围淋巴细胞（L）和结缔组织（CT）（低倍镜）。（A courtesy Dr. A. Ross Kerr.）

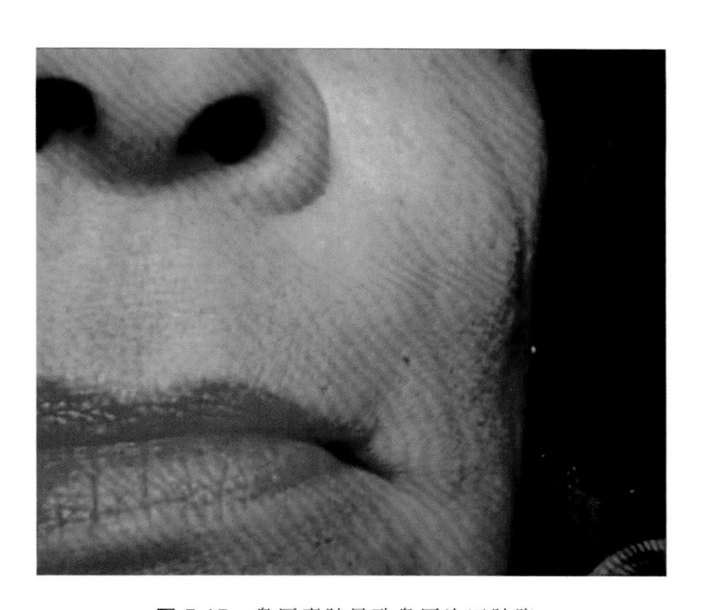

图5.15 鼻唇囊肿导致鼻唇沟区肿胀。

显微镜下可见皮样囊肿由正角化复层扁平上皮排列而成，周围环绕有结缔组织壁。腔内常充满角蛋白。囊壁可见毛囊、皮脂腺及汗腺。**良性囊性畸胎瘤**拥有和皮样囊肿相类似的囊性成分。此外，在这种病灶的壁层可见牙齿、骨骼、肌肉及神经组织。牙齿在恶性畸胎瘤中常不可见。皮样囊肿的治疗方法是手术摘除，预后良好。其恶化曾有报道，但极其罕见。

甲状舌管囊肿

甲状舌管囊肿的发育与甲状腺沿着同一管道，从舌盲孔区一直发育至其在颈部的固定位置（图5.17）。多数此类囊肿发生于舌骨下，其上皮细胞类型因位置而异。舌骨上囊肿通常由复层扁平上皮排列而成，而舌骨下囊肿由纤毛柱状上皮细胞排列而成。在结缔组织壁中还可见甲状腺组织。

甲状舌管囊肿最常也最先见于 20 岁以下年轻人,发病无性别差异。在临床中,如果囊肿位于舌骨以下,在颈部的中线部分会有肿块产生。如果在舌的后部有光滑、质硬的肿物产生,患者会产生伸舌时吞咽困难症状。当足够巨大时,肿物随吞咽动作会上下移动。

甲状舌管囊肿的治疗包括完全手术移除囊肿及管道,通常扩大切除包括舌骨及病灶伴行的肌肉组织。

此术式也称 Sistrunk 手术。通常来说,极少有恶性转化的报道。

假性囊肿

假性囊肿指的是骨质内部射线透过率高的病灶。尽管被称为囊肿,由于缺少衬里上皮,被称为假性囊肿。

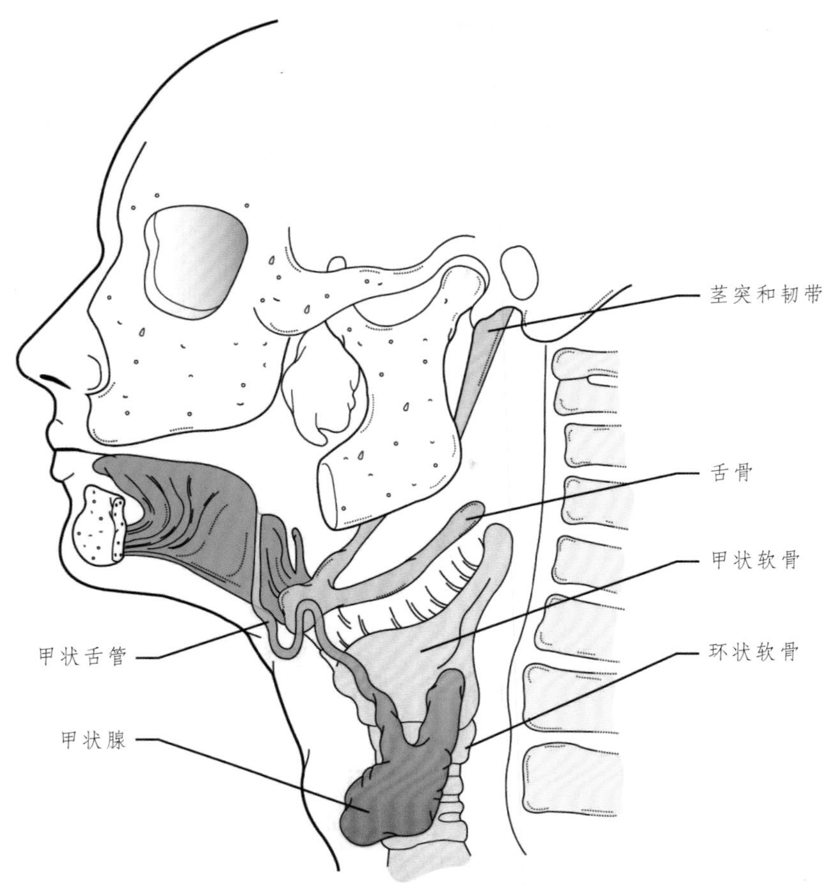

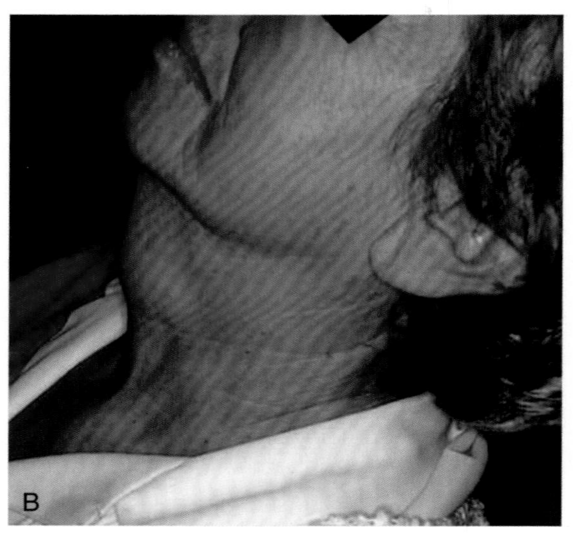

图 5.17 (A)甲状舌管从舌管上的孔延伸至颈下部。(B)甲状舌管囊肿是颈部中线增大的原因。

Stafne 缺陷

Stafne 缺陷(舌下骨凹或静止性骨囊肿)并不是真正的囊肿,因为其并不是病理性腔隙,且不是由上皮细胞排列而成。故而该囊肿常被认为是一种假性囊肿。该病临床可在下颌骨舌侧后部见到解剖性凹陷,好发于男性。尽管静止性骨囊肿是发育性囊肿,该囊肿还是常见于成人,较少见于儿童。影像学上,可在下颌骨后部、下颌管下部观察到边界清晰且透过性良好的囊肿影。高透过性囊肿影,即含有普通唾液腺组织的下颌骨舌侧凹陷(图 5.18A)。唾液腺组织是舌下腺的延伸。该病常无症状表现并长时间保持静止状态。

这种发育性缺陷无须治疗。唾液腺造影摄片可分辨出唾液腺组织。而 CT 扫描可显示出边界清晰、透过性良好的下颌内陷影(图 5.18B)。若在诊断中出现任何问题,患者均会被监测,直至高透过性影不再增大为止。若透亮影出现于下颌管上部,可取活检确认诊断,并做出此假囊肿与其他该处好发囊肿及肿瘤的鉴别诊断。

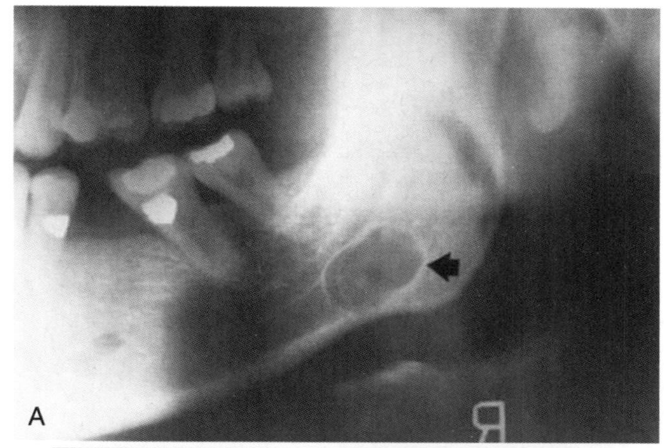

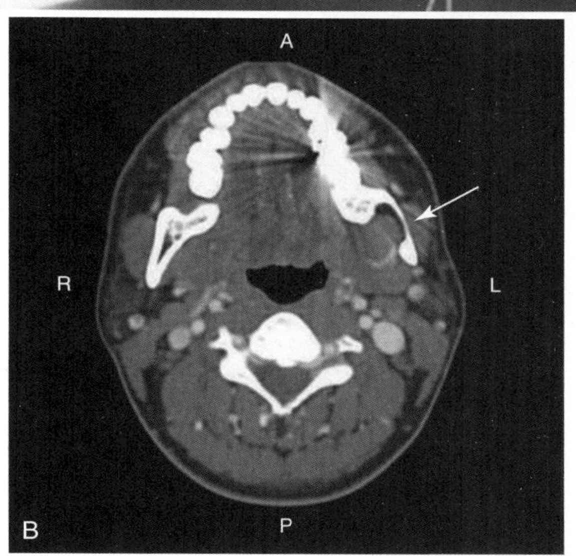

图 5.18 (A)舌下颌骨的全景 X 线片显示其存在凹陷(Stafne 骨囊肿)。箭头指向下颌骨下腔内边界清晰的放射可透性。(B)轴位 CT 图像显示左下颌骨骨内凹陷(箭头所示)。这导致了静态骨囊肿的全景 X 线片上边界清晰的放射可透性。(Courtesy Dr. K.C. Chan.)

单纯性骨囊肿

单纯性骨囊肿(**创伤性骨囊肿**、**出血性骨囊肿**)是骨内的病理性腔隙,且无上皮细胞排列,发生原因不详。当其发生于颌骨时,即提示与创伤相关。该病好发于年轻人且无性别倾向,常见于下颌骨处。影像学上可见边界清晰的单房或多房透亮性病灶影,在牙齿根部表现为特征性扇形阴影(图 5.19)。这种扇形是独特的,但不能作为单纯性骨囊肿的诊断特征。该病常无症状,并于常规检查时被发现。外科干预方法是首先使骨内产生一个空腔,而后实施刮除术,即在骨壁上沿空腔刮除并引起出血。在手术后 6~12 个月内,空腔内将会有骨质填充。该病预后较好,复发不常见。

动脉瘤性骨囊肿

动脉瘤性骨囊肿是一种假性囊肿,由多核巨细胞和纤维结缔组织环绕的血性腔隙组成(类似于巨细胞性肉芽肿),无上皮细胞排列。影像学上表现为“蜂巢”状或“肥皂泡”形的透亮性多房影。该病常见于 30 岁以下个体,发病略倾向于女性。当发生于颌骨中时,下颌骨较上颌骨更易受累。临床表现为包括受累骨的扩张及突然增大。当上颌骨受累时,病灶会产生窦道,并引起鼻塞。显微镜下可见动脉瘤性骨囊肿与中心性巨细胞性肉芽肿相关,详解可见第 8 章。

牙齿发育异常

牙齿数目异常

无牙症

无牙症是一种先天性牙齿缺失。完全性无牙症(全部牙齿缺失)是一种既可发生于乳牙(不常见),又可发生于恒牙的罕见病。乳牙和恒牙的发育在出生前就开始了,所以,它们的发育缺陷是先天的。然而,牙齿缺失也许直至正常牙齿发育时间到来或初次影像

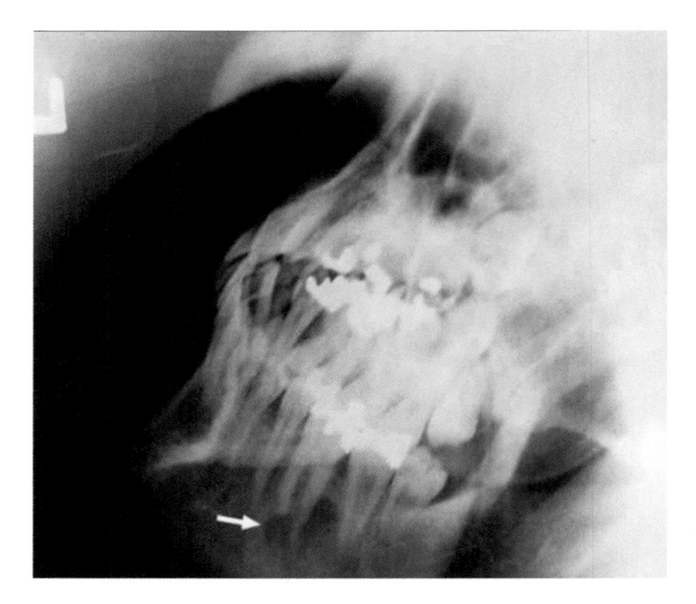

图 5.19 口腔外 X 线片显示下颌骨中有一单纯性(创伤性)骨囊肿,其在牙根周围形成独特的扇形透射特征。(Courtesy Dr. Edward V. Zegarelli.)

学检查时才会被发现。完全性无牙症常与诸如遗传性少汗型外胚层发育不良的遗传性障碍有关。

少牙症

少牙症是指一颗或多颗牙齿的缺失。这种发育异常较常见,乳牙及恒牙均可能累及(图 5.20)。任何一颗牙齿均可能发生缺失,其中,恒牙最常受累。而少牙症很少发生于乳牙。最常缺失的是上颌及下颌第三磨牙、上颌侧切牙和下颌第二前磨牙。牙齿缺失经常是双侧性缺失。下颌切牙是恒牙中最常缺失的牙齿种类。通过全面的病史采集、仔细的临床检查和 X 线检查,可确认牙齿的先天性缺失。

先天性多牙缺失是少牙症的一个分支,是指六颗或六颗以上牙齿(不包括第三磨牙)先天性缺失。

牙齿缺失具有**家族性**倾向(例如,家族成员罹患此病的数目要比偶然预期的要高)。此外,一些因素,如婴儿颌骨受累及在牙齿形成过程中接受放疗,可能会导致牙胚破坏和受累牙齿的连续性缺失。过小牙有可能伴随少牙症出现。

牙齿缺失有时需要假体植入。这种缺失也有可能导致牙齿移动或倾斜导致的闭塞,因此需要正畸检测及治疗。此外,先天性牙齿缺失是一种综合征的组成症状之一。综合征是一系列症状同时发生的表现。一些综合征,如 Down 综合征、外胚层发育不良、Ellis-van Creveld 综合征及 Gorlin 综合征,这些综合征将会在本书第 6 章进行讲解。先天性牙齿缺失患者也应接受其他异常症状检测。

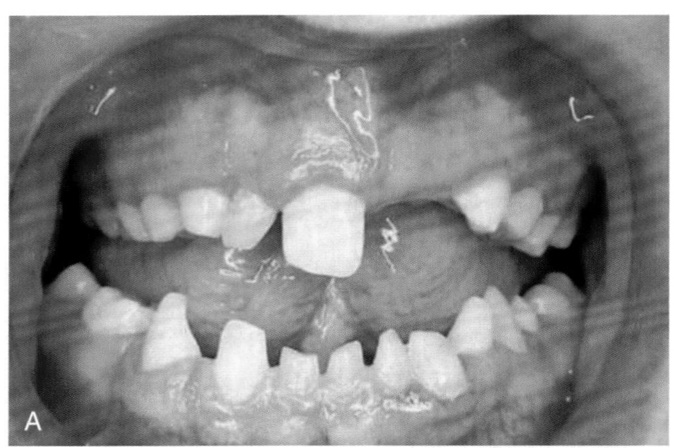

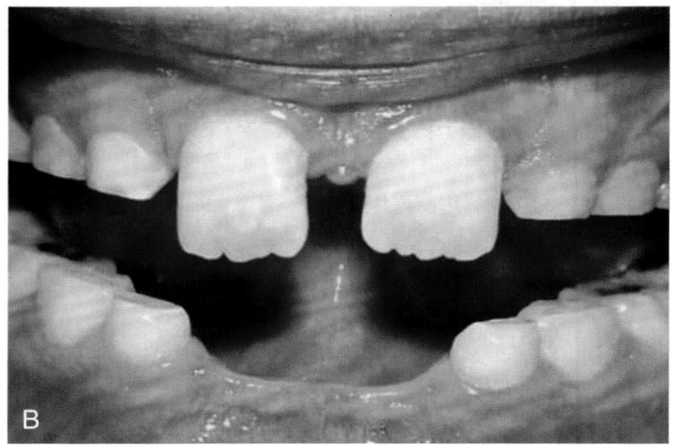

图 5.20 少牙症。缺失的牙齿不是被拔掉了,而是从未生长。(A courtesy Dr. George Blozis; B courtesy Dr. Margot van Dis.)

多生牙

多生牙是在牙弓中发生的牙齿多生(图 5.21)。多生牙是指牙齿多于正常或常规牙齿数目。牙齿过多症指的是牙齿增多。多生牙的原因包括牙板中多余牙蕾的形成,以及既存牙蕾的分裂。多生牙在乳牙及恒牙中均可能发生。多余的牙齿最多见于上颌,可单发,可多发,可单侧,可双侧。

典型情况下,多生牙少于正常牙齿且通常不萌发。多生牙可与正常牙齿有相同的形状并存在于相同的部位,也可不同。

最常见的多生牙称为**正中多生牙**,位于中线上,或靠近中线的上颌中切牙之间(图 5.22),可单发,也可成对出现,在 X 线片中可见倒立存在。正中赘生齿可以萌出,也可能保持埋入或阻生状态。

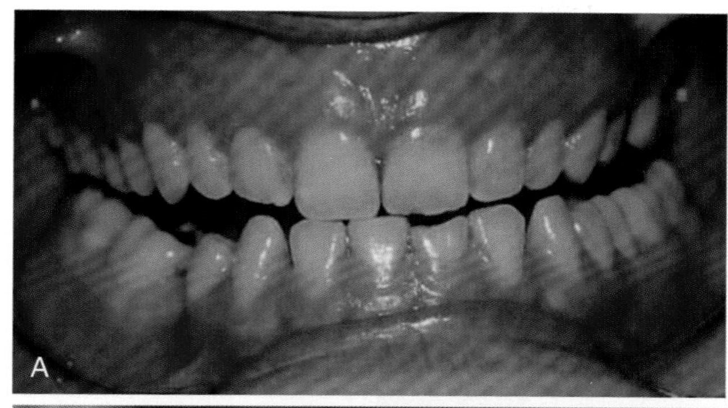
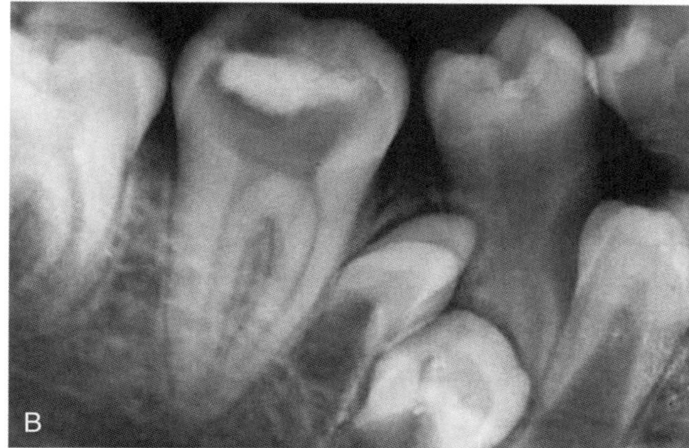
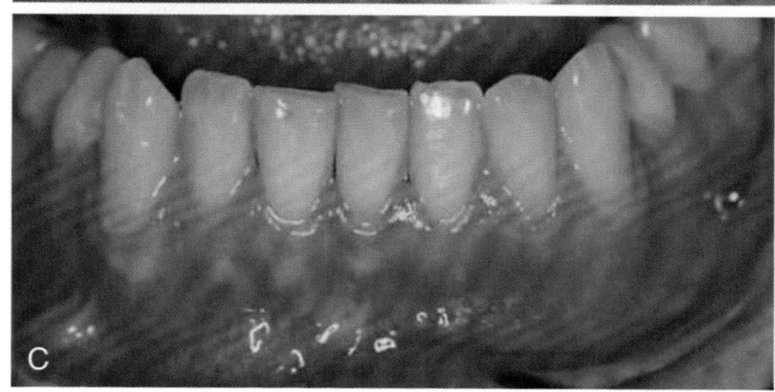

图 5.21 (A)多生牙。这例患者有上颌侧切牙。(B)X线片显示未长出的多生牙。(C)多生的下颌切牙。(A courtesy Dr. Margot van Dis; B courtesy Dr. George Blozis.)

其次常见的多生牙即为上颌第四恒磨牙,其位于比第三磨牙更远的位置,故称为**远中磨牙**(图 5.23)。远中磨牙可视为一个微型版的第三磨牙或和正常第三磨牙同等大小及形状。其较少向口腔中萌出,通常在X线检查中被发现。远中磨牙是美洲黑人最常见的多生牙。

诞生牙是出生时出现的附属牙齿,多数为上颌恒切牙。新生儿的牙齿会在出生后第一个月内萌出。

其他多生牙包括上颌及下颌前磨牙、上颌侧切牙,以及上颌副磨牙。上颌副磨牙是一种小型的发育不完全的牙齿,可引起邻近牙齿的拥挤和错位,或使正常牙齿不萌出,故应将其移除。不萌出的多生牙牙冠周围有囊肿形成风险,所以应将其拔除。多发性多生牙可能是某种综合征的表现症状之一,如颅骨锁骨发育不全及 Gardner 综合征。这些综合征将在第6章详述。

牙齿大小异常

过小牙

过小牙是一种发育性异常,表现为同一牙列中一颗或多颗牙齿小于正常值。这一术语源自希腊词语"mikros",表示微小;"odontos"表示牙齿。过小牙可分为真性泛发性过小牙、泛发性相对性过小牙,以及只累及单颗牙齿的过小牙。

真性过小牙可见于 Down 综合征及垂体性侏儒,极其少见。其通常由腺垂体分泌生长激素不足引起,所有牙齿都小于正常大小。相对性过小牙是指较大颌骨中正常大小的牙齿显得相对较小。遗传因素在泛发性相对性过小牙中起重要作用。例如,儿童可遗传父母中一方较大的颌骨和另一方正常大小的牙齿,从而导致牙齿看上去过小。这实际上是巨颌症(颌骨过大),而非过小牙。只累及单颗牙齿的过小牙要比真性过小牙和相对性过小牙常见得多。过小牙最常累及上颌侧切牙和上颌第三恒磨牙(图 5.24),这些均是最常发生先天性缺失的牙齿。上颌侧切牙常为钉状,中间和远侧牙齿表面均会向切缘靠拢。"钉状侧切牙"小于正常大小,常双侧发生,牙根较短,并有家族倾向性。上颌第三磨牙过小牙经常过小,但形态正常。临床上发现萌出的过小牙,或X线检查发现未萌出的过小牙均可进行确诊。出于美观,"钉状侧切牙"及其他萌出的过小牙可被恢复为类似于正常大小及形状的牙齿。复合材料、层压材料及牙冠均可产生较好的美学效果。手术移除阻生型过小牙可预防囊肿形成。

巨牙症

巨牙症是一种不常见的发育异常,是指同一牙列中的一颗或多颗牙齿大于正常大小。该名词起源于希腊语"macros",指较大;"odontos",指牙齿。巨牙症可依照过小牙的分类规则划分为真性巨牙症、相对性巨牙症,以及只累及单一牙齿的巨牙症三类。

真性泛发性巨牙症较少见,偶尔见于垂体性巨人症的病例。相对泛发性巨牙症是指较小颌骨中存在正常或略大的牙齿。患者常从父母中一方遗传牙齿大

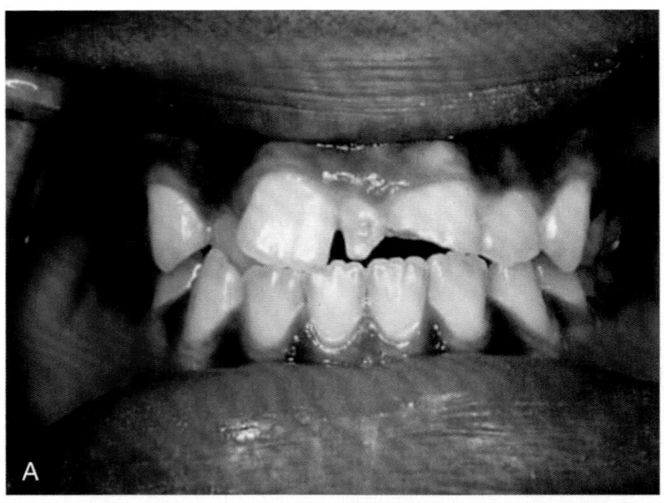

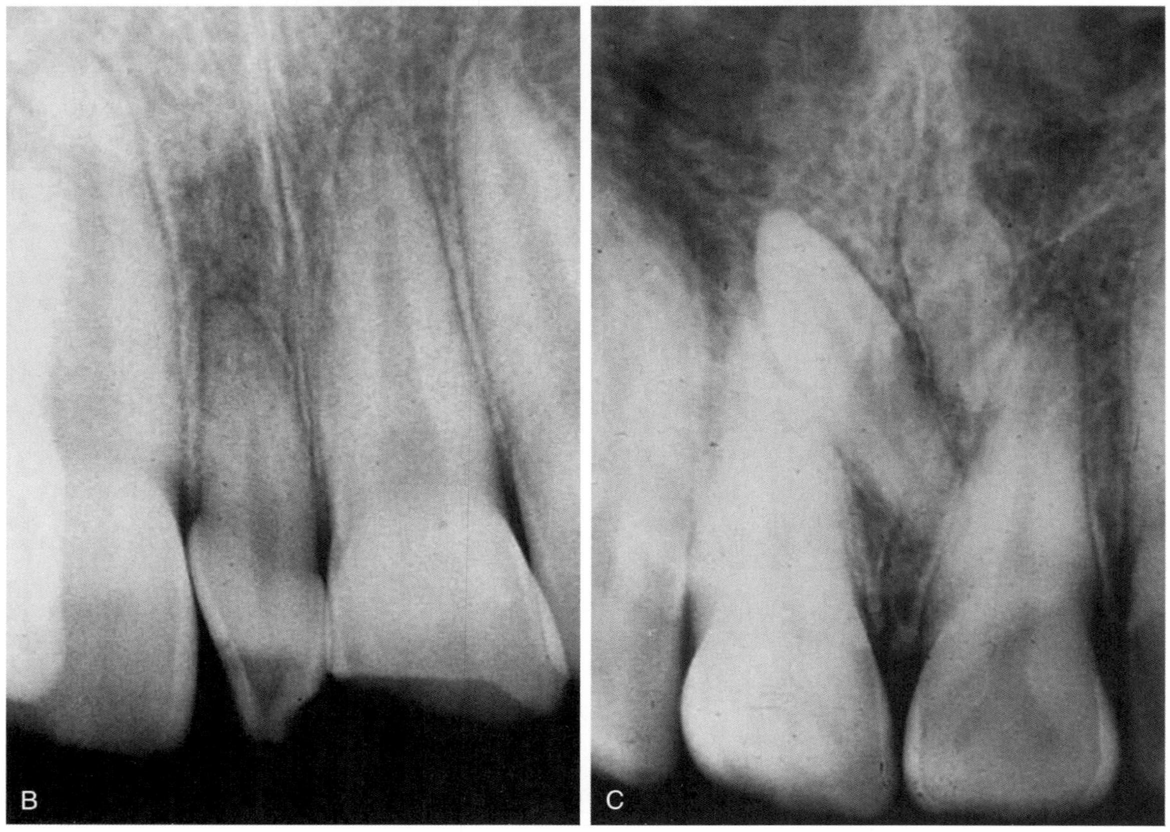

图 5.22 (A)在上颌中切牙之间看到的正中多生牙。(B)一颗正中多生龅牙的X线片。(C)X线片显示一对倒置、受影响的正中多生牙。(A and B courtesy Dr. George Blozis.)

小，而从另一方遗传颌骨大小。累及单颗牙齿的巨牙症较少见。

牙齿形状异常

双生牙

双生牙是一种少见的发育异常，是指单个牙蕾分裂生长，形成两颗发育不完整的牙齿。“双生”指成对，即两个同时出现。目前尚不清楚单个牙胚分裂的原因。双生牙最常见于乳牙列，但也发生于恒牙列中。双生牙最常累及靠前的牙齿，最常见于下颌乳切牙和上颌恒切牙。通常情况下，上颌发病更常见。

临床上，双生牙表现为双牙冠通过切牙缺口区相连接(图 5.25)。影像学上，通常有单牙根和一个共用

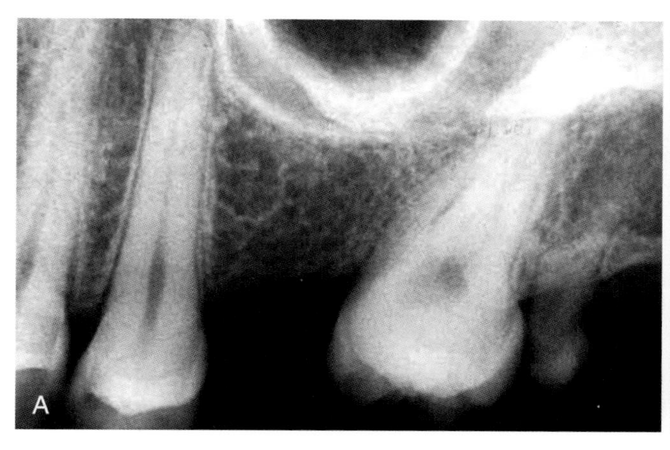

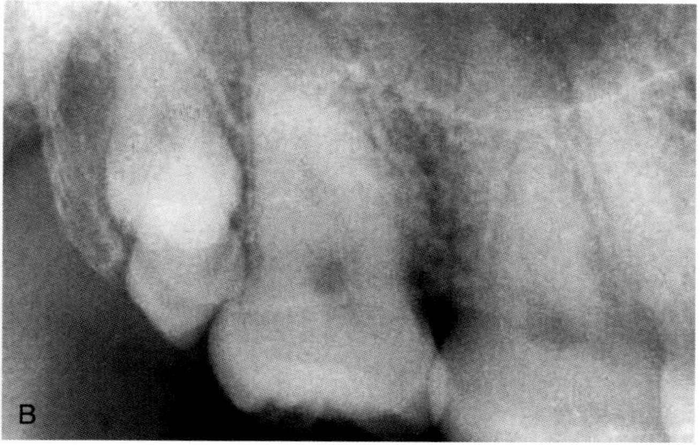

图 5.23 (A)上颌第二磨牙远端的小型微齿龅牙。(B)第三磨牙微齿和远中磨牙的X线片。(A courtesy Dr. Margot Van Dis; B courtesy Dr. George Blozis.)

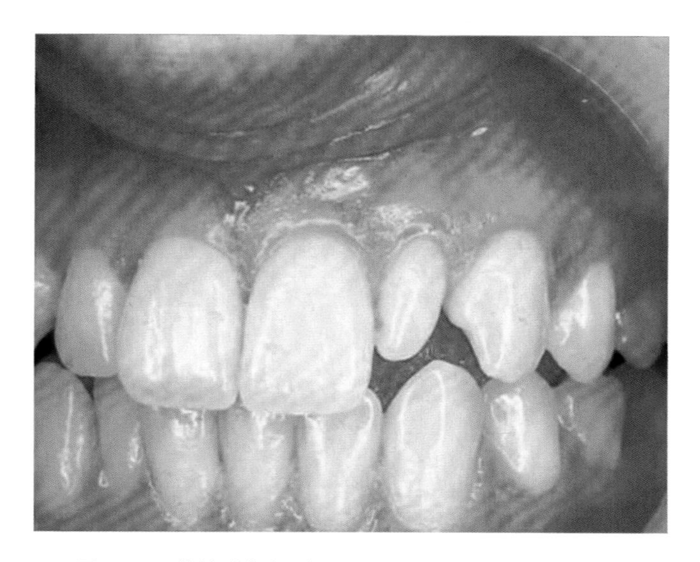

图 5.24 挂钩形侧切牙。(Courtesy Dr. George Blozis.)

根管存在,但不总是如此。患者牙系完整。

双生牙存在美学问题,尤其当其发生于上颌前区时。使用假体也很困难,所以治疗方法通常是将患牙修整成类似于正常牙齿大小和形状的样子。

融合牙

融合牙由两个正常分裂的邻近牙蕾组合发育而来。导致融合牙的原因尚未确定,遗传因素、外界压力,以及牙齿拥挤均可能是其病因。邻近牙齿的融合可以是完全的,也可以是不完全的,这取决于它们相接触时牙齿的发育阶段。发育期牙蕾早期接触可导致单一性巨齿。较晚期接触可仅导致牙冠融合,或仅有牙根融合。真性融合常包括牙本质的融合。融合牙常发生于上颌,并倾向于在前区发生,最常累及切牙。乳牙融合较恒牙融合更为常见。

临床上,融合牙表现为两个正常牙齿区域的单一大型牙冠,也可表现为肉眼可见的分裂性牙齿(图5.26)。影像学上,可见分离或融合的牙根及根管。要区别融合牙和双生牙需进行牙齿计数。若病牙的邻牙存在,则为双生牙。若邻牙缺失,则病牙是融合牙。融合牙可发生于两邻近正常牙齿之间,也可发生于一颗正常牙和一颗多生牙之间。要区分双生牙,以及正常牙和多生牙的融合体有时十分困难。

和双生牙一样,融合牙会面临美学和咬合上的问题,想要得到恢复也较为困难。治疗方法包括改变牙齿大小和形状,有时也可替换掉其中一颗融合牙。

牙骨质过量

牙骨质过量是指牙根处含有过量的牙骨质,其也可被称为牙骨质增生。牙骨质增生常见于成人,其发病率和发生总量会随着年龄增长而增加。这种特征和一些局部及系统因素相关。该病常见于畸形性骨炎,无有效治疗方法。

合生牙

在牙科中,**合生牙**是指两颗相邻牙齿只通过牙骨质相连。其实际上是融合牙的一种表现形式,发生于牙齿完全形成之后,通常见于切牙的X线片中(图5.27)。导致合生牙的原因在于牙齿拥挤或外部创伤致使相邻牙根过于接近。连续的牙骨质错位可导致相邻牙根的融合。合生牙最常见于相邻的上颌磨牙及相邻的多生牙,可能是萌出牙、未萌出牙,亦有可能是阻

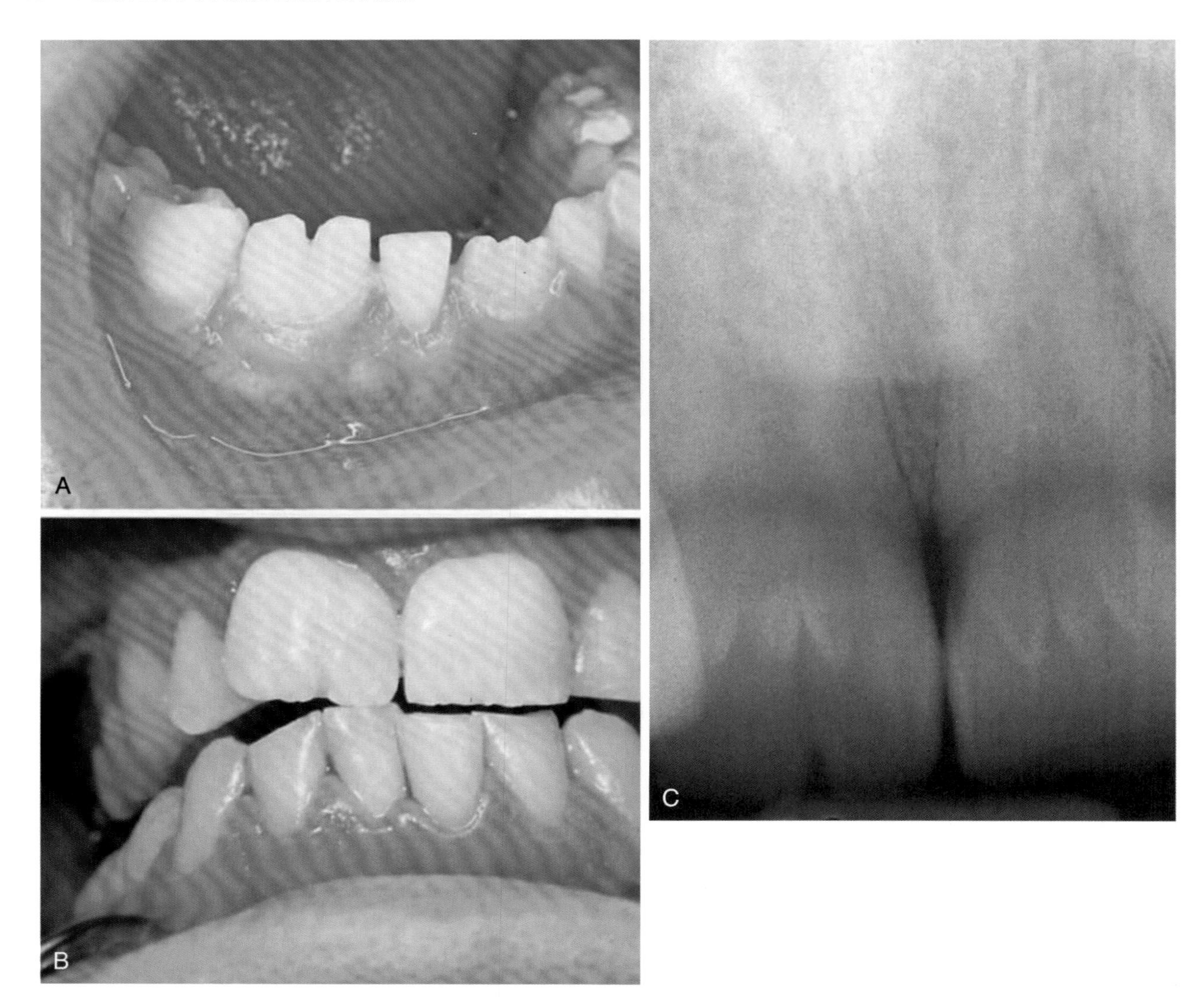

图 5.25 (A)下颌尖牙萌发的临床图片。(B)在上颌中切牙中见到的双生牙。(C)同一上颌中切牙的 X 线片。(A courtesy Dr. George Blozis.)

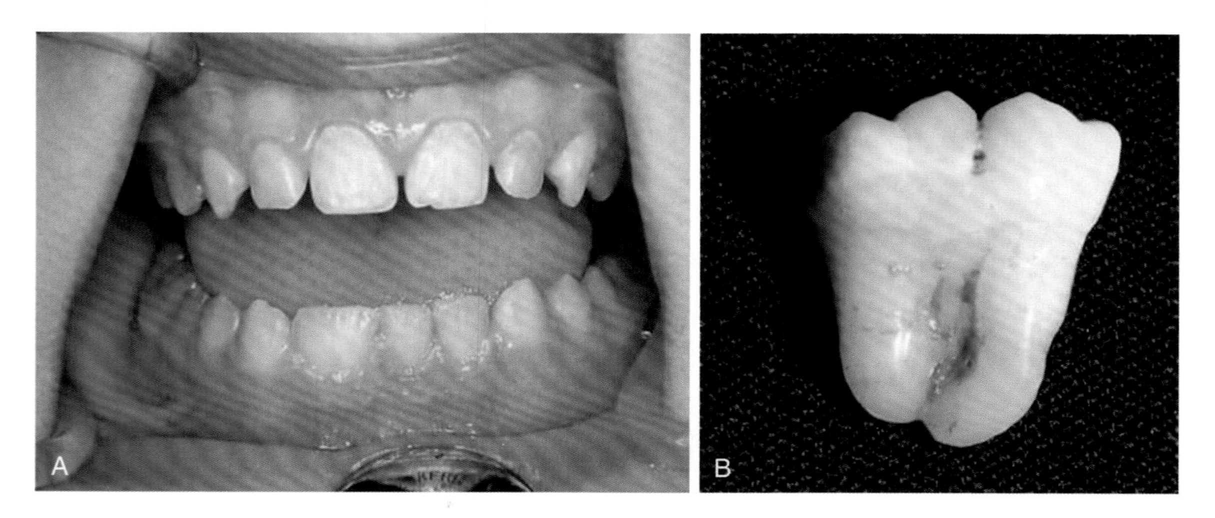

图 5.26 (A)永久性下颌侧切牙融合的临床图片。(B)下颌磨牙融合。(A courtesy Dr. George Blozis；B courtesy Dr. Rudy Melfi.)

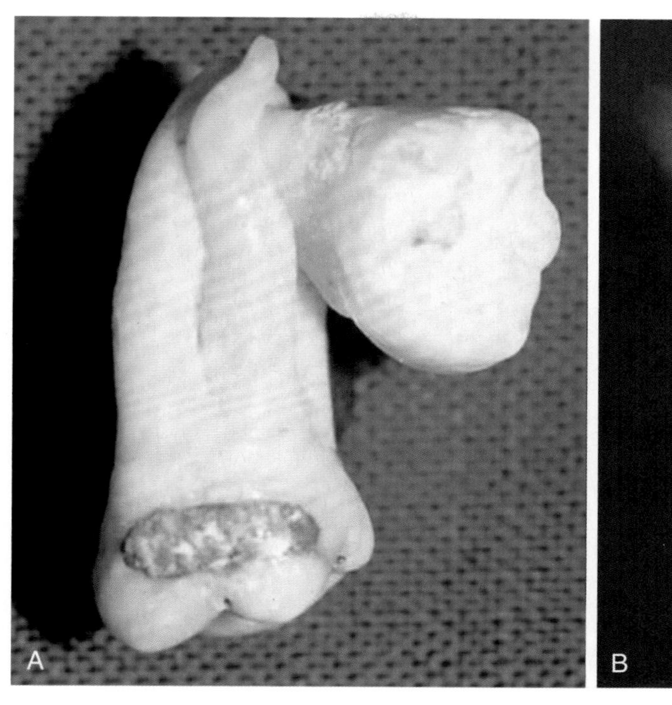

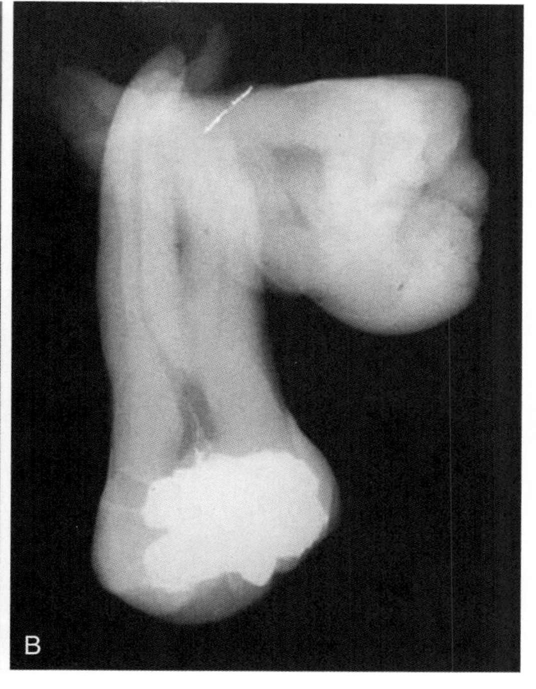

图 5.27　合生牙照片(A)和相应的 X 线片(B)。(Courtesy Dr. George Blozis.)

生牙。合生牙通常无须治疗。若通过骨质相连的其中一颗牙齿需要拔除,则融合的邻近牙也需要拔除。然而,受累牙齿的拔出若十分困难,可能会导致相连牙槽骨的破坏。

弯曲牙

在牙科中,**弯曲牙**是指牙根的异常弯曲或成角。在一些少见病例中,弯曲牙可累及牙冠(图 5.28)。大多数弯曲牙是特发性的。这种牙齿畸形可能源于牙根发生时牙蕾受到创伤。牙齿的钙化部分发生变化,同时牙齿的剩余部分形成角度。弯曲牙可发生于牙齿根部的任何区域,且可发生于乳牙或恒牙中的任何一颗牙齿上。牙根弯曲通常是在切牙的 X 线影像中被发现的。

弯曲牙无须治疗。然而,在需要拔除或牙髓治疗时,可能会引发一些问题,因此术前影像学检查非常重要。

釉质珠

异位釉质是指非正常区域有釉质出现,通常位于牙根处。**釉质珠**或**釉质瘤**是一种位于牙根表面的小型球状釉质凸起(图 5.29)。这种发育异常是牙形成时,成釉细胞被异常取代造成的。釉质珠常发生于上颌恒磨牙,较少见于下颌磨牙。釉质珠在牙根的双叉或三叉区与牙骨质相连。有时,釉质珠可位于骨质和釉质的连接处。大多数被报道的病例出现于亚洲人中。釉质珠可单由釉质组成,也可由釉质、牙本质和牙髓共同构成。

釉质珠是一种罕见疾病,在影像学中,其表现为一个小型球状透亮影。有时,釉质珠可由于牙垢而被误诊。通常情况下,这种异常无须治疗。当釉质珠存在时,若分叉区出现牙周问题,则可将其移除。

鹰爪牙

鹰爪牙是一种位于上颌或下颌恒切牙带状区的附属牙(图 5.30),其最常见于上颌侧切牙。鹰爪牙由于其形状酷似鹰爪而得名,其常从骨质和釉质的连接处横向舌侧凸向受累牙齿的切缘。鹰爪牙由牙釉质、牙本质和一些牙髓组织构成,通常在牙齿之间可见龋易感裂缝。鹰爪牙通常是有移除指征的,因为其对咬合有一定影响。若牙髓组织存在,则需要牙髓治疗。

牛牙症

牛牙症是一种牙齿较长、牙髓腔较大、牙根较短的牙齿发育异常(图 5.31)。具有牛牙症的牙可称为牛牙。牛牙症表示的是“像牛一样”的牙齿。这个词最初是来形容那些类似于反刍动物牙齿的一类牙。牛牙症的形成原因尚不确定,但存在一些假设,如认为它是

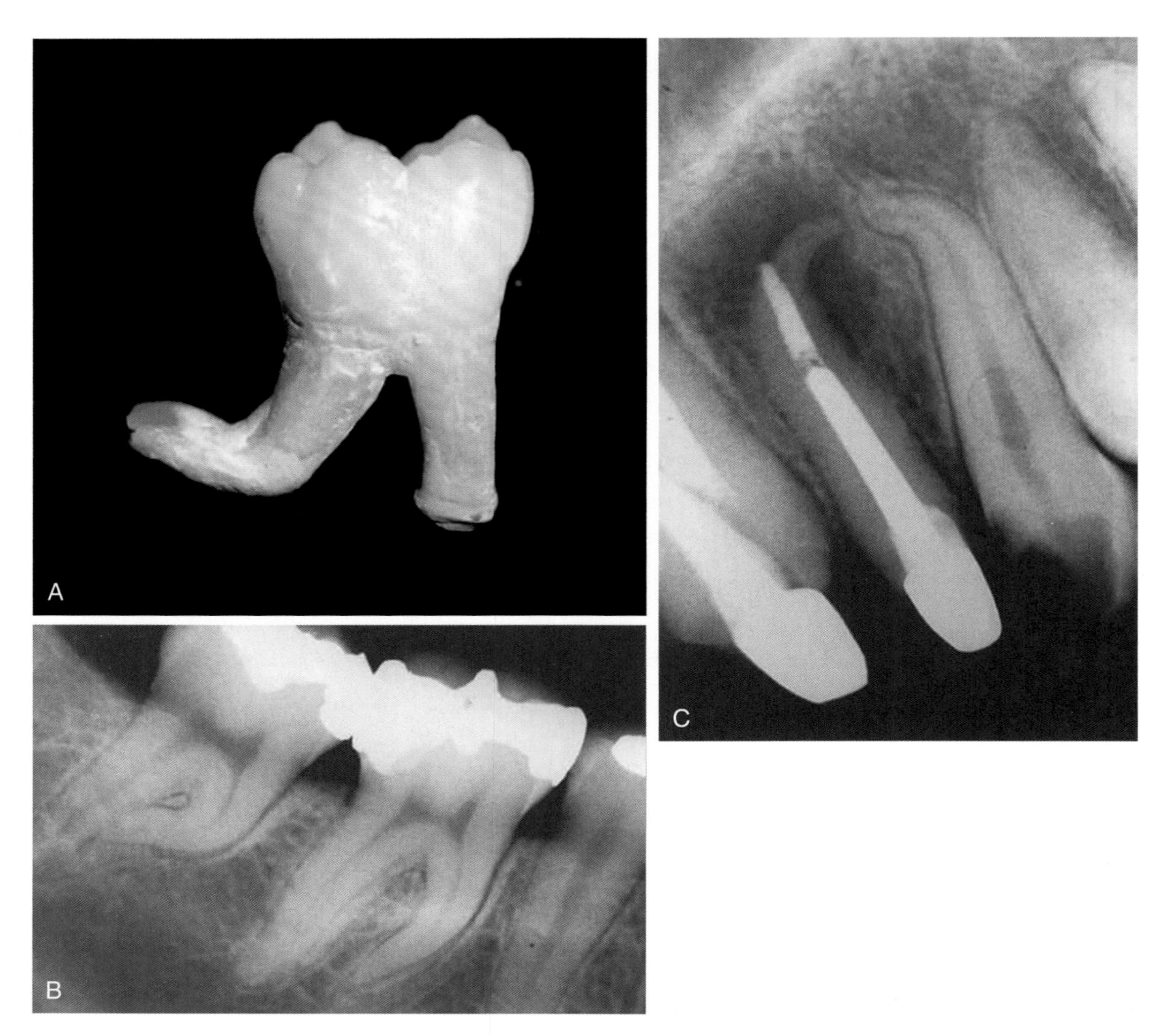

图 5.28 (A)在拔牙的末端处有弯曲牙。(B)下颌第二磨牙的近中根部弯曲牙。(C)上颌侧切口和尖牙根部侧部扩张的 X 线片。(A courtesy Dr. Rudy Melfi.)

牙齿发育的原始模式，或者是 Hertwig 上皮根管鞘未在合适水平上内陷。牛牙症可以是一种独立表征,也可以是某种综合征的组成症状之一。

牛牙症罕见,但可见于乳牙和恒牙列中,其中,恒牙最常见。其经常累及单个磨牙或同一牙列中的多个磨牙。牛牙症可单侧发生,也可双侧发生,其牙冠在临床上表现正常。医师可根据其在 X 线片中的特征性表现来确诊牛牙症。在影像学中,牙齿中会有一透亮拉长影,髓腔在骨质和釉质连接处被大幅度无收缩地拉大、拉长。牙根较短,牙尖有分叉。牛牙症无治疗指征。根据髓腔基底部向牙尖延伸的长短,可将牛牙症分为轻度、中度和重度,这有助于进行流行病研究。牛牙症可出现于 Down 综合征、外胚层发育不良、Ellis-van Creveld 综合征、Klinefelter 综合征、低磷酸酯酶症和一些其他情况。

牙内陷

牙内陷,也称为**牙中牙**,是一种发育异常,在钙化之前由釉质器官向牙冠内凹陷形成(图 5.32)。内陷是指一种结构的一部分向另一部分折叠。牙内陷包括两种形式:冠状和辐射状。冠状牙内陷最常见于上颌侧切恒牙。Ⅰ类内陷发生于牙冠内;Ⅱ类内陷可延伸至骨质釉质连接处;Ⅲ类内陷可穿过牙根,在第三尖牙处侧向穿透牙根。有时在牙内陷中,内陷程度较大,在影像学中表现为“牙中牙”,该病因此得名。在影像学中,被透亮区环绕的牙本质中可见一拉长的亮影或釉质处的梨形包块。这种缺陷通常局限于牙齿的牙冠 1/3 处,但在一些情况下,其可拓展至包含整个牙根的

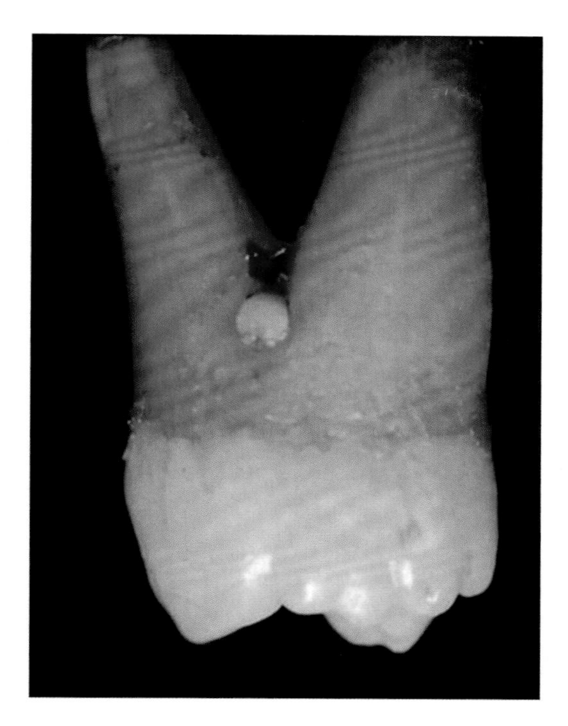

图 5.29 溃疡区域的釉质珠。(Courtesy Dr. Rudy Melfi.)

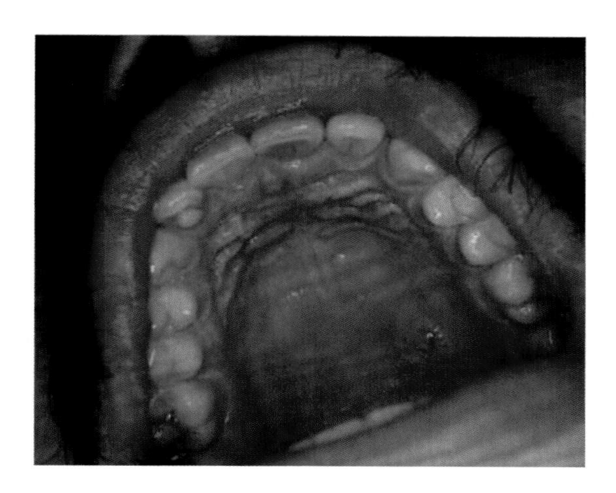

图 5.30 在上颌右侧舌面上的畸形侧齿横向的鹰爪牙。

长度(Ⅱ类和Ⅲ类)。临床上,牙中牙可表现为正常形状或畸形的牙冠,畸形牙冠在带状区可见一深坑或裂缝。内陷的齿样结构通过牙冠表面可见的深坑或裂缝与牙齿外界相通。辐射状牙内陷较少见。

牙内陷通常会影响单颗牙齿。上颌侧切牙是最常见的受累牙,当其被累及时通常呈钉状。前区牙齿,尤其是上颌和下颌切牙,通常比后区牙齿更易受累。口腔和牙齿内陷区相通,可使牙内陷处更易感于龋病、牙髓感染及坏死。因此,牙内陷处通常是无髓的,并且和根尖周病灶同时出现(根尖周囊肿、根尖周肉芽肿、根尖周脓肿)。若牙内陷在萌发后不久被

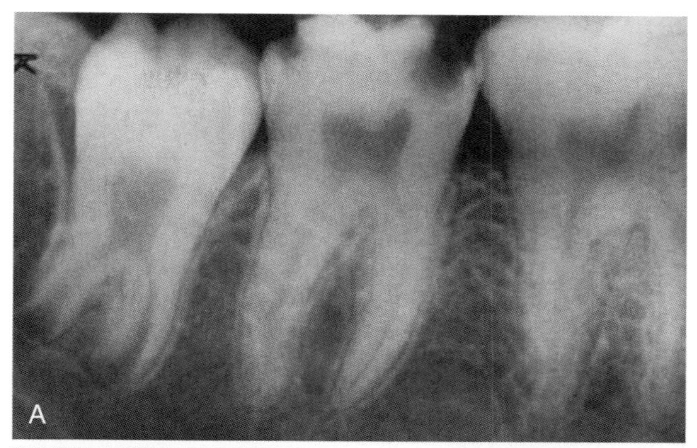

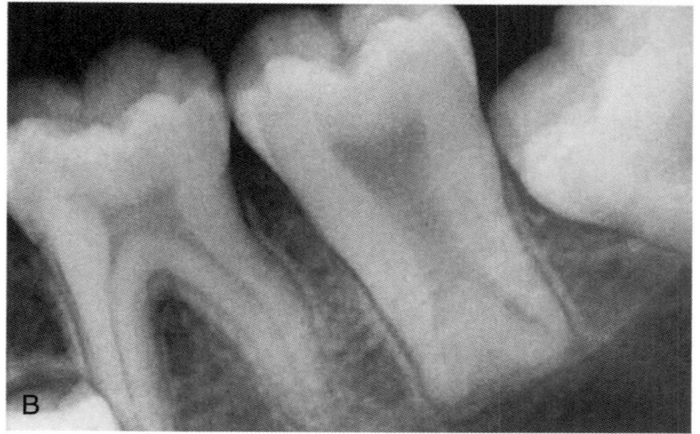

图 5.31 (A)在下颌第三磨牙的牛牙。(B)在下颌第二磨牙的牛牙。(A courtesy Dr. Margot Van Dis;B courtesy Dr. George Blozis.)

发现,则可在深坑或裂缝处对其进行预防性修复,以预防龋齿和随后发生的牙髓坏死。对无髓的牙中牙可进行牙髓治疗。畸形的牙冠可用复合材料或全覆盖性牙冠修复。

牙外凸

牙外凸(中央结节、咬合珠、副结节)是一种咬合面上的附属釉质牙(图 5.33)。这种罕见的发育异常最常见于下颌前磨牙,且通常为双侧。被累及的牙齿可称为结节性前磨牙。磨牙、尖牙和切牙也可被累及。牙外凸是由牙齿发育过程中,釉质上皮细胞增殖和外翻引起的。该病在白种人中较少发生,最常见于亚洲人、因纽特人和本土美国人。

临床上,牙外凸表现为一个颊侧和舌侧牙之间,下颌前磨牙咬合面上的小型圆形釉叶。髓角可延伸至这个额外的牙尖。有时,由于咬合磨损,这些牙齿可能会发生根尖周炎。牙外凸可能无须治疗,然而,当其引起咬合问题时,可能就需要对其进行牙髓治疗。

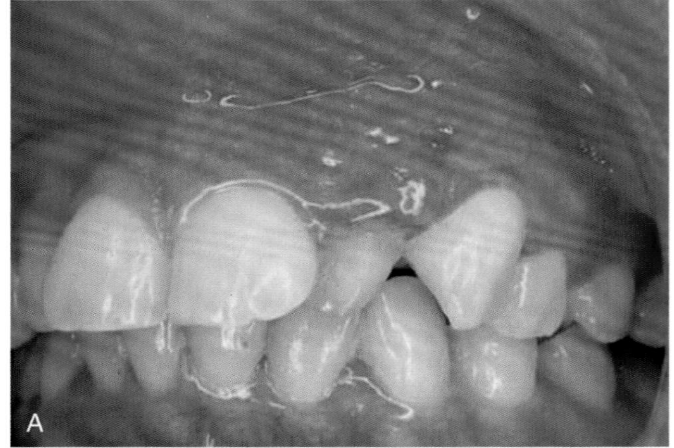

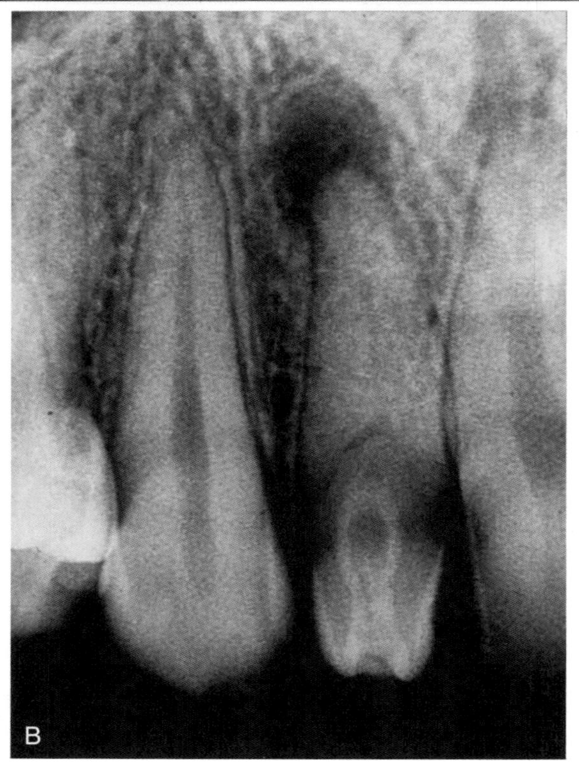

图 5.32 (A)上颌侧牙本质的牙中牙。(B)上牙颌侧切牙的牙中牙 X 线片。(A courtesy Dr. George Blozis.)

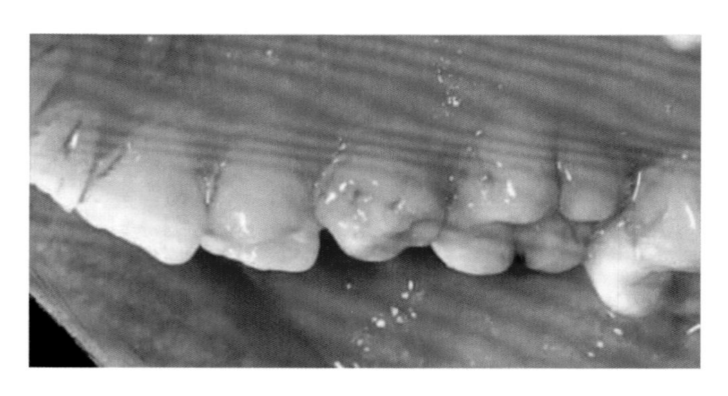

图 5.33 上颌前磨牙的牙外凸。(Courtesy Dr. Margot Van Dis.)

额外根

额外根可能出现于任何牙齿(图 5.34)，目前尚未发现造成此发育异常的原因，其可能与外界压力、创伤，以及牙根发育过程中新陈代谢的功能失调有关。额外根常见，并且其往往发生于出生后正呈现根系形成的牙齿中。累及的多根牙绝大多数情况为上颌骨和腭的第三磨牙。累及的单根牙往往是下颌前磨牙及尖牙。额外根可能会呈现为弯曲牙，可通过 X 线片确诊。

总的来说，额外根无治疗方法。然而，如果有必要拔除受累牙齿或进行牙髓治疗，它们将具有重要的临床意义。

牙齿结构异常

釉质发育不全症

釉质发育不全症是釉质不完全或有缺陷，由牙齿形状或颜色改变造成。发育不全的定义是器官或组织的不完全发育。釉质发育不全症由造釉细胞在釉质基质形成的过程中受到干扰或损伤引起(框 5.1)。乳牙或恒牙的牙列均可能受釉质发育不全症的影响。

遗传引起的釉质发育不全症被称为**釉质生长不全**。釉质生长不全将在第 6 章详细描述。造成釉质发育不全症的损伤敏感的成釉细胞将在本章进行讨论。

由热性疾病和维生素缺乏引起的釉质发育不全症

成釉细胞是人体中最敏感的细胞群之一。人们普遍相信任何严重的系统性疾病或严重的营养缺乏可

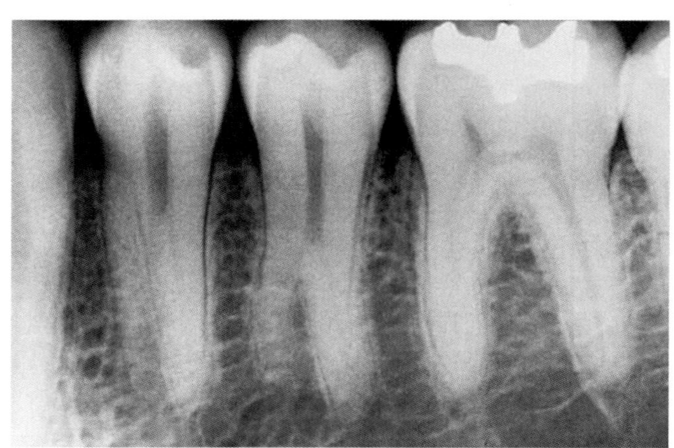

图 5.34 下颌前磨牙的额外根。

框 5.1 导致釉质发育不全症的因素

- 釉质生长不全
- 高热病(麻疹、水痘、猩红热)
- 维生素缺乏(维生素 A、C、D)
- 乳牙的局部感染
- 摄入氟化物
- 先天性梅毒
- 产伤、早产
- 特发性因素

造成釉质发育不全症。在牙齿形成期间发生的热性疾病(麻疹、水痘、猩红热)及维生素缺乏(维生素 A、C、D)可能导致以釉质点蚀为特征的一类釉质发育不全。只有在热性疾病或维生素缺乏期间生长的牙冠会被影响。

这种类型的发育不全通常包括中恒切牙、侧根、尖牙及第一恒磨牙,这些牙齿均见于 1 岁时。可见一个或更多的水平排列的微小深坑横贯于患牙表面。这些水平排列的坑的数量可能发生变化,这取决于成釉细胞损伤的严重程度。这些釉质坑可能被污染,因此无法被看见(图 5.35)。

这种有釉质坑的釉质发育不全症的牙齿可能通过在儿童时期运用复合材料,以及随后覆盖整个牙冠的瓷贴面而恢复。

由局限性感染或损伤引起的釉质发育不全症

恒牙的釉质发育不全症可能由乳牙感染引起,其通常影响一颗牙齿,并且被称为**特纳牙**。一颗龋乳牙包括其牙根尖周,可能影响其下恒牙的造釉细胞。影响的严重程度取决于脱落性牙齿感染的严重程度、根尖周围组织的受累程度,以及恒牙发育程度。

恒前磨牙是最常受影响的牙齿。前牙通常不受影响,然而,如果乳前牙受外伤影响,就可能导致在恒牙列出现特纳牙。在这种情况下,上颌正门齿更常受到影响。受影响的病变牙齿的临床表现与牙齿受损程度有关。这些牙齿的釉质会发生由黄色到棕色的变化,也可能会出现重度孔蚀或畸形症状。这些釉质病变通常可在病变牙齿症状发生前通过 X 线进行检测。为确保美观,可对前部特纳牙进行修复,而后部特纳牙会以改善牙齿功能性的目的进行修复。

氟化物摄入引起的釉质发育不全症

由摄入氟化物引起的釉质发育不全症(即**氟斑牙**)的发病原因是患者在牙齿发育期摄入高浓度的氟化物(通常来源于饮用水)。受影响牙齿的釉质会出现斑块状污点(图 5.36)。斑块,即不规则的釉质脱色。摄入的氟化物越多,斑块化就越严重。饮用水中氟化物的正常含量为 0.7ppm,这是由美国卫生与公众服务部制订的国家标准。摄入氟化物含量为正常值 2~3 倍的水会导致轻度氟斑牙,症状为牙釉质出现白色斑点与白垩状不透明区域。如果摄入氟化物含量 4 倍于正常值的水,就会导致牙釉质被染成棕色或黑色,并出现凹陷或整体腐蚀症状。氟化物营养补充剂仅适用于氟元素匮乏地区的儿童使用。

所有恒牙均会受此种牙釉质发育不全的影响。受氟斑牙影响的牙齿总体上具有抗腐蚀性。为提高患牙的美观性,通常会采用漂白、黏合、复合物、瓷贴面修复、全冠等方式进行修复。

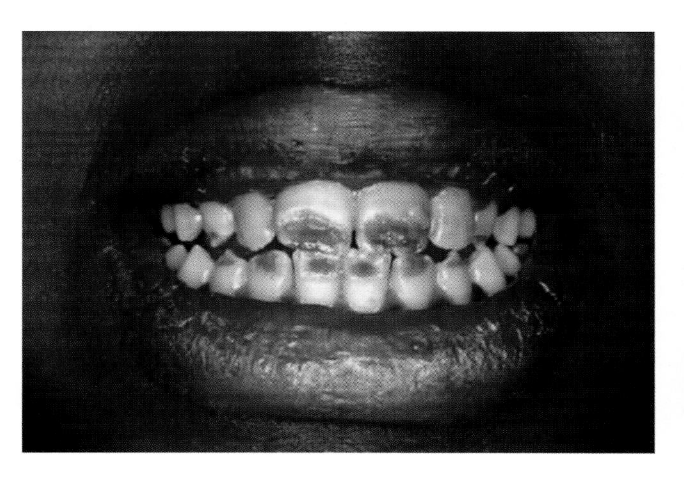

图 5.35 釉质发育不全症。在这例患者中,牙釉质发育不全可能预示高热。

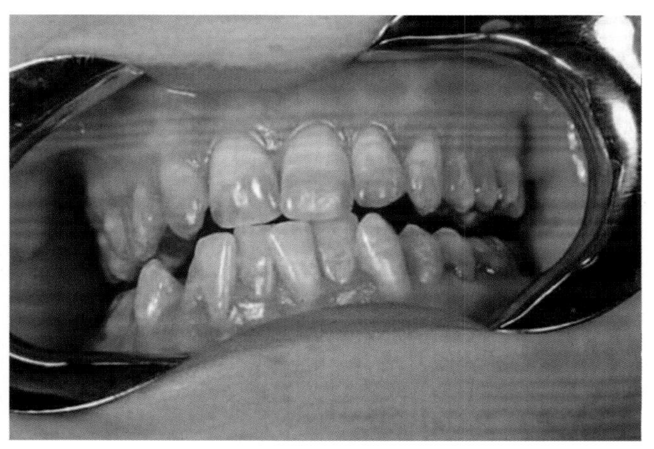

图 5.36 斑驳釉质。患者由于高氟化物摄入量而出现釉质污点。

先天性梅毒引起的釉质发育不全症

梅毒由梅毒螺旋体导致,是通过性行为传播的传染性疾病。此部分的详细介绍见第4章。先天性梅毒是由被感染的母亲通过胎盘传染给胎儿的。患有先天性梅毒的儿童常有多种生长发育异常症状,并可能有眼盲、听力丧失和瘫痪。在子宫发生的梅毒螺旋体感染会导致恒切牙与磨牙出现牙釉质发育不全。这种情况较为罕见,因此有必要进行长期探讨。

患病的切牙会呈现出螺丝刀形状:中间1/3的部分最宽,切牙两侧狭窄,且切缘处呈锯齿状(图5.37A)。这样的切牙被称为 **Hutchinson 牙**。病变的第一磨牙外形呈不规则王冠状,且有由众多细小釉质颗粒而非尖状凸起构成的狭窄咀嚼面(图5.37B)。由于外表形似浆果,这类磨牙被称为桑葚状磨牙。并非所有先天性梅毒患者都有此症状,而类似形状的牙齿也会出现在未患先天性梅毒的患者中。

这类牙齿的美观性矫正措施包括全冠。

产伤、早产或先天因素引起的釉质发育不全症

外伤、出生时的环境改变或早产均可能导致釉质发育不全症。此外,尽管有仔细且彻底的病史考证,仍有许多釉质发育不全病例无明显病因。造釉细胞十分敏感,容易受损。因此即便是轻度病变或系统失调,也可能导致釉质发育不全症。这类病变可能不明显,以至于患者或其家属无法察觉到它们。为对这类患牙进行美观性修复,通常使用复合物、瓷贴面修复和全冠等方式修复。

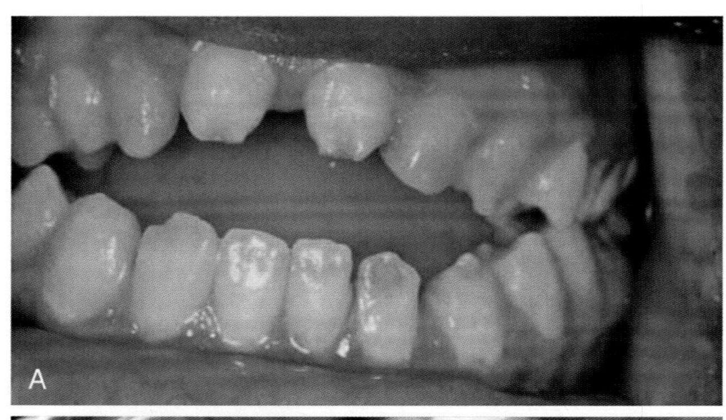

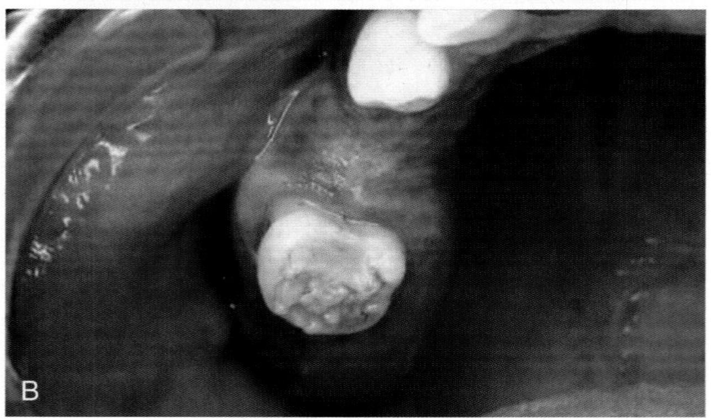

图 5.37 (A)Hutchinson 牙。(B)桑葚状磨牙。(Courtesy Dr. George Blozis.)

牙釉质钙化不全

牙釉质钙化不全是一种由牙釉基质成熟干扰引起的发育异常,常表现为牙冠中1/3处的局部白垩状白斑,下部的牙釉质可能会变软并易发龋齿。牙釉质钙化不全的发病原因尚不明确,然而,牙釉基质成熟过程中的外伤可能会引发此病。漂白的、复合材料的、烤瓷的或全覆盖式的牙冠可用于改善这些牙齿的外观。

牙的内源性着色

牙的内源性着色是在牙齿发育过程中由物质系统性循环的沉积引起的。例如,牙齿发育期间摄入四环素会引发透过牙釉质可见的牙本质黄绿色变。在萌出时,牙齿在紫外线的照射下会发出荧光。四环素被氧化后,牙齿的颜色由黄绿色变为棕色,牙齿也不再发出荧光。其他情况下,如Rh不相容(胎儿成红细胞增多症)、新生儿肝脏疾病和先天性卟啉症(一种遗传性代谢性疾病),也可导致牙的内源性着色。

局限性牙齿发育不良

局限性牙齿发育不良(或称**阴影牙**)是一种不寻常的发育异常,有如下症状表现:位于同一象限的一颗或多颗牙畸形(常为未萌出)、在X线片中呈现出显著阻射率降低和特有的幽灵状外观(图5.38)。较薄的牙釉质、牙本质和扩大的牙髓一同出现。有时,我们在X线片中甚至看不到牙釉质。这些牙的髓腔极大,它们未萌出或萌出不完全。如果这些畸形的“牙”萌出到了口腔,它们就是典型的无功能牙。

局限性牙齿发育不良可影响乳牙列和恒牙列,与下颌相比,上颌(尤其是前上颌)更易受到影响。局限性牙齿发育不良是先天的,牙齿发育时血供改变是最为人们所接受的理论。该病好发于女性。拔除是阴影牙常用的治疗方法。在成人,如果同一象限中相邻的多颗牙同时受到影响,可用种植牙恢复其功能。

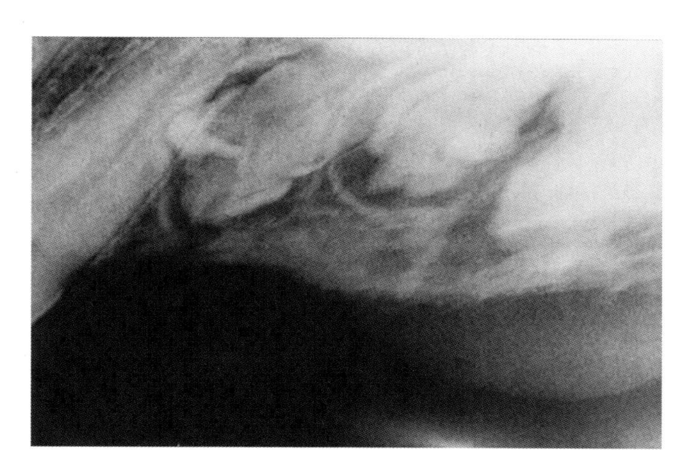

图 5.38　局限性牙齿发育不良。

牙齿萌出异常

阻生牙和埋伏牙

阻生牙是由于实质障碍而无法萌出的牙。**埋伏牙**是由于缺乏萌出力量而无法萌出的牙。阻生牙是一种人类最普遍的发育性缺陷，任何牙均可受累。最普遍的阻生牙有上下颌的第三磨牙、上颌尖牙、上下颌前磨牙和多生牙。阻生牙在 X 线片中可见(图 5.39)。

第三磨牙的阻生按照牙的位置进行分类：近中阻生、远中阻生、垂直阻生和水平阻生。其中最常见的为近中阻生。第三磨牙的牙冠指向近中方向并与第二磨牙接触，这阻碍了第三磨牙的萌出。在远中阻生中，第三磨牙的牙冠指向分支的远中方向，阻生牙的牙根与第二磨牙的远端牙根相邻。在垂直阻生中，第三磨牙的牙冠在牙齿萌出的正常位置，但其萌出受到了第二磨牙远端面或分支前缘的阻碍。在水平阻生中，第三磨牙的牙冠与下颌保持水平。

牙齿可以完全阻生在骨中，与口腔无接触，或是部分阻生。在部分阻生中，牙齿一部分在骨中，一部分在软组织中。部分阻生牙常与口腔相接触，且易受感染(即冠周炎)。由于原因不明，一些完全阻生牙会经历骨吸收。骨吸收常从牙冠开始，牙齿逐渐为骨所取代。在 X 线片中，这种骨吸收不应与龋齿相混淆。阻生牙是不可能发生龋齿的，除非其与口腔有接触。

阻生牙应被手术移除，以防止牙源性囊肿和肿瘤的发生、相邻牙齿的损坏(骨吸收)，或由于骨(在某些情况下)可能会更易于发生骨折。部分阻生的第三磨牙应被移除，以防止感染。研究表明，拔除阻生的第三

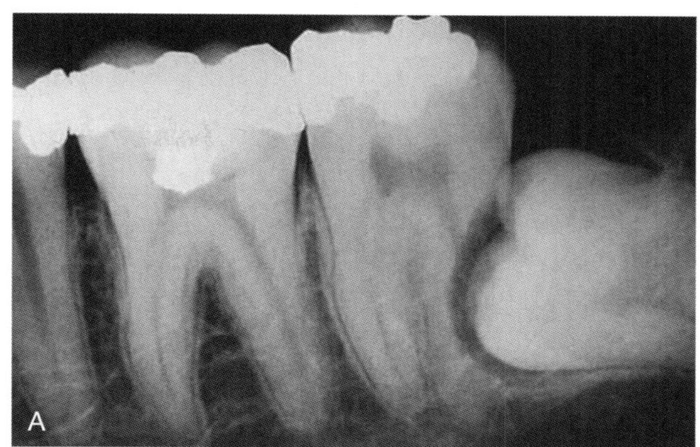

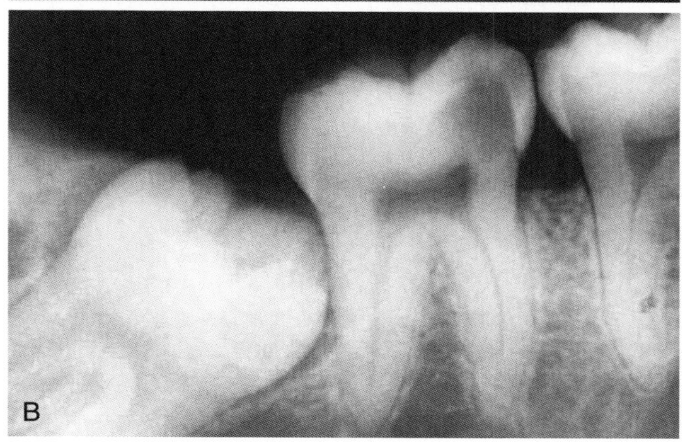

图 5.39　(A)第三磨牙的水平阻生。(B)第三磨牙的近中阻生。

磨牙的最佳年龄为 12~24 岁。随着年龄的增长，更可能发生神经感觉异常。

骨牙粘连

骨牙粘连(或称牙下沉)是牙骨质和牙本质已经与骨融合的乳牙，其阻止了乳牙的脱落和下方恒牙的萌出(图 5.40)。然而，恒前磨牙可能会先天缺失。乳磨牙最易发生牙齿与牙槽骨粘连。骨牙粘连的发生原因

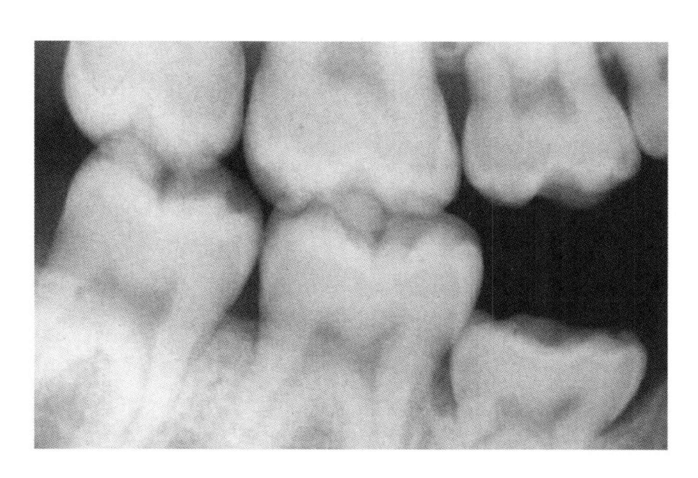

图 5.40　乳磨牙发生了骨牙粘连。(Courtesy Dr. Margot Van Dis.)

尚不明确，可能由牙周膜外伤或感染引起。

最初，牙齿萌出进入口腔以形成正常咬合。骨牙粘连的牙齿不脱落。当恒牙萌出时，那些与骨牙粘连的牙齿相邻的牙有着更高的殆颈高度。与相邻牙相比，骨牙粘连的牙齿显得下沉，且在叩诊时会有不一样的、更坚实的声音。

骨牙粘连通常基于临床表现被怀疑，并通过X线片被证实。牙周膜间隙由于骨与牙骨质的结合而缺乏或模糊不清，且牙齿常出现牙根的骨吸收。牙齿与牙槽骨粘连也可能发生于撕脱或种植的恒牙上。

有时，拔除骨牙粘连的乳牙是必要的，这使得其下方存在的恒牙得以萌出。如果其下方无恒牙，有时这些骨牙粘连的乳牙会留住空间直到被永久性修复（如固定桥或种植）。拔除骨牙粘连的牙齿往往是必要的，以防止咬合不正、龋齿和牙周病。

参考文献

图书

Alley KE, Melfi RC: *Permar's oral embryology and microscopic anatomy*, ed 10, Baltimore, 2000, Lippincott Williams & Wilkins.

Darby M: *Darby's comprehensive review of dental hygiene*, ed 8, St. Louis, 2016, Elsevier.

Langlais RP, Miller CS: *Color atlas of common oral diseases*, ed 3, Baltimore, 2003, Lippincott Williams & Wilkins.

Miller BF: *Miller-Keane encyclopedia and dictionary of medicine, nursing, and allied health, revised reprint*, ed 7, Philadelphia, 2005, Saunders.

Neville BW, Damm DD, Allen CM, et al: *Oral and maxillofacial pathology*, ed 4, St. Louis, 2016, Elsevier.

Regezi JA, Sciubba JJ, Jordan RCK: *Oral pathology: clinical-pathologic correlations*, ed 7, St. Louis, 2017, Elsevier.

Regezi JA, Sciubba JJ, Pogrel MA: *Atlas of oral and maxillofacial pathology*, Philadelphia, 2000, Saunders.

Scheid RC: *Woelfel's dental anatomy: its relevance to dentistry*, ed 7, Baltimore, 2007, Lippincott Williams & Wilkins.

期刊论文

Alexander WN, Lilly GE, Irby WB: Odontodysplasia, *Oral Surg Oral Med Oral Pathol* 22:814, 1966.

Alfors E, Larson A, Sjögren S: The odontogenic keratocyst: a benign cystic tumor?, *J Oral Maxillofac Surg* 42:10, 1984.

Al-Talabani NG, Smith CJ: Experimental dentigerous cysts and enamel hypoplasia: their possible significance in explaining the pathogenesis of dentigerous cysts, *J Oral Pathol* 9:82, 1980.

Antonogiou GN, Sándor GK, Koidou VP, et al: Nonsyndromic and syndromic keratocystic odontogenic tumors: systematic review and meta-analysis of recurrences, *J Craniomaxillofac Surg* 42(7):e364, 2014.

Baker BR: Pits of the lip commissures in Caucasoid males, *Oral Surg Oral Med Oral Pathol* 21:56, 1966.

Barker GR: A radiolucency of the ascending ramus of the mandible associated with invested parotid salivary gland material and analogous with a Stafne bone cavity, *Br J Oral Maxillofac Surg* 26:81, 1988.

Baum BJ, Cohen MM: Patterns of size reduction in hypodontia, *J Dent Res* 50:779, 1971.

Bhargava D, Deshpande A: Keratocystic odontogenic tumor (KCOD)—a cyst to a tumor, *Oral Maxillofac Surg* 16:163, 2012.

Bodin I, Julin P, Thomsson M: Hyperdontia III: supernumerary anterior teeth, *Dentomaxillofac Radiol* 10:35, 1981a.

Bodin I, Julin P, Thomsson M: Hyperdontia IV: supernumerary premolars, *Dentomaxillofac Radiol* 19:99, 1981b.

Brannon RB: The odontogenic keratocyst—a clinicopathologic study of 312 cases. I. Clinical features, *Oral Surg Oral Med Oral Pathol* 42:54, 1976.

Brannon RB: The odontogenic keratocyst—a clinicopathologic study of 312 cases. II. Histologic features, *Oral Surg Oral Med Oral Pathol* 43:233, 1977.

Buchner A, Hansen LS: Lymphoepithelial cysts of the oral cavity: a clinicopathologic study of 38 cases, *Oral Surg Oral Med Oral Pathol* 50:441, 1980.

Burton DJ, Saffos RO, Scheffer RB: Multiple bilateral dens in dente as a factor in the etiology of multiple periapical lesions, *Oral Surg Oral Med Oral Pathol* 49:496, 1980.

Carter L, Carney Y, Perez-Pudlewski D: Lateral periodontal cyst: multifactorial analysis of a previously unreported series, *Oral Surg Oral Med Oral Pathol Oral Radiol Endod* 81:210, 1996.

Cavanha AO: Enamel pearls, *Oral Surg Oral Med Oral Pathol* 19:373, 1965.

Chi AC, Neville BW, Klinger BJ: A multilocular radiolucency, *J Am Dent Assoc* 138:1102, 2007.

Chi AC, Owings JR, Muller S: Peripherial odontogenic keratocyst: report of two cases and a review of the literature, *Oral Surg Oral Med Oral Pathol Oral Radiol Endod* 99:71–78, 2005.

Christ TF: The globulomaxillary cyst—an embryologic misconception, *Oral Surg Oral Med Oral Pathol* 30:515, 1970.

Conklin WW: Bilateral dens invaginatus in the mandibular incisor region, *Oral Surg Oral Med Oral Pathol* 45:905, 1978.

Dachi SF, Howell FV: A survey of 3874 routine full-mouth radiographs. II. A study of impacted teeth, *Oral Surg Oral Med Oral Pathol* 14:1165, 1961.

Darling AI, Levers BGH: Submerged human deciduous molars and ankylosis, *Arch Oral Biol* 18:1021, 1973.

Dean HT, Arnold FA: Endemic dental fluorosis or mottled teeth, *J Am Dent Assoc* 30:1278, 1943.

Dehlers FAC, Lee KW, Lee EC: Dens evaginatus (evaginated odontoma), *Dent Pract* 17:239, 1967.

Delany GM, Goldblatt LI: Fused teeth: a multidisciplinary approach to treatment, *J Am Dent Assoc* 103:732, 1981.

DiFiore PM, Hartwell GR: Median mandibular lateral periodontal cysts, *Oral Surg Oral Med Oral Pathol* 63:545, 1987.

Duncan WK, Helpin ML: Bilateral fusion and gemination: a literature analysis and case report, *Oral Surg Oral Med Oral Pathol* 64:82–87, 1987.

Eisenbud LE, Attie J, Garlick J, et al: Aneurysmal bone cyst of the mandible, *Oral Surg Oral Med Oral Pathol* 64:202, 1987.

el-Mofty SK, Shannon MT, Mustoe TA: Lymph node metastasis in spindle cell carcinoma arising in an odontogenic cyst, *Oral Surg Oral Med Oral Pathol* 71:209, 1991.

Everett FG, Wescott WB: Commissural lip pits, *Oral Surg Oral Med Oral Pathol* 14:202, 1961.

Fantasia JE: Lateral periodontal cyst: an analysis of 46 cases, *Oral Surg Oral Med Oral Pathol* 48:237, 1979.

Fowler CB, Kessler HP, Kahn M: Glandular odontogenic cyst: analysis of 46 cases with special emphasis on microscopic criteria for diagnosis, *Head Neck Pathol* 5:364, 2011.

Freedman PD, Lumerman H, Gee JK: Calcifying odontogenic cyst, *Oral Surg Oral Med Oral Pathol* 40:93, 1975.

Gardner DG: The dentinal changes in regional odontodysplasia, *Oral Surg Oral Med Oral Pathol* 38:887, 1974.

Gardner DG: An evaluation of reported cases of median mandibular cysts, *Oral Surg Oral Med Oral Pathol* 65:208, 1988.

Gardner DG, Girgis SS: Taurodontism, shovel-shaped incisors and the Klinefelter syndrome, *J Can Dent Assoc* 8:372, 1978.

Gardner DG, Sapp JP: Regional odontodysplasia, *Oral Surg Oral Med Oral Pathol* 35:351, 1973.

Grahnen H, Granath LE: Numerical variations in primary dentition, *Odontol Revy* 12:342, 1961.

Grahnen H, Larsson PG: Enamel defects in deciduous dentition of prematurely born children, *Odontol Revy* 9:143, 1958.

Hamner JE III, Witko CJ, Metro PS: Taurodontism: report of a case, *Oral Surg Oral Med Oral Pathol* 18:409, 1964.

Henderson HZ: Ankylosis of primary molars: a clinical, radiographic,

and histologic study, *J Dent Child* 46:117, 1979.
Hernandez GA, Castro A, Castro G, et al: Aneurysmal bone cyst versus hemangioma of the mandible, *Oral Surg Oral Med Oral Pathol* 76:790, 1993.
Holt RD, Brook AH: Taurodontism: a criterion for diagnosis and its prevalence in mandibular first molars in a sample of 1115 British school children, *J Int Assoc Dent Child* 10:41, 1979.
Howell RE, Handlers JP, Aberle AM, et al: CEA immunoreactivity in odontogenic tumors and keratocysts, *Oral Surg Oral Med Oral Pathol* 66:576, 1988.
Jasmin J, Ionesco-Benaiche N, Muller M: Latent fluorides: report of a case, *J Dent Child* 62:220, 1995.
Keith A: Problems relating to the teeth of the earlier forms of prehistoric man, *Proc R Soc Med* 6(Pt 3):103, 1913.
Kelly JR: Gemination, fusion, or both?, *Oral Surg Oral Med Oral Pathol* 45:326, 1978.
King RC, Smith BR, Burk JL: Dermoid cyst in the floor of the mouth, *Oral Surg Oral Med Oral Pathol* 78:567, 1994.
Kitchin PC: Dens in dente, *J Dent Res* 15:1176, 1935.
Krolls SO: Donalhue AH: Double-rooted maxillary primary canines, *Oral Surg Oral Med Oral Pathol* 49:379, 1980.
Leamas R, Jimenez-Planas A: Taurodontism in premolars, *Oral Surg Oral Med Oral Pathol* 75:501, 1993.
MacDonald-Jankowski DS: Glandular odontogenic cyst: systematic review, *Dentomaxillofac Radiol* 39:127, 2010.
Mathewson RJ, Siegel MJ, McCanna DL: Ankyloglossia: a review of the literature and a case report, *J Dent Child* 33:238, 1966.
Maurette PE, Jorge J, deMoraes M: Conservative treatment protocol of the odontogenic keratocyst, *J Oral Maxillofac Surg* 64:379, 2006.
Mellor JK, Ripa LW: Talon cusp: a clinically significant anomaly, *Oral Surg Oral Med Oral Pathol* 29:224, 1970.
Milazzo A, Alexander SA: Fusion, gemination, oligodontia and taurodontism, *J Pedod* 6:194, 1982.
Mlynarczyk G: Enamel pitting: a common symptom of tuberous sclerosis, *Oral Surg Oral Med Oral Pathol* 71:63, 1991.
Morningstar CH: Effect of infection of deciduous molar on the permanent tooth germ, *J Am Dent Assoc* 24:786, 1937.
Partridge M, Towers JF: The primordial cyst (odontogenic keratocyst): its tumor-like characteristics and behavior, *Br J Oral Maxillofac Surg* 25:271, 1987.
Pendrys DG: Dental fluorosis in perspective, *J Am Dent Assoc* 122:63, 1991.
Ray GE: Congenital absence of permanent teeth, *Br Dent J* 90:213, 1951.
Reaume CE, Sofie VL: Lingual thyroid: review of the literature and a report of a case, *Oral Surg Oral Med Oral Pathol* 45:841, 1978.
Redman RS: Respiratory epithelium in an apical periodontal cyst of the mandible, *Oral Surg Oral Med Oral Pathol* 67:77, 1989.
Rushton MA: Invaginated teeth (dens in dente): contents of the invagination, *Oral Surg Oral Med Oral Pathol* 11:1378, 1958.
Rushton MA: Odontodysplasia: "ghost teeth", *Br Dent J* 119:109, 1965.
Sapp PJ, Stark M: Self-healing traumatic bone cysts, *Oral Surg Oral Med Oral Pathol* 69:597, 1990.
Shafer WG: Dens in dente, *NY Dent J* 19:220, 1953.
Siponen M, Neville BW, Damm DD, et al: Multifocal lateral periodontal cysts: a report of 4 cases and review of the literature, *Oral Surg Oral Med Oral Pathol Oral Radiol Endod* 111:225, 2011.
Suchina JA, Ludington JR Jr, Madden RM: Dens invaginatus of a maxillary lateral incisor: endodontic treatment, *Oral Surg Oral Med Oral Pathol* 68:467, 1989.
Tolson G, Czuszak CA, Billman MA, et al: Report of a lateral periodontal cyst and gingival cyst in the same patient, *J Periodontol* 67:541, 1996.
Trope M: Root resorption of dental and traumatic origin: classification based on etiology, *Pract Periodontics Aesthet Dent* 10:515, 1998.
van Gool AV: Injury to the permanent tooth germ after trauma to the deciduous predecessor, *Oral Surg Oral Med Oral Pathol* 35:2, 1973.
Vorheis JM, Gregory GT, McDonald RE: Ankylosed deciduous molars, *J Am Dent Assoc* 44:68, 1952.
Weinmann JP, Svoboda JF, Woods RW: Hereditary disturbances of enamel formation and calcification, *J Am Dent Assoc* 32:397, 1945.
Yip WK: The prevalence of dens evaginatus, *Oral Surg Oral Med Oral Pathol* 38:80, 1974.
Yoshikazu S, Tanimoto K, Wada T: Simple bone cyst: evaluation of contents with conventional radiography and computed tomography, *Oral Surg Oral Med Oral Pathol* 77:296, 1994.

复习题

1. 下列哪一项是出生时就存在的缺陷？

a.异常

b.遗传缺陷

c.先天性缺陷

d.发育缺陷

2. 下列哪一项指的是牙齿的发生和组织形成？

a.牙发生

b.牙本质发生

c.釉质发生

d.牙骨质发生

3. 下列哪一项指的是仅依靠骨质的牙齿的连接？

a.融合牙

b.重叠

c.双生

d.合生牙

4. 哪种牙齿最容易消失？

a.犬齿

b.第二乳磨牙

c.第三磨牙

d.前磨牙

5. 哪种牙齿是最常见的多生牙？

a.正中额外牙

b.远中磨牙

c.副磨牙

d.Hutchinson 牙

6. 哪种牙齿最常小于正常水平？

a.下颌前磨牙

b.上颌侧磨牙

c.下颌侧切牙

d.下颌第三磨牙

7. 下列哪一项指的是出现单个牙胚试图分离的发育异常，导致形成两颗不完整的牙齿的现象？

a.融合牙

b.双生牙

c.合生牙

d.弯曲牙

8. 下列哪一项指的是由两个正常分离的相邻胚结合而引起的发育异常？

a.双生

b.重叠

c.融合

d.弯曲

9. 下列哪一项指的是牙根或牙冠的异常角度或曲线？

a.融合牙

b.双生牙

c.合生牙

d.弯曲牙

10. 下列哪一项指的是牙齿表现出延长、髓腔大、短根发育异常？

a.牙内陷

b.牙外凸

c.牛牙症

d.弯曲牙

11. 下列哪一种发育异常与死牙和根尖周病变有关？

a.牙内陷

b.牙外凸

c.牛牙症

d.鹰爪牙

12. 下列哪类牙齿最常发生额外根？

a.上颌第一前磨牙

b.上颌第三磨牙

c.下颌第一磨牙

d.上颌第一磨牙

13. 下列哪一项描述了由热性疾病和维生素缺乏引起的釉质发育不全症的表现？

a.点蚀缺陷

b.黄棕色变

c.微黑的棕色染色

d.粉白色的斑点

14. 下列哪一项与先天性梅毒引起的釉质发育不全症有关？

a.特纳牙

b.Hutchinson 牙

c.牛牙

d.牙外凸

15. 下列哪一项描述了釉质发育不全症的表现？

a.点蚀缺陷

b.黄棕色变

c.微黑的棕色染色

d.粉白色的斑点

16. 下列哪一项描述了由于缺乏萌发力而未能萌发的牙齿？

a.骨牙粘连

b.阻生牙

c.埋伏牙

d.融合牙

17. 哪种牙齿最常发生阻生？

a.远中磨牙

b.上颌和下颌第一磨牙

c.下颌尖牙

d.下颌第三磨牙

18. 下列哪一项描述了牙骨质和牙本质融合牙齿并且阻止了下面恒牙发生的现象

a.合生牙

b.埋伏牙

c.骨牙粘连

d.融合牙

19. 下列哪一类囊肿不是牙源性囊肿？

a.含牙囊肿

b.始基囊肿

c.正中腭囊肿

d.侧牙周囊肿

20. 根尖周囊肿最常见的原因是：

a.龋齿

b.创伤

c.恶性浸润

d.食物嵌塞

21. 哪类囊肿是在正在发育的牙齿的牙冠周围形成的牙源性颌骨囊肿？

a.冠囊肿

b.含牙囊肿

c.侧牙周囊肿

d.萌出期囊肿

22. 哪一囊肿代替了牙齿生长？

a.含牙囊肿

b.始基囊肿

c.卵泡囊肿

d.OKC

23. 哪一囊肿以独特的微观外形及频繁复发为特征?

a.残余囊肿

b.骨内囊肿

c.OKC

d.萌出期囊肿

24. 侧牙周囊肿是根据其出现的位置被定义的。在哪一位置最容易出现侧牙周囊肿?

a.下颌第三磨牙区域

b.上颌粗隆区域

c.上颌前磨牙之间

d.下颌尖牙和第一前磨牙之间

25. 牙齿对于下列囊肿至关重要,除外:

a.鼻腭管囊肿

b.腭乳头囊肿

c.含牙囊肿

d.根尖周囊肿

26. 哪一囊肿以梨形为特征?

a.球状上颌囊肿

b.正中腭囊肿

c.切牙管囊肿

d.正中下颌囊肿

27. 下列哪一项描述了拔出冒犯齿后遗留的根尖周囊肿?

a.牙周囊肿

b.牙龈囊肿

c.牙源性囊肿

d.残余囊肿

28. 哪一肿瘤会使患者抱怨吞咽困难?

a.甲状舌管囊肿

b.正中腭囊肿

c.静止性骨囊肿

d.创伤性骨囊肿

29. 哪一种囊肿被认为是假性囊肿?

a.OKC

b.创伤性骨囊肿

c.淋巴上皮囊肿

d.始基囊肿

30. 如果X线片出现多房囊性病区,除OKC外,口腔科医师会怀疑是哪一囊肿?

a.球状上颌囊肿

b.动脉瘤性骨囊肿

c.骨腔囊肿

d.根尖周囊肿

31. 下列哪一项指的是舌与口腔底的黏附力?

a.牙齿与牙槽骨粘连

b.舌系带短缩

c.无牙症

d.釉质发生

32. 哪一部位是先天性唇瘘的最常见位置?

a.接合处

b.人中

c.鼻唇沟

d.颏唇沟

33. 下列哪一项指的是位于盲孔和会厌之间的后舌背上的甲状腺组织的异位肿块?

a.甲状腺囊肿

b.甲状腺肿瘤

c.舌扁桃体

d.舌甲状腺

34. 下列哪一项指的是牙齿的全部消失?

a.无牙症

b.少牙症

c.多生牙

d.过小牙

35. 下列哪一项指的是缺少一颗或更多的牙齿?

a.无牙症

b.少牙症

c.多生牙

d.过小牙

36. 哪颗牙齿是第二常见的多生牙?

a.牛牙

b.正中额外牙

c.副磨牙

d.远中磨牙

37. 下列哪一项指的是异常的过小牙?

a.牛牙

b.巨牙症

c.过小牙

d.少牙症

38. 下列哪一项指的是异常的过大牙?

a.牛牙

b.肢端肥大症

c.巨牙症

d.少牙症

39. 下列哪一项是釉质的最常见部位?

a.上颌磨牙

b.上颌第二前磨牙

c.下颌前磨牙

d.下颌磨牙

40. 哪一部位是发生畸形舌侧尖的最常见部位?

a.犬齿

b.切牙

c.臼齿

d.前磨牙

41. 哪一项指的是位于上下齿咬合面的副尖?

a.桑树尖

b.畸形舌侧尖

c.牙内陷

d.牙外凸

42. 哪一项指的是由乳牙感染引起的恒牙釉质发育不全症?

a.Hutchinson 牙

b.爪齿

c.特纳牙

d.Gorlin 牙

43. 哪一项指的是摄入氟引起部分区域变色的异常现象?

a.点蚀缺陷

b.发育缺陷

c.斑驳缺陷

d.外源性染色

44. 哪一项指的是在 X 线片中像阴影一样的牙齿?

a.牛牙症

b.牙釉质钙化不全

c.局限性牙齿发育不良

d.釉质发育不全症

45. 哪一项指的是由于实质障碍无法萌发的牙齿?

a.融合牙

b.骨牙粘连

c.埋伏牙

d.阻生牙

46. 下列各项均能导致牙齿的内源性染色,除外:

a.四环素

b.血型不相容

c.青霉素

d.新生儿肝脏疾病

47. 釉质发育不全症是由哪种损伤引起的?

a.成齿质细胞

b.成釉细胞

c.成纤维细胞

d.成牙骨质细胞

48. Hutchinson 牙及桑葚状磨牙与什么有关?

a.牙齿发育异常

b.先天性梅毒

c.新生儿肝脏疾病

d.热性疾病

49. 胎生牙出现于:

a.在子宫内两个月时

b.出生时

c.1 月龄后

d.6 月龄时

50. 如果一例患者失去不包括第三磨牙的六颗牙齿，这种情况被称为：

a.多生牙

b.先天性多牙缺失

c.少牙症

d.过小牙

51. 一颗牛牙具有下列选项中的哪一项特征？

a.畸形舌侧尖

b.髓腔延长

c.长根

d.额外根

52. 摄入氟导致的釉质发育不全症可能影响下列选项中的哪一项？

a.上颌后牙

b.所有牙齿

c.一颗牙齿

d.下颌切牙

53. 在骺板闭合前，脑垂体产生加快生长的激素被称为：

a.呆小病

b.肢端肥大症

c.毒性弥漫性甲状腺肿

d.巨人症

54. 由于实质障碍而不能萌发的牙齿是：

a.骨牙粘连

b.阻生牙

c.埋伏牙

d.融合牙

55. 下列没有骨头的囊肿均为假性囊肿，除外：

a.动脉瘤性

b.单纯性

c.有齿的

d.外伤的

56. 根尖周囊肿依靠什么进行诊断？

a.X 线片

b.显微检查

c.纸浆试验

d.临床疼痛报告

57. 含牙囊肿通常在哪一未萌发或阻生牙中被发现？

a.上颌尖牙

b.远中磨牙

c.下颌第三磨牙

d.上颌第三磨牙

58. 正中旁唇窝通常发生于：

a.接合处

b.下唇中线区域

c.上唇中央

d.上唇黏膜

59. 在下列骨囊肿中，哪一项是侧牙周囊肿的变体？

a.牙龈囊肿

b.葡萄状囊肿

c.OKC

d.始基囊肿

60. 下列哪一项对于诊断 OKC 十分必要？

a.X 线片特征

b.损伤病史

c.临床推广的程度

d.组织病理学特征

第5章大纲

症状/疾病	病因	年龄/种族/性别	部位
舌系带短缩	发育相关	*	舌骨/口底
口角性唇凹 *正中唇旁凹*	发育相关	*	连合的唇部(口角)
舌甲状腺 *甲状舌骨软骨*	发育相关	*	后部、舌背 在盲孔和会厌之间
含牙囊肿 *成釉细胞瘤* *OKC* *牙源性腺瘤样肿瘤*	发育相关	年轻人	在未断裂的牙冠、阻生牙、新生牙
萌出期囊肿 *含牙囊肿* *瘘*	发育相关	儿童	断裂牙周围的软组织
始基囊肿 *OKC*	发育相关	年轻人	最常见于下颌第三磨牙
OKC *成釉细胞瘤* *骨囊肿*	发育相关(牙板)	最常见于20~30岁	最常见于下颌后部
LPC和BC *根尖周囊肿*	发育相关(牙板)	男性易感，中位年龄为50~60岁	牙根边缘面 下颌尖牙—前磨牙区域
牙龈囊肿 *瘘管(龈脓肿)* *弗迪斯颗粒* *黏液囊肿*	发育相关(牙板)	中位年龄为50~60岁	下颌尖牙—前磨牙区域的软组织
腺牙源性囊肿	发育相关	中位年龄为40~50岁	最常见于上颌前缘和下腭后缘
鼻腭管囊肿 *根尖周病变* *牙根囊肿*	发育相关	男性易感 40~60岁	上颌前缘 鼻腭管 切牙乳头
正中腭囊肿 *多形性腺瘤*	发育相关	*	硬腭中线后缘到切牙乳头
球状上颌囊肿 *巨细胞肉芽肿* *根端囊肿*	不清	*	上颌门牙边缘和尖牙之间
正中下颌囊肿 *创伤性骨囊肿*	未知	*	下颌中线

临床特点	影像学特点	显微镜下特点	治疗	诊断流程
舌系带的完全或部分融合到下颌切牙的口腔或侧牙龈	N/A	N/A	外科手术移除一部分舌系带	临床
在嘴角处有微小的盲区	N/A	N/A	无	临床
一大块组织位于环绕着的乳头状凸起的中线	N/A	正常甲状腺组织	通常无 如果组织较大，也许可将其移除	临床 实验室检查(确认甲状腺组织)
当足够大时可以取代牙齿	边界清晰单室的射线透射性显影	囊肿立方排列成鳞状上皮	切除囊肿及受累牙齿	影像学检查 显微镜检查
在发病牙齿部位出现肿胀	N/A	囊肿立方排列成鳞状上皮	通常无 牙齿通过囊肿而发病	影像学检查 显微镜检查
无症状	边界清晰的射线透射性显影	囊肿立方排列成鳞状上皮	外科手术切除囊肿	影像学检查
当病灶足够巨大时会引起颊部肿胀	边界清晰且多房性的病灶	囊肿由8~10层副角化的波纹状鳞状上皮构成 病灶部位出现栅栏状基底细胞层	手术移除囊肿及周围的骨质	显微镜检查
无症状	LPC单囊且射线透过率高	非角化的鳞状上皮包绕及局部增厚	手术移除	显微镜检查 影像学检查
附着的牙龈或齿间乳头凸起或肿胀	N/A	囊肿内有较薄的无角化鳞状上皮，上皮可能有焦化增厚	外科手术切除囊肿	临床 显微镜检查
可能导致骨头肿大	单室或多室的射线透射性显影	显微镜下囊肿由立方状柱状上皮细胞排列而成，有微囊和灶状增厚	外科手术切除囊肿	影像学检查 显微镜检查
无症状 在尖锐的乳头区域有粉红色凸起	上颌中央门牙之间的界限清楚 开放心形的放射性显影	囊肿由鳞状或呼吸道上皮细胞排列而成，血管和小神经在囊肿壁上	外科手术切除囊肿	影像学检查 显微镜检查
如果较大，在硬腭中线处有肿胀	单室X线透射性显影	囊肿内衬层状鳞状上皮，周围环绕致密的纤维结缔组织	外科手术切除囊肿	影像学检查 显微镜检查
无症状	梨形X线透射性显影	囊肿介于鳞状上皮和肺上皮细胞之间	外科手术切除囊肿	影像学检查 显微镜检查
一般无症状 如果较大，可能会导致下颌骨舌面扩大	在下颌门牙位置下方有良好的外切放射性显影	囊肿由鳞状上皮排列而成	外科手术切除囊肿	影像学检查 显微镜检查

(待续)

(续表)

症状/疾病	病因	年龄/种族/性别	部位
鼻唇囊肿	发育相关	女性:男性为4:1,40~50岁	面部软组织 鼻唇沟区
颈部淋巴上皮囊肿 *(腮裂囊肿)和口腔内部淋巴上皮囊肿* *淋巴管瘤* *口咽鳞状细胞癌*	发育相关(上皮包埋于淋巴组织或淋巴结)	*	胸锁乳突肌前部边缘 口内区:后舌骨边缘和口底区
真皮囊肿	头囊上皮	*	面部和颈部皮肤
皮样囊肿 *舌下囊肿*	发育相关	出生时或儿童早期	口底前部
甲状舌管囊肿 *皮样囊肿* *腮囊肿* *甲状舌管赘生物*	发育相关	通常于20岁被诊断	沿甲状舌管从盲孔至舌骨下方甲状腺的正常位置
静态骨囊肿(Stafne缺陷) *始基囊肿*	发育相关(下颌骨后缘语言方面受影响) 可以单侧,可以双侧	男性易感	下颌前角 毗邻下颌管
无牙症	发育相关	*	牙弓任何部位
少牙症	发育相关	*	上颌第三磨牙 下颌第三磨牙 上颌侧切牙 下颌第二前磨牙
多生牙	发育相关	*	上颌>下颌
正中多生牙	发育相关	*	上颌中切牙中线
远中磨牙	发育相关	*	第三磨牙远侧
过小牙	发育相关	*	上颌侧切牙 桩的侧面是最常见的上颌第三磨牙
巨牙症	发育相关	*	任何牙齿
双生牙	发育相关	*	乳牙>恒牙 前牙>后牙

临床特点	影像学特点	显微镜下特点	治疗	诊断流程
鼻唇沟区或唇侧黏膜区的扩张或肿胀	N/A	囊肿内衬呼吸道上皮细胞(带杯状细胞的假复层纤毛柱状上皮)	外科手术切除	临床 显微镜检查
腮裂囊肿出现于颈外侧颈部的球状区域内,呈黄色,轮廓分明,呈凸起结节	N/A	囊肿内衬层状鳞状上皮,周围环绕淋巴组织	外科手术切除	显微镜检查
可移动的肿物	N/A	囊肿内衬角化层状鳞状上皮,充满角蛋白鳞片	外科手术切除	显微镜检查
如果足够大,可取代舌道的一致性	N/A	囊肿内衬层状鳞状上皮,周围有结缔组织壁的毛囊且在囊壁中可见腺体	外科手术切除	显微镜检查
低于舌骨隆起或颈部中线的肿胀	N/A	囊肿内的甲状腺上皮 组织与囊肿的结缔组织壁相关联	外科手术切除 完全切除囊肿和呼吸道	显微镜检查
无症状	牙龈下透过度高的病灶	不是真正的囊肿(假性囊肿) 在低压环境下正常的唾液腺组织表现	无须治疗	影像学检查
所有乳牙/恒牙缺失	所有牙齿消失	N/A	用假体替代	临床
一颗或多颗牙齿缺失	一颗或多颗牙齿缺失缺失	N/A	用假体替代	临床 影像学检查
一颗或多颗牙齿缺失;通常比正常的小;长或不长牙	一颗或多颗额外牙齿	N/A	可能有必要拔除	临床 影像学检查
最普遍的异生齿;长或不长牙 外观通常为圆锥形,较小	上颌骨中间前部出现额外的牙齿	N/A	拔除 无须治疗	临床 影像学检查
第二常见的多生牙 嵌入齿	额外的牙齿远侧是第三磨牙	N/A	无须治疗 拔除	临床 影像学检查
受影响的牙齿看起来比正常的小 一颗或多颗牙齿受累	牙齿比正常的小	N/A	如果断裂,修复一颗类似的正常牙	临床 影像学检查
受影响的牙齿看起来比正常的大 一颗或多颗牙齿受累	牙齿比正常的大	N/A	无须治疗	临床 影像学检查
牙齿看起来比正常的大,牙冠外观较分裂,牙齿数目正常	外观好像是一颗牙,牙冠被分成两部分,还有一个常见的根洞	N/A	如果外观较差,用类似正常的牙齿替换	临床 影像学检查

(待续)

（续表）

症状/疾病	病因	年龄/种族/性别	部位
融合牙	发育相关	*	乳牙>恒牙 前牙>后牙 切牙
合生牙 *牙骨质增生*	发育相关	*	上颌磨牙
弯曲牙	发育相关	*	任何牙齿
釉质珠 *牙外凸*	发育相关	*	上颌磨牙（牙根分叉区）
鹰爪牙	发育相关	*	切牙
牛牙症	发育相关	*	磨牙
牙中牙	发育相关	*	前部>后部 上颌和下颌门牙 上颌侧切牙
牙外凸	发育相关	*	上颌前磨牙、磨牙
额外根	发育相关	*	上颌和下颌第三磨牙、前磨牙及犬齿
釉质发育不全症 *牙釉质发育不全*	热性疾病或牙齿发育时期维生素缺乏 局部感染或创伤 牙齿发育阶段氟摄入过多 先天性梅毒 产伤、早产、先天性因素	*	未成熟的中切牙和侧切牙 未成熟的上颌切牙和下颌磨牙 所有未成熟牙齿 未成熟的切牙和磨牙 任何牙齿
牙釉质钙化不全 *牙釉质发育不全*	成熟期釉质损伤	*	任何牙齿
牙的内源性着色 *发热* *氟中毒*	服用四环素或在牙齿发育过程中全身症状的影响	*	任何牙齿
局限性牙齿发育不良 *牙瘤*	发育相关	*	同一象限内的几个牙 乳牙或恒牙 上颌>下颌
阻生牙 *埋伏牙*	发育相关	*	上颌或下颌第三磨牙 上颌尖牙
骨牙粘连 *埋伏牙*	发育相关	*	最常见于恒牙

注：在鉴别诊断中，应考虑特定症状/疾病下的斜体字所列项目。
N/A：不适用。
*：文中未包含特殊信息。

临床特点	影像学特点	显微镜下特点	治疗	诊断流程
邻近牙齿混合在一起,可见大牙冠	外观好像是一颗牙,牙冠被分成两部分,还有一个常见的根洞	N/A	如果外观较差,用类似正常的牙齿替换	临床 影像学检查
临床不可见	外形上牙齿似乎通过根部与邻近牙齿相连接	N/A	无须治疗	影像学检查
临床不可见	牙根有尖锐的转弯	N/A	无须治疗	影像学检查
临床不可见	牙根部似乎是一个瓷性的球体	N/A	无须治疗	影像学检查
牙冠出现于正常表面,附件尖端坐落于扣带区域	出现牙齿异常的短根和分叉区牙 髓腔异常增大	N/A	如果尖端干扰咬合,就要进行牙尖去除和牙齿修复	临床
无法进行临床观察 牙冠看似正常	牙髓腔增大,根系较长,根尖较短	N/A	无须治疗	影像学检查
牙齿可能表现正常或呈挂钩形状	牙釉质内嵌牙冠	N/A	如果牙齿较为重要,进行预防性修复 如果不重要,行根管治疗	临床 影像学检查
在咬合表面上可见副牙釉质尖头	可见牙髓在副尖上延伸	N/A	无须治疗	临床
无法进行临床观察	可见额外的牙根	N/A	无须治疗	影像学检查
牙冠上有一排或多排细小的深坑和污渍	N/A	N/A	如果需要,可通过修复去改善牙齿表面	临床
牙冠上有一层黄褐色,可能出现点蚀和牙釉质畸形	N/A	N/A	如果需要,可通过修复去改善牙齿表面	临床
牙冠有斑驳的颜色,从白垩的白点到棕黑色	N/A	N/A	可通过修复或漂白使外形更美观	临床
Hutchinson 牙呈螺丝刀形状	N/A	N/A	全覆盖牙冠	临床
桑葚状磨牙外表形似浆果	N/A	N/A		临床
牙冠可能有凹陷、凹槽或染色 牙冠上有白色斑点	N/A	N/A	如果需要,可通过修复去改善牙齿表面	临床
用四环素染色,牙冠呈黄绿色或棕黄色	N/A	N/A	如果需要,可通过修复去改善牙齿表面	临床
受累牙齿不会长出来或不完全长出来	降低了所涉及牙齿的放射密度。牙齿看起来像阴影一样,有较大的浆室和较薄的珐琅质	*	拔除	临床 影像学检查
牙齿不会长出	受累牙齿被骨头包围	N/A	外科手术拔除	临床 影像学检查
一种骨牙粘连的牙齿,可防止永久性牙齿不生长	骨牙粘连的牙齿不显示床牙周韧带的空间	N/A	拔除	临 影像学检查

(刘苠文 译 乔雪 校)

第 6 章

遗传学

Heddie O. Sedano

学习目标

在学习完本章后，学生应能够：

1. 定义本章词汇表中的每个单词。
2. 定义并探讨染色体。
3. 完成下列与正常细胞分裂有关的内容：
   - 说明有丝分裂的目的。
   - 解释有丝分裂的四个阶段。
   - 说明减数分裂的目的。
   - 解释减数分裂的两个步骤。
4. 解释 Lyon 假说的含义并举例说明其临床意义。
5. 探讨染色体的分子组成，包括脱氧核糖核酸和核糖核酸。
6. 解释两种类型的染色体异常，并解释染色体总体异常的含义，举出染色体总体异常导致的三种综合征。
7. 完成下列与遗传模式相关的内容：
   - 列出本章所介绍的四种遗传模式。
   - 解释伴 X 染色体连锁遗传的含义。
8. 说明以下影响牙龈和牙周组织的遗传疾病的遗传模式、口腔表现及特征性面容：周期性中性粒细胞减少症、慢性中性粒细胞减少症、掌跖角化过度–牙周破坏综合征、局灶性掌趾和牙龈角化过度、牙龈纤维瘤病及 Laband 综合征。
9. 说明以下影响颌面部的遗传疾病的遗传模式及口腔特征性表现：巨颌症、软骨外胚层发育不良综合征、锁骨颅骨发育不全、Gardner 综合征、下颌面骨发育不全(Treacher Collins 综合征)、痣样基底细胞癌综合征、成骨不全、下颌隆凸、腭隆凸及上颌骨外生骨疣。
10. 说明以下累及口腔黏膜的遗传疾病的遗传模式及口腔特征性表现：唇腭裂、遗传性出血性毛细血管扩张症(Osler–Rendu–Parkes Weber 综合征)、多发性黏膜神经瘤综合征、嗜铬细胞瘤、外周神经纤维瘤病、Peutz–Jeghers 综合征及白色海绵状斑痣(Cannon 病)。
11. 说明以下累及牙齿的遗传疾病的遗传模式及口腔特征性表现：釉质发育不全、牙本质发育不全、牙本质发育不良、少汗性外胚层发育不良、低磷酸酯酶症、低磷血症抗维生素 D 佝偻病、钉状上颌侧切牙缺失及长冠牙。

❖词汇

巴尔小体：失活的 X 染色体中凝缩的染色质，可见于女性细胞核周围。

表现度：一种性状或特征的临床表现程度。

表型：是个体体格、生物化学和生理学特性的总和。基因型是由遗传组成的，表型是其可观察到的外在表现。

不分离：在遗传学中，当交叉的两条染色体不分离时，两者均迁移至同一细胞。

长冠牙：显性和隐性遗传的磨牙异常，特征为髓室增大、牙髓底部尖端移位及釉牙骨质交界不收缩。

常染色体：非性染色体，在男性和女性中相同。

纯合子：在等位基因座上具有相同基因的个体。

单倍体：只有一套染色体，配子是单倍体。

等位基因:位于一对染色体同一水平或相同基因座的基因,决定相同的功能或特征。

多基因遗传:涉及一种以上遗传因素的遗传模式,有时有环境因素参与。

二倍体:有两套染色体,有正常的体细胞结构。

发育不全:未发育完全的。

核糖核酸:即RNA,所有细胞中都含有的单链多聚核苷酸,不同类型的RNA在细胞产生蛋白质的过程中发挥着不同的功能。

核糖体:细胞质细胞器,在RNA提供遗传密码的基础上,蛋白质在核糖体上形成。

核型:一个细胞核的全部染色体,引申为按Denver标准分类法排列的染色体组成的显微照相图。

基因:遗传单位,从一代传给一代,位于染色体上,由核苷酸序列组成。

基因座:基因在染色体上占据的位置。

减数分裂:原始生殖细胞的两步分裂,将4n DNA减数至1n DNA。

精子:成熟的雄性生殖细胞。

卵子:成熟的雌性生殖细胞。

埋伏牙:牙齿已发育但未萌出。

密码子:DNA中编码一个氨基酸的三个碱基序列。

配子:精子或卵子。

染色单体:以中心粒相连的一条染色体的两端的任意一半。

染色体:位于细胞核中,并在其上发现基因的结构。

染色质:形成染色体物质[脱氧核糖核酸(DNA)]的总称。

三体:具有一条额外的相同染色体的一对染色体。

少汗症:异常的汗腺分泌减少。

少毛症:少于正常毛发数量的现象。

突变:遗传物质分配的永久性改变。

脱氧核糖核酸:即DNA,由双链多聚核苷酸组成的一种物质,两条链围绕中心轴环绕以形成双螺旋;是氨基酸形成的基本遗传密码或模板。

外显率:指个体携带的主要基因或其所决定的遗传性状表现出来的频率。

携带者:在遗传学中,指一个临床表现正常但可传递隐性性状或特征的杂合子个体;另一个是低外显率的常染色体显性遗传的纯合子个体。

眼缺损:眼的一种先天性缺陷,是在下眼睑外部的凹陷。

遗传异质性:具有多种遗传模式。

异位:染色体的一个部分与另一条染色体相连。

隐性:一种性状在常染色体中有双基因(纯合子)时可表现,或如果该性状是X染色体连锁遗传时,男性X染色体上的单基因也可表现出来。

有丝分裂:体细胞的分裂方式,使两个子细胞得到相同数量的相同染色体。

杂合子:在等位基因座上具有两种不同基因的个体。

中期:细胞分裂的一个阶段,染色体沿着细胞的赤道平面均匀排列,此时观察最明显。

中心粒:染色体的收缩部分,将染色体长臂与短臂分开。

综合征:同时出现的一组症状或特征。

遗传学是研究遗传和遗传性状表达的科学。本章的主要目的是向口腔医学工作者介绍一些遗传学的基本概念及一些口腔遗传疾病的临床表现,其中包括对很多综合征的描述。在之前章节中介绍过,**综合征**是指同一患者同时出现的一组特征性症状和体征的总和,本章所介绍的综合征是遗传的,但也包含一些非遗传性疾病,如AIDS。此外,综合征的一部分表现也可单独出现。例如,唇裂和腭裂可作为一些综合征的表现同时发生,也可单独发生。对综合征进行分类较困难,因为它们多由一些相关的异常表现构成,且这些异常表现不一定始终出现在患有该综合征的所有患者中。

"**表型**"这一术语在本章中会经常出现,用于表示个体的物理、生化和生理特征。表型可以是遗传因素影响的结果,或受遗传和环境因素共同影响。

在本章中,与前述章节类似,将首先介绍基本概念。这些概念将出现在后续特定遗传疾病的描述中。

染色体

从一代传递给下一代的遗传单位称为**基因**,基因位于细胞核内的**染色体**上。只有当细胞核和细胞在分裂时可以使用显微镜观察到染色体(图6.1),其他时期遗传物质分散于细胞核内(见图6.1)。人体的每一个细胞,除生殖细胞(卵子和精子)外,均含有46条染色体,其中50%的染色体来源于父亲,另50%来源于母亲。

染色体包含脱氧核糖核酸(DNA)、DNA指导细

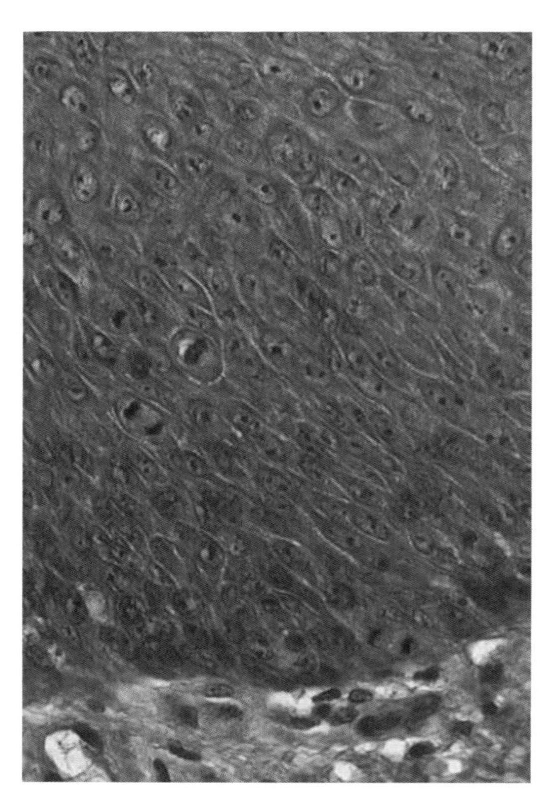

图 6.1 高倍镜下显微照片显示几个可见染色体及具有分散细胞核染色质的分裂中的细胞。

胞的氨基酸、多肽及蛋白质合成。此外，DNA 可自我复制，产生精确的自我复制产物，通过细胞分裂过程形成与原始细胞相同的细胞。

正常细胞分裂

有丝分裂

人体内除卵子和精子外的所有细胞都称为**体细胞**。细胞分裂通过**有丝分裂**完成，经历的时间是体细胞寿命的一部分，称为**有丝分裂周期**。有丝分裂的功能是染色体精确复制，通过母细胞分裂，将一组与母细胞相同的染色体分配到子细胞中。细胞分裂完成及发生下一次分裂之前，细胞进入 **G_1 期**，**S 期**在 G_1 期之后，是 DNA 复制发生的时期。**G_2 期**在 S 期之后，在有丝分裂开始时结束。细胞周期如图 6.2 所示。

有丝分裂时期

有丝分裂由四个时期组成：①前期；②中期；③后期；④末期。每个时期染色体分布均有特殊的方式。在**中期**，染色体染色深，几乎对称地排列在细胞中心或赤道平面两侧。中期染色体外观类似字母 X（图 6.3），有一对“长臂”，也称 q 臂（见图 6.3，3），一对“短臂”，又称 p 臂（见图 6.3，1）。中期染色体的大小及长短臂的长度各异。所有染色体上均存在缢痕，是染色体长短臂的连接点，称为**中心粒**（见图 6.3，2）。中期染色体实际上由互相垂直的两个相同的半部分组成，每个半部分由左边或右边部分及长臂和中心粒的一半组成。每个相同的半部分称为**染色单体**（见图 6.3，4）。在中期，每条染色单体都含有一分子 DNA，因此，每条染色体的 DNA 含量是双倍的（图 6.4）。细胞分裂发生时，细胞一分为二，每条染色体在中心粒处垂直分离，46 条染色单体（即将变成染色体）组成一个子细胞，另外 46 条染色单体组成第二个子细胞。在前期，染色体趋向于中期方式排列，在后期和末期，染色单体处于分离过程中。

减数分裂

原始生殖细胞（卵原细胞、精原细胞）均含有 46 条染色体。成熟生殖细胞（卵子、精子）含有 23 条染色体。**减数分裂**为细胞分裂的特殊类型，分为两步。原始生殖细胞将染色体数目减半变为成熟生殖细胞。原始生殖细胞有两个染色体组，称为**二倍体**。“倍体”意为染色体组的数目，前缀数字表示染色体倍性的等级，“二倍体”即为二。在成熟生殖细胞（或**配子**）中，细胞含有体细胞 50%数目的染色体，称为**单倍体**。在细胞尚未分裂时期，二倍体细胞的 DNA 成分是 2n DNA；

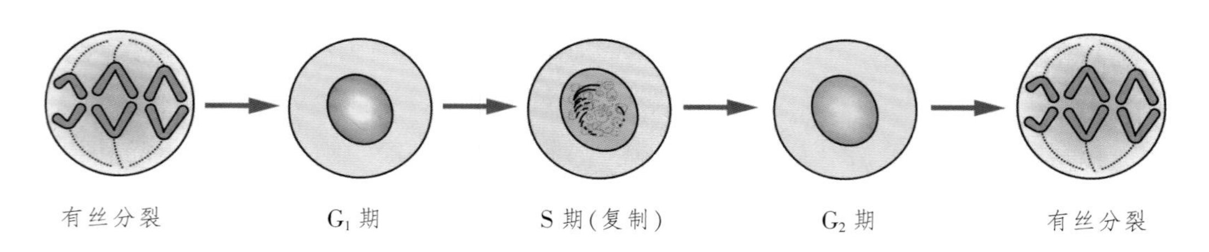

图 6.2 有丝分裂周期示意图显示有丝分裂的结束，其后是有丝分裂 G_1 期、S 期、G_2 期及下一次有丝分裂。

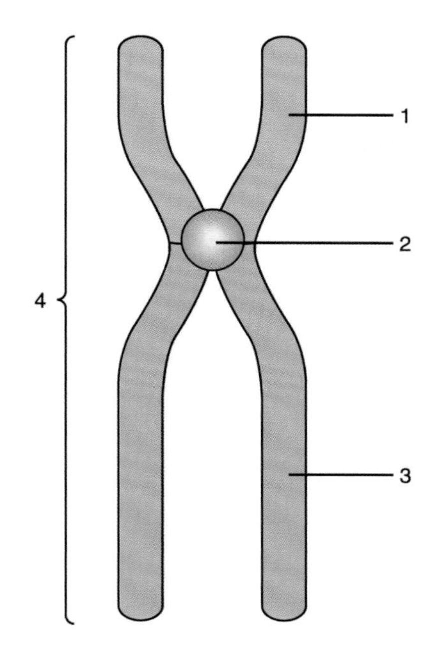

图 6.3 中期常染色体显示:①短臂;②中心粒;③长臂和④染色单体。

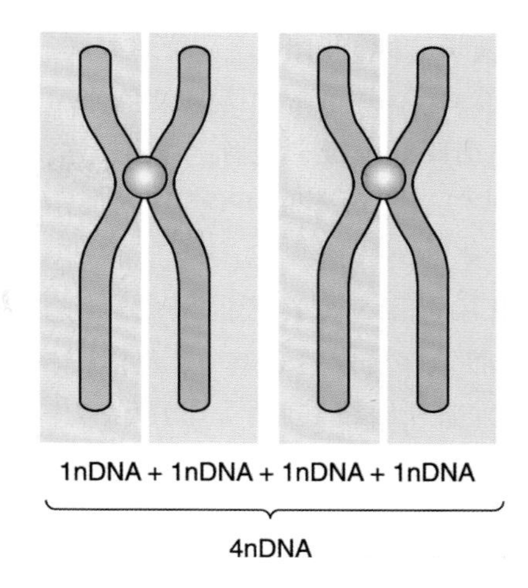

图 6.4 中期染色体对,每条染色单体代表 1n DNA。

在中期加倍,为 4n DNA。减数分裂的两个阶段结束后,4n DNA 减少至 1n DNA。这两个阶段称**第一次减数分裂**和**第二次减数分裂**。这种减数对维持人体染色体数目来说是必要的。一个新胚胎中每个细胞必须含有 46 条染色体,与其亲代相同。因此,生殖细胞需要形成 46 条染色体。如果两个含有 46 条染色体的细胞相结合,形成的细胞将含有 92 条染色体。

第一次减数分裂

在原始生殖细胞发生第一次减数分裂之前,细胞发生一次 DNA 复制,与体细胞 S 期的 DNA 复制相同。复制结束后,每对染色体配对相邻排列,着丝点对齐(图 6.5A)。这种配对不出现在有丝分裂中。配对后,两条染色体在不同位置建立准确连接。这些连接称为**交叉**(意为 X 形),并确定交换点(图 6.5B)。这种交叉实现了在一对染色体(同源染色体)中,其中一条染色体的染色单体与另一条染色体的染色单体之间的交换(图 6.5C)。第一次减数分裂的这种特殊方式发生于中期。第一次减数分裂的中期后,染色体彼此分开,但并未发生中心粒的分裂。染色体保持完整,最终一对同源染色体中的两条染色体分别迁移到一个新的细胞,每个细胞中含有 23 条染色体,但含有二倍的 DNA 总量。在这种迁移过程中,父系和母系的染色体随机分离,从而通过创建新的染色体组合来确保物种的多样性。

有时,交换的染色体不会分开,并且均迁移到同一个细胞。这种现象称为**不分离**,导致含有额外染色体的生殖细胞形成。如果发生这种情况,且该生殖细

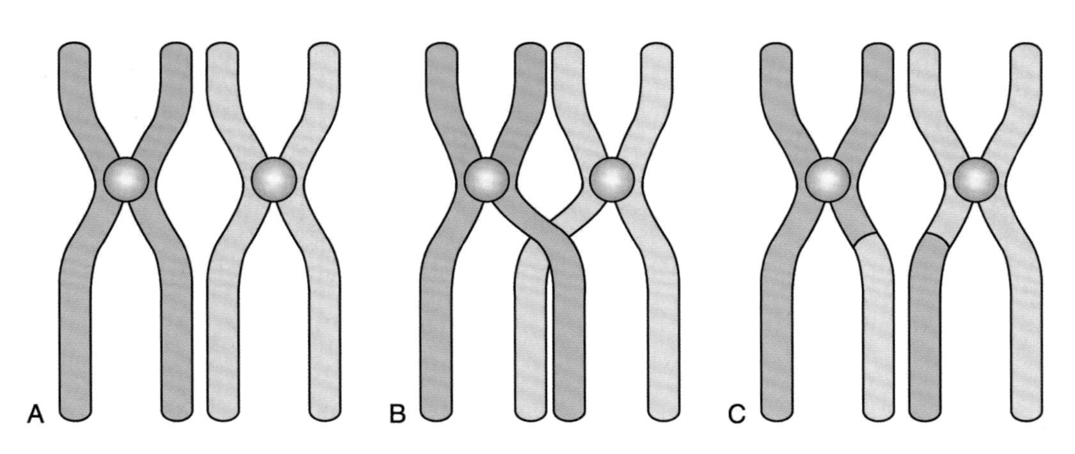

图 6.5 同源常染色体在第一次减数分裂(A)中排列,在第一次减数分裂的中期交叉(B)和交叉后的交换区段(C)。

胞(**卵子**或**精子**)参与胚胎的形成,则该胚胎含有三条染色体(三体)而不是正常的两条染色体。这种异常的一个例子是**唐氏综合征**,也称为**21 三体**,即有三条21号染色体(三体)而不是两条。目前已有报道过几种不同染色体的三体性。

雌性胚胎卵子发育在产前生命的约第三个月开始,未来的卵子保持悬浮状态,染色体交换从出生时开始,直到排卵开始结束。在排卵开始时,第一次减数分裂完成。与男性精子发育相比,不分离现象在女性卵子发育中较为常见。这可能是因为卵子发育经历较长时期的染色体交换,因此,女性年龄越大,排出三体卵的概率越大,生出患有唐氏综合征或其他三体疾病的婴儿的概率越高。

第二次减数分裂

减数分裂的第二阶段基本上是有丝分裂,其中每条染色体纵向分裂。在第二次减数分裂之前无DNA复制。分裂后,形成两个细胞,每个细胞含有适量的DNA(1n DNA)(图 6.6)。

染色体不分离可发生于第一次和第二次减数分裂期间。如果不分离发生于第二次减数分裂中,则染色体不会分裂,且一个子细胞具有完整的染色体,而另一个子细胞中则无染色体。

受精后,卵子和精子的染色体每个均含有1n DNA,独立凝聚形成圆形结构,每个都称为原核。这些原核中的DNA复制,形成一组完整的23条染色体,每个都是母系和父系的原核。当这些原核细胞膜破裂时,46条染色体随机混合,启动第一次细胞分裂(有丝分裂),从而促进新胚胎的发育。

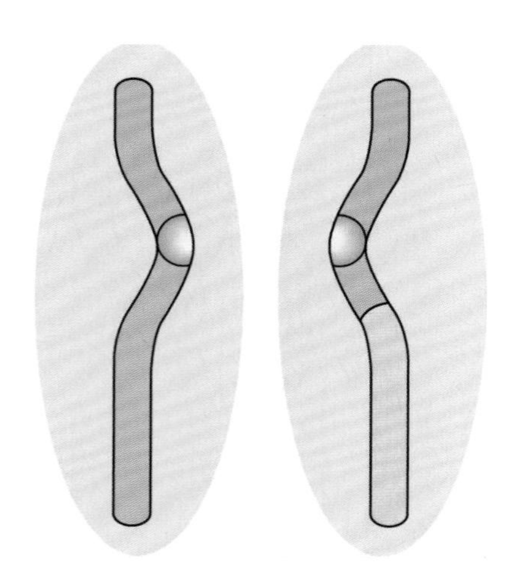

图 6.6 第二次减数分裂后的两个单倍体细胞,每个具有1n DNA。

Lyon 假说

性染色体在女性中被指定为XX,在男性中被指定为XY。在胚胎发育的早期阶段(可能在第二周结束时),雌性胚胎的每个细胞中的一条X染色体的遗传活性被灭活。这种失活是一个随机过程,发生于从父亲那里得到的其中一条X染色体。活化的染色体分散在细胞核中。当细胞不分裂时,失活的染色体仍保持收缩,形成称为**巴尔小体**的结构。

巴尔小体只见于女性细胞中。在光学显微镜下可以很容易地看到巴尔小体,特别是在细胞学涂片中,包括从口腔黏膜获得的细胞。巴尔小体在核周边显示为暗点(图 6.7)。

雌性胚胎中一条X染色体的这种失活被Mary Lyon所证实,被称为**Lyon 假说**。这一假说对于位于X染色体上的基因引起的女性**携带者**具有有趣的临床意义,这将在本章的后面进行详细解释。

染色体的分子组成

DNA

染色体含有脱氧核糖核酸(**DNA**)。DNA含有携带所有遗传信息的基本编码或模板。DNA的基本单位称为**核苷酸**,由含氮碱基、五碳糖(脱氧核糖)和磷酸组成。含氮碱基有四种:腺嘌呤(A)、鸟嘌呤(G)、胸腺嘧啶(T)及胞嘧啶(C)。这些多聚核苷酸链盘绕形成**双螺旋结构**(图 6.8)。在DNA中,腺嘌呤与胸腺嘧啶结合,鸟嘌呤与胞嘧啶结合,这是一种普遍的排列,在所有物种中都是相同的,从细菌到人类,只有少数例外。因此,腺嘌呤与胸腺嘧啶的比例(A/T)总是相等的,鸟嘌呤与胞嘧啶的比例(G/C)也相等。人类G/C对的频率是A/T对的4倍。在图6.8中,多聚核苷酸链以相反方向垂直延伸。因此,腺嘌呤、鸟嘌呤和胞嘧啶(AGC)的序列总是与胸腺嘧啶、胞嘧啶和鸟嘌呤(TCG)的相反序列相匹配。

在图6.8中,多聚核苷酸链的水平方向是核苷酸。每对核苷酸通过氢键连接,用虚线表示,水平重复这种排列以形成DNA的多核苷酸双螺旋梯(或螺旋)

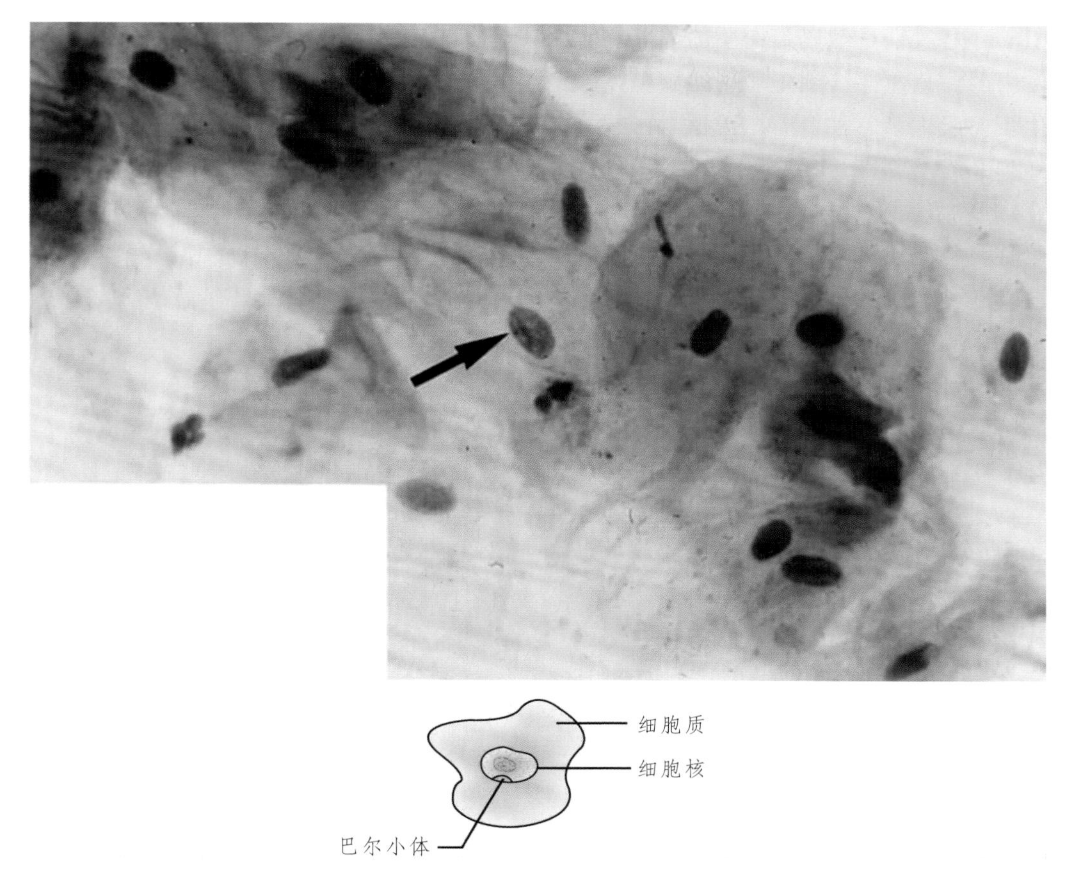

图 6.7　颊黏膜的细胞学制剂显示出巴尔小体(箭头所示的在核膜上的小黑点),该图为一名女性的颊黏膜脱落上皮细胞,巴尔小体位于细胞核周边。(Courtesy Dr. Carl J. Witkop.)

外观(见图 6.8)。

每三个碱基序列称为**密码子**，编码一种氨基酸。几种氨基酸形成多肽，一种或多种多肽形成蛋白质，基因通常等同于形成多肽的单位。

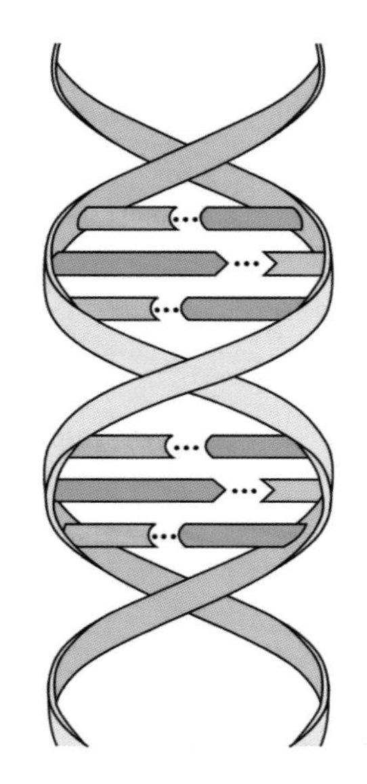

图 6.8　DNA 双螺旋示意图。

DNA 具有独特的自我复制能力，通过像解开辫子一样的方式打开双链来实现,每条被分开的链都作为另一条链的模板。

线粒体 DNA 存在于线粒体的环状染色体上,母系遗传。这些 DNA 存在于卵子的细胞质线粒体细胞器中,无论性别如何,线粒体 DNA 都从母亲传递给其所有后代。

核糖核酸

为产生氨基酸、多肽和蛋白质,DNA 中包含的遗传密码被转录成**核糖核酸(RNA)**,其与 DNA 不同,RNA 是单链(最简单的形式),它的糖是核糖(DNA 中的糖是脱氧核糖),尿嘧啶(U)取代 DNA 中的胸腺嘧啶(T)。

RNA 的类型

RNA 的四种类型分别:①信使 RNA(mRNA);②转运 RNA(tRNA);③核糖体 RNA(rRNA);④不均一核 RNA(hnRNA)。在细胞的细胞核及细胞质中均能含有 RNA。

第一种 RNA,**mRNA**,是编码蛋白质的 DNA 的模板,它将 DNA 中的信息传递给细胞质中的**核糖体**,在核糖体中产生蛋白质。第二种 RNA,**tRNA**,将氨基酸由细胞质转运到 mRNA,以适当的顺序定位氨基酸以形成多肽,从而形成蛋白质。第三种 RNA,**rRNA**,与几种多肽结合形成核糖体。第四种 RNA,**hnRNA**,存在于细胞核中,是 mRNA 的前体。

在蛋白质的产生过程中(图 6.9),mRNA 携带遗传密码,用于使该蛋白质在核糖体中形成。tRNA 将氨基酸从细胞质转运到核糖体中。氨基酸序列根据遗传密码形成蛋白质,且这些蛋白质在形成时离开核糖体。

基因与染色体

染色体中的基因以线性方式排列。一对染色体(同源染色体)中的基因控制相同的功能或决定相同的特征。位于同源染色体中相同水平(或**基因座**),并且决定相同功能或特征的基因被称为**等位基因**。

每个个体之间基因的行为表现(表型)不一定相同。ABO 血型系统可以很好地解释这一现象。基因座可被决定血型 A 的因子或决定血型 B 的因子占据,如果该基因座为空,则导致 O 型血。基因座总是相同的,这三个基因控制着相同的功能,然而,所产生的临床表现不同。在这种情况下,这种特点或表现可说是含有多个等位基因。例如,如果同源染色体中的两个基因座都是 AA 或 AO,则该人为 A 型血。如果同源染色体中的两个基因座都是 BB 或 BO,则该人为 B 型血。如果这两个基因座是 AB 或 BA,则该人为 AB 型血。只有当两个基因座均为空时,该人为 O 型血。基因座控制血型,但血型由每个个体存在或缺乏的等位基因决定。

当等位基因相同时,该个体被认为是该基因的纯合子型,或称为**纯合子**。再次以 ABO 血型系统举例,

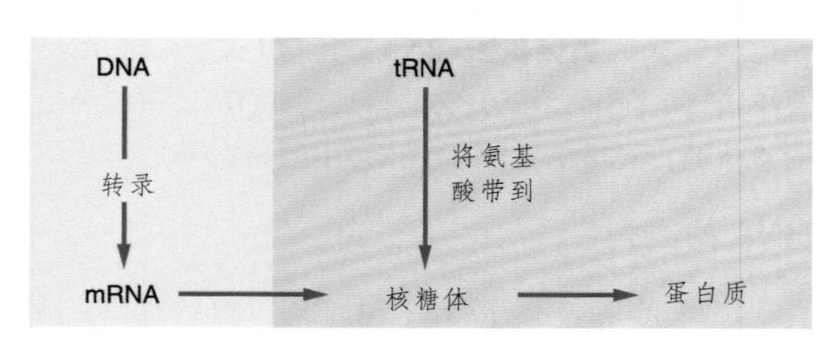

图 6.9　从 DNA 生产(合成)蛋白质。

具有 AA、BB 或 OO 的人为纯合子。当等位基因不同时(如 AB、AO 或 BO),该个体被认为是该基因的杂合子型,称为**杂合子**。如果等位基因(杂合的)中只需其一即能显示遗传性状,如在组合 AO =血型 A 中,则该性状被认为是显性性状。如果等位基因(杂合的)需要两者共同来表现其作用,那么所产生的特征或功能就是隐性性状。例如,只有包含 OO 的等位基因产生 O 型血。

染色体异常

染色体异常可被分为两大类:①分子异常及②数目异常。分子改变发生在 DNA 水平,且在显微镜下无法检测。大多数遗传性疾病涉及一个或两个等位基因水平的分子变化(突变)。这些例子将在本章后面进行介绍。

染色体数目改变可在核型中观察到。核型是人的染色体构成的照片表现(图 6.10 和图 6.11)。临床医师可通过培养外周血、皮肤或其他组织中的细胞来创建核型。一种方法是将外周血置于含有肝素的试管中避免血液凝结,并将其离心。离心后,白细胞沉积在试管底部;取出白细胞并置于含有植物血凝素的培养基中,植物血凝素是一种可增强有丝分裂的物质。由于当细胞分裂在中期停滞时最适于观察到染色体,在 37℃培养细胞 72h 后,将秋水仙碱加入培养物中,使有丝分裂停滞在中期,也可防止中心粒分裂。然后将低渗溶液加入培养物中以使细胞膨胀,将细胞固定、染色,并将其在显微镜下观察。选择并拍摄发生较典型有丝分裂的细胞,放大照片,并从打印的照片中切出每条染色体。染色后,染色体具有带状外观,且每个染色体可被准确识别。将这些切出的染色体条带粘贴在特殊图表中即可构建核型。

染色体总体异常

染色体数目及结构异常

染色体总体异常是由染色体数目改变引起的,染色体数目改变几乎都是染色体不分离的结果,或是由染色体断裂或异常重排而产生的结构改变。以下介绍染色体数目异常的例子。

- **整倍体**:有完整的第二组染色体,染色体总数为 92 条,个体无法存活。
- **多倍体**:有三个(三倍体)或四个(四倍体)完整

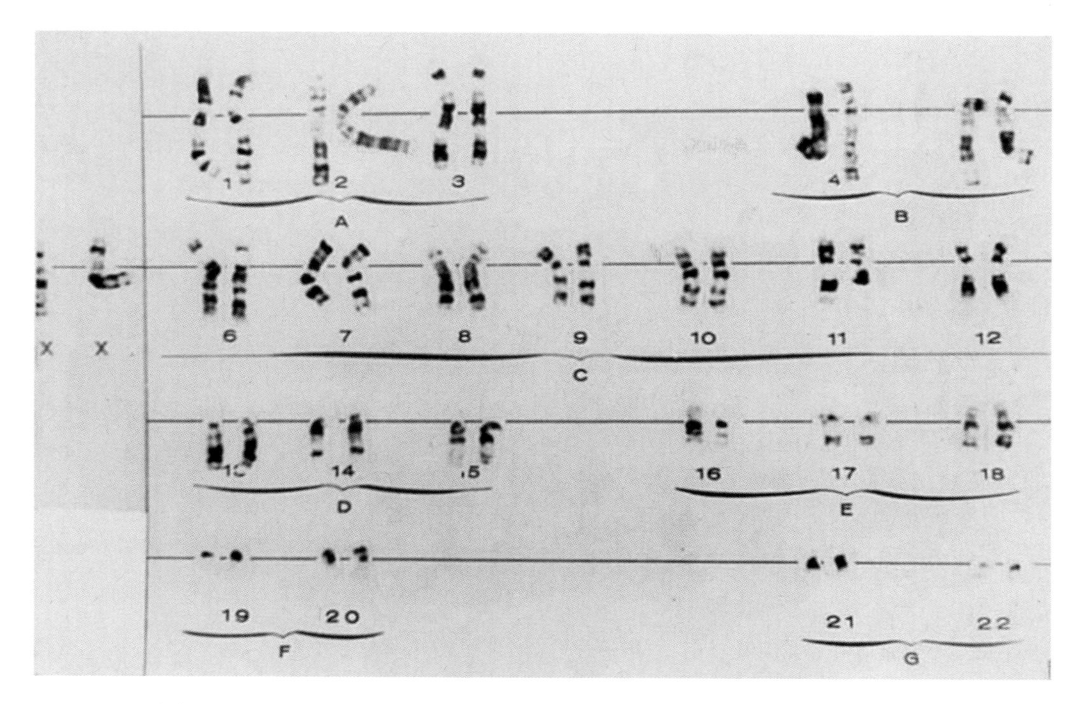

图 6.10 来自女性的核型显示 22 对常染色体和 1 对 X 染色体。(Courtesy Dr. Jaroslav Cervenka.)

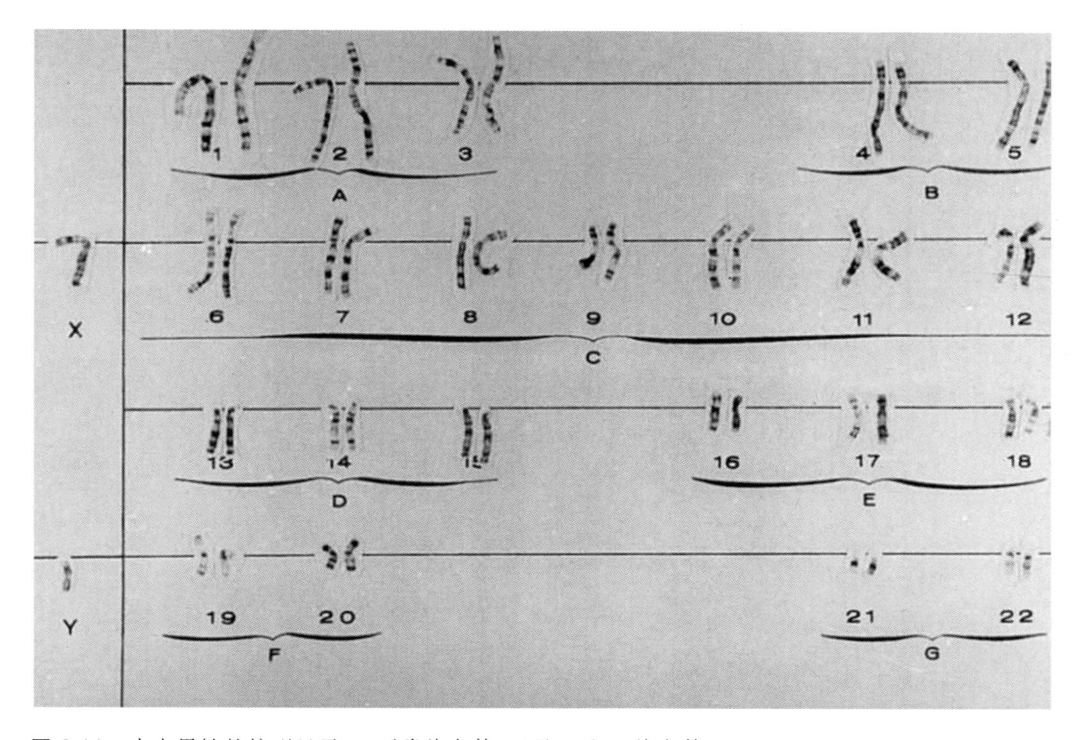

图 6.11 来自男性的核型显示 22 对常染色体,以及 X 和 Y 染色体。(Courtesy Dr. Jaroslav Cervenka.)

染色体组。人类中偶见且个体无法存活。

- **非整倍体**:任何额外数量的染色体,不代表总染色体组的确切倍数(如三体性,即只有一对具有相同的额外染色体)和单体性(一对缺失的染色体)。

染色体结构异常举例如下。

- **缺失**:一条染色体部分丢失。
- **异位**:一条染色体的一部分连接到另一条染色体上。
- **倒位**:染色体的一部分倒置。
- **复制**:染色体较正常大,额外片段与正常染色体片段相同。

染色体总体异常引起的临床综合征

21三体

21三体,也称**唐氏综合征**,是最常见的三体性疾病。95%的唐氏综合征病例由染色体不分离导致,主要与受孕时母亲年龄较大有关。

斜视是较典型的面部特点。患者通常比正常人矮,且超过30%的三体性个体存在心脏异常。患者智力水平可从接近正常水平到明显低于正常。

患有21三体的患者经常出现裂隙舌(见图1.19),巨舌症也时有发生(图6.12)。由牙槽骨损失引起的牙齿早失十分常见,尤其是下颌中切牙的早失。据报道,90%的患者患有牙龈和牙周病。常见缺牙、异形牙、牙齿错位和牙列拥挤等。口腔科医师在维护这类患者的口腔健康中起着重要作用。

13三体

13三体综合征的特征在于各种器官的多发异常。70%的新生婴儿会在出生后的前7个月内死亡。特征性临床表现包括双侧唇裂和腭裂、小眼畸形(眼小)或眼球缺血(无眼)、额头或手足的浅表性血管瘤、手指相盖叠握拳、摇椅底足、心脏畸形及外阴异常等。由于唇裂、腭裂和眼部异常,患者面部外观较典型(图6.13)。

Turner综合征

Turner综合征患者具有女性表型,且在大多数情况下,核型具有正常的44条常染色和仅存的一条X染色体。正常女性会有2条X染色体:一条来自母亲,一条来自父亲。Turner综合征多数是父亲配子中X染色体不分离的结果。临床表现上,这些女性身材矮小,颈短而宽,有颈蹼,手足水肿(图6.14)。患者常表现为后发际低,至颈背处,胸廓阔,乳头间距大,主动脉常见异常,体毛稀疏。患者外阴发育不良,卵巢一般不发育,因此患者有原发性闭经(月经周期暂时异常或永久停止)。口腔黏膜涂片检测表明巴尔小体缺乏。

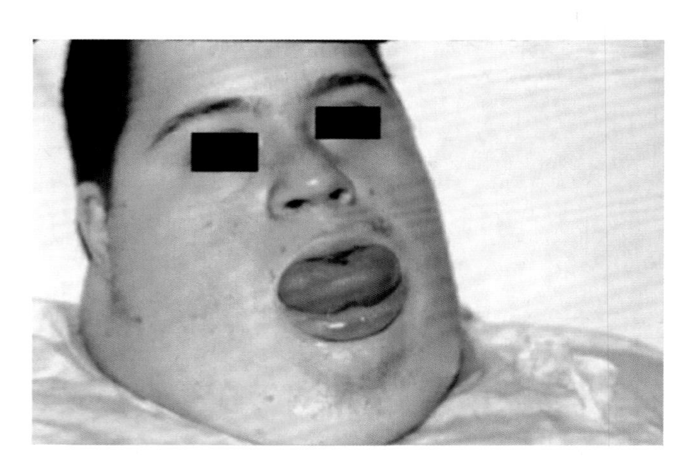

图6.12 唐氏综合征患者的巨舌症。(Courtesy Dr. Sanford Fenton.)

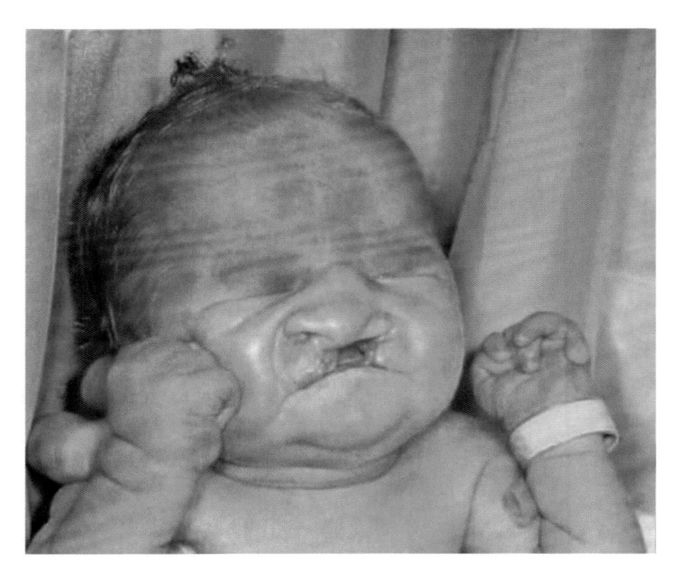

图6.13 13三体新生儿。患儿唇裂,有额叶血管瘤,应注意手指位置异常。

Klinefelter综合征

Klinefelter综合征发生于携带两条X染色体的卵

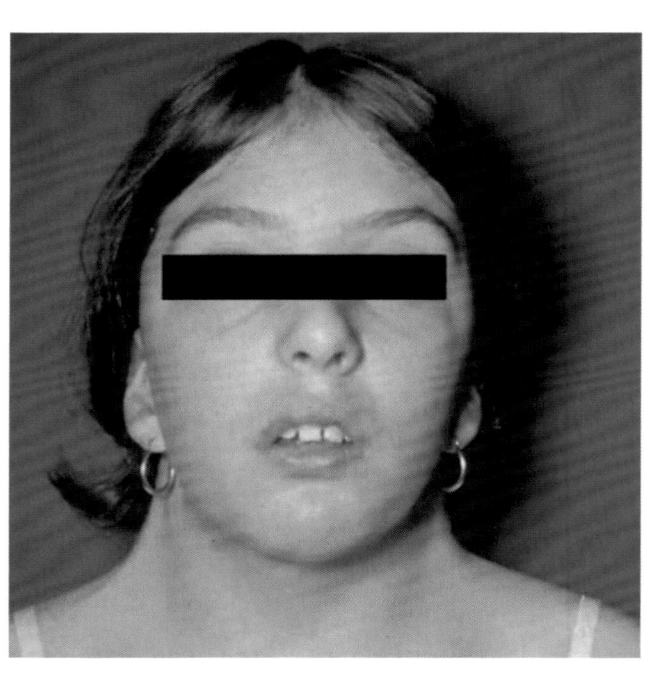

图6.14 Turner综合征患者,颈蹼。

子被具有 Y 染色体的精子受精时，因此受精卵具有两条 X 染色体加上 Y 染色体。多数病例是由 X 染色体不分离引起的,常见于高龄女性的卵子中。患病个体具有男性表型,且直到青春期后才能在临床中检测到该病症。这些患者比正常人高,髋部宽,阴毛分布如女性。约 50%的患病男性呈女性型乳房(女性乳房发育),10%的患者智力水平低于正常人。患者阴茎外观正常,但睾丸较小,较正常者硬,缺乏曲细精管。

患者上颌骨轻微发育不全(欠发达)。颊黏膜涂片可检测到一个巴尔小体存在。

Klinefelter 综合征也存在变异型，以 XXXY 或 XXXXY 核型为代表。X 染色体数量越多,临床表现越明显,智力水平越低。随着 X 染色体数量的增加,上颌骨发育不良越发显著。颊黏膜涂片显示每个额外的 X 染色体中均有一个巴尔小体。

猫叫综合征和Wolf–Hirschhorn综合征

猫叫综合征及 Wolf–Hirschhorn 综合征是染色体缺失的实例。猫叫综合征由 5 号染色体短臂缺失导致,Wolf–Hirschhorn 综合征由 4 号染色体短臂缺失导致。5 号染色体缺失的新生儿在出生时表现出类似猫叫的哭声,且智力迟钝。4 号染色体短臂缺失的多数新生儿患有腭裂,智商低于 30。

遗传模式

由于基因座存在于**常染色体**和 X 染色体中,且由于双剂量和单剂量效应，存在四种可能的遗传模式。显性基因单独存在即可,隐性基因需双倍剂量存在。遗传模式分为常染色体显性遗传、常染色体隐性遗传、X 连锁显性遗传和 X 连锁隐性遗传。常染色体包括除决定性别的染色体(X 和 Y)外的所有染色体。Y 染色体仅参与男性性腺的分化。

常染色体显性遗传

具有常染色体显性遗传的疾病从亲代垂直遗传给子代。常染色体显性遗传男性与女性受累概率相同。当一个人有这种疾病的基因时,每次生育患病后代的风险为 50%。遗传风险始终是对受偶然性影响的概率的数学估计。因此,无、<50%、50%、50%以上或所有后代均可能受到由常染色体显性遗传疾病的影响。

个体可以携带具有显性效应的基因而不表现出任何临床症状,这种现象称为**外显率缺乏**。这种情况在一定程度上可以通过在相同或其他染色体中存在修饰基因来解释。常染色体显性疾病的临床表现常在患病个体中存在差异,称为表现变异性。**外显率**指受累个体数量,**表现度**与个体受累程度有关。

常染色体隐性遗传

如前所述,表现出常染色体隐性遗传性状的个体必须是该基因的纯合子。临床上,患病儿童的正常父母是杂合的,且均为这种隐性性状的携带者。在患病的后代出生之前,他们通常不被认为是携带者。如果酶缺陷已知,则通过评估具有该性状的家庭中临床表现正常成员的该酶水平,即可在后代出生之前识别出携带者。对于具有相同隐性性状的父母,生出具有该性状后代的风险为 25%,有正常纯合子后代的概率为 25%,且每次生育有杂合子携带者的概率为 50%。在其他遗传模式中,风险是对患病发生可能性的数学评估。如果双亲都是一种隐性性状的纯合子(含有该性状的两个基因),他们表现出该性状,且他们的后代也会为该性状的纯合子,也会具有该性状。在人类中,这种情况非常罕见,因为表现出相同隐性性状的个体通常不会交配。

X 染色体连锁遗传

女性含有两条 X 染色体，因此可成为位于 X 染色体上的一种基因的纯合子或杂合子。因此,女性 X 染色体连锁性状可为显性,也可为隐性。男性含有一条 X 染色体和一条 Y 染色体。如果男性的 X 染色体上出现有害基因,无论这种基因产生的性状在女性中是显性还是隐性，在男性中都会在临床上表现出来。男性的 X 染色体会传递给所有女性后代而不传给男性后代,男性后代的 X 染色体来源于母亲。因此,无男性对男性（从父亲到儿子)X 染色体连锁性状的传递。一些 X 染色体连锁的显性特征在男性中是致命的，而女性个体由于具有第二条 X 染色体上正常的等位基因,可能存活。一个具有 X 染色体连锁显性性状的纯合子女性,其所有后代,男性和女性均会遗传这种性状。这是因为她的所有 X 染色体均包含该显性性状的基因,且其 X 染色体均传递给子代。由于该基因是显性的,该病症发生只需一种基因。一名携带 X 染色体连锁隐性基因的女性,有 50%的风险生育具有该隐性性状的儿子，有 50%的风险生育携带者女儿。这是因为儿子和女儿均有 50%的风险得到带有那种隐性基因的 X 染色体。同样,读者应清楚该风险是一个数学估计。有 X 染色体连锁性状的男性不会有该性状的儿子,因为其未将 X 染色体传递给儿子。他的所有女儿都将成为该性状的携带者或具有该性状的人,这取决于该性状是隐性还是显性,因为所有女儿们都将接收其 X 染色体。

Lyon假说与X染色体隐性性状

如前所述,根据 Lyon 假说,在胚胎发育的早期阶段,雌性中的一条 X 染色体在遗传中被消除。这种消除会影响母系和父系的 X 染色体。如果雌性胚胎是 X 染色体连锁隐性性状的携带者, 则其 50%的 X 染色体具有正常基因,在被消除之前,另 50%具有针对该性状的异常基因(等位基因)。经典血友病(血友病 A)就是一个很好的例子。在这种疾病中,由于循环血液中凝血因子Ⅷ(血小板辅助因子)水平低或几乎不存在,血液不会凝固。具有异常基因的男性具有严重的凝血缺陷。在女性个体,一些被消除的 X 染色体具有异常基因,而其他染色体具有正常基因。女性携带者是一种嵌合体 (即其具有正常和异常的 X 染色体)。由于消除是随机的,保持遗传活性并含有正常或异常基因的 X 染色体的数量会有所不同。女性携带者的凝血因子Ⅷ水平通常会降低,但这种降低和凝血时间长短会有所不同, 这取决于含有异常基因的 X 染色体的数量及遗传活性。含有血友病基因的女性携带者不像男性一样有严重的表现,但在拔牙或刮治和刮除术后,她们往往较正常人有出血更多的倾向。血友病基因的女性携带者出血问题的变异反映了 Lyon 假说。本章后面将详细描述反映这一假说的其他遗传性疾病, 包括 X 染色体连锁型釉质发育不全和少汗性外胚层发育不良综合征。

遗传异质性

遗传异质性指一种遗传性状有多种遗传模式,且每种遗传模式引起的临床表现程度不同。釉质发育不全(在本章后面描述)是一个说明遗传异质性的例子。

通常,结构蛋白(由一种或多种多肽形成的复合物)的改变作为显性性状遗传,而酶蛋白(导致其他身体物质变化的蛋白质)的改变以隐性方式遗传,然而,也可见不符合此规律的情况。

身体特征可以通过显性或隐性方式遗传。隐性这个词并不意味着有害或异常。隐性意味着个体必须是纯合的,才能表现出特征。例如,在 ABO 血型系统中,血型 O 是隐性的,而血型 A 和 B 是显性的,但这些血型都是正常的。

基因可以是共显性的。再次以 ABO 血型系统为例。A 和 B 相较 O 为显性基因,但当 A 和 B 是等位基因时,产生 AB 型血,表现出两种基因。这被称为共显性。

四种遗传模式是指由一种基因的作用决定的遗传方式,称为**单基因遗传**。**寡基因遗传**指几种基因参与的遗传方式。这种遗传方式比通过单基因作用遗传的产生的临床变异更多。一些性状,如牙齿形态、排列及眼睛颜色等,均由寡基因遗传决定。大多数身体特征性状都是寡基因遗传的。参与决定一种特征或状态的不同基因可位于同一条染色体或不同的染色体上。

多基因遗传

多基因遗传是指一种以上遗传因子及环境因素参与的遗传模式。

常见遗传疾病

本节所述的所有遗传疾病包括口腔和牙齿改变,并按疾病表现部位——牙龈和牙周组织、颌骨和面部、口腔黏膜和牙齿进行讨论。患有这些遗传疾病的患者应定期接受口腔卫生护理, 以保持口腔健康,特殊疾病需要特定的口腔卫生管理。

牙龈及牙周组织受累的遗传疾病

本章所述的多数遗传疾病较罕见,但这些疾病表现出几种牙龈和(或)牙周组织异常,因此,口腔医师应了解这些疾病及其临床表现。

周期性中性粒细胞减少症:周期性中性粒细胞减少症的遗传模式为常染色体显性遗传。致病基因已明确,被称为 ELA-2(中性粒细胞弹性蛋白酶基因)。该基因位于 19 号染色体短臂, 在染色体图系统中定位于 19p13.3。该疾病以循环性中性粒细胞周期性减少为特征,循环性中性粒细胞减少被称为**中性粒细胞减少症**。周期通常为每隔 21~27 天,但在某些患者,这一间隔可延长至数月。中性粒细胞减少通常持续 2~3 天。

临床表现与中性粒细胞减少有关, 包括发热、不适和喉咙痛,偶见皮肤感染。口腔表现为严重的溃疡性龈炎及龈口炎(图 6.15)。溃疡不仅限于牙龈,也可发生于舌及口腔黏膜表面。溃疡大小不等,并呈火山口状,疼痛明显,易出血。口腔病变为继发性感染,当中性粒细胞数目恢复到正常时,口腔病变也趋于好转。

周期性中性粒细胞减少症患者首先应通过周期

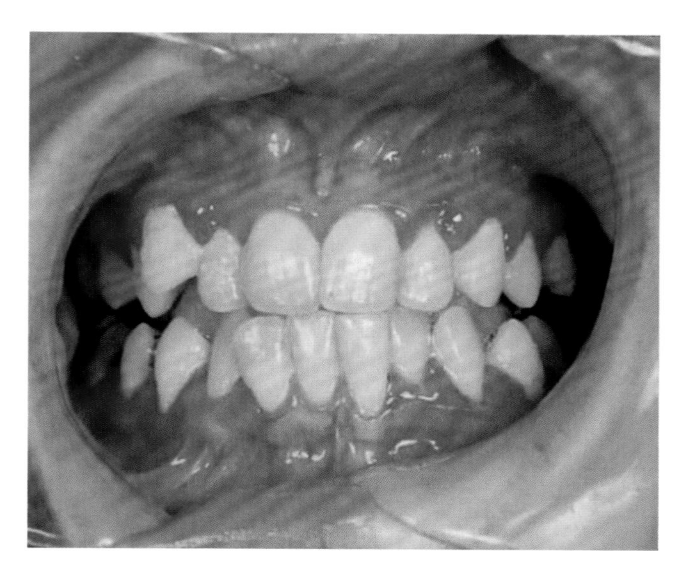

图 6.15 周期性中性粒细胞减少症患者，伴有牙龈退缩的肥厚性牙龈炎。

性中性粒细胞计数确定发病周期的频率，然后采用预防性抗生素治疗，以免发生继发性机会感染。随着时间的推移，中性粒细胞减少及伴发的溃疡性龈炎导致的严重牙周疾病会引起牙槽骨丧失和牙齿移动，最终脱落。治疗应在循环性中性粒细胞计数正常时开始，以降低牙龈出血及继发感染等并发症的风险。周期性中性粒细胞减少症患者的口腔卫生护理包括定期去除局部刺激、保持口腔卫生、降低机会性感染风险。

周期性中性粒细胞减少症患者可周期性采用粒细胞集落刺激因子(G-CSF)治疗，可减轻症状，取得实质性的临床效果。

慢性中性粒细胞减少症，也被称为 Kostmann 综合征，是另一种中性粒细胞减少症，其遗传模式为常染色体隐性遗传。该综合征表现为中性粒细胞持续性减少，而非周期性。口腔表现与周期性中性粒细胞减少症相似，但症状持续存在，不存在周期性改善，需系统治疗。该病的致病基因不明，也采用定期 G-CSF 治疗。

掌跖角化过度-牙周破坏综合征：掌跖角化过度-牙周破坏综合征是常染色体隐性遗传疾病，临床表现为明显的双牙列牙周组织破坏(牙周溃坏)、牙齿早失，以及手掌和足底皮肤过度角化。父母多为该疾病的杂合子且未患病。但纯合子亲代会受影响。

该病的致病基因定位于 11q14-21。患者出生时除手掌及足底皮肤发红外，无明显异常。牙齿萌出顺序、位置及时间正常。患者在 1.5~2 岁时会出现明显的牙龈和牙周炎症，表现为牙龈水肿、出血、牙槽骨吸收和牙齿松动，最终脱落。手掌及足底发红、过角化脱屑的症状与口腔表现出现时间一致，且偶见扩展至手足背部皮肤的现象。口腔病变因重复感染而变得复杂，影像学显示牙槽骨垂直性吸收并有牙周袋，可见广泛的骨丧失导致牙齿浮动于软组织中。牙齿脱落顺序与萌出顺序相同。当最后一颗牙齿脱落后，牙龈恢复正常外观。

手掌及足底病变变现为红白相间、脱屑和皮肤过度角化区域增厚(图 6.16)。恒牙列萌出时间正常。在 8 岁或 9 岁时，患者表现出与乳牙列相同的牙龈牙周破坏(图 6.17)，在 14 岁之前所有恒牙脱落，牙龈重新恢复正常外观。

掌跖角化过度-牙周破坏综合征患者外周血中性粒细胞计数下降，表明中性粒细胞可能是牙周病变发病机制中的重要因子。维 A 酸治疗可显著改善皮肤症状，但对牙周病变无效。到目前为止，针对预防牙周

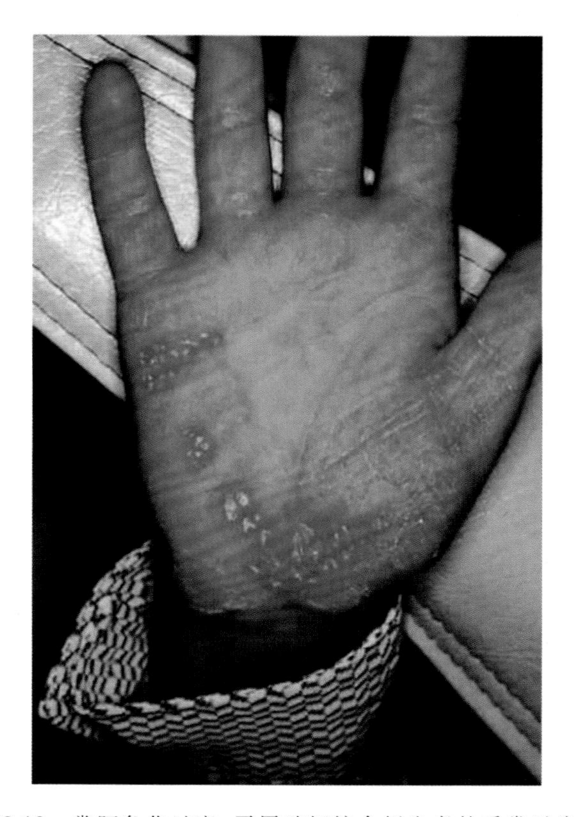

图 6.16 掌跖角化过度-牙周破坏综合征患者的手掌过度角化表现。(From Sedano HO, Sauk JJ, Gorlin RJ: *Oral manifestations of inherited disorders*, Boston, Butterworths, 1977. Used with permission.)

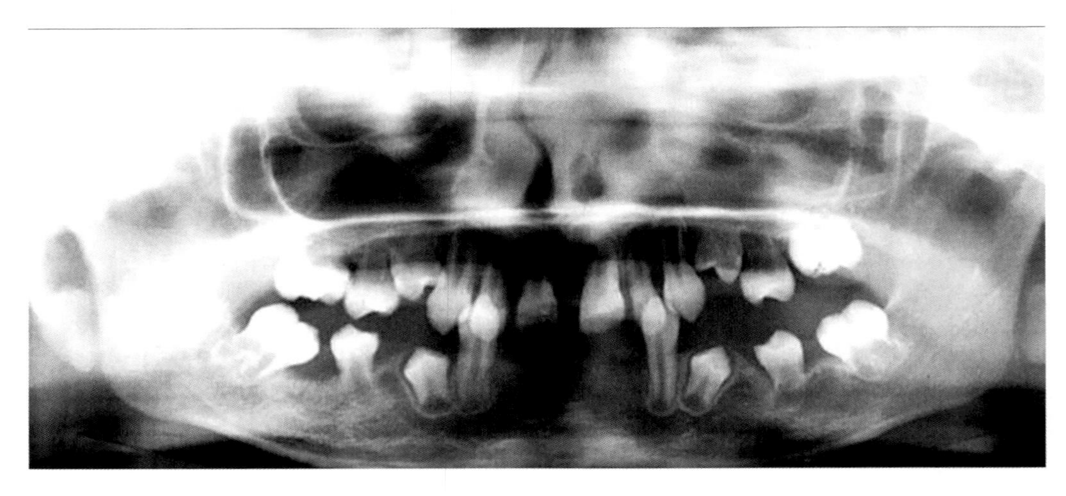

图 6.17　掌跖角化过度-牙周破坏综合征，图 6.16 患者的曲面平展照片显示严重的牙周破坏及牙槽骨吸收。(From Sedano HO, Sauk JJ, Gorlin RJ: *Oral manifestations of inherited disorders*, Boston, Butterworths, 1977. Used with permission.)

破坏及牙齿丧失的治疗无效，原因尚不清楚，有报道称掌跖角化过度-牙周破坏综合征患者外周血中性粒细胞趋化性下降，可能在牙周破坏中发挥一定作用。目前研究表明，细菌和病毒是牙周破坏的始动因素，遗传因素使患者具有牙周疾病的易感性，而非直接致病因素。

皮肤症状持续一生，维 A 酸(口腔阿维 A 酯)治疗可在一定程度上控制过度角化，此外患者无其他异常。

局灶性掌跖和牙龈角化过度。局灶性掌跖和牙龈角化过度以手掌和足底过度角化，以及唇和舌侧牙龈的明显角化为特征性表现。该综合征为常染色体显性遗传模式。手掌和足底角化过度始于手指和足趾尖端，并延伸到手掌和脚掌表面。这一过程随着年龄增长而局限，在负重区域形成老茧。

口腔过度角化表现为带状，宽度多为几毫米(图 6.18)，遵循牙龈的正常轮廓。游离龈不受累，过角化偶尔累及腭和舌黏膜。这些变化始于童年，随着年龄增长而增加。口腔其余部分正常。

牙龈纤维瘤病。牙龈纤维瘤病通常是几种遗传性综合征的一个组成部分。牙龈肿大通常发生于生命早期，并在几年内使牙齿完全被牙龈覆盖。纤维瘤病由非常坚固的组织和颗粒状波纹表面组成。通常，牙龈纤维瘤病的牙龈颜色比正常牙龈浅，其由纤维结缔组织的显著胶原化导致。广泛的牙龈增生导致唇凸出。

孤立的牙龈纤维瘤病(图 6.19)具有常染色体显性遗传模式，无其他相关异常。此外，牙龈纤维瘤病是许多综合征的一个组成部分。在此，描述几种少见但有牙龈受累的综合征。

口腔卫生护理可以降低牙龈纤维瘤病患者继发炎症和感染的风险。

Laband 综合征。Laband 综合征的遗传模式是常染色体显性遗传。除牙龈纤维瘤病外，由于柔韧的软骨形成，患者的指甲发育不良或缺失，鼻子和耳朵畸形，肝脾大(肝脏和脾脏肿大)，手指和足趾末端骨发育不全，产生青蛙样外观。

牙龈纤维瘤病伴多毛症、癫痫和精神发育迟滞综合征。牙龈纤维瘤病伴多毛症，以及癫痫和精神发育迟滞综合征具有常染色体显性遗传模式。牙龈纤维瘤病伴多毛症，以及癫痫和智力障碍综合征的特征表现为多毛(毛发过度生长)，尤其是眉毛、四肢、生殖器和

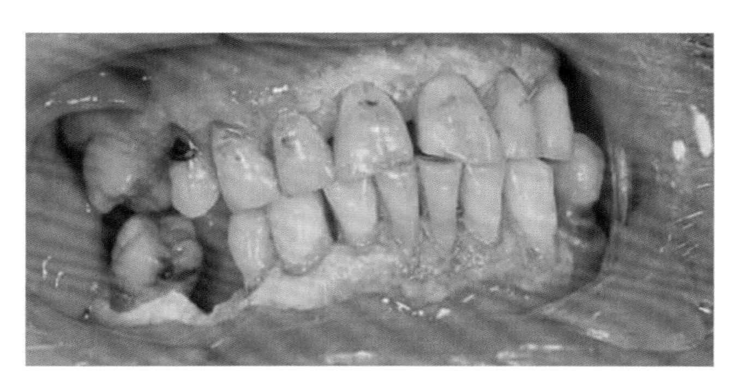

图 6.18　局灶性掌跖和牙龈角化过度患者，牙龈轮廓正常，但有明显的角化过度。(From Sedano HO, Sauk JJ, Gorlin RJ: *Oral manifestations of inherited disorders*, Boston, Butterworths, 1977. Used with permission.)

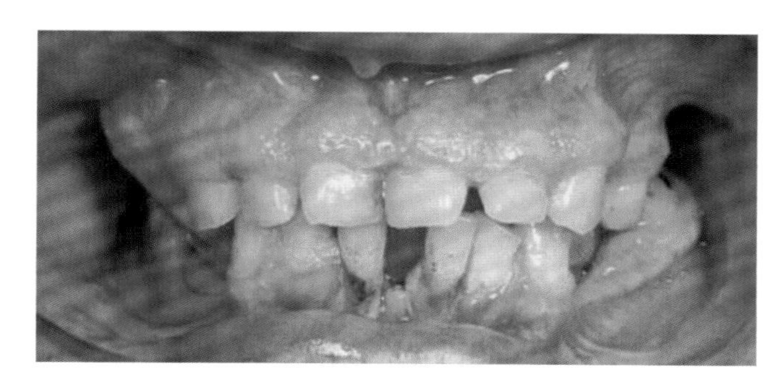

图 6.19　孤立的牙龈纤维瘤病患者表现为牙龈肥大、增生。

骶骨区。癫痫和精神发育迟滞也可能发生在这种综合征中，但不同时发生。

牙龈纤维瘤病伴多发透明纤维瘤。牙龈纤维瘤病伴多发透明纤维瘤具有常染色体显性遗传模式，且也被称为 Murray-Puretic-Drescher 综合征。除牙龈纤维瘤病外，其特征还在于甲床肥大，以及鼻子、下颏、头部、背部、手指、大腿和小腿的多个透明纤维性肿瘤。四肢上的这些肿瘤可导致多个关节挛缩，包括髋关节、膝关节、肩关节及肘关节等。

影响颌骨和面部的遗传性疾病

巨颌症。巨颌症的遗传模式是常染色体显性遗传，在男性中具有显著的外显率（当存在该基因时，通常可见临床表现），且在女性中具有可变的表现度和不完全的外显率（女性通常受累不严重）。巨颌症的基因被定位于 4p16。第一个临床表现是患者在 1.5~4 岁时出现进行性双侧面部痉挛。这种表现可累及下颌骨或上颌骨，以下颌骨受累最为常见。当上颌骨受累时，眼球移位明显。眼球移位加上双侧畸形，产生了独特的小天使样面部外观，也是此综合征名称的由来。患者通常表现为眼距增加（**眼距过宽**），眼睛向上倾斜，在虹膜下方暴露出比正常人更多的巩膜。颌骨的 X 线片显示典型的“肥皂泡”或多房形（图 6.20），其通常占据下颌骨的上升支和冠突，并延伸到磨牙和前磨牙区域，但不累及髁突。严重病例可能累及全部下颌骨，但髁突不受累。当上颌骨受累时，可在上颌结节水平观察到变化，且上颌窦受累。

这些骨透射区被含有多核巨细胞的纤维结缔组织占据。显微镜下观察类似于中央巨细胞肉芽肿。在第 8 章中央巨细胞肉芽肿已有描述，骨病变会影响牙齿发育和萌出。由于萌出延迟，这些患者中大多数患有埋伏牙（牙齿似乎缺乏），尤其是磨牙和前磨牙。

到青春期前，颌骨大小有迅速增加的趋势，之后通常保持稳定。在患者 20~30 岁时，X 线片会显示出几乎正常的骨骼外观，其中一些区域骨密度增加。面部畸形仍然存在，且在一些患者中可非常明显。

软骨外胚层发育不良综合征。软骨外胚层发育不良综合征具有常染色体隐性遗传模式。该基因定位于 4p16。由于四肢远端缩短，受累个体较矮小。患者中有 1/3 患有轻度智障。手在尺侧表现为多指，指甲和足趾甲发育不全及畸形，其他骨骼异常可包括腿和足的屈曲。50%的受累个体患有先天性心脏病。在患者中还观察到外生殖器异常，男性患者多见。

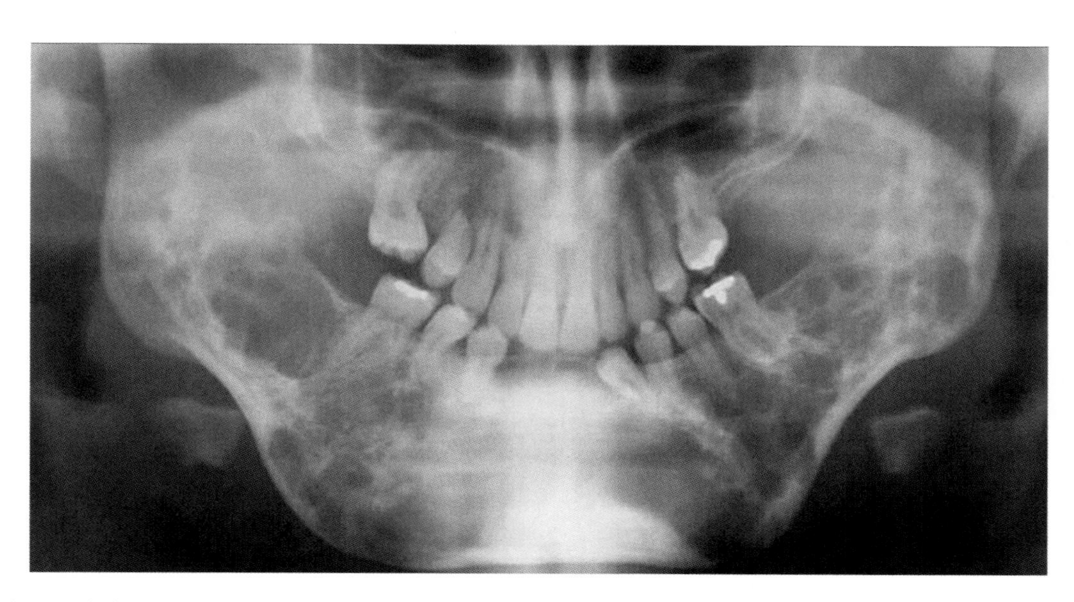

图 6.20　巨颌症患者曲面平展照片显示典型的双侧颌骨肥皂泡影像。（From Young WG，Sedano HO：*Atlas of oral pathology*，Minneapolis，University of Minnesota Press，1981. Used with permission.）

口腔表现在患者中是一致的且具有特征性，表现为上颌前部两侧上颌尖牙之间的牙龈与上唇融合，因此患者缺乏前上颌前庭沟(图 6.21)。这种异常会导致上唇中线处产生 V 形切口外观。从前庭沟开始并穿过牙槽嵴的瘘管导致下前牙槽嵴呈现锯齿状外观。上、下颌骨的中切牙通常缺失，由位于中心的异常牙齿代替。大多数牙齿为圆锥形，且表现出牙釉质发育不全。超过 50%患有这种综合征的新生儿有诞生牙。

锁骨颅骨发育不全。锁骨颅骨发育不全的遗传模式是常染色体显性遗传。然而，约 50%的病例是由自发突变或外显率差的基因引起的个别病例。该综合征的基因定位于 6p21。颅骨表现为蘑菇形，因囟门保持开放。这使得面部看上去较小。额叶、顶叶和枕部肿大较明显。颅骨 X 线片显示囟门开放，且囟门通常终身开放。鼻旁窦缺失或发育不全，由于颈部单侧或双侧发育不全或锁骨发育不全，导致颈部长而窄。由于这种锁骨异常，受累个体可将他们的肩部接近身体中线，此外还可存在多种其他骨异常。

前颌骨通常不发达，导致假凸颌。X 线片特征包括许多额外牙，有时甚至类似第三牙列(图 6.22)，颌骨内牙齿拥挤，不会萌出。额外牙也会干扰正常牙齿的萌出，导致假性牙齿缺失。据报道，这种综合征患者缺乏细胞牙骨质。阻生牙可伴发多个囊肿。约 1%的受累患者有唇裂、腭裂或两者兼有。

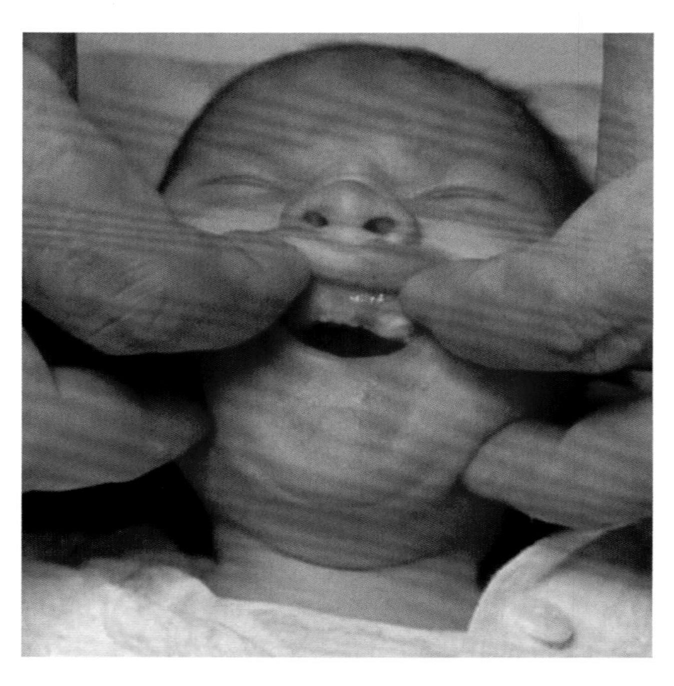

图 6.21　患有软骨外胚层发育不良综合征的婴儿，上颌前庭沟消失。

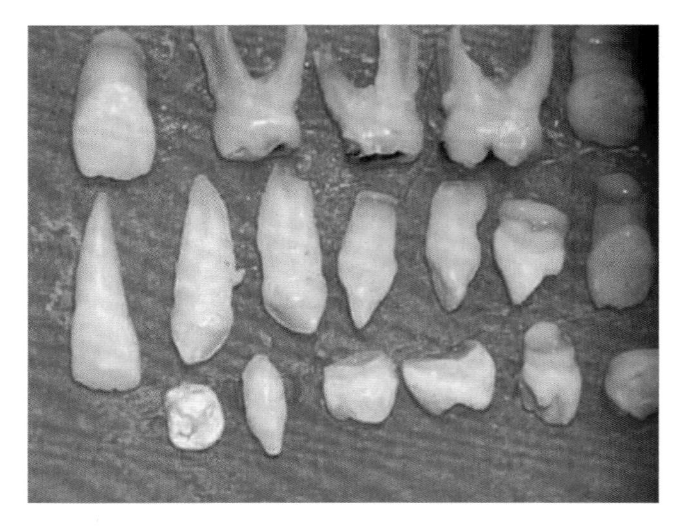

图 6.22　锁骨颅骨发育不全患者拔除的多生牙。

Gardner 综合征。Gardner 综合征，也被称为家族性结直肠息肉病，具有常染色体显性遗传模式，具有可变的表现度和显著的外显率。腺瘤性结肠息肉基因是 Gardner 综合征的病因，位于 5q21-22 的长臂上。该综合征的一个基本病变是各种骨骼中存在骨瘤，特别是额骨、下颌骨和上颌骨。当骨瘤生长扩张时，面部骨中的骨瘤会消除鼻窦，并导致面部不对称。骨瘤也可发生在长骨中，但频率低于面部骨。

除骨瘤外，颌骨中还可能出现多发性牙瘤，特别是下颌骨(图 6.23)。牙齿可能表现为牙骨质增生，无法萌出。

这种综合征最严重的病变是多发性结肠息肉，这种息肉在 30 岁及以后就会变成恶性。肠息肉主要累及结肠和直肠，通常在青春期前发生。一些研究者主张在息肉出现时即对其进行肠切除，因为随着年龄的增长，其向腺癌的恶性转化不可避免。

下颌面骨发育不全。下颌面骨发育不全，也被称为 Treacher Collins 综合征，其遗传模式是常染色体显性遗传，具有不完全外显率和可变表现度。该综合征的基因定位于 5q32-33.1。患者面部表现为睑裂下斜、鼻部发育不全、颧骨发育不全、颧弓发育不全或缺失、耳朵异常和错位、下颌后缩、嘴呈鱼状、唇向下倾斜、下眼睑外 1/3 裂隙(**眼缺损**)、内侧缺乏睫毛。耳朵可出现小息肉，有时嘴角附近也可见息肉。

由于缺乏耳小骨，听力丧失是统一特征。患者智力发展在正常范围内，学习困难源于听力丧失。口腔

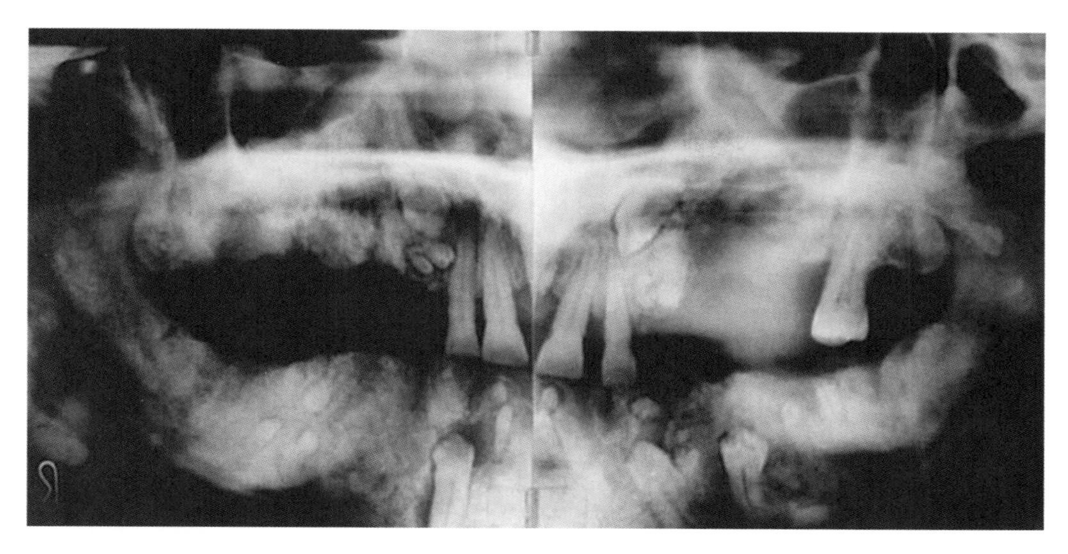

图 6.23 Gardner综合征患者的全景X线片显示多发性骨瘤和牙瘤。(Courtesy Dr. Carl J. Witkop.)

表现包括下颌骨明显发育不良、髁突及冠突扁平,以及下颌角圆钝。牙齿错位,错殆伴开放性咬合非常明显。腭盖高拱,约30%患者患有腭裂(图6.24)。牙龈疾病常见,与牙齿异常有关。

痣样基底细胞癌综合征。痣样基底细胞癌综合征,也被称为Gorlin综合征,具有常染色体显性遗传模式,具有高外显率和可变表现度。该综合征的基因定位于9q22.3。患者面部特征是轻度眼距增宽和轻度下颌前凸,伴有额骨和顶骨隆起(膨大),鼻根宽阔。

皮肤表现为痣,通常是基底细胞癌。本文所定义的术语"**痣**"是以皮肤色素沉着为特征的先天性病变。基底细胞癌是该综合征的主要组成部分,它们出现在生命早期,并继续在鼻部、眼睑、面颊、颈部、手臂和躯干上发育,可表现为肉色或浅褐色丘疹,单独或成簇发育。在组织学上,它们是基底细胞癌。手掌和足底表现为小的凹陷,充满污垢,表面表现为黑斑。

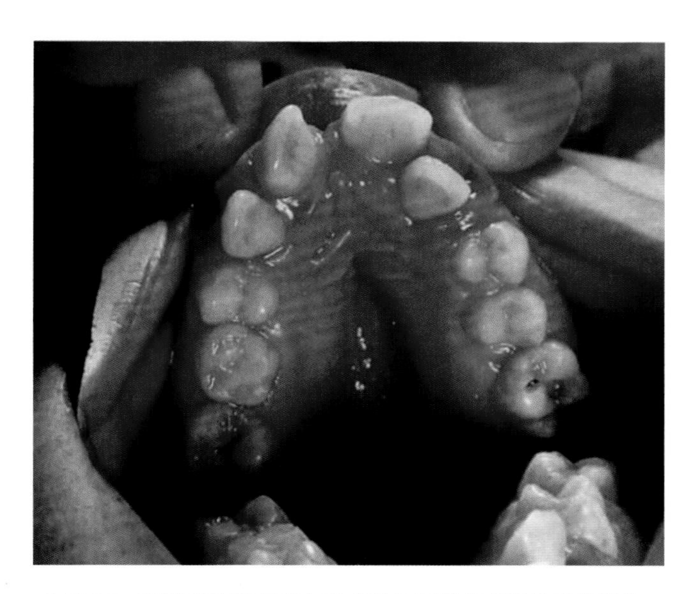

图 6.24 下颌面骨发育不全患者明显的腭盖高拱及牙齿错位。

该综合征的口腔表现包括多个颌骨囊肿(图6.25),显微镜诊断为牙源性角化囊肿(见第5章)。这些囊肿大小不一,它们可能非常大,且在手术切除后有明显复发倾向。有时,在这些囊肿中会出现成釉细胞瘤,这也是该综合征的一个表现。在一些受累患者中,囊肿早在5~6岁就会发生,并干扰颌骨和牙齿的正常发育。

与痣样基底细胞癌综合征相关的症状还包括各种骨骼异常,最常见的是一个或多个肋骨的分叉。其他常见骨骼异常包括掌骨变形、隐性脊柱裂(脊髓骨包裹的缺陷闭合)和脊柱后侧凸(脊柱侧凸的组合,脊柱侧弯、脊柱侧凸、脊柱后凸、脊柱垂直曲度异常或"驼背")。

据报道,许多不同的肿瘤与该综合征有关。许多病例中可见成神经管细胞瘤(脑肿瘤)。患有成神经管细胞瘤的儿童最终也可表现出该综合征的其他表现。其他较少见的表现包括钙化卵巢纤维瘤和肠系膜囊肿。

成骨不全。已知成骨不全的遗传模式是具有可变表达性的常染色体显性遗传。然而,只有30%的患者有这种疾病的家族史。其余70%为散发病例和常染色体隐性遗传病例。其基本异常是由影响编码Ⅰ型胶原蛋白的基因的不同突变产生的,导致成骨异常的骨骼

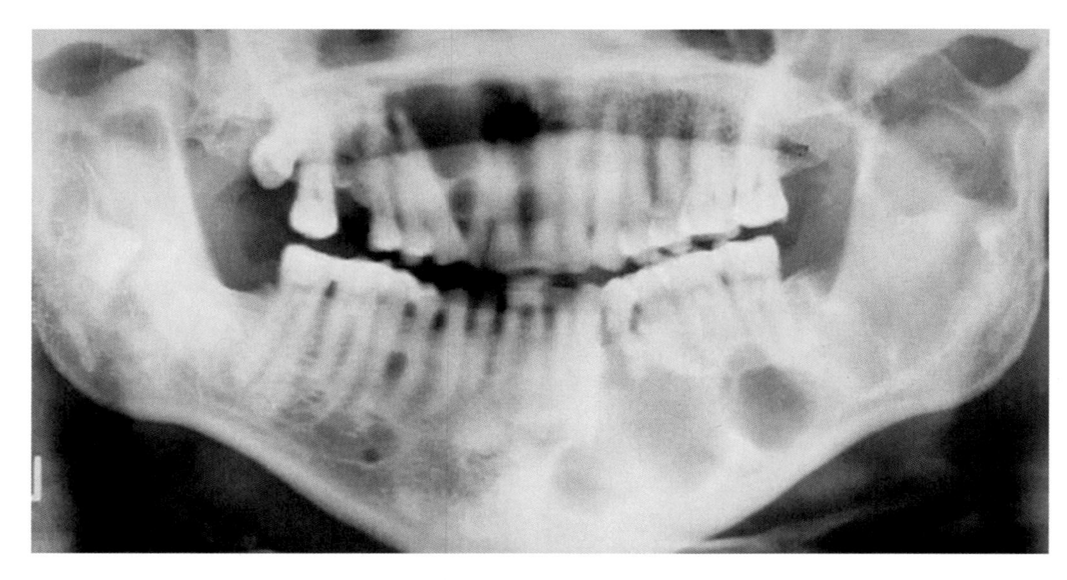

图 6.25 痣样基底细胞癌综合征患者曲面平展照片显示下颌骨多发透射影，病变为牙源性角化囊肿。

容易骨折。导致成骨不全的遗传变种的基因定位如下：Ⅰ型胶原蛋白位于 7q22.1。Ⅰ型胶原蛋白 1 型位于 17q21.31–22.05。成骨不全在新生儿中的发病率约为 1/20 000，且主要综合征被分为四种类型：Ⅰ型、Ⅱ型、Ⅲ型和Ⅳ型。

临床表现因患者而异。散发病例的临床表现往往比常染色体显性遗传模式的病例更严重。其基本表现包括胶原蛋白缺陷，导致骨骼异常形成，容易骨折。多发性自发性骨折是该综合征的主要临床并发症。在先天性患儿中，新生儿出生时即可能会有几处骨折。患有这种疾病的婴儿仅通过移动就会出现骨折。在最严重的情况中，所有骨骼均会受累，出现过多异常，包括下肢弯曲、脊柱弯曲（脊柱后凸和脊柱侧凸）、颅骨畸形、手臂和下肢缩短，少数情况下出现听力丧失及其他异常情况。最轻微的情况下，个体仅显示蓝色巩膜。

这种综合征的口腔表现是牙本质发育不全（本章后面将对牙本质发育不全进行描述）。这种临床特征并不是在所有成骨不全的病例中都会发生。80%的患者乳牙受累，而这些患者中只有 35%的个体恒牙受累（图 6.26）。患者的牙冠、牙根和牙髓腔通常比正常者小。萌出时牙齿呈乳白色或半透明状，但随着年龄增长，颜色会变暗。异常牙本质无法提供足够的支撑，因此会导致牙釉质缺失。

下颌隆凸。下颌隆凸具有常染色体显性遗传模式，具有可变的表现度和显著的外显率。这种异常可发生于单侧或双侧。这些隆凸发生于前磨牙区域的舌侧下颌骨（图 6.27）。15 岁以前极少发病。隆凸大小多样，偶见多发。下颌隆凸无自觉症状，通常无须治疗。

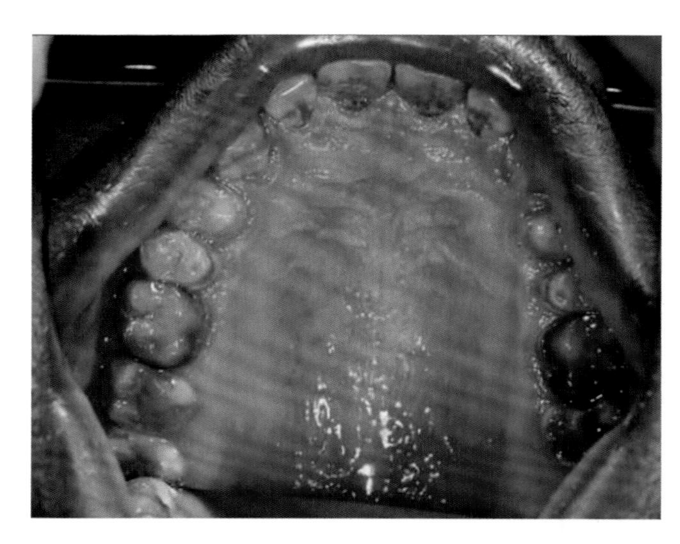

图 6.26 成骨不全患者，表现为牙釉质发黄及易碎。

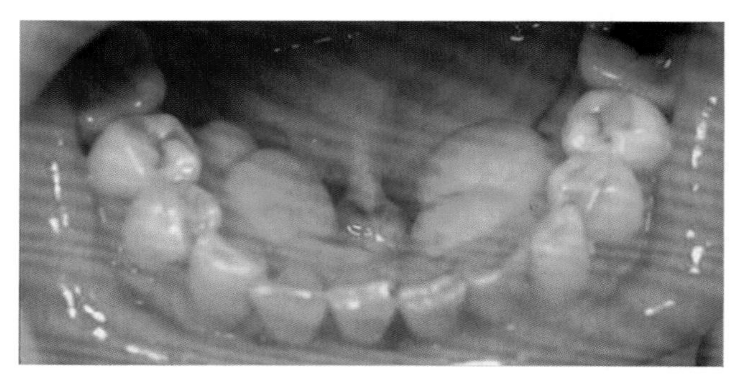

图 6.27 双侧分叶状下颌隆凸。

如果患者需要佩戴义齿,可能需要手术切除。如果患者存在下颌隆凸,口内X线片通常在下颌前磨牙区域显示阻射影,进行影像学检查可能较为困难。

腭隆凸。该性状为常染色体显性遗传,具有可变表现度,几乎100%的外显率表征为腭部圆环状凸起。硬腭中线处骨质过度生长(图6.28)。女性多发(2:1),美国原住民(包括因纽特人)的患病率较高。青春期前,腭部圆环状凸起变得明显,14岁以下儿童较少见。这种异常凸起的大小可从几乎不可见到很大的肿物,几乎占据整个硬腭表面。有些腭隆凸呈分叶状。腭隆凸无症状,但隆凸部位表面黏膜较薄且易受创伤。如果患者需要佩戴全口义齿,则可能需要切除隆凸。

上颌骨外生骨疣。外生骨疣具有常染色体显性遗传模式。上颌骨外生骨疣也是一种隆凸,通常发生于上颌牙槽嵴的颊侧面,多为磨牙和前磨牙区域(图6.29)。除受到创伤时,该病通常无症状。该病可单发、多发,发生于单侧或双侧,且发病率低于腭部或下颌隆凸。

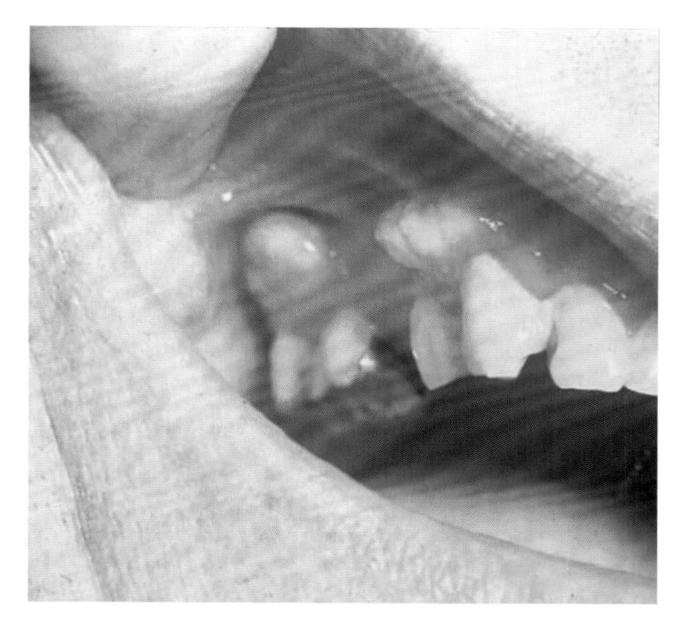

图6.29 上颌骨外生骨疣为常染色体显性遗传。

累及口腔黏膜的遗传性疾病

腭裂及唇裂伴或不伴腭裂。大多数面裂由多因素引起,新生儿发病率约为1/800。多种遗传综合征均可包括唇裂伴腭裂或单独腭裂。当开裂是遗传综合征的一部分时,其在受累家庭中的发生与该综合征的遗传模式一致。这些综合征大多非常罕见。**唇腭裂**和**先天性唇瘘**(Van der Woude综合征)是最常发生的综合征,具有常染色体显性遗传模式,其中任何组成性状都具有80%的外显率。在大多数情况下,致病基因定位于1q32-41。唇瘘(图6.30)发生于双侧,位于下唇珠边缘的中线附近。直径可为3mm或更大,且通常在末端有盲端。其发生与唇部小唾液腺有关,有时可分泌唾液。这些瘘很少为单侧,约80%患者的唇裂为双侧。一些无开裂的患者患有上颌侧切牙发育不全。其他口腔表现包括上、下颌骨之间的纤维粘连,腭垂裂和舌粘连。

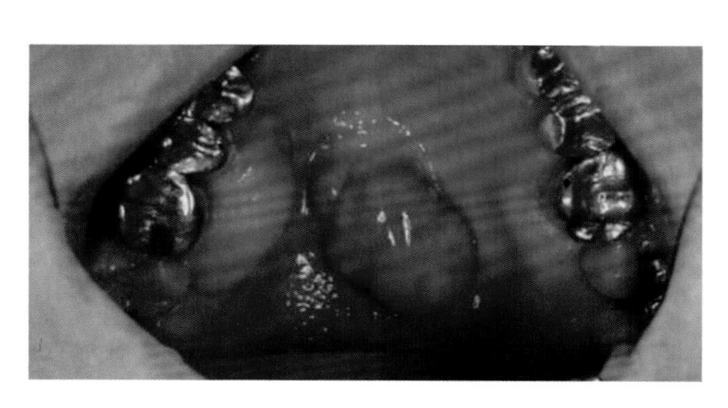

图6.28 腭隆凸。

遗传性出血性毛细血管扩张症。遗传性出血性毛细血管扩张症,也被称为Osler-Rendu-Parkes Weber综合征,是常染色体显性遗传。研究表明,这种综合征可能有两个不同致病基因位点:一个位于9q3,另一个位于12号染色体。其特征是皮肤和黏膜多发毛细血管扩张(图6.31)。患者面部皮肤出现许多针尖和蜘

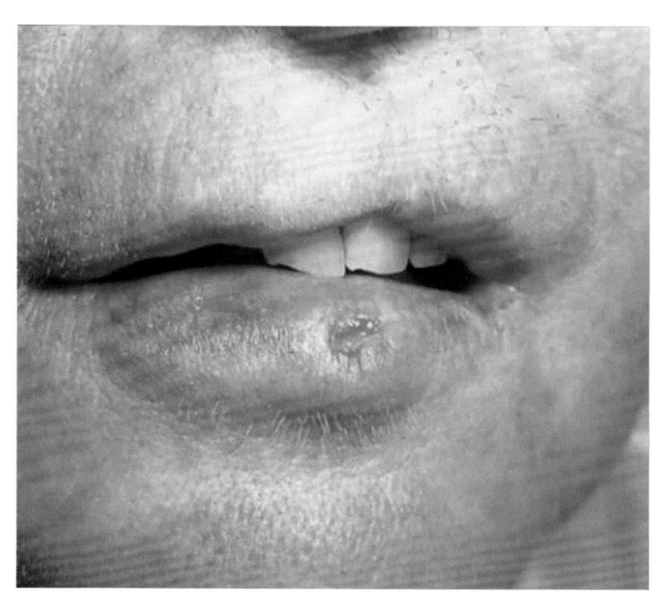

图6.30 下唇中线旁的点状凹陷,注意左侧上唇唇裂术后瘢痕。

蛛状毛细血管扩张,尤其是在唇部、眼睑和鼻周围,头皮和耳朵也会受累。鼻黏膜中存在类似病变,会导致频繁且有时严重的鼻出血,可持续数天。任何器官或黏膜均可出现毛细血管扩张。

口腔黏膜的毛细血管扩张在舌尖和舌背前部尤其明显。口腔、牙龈和颊黏膜常受累,但程度较轻。口腔中(主要是唇和舌)的出血频率仅次于鼻出血。牙龈出血是口腔治疗的可能并发症。当治疗患有该综合征的患者时,口腔科医师应考虑牙龈出血风险。

多发性黏膜神经瘤综合征。多个黏膜神经瘤、甲状腺髓样癌和嗜铬细胞瘤的组合合称为多发性内分泌肿瘤,2B 型(MEN 2B)。遗传模式是常染色体显性遗传,外显率降低。该综合征是受体酪氨酸激酶突变的结果,该激酶定位于染色体 10q11.2。患者身材高大,有特征性唇厚且大,往往上眼睑外翻。黏膜神经瘤在唇部和舌背前部明显(图 6.32)。黏膜神经瘤通常见于幼年期。此外,神经瘤也可发生于颊黏膜和眼睑上。黏膜神经瘤被视为由正常黏膜覆盖的多个可移动的坚硬肿块,在组织学上由神经组织聚集而成。

超过 75%的患有这种综合征的患者会被诊断出甲状腺髓样癌,通常发生于 20 岁左右。转移性病变频繁发生,约 20%的患者因转移而死亡。甲状腺癌产生降钙素(一种通常由甲状腺 C 细胞产生的激素),可通过评估该激素的血浆水平来检测甲状腺癌。

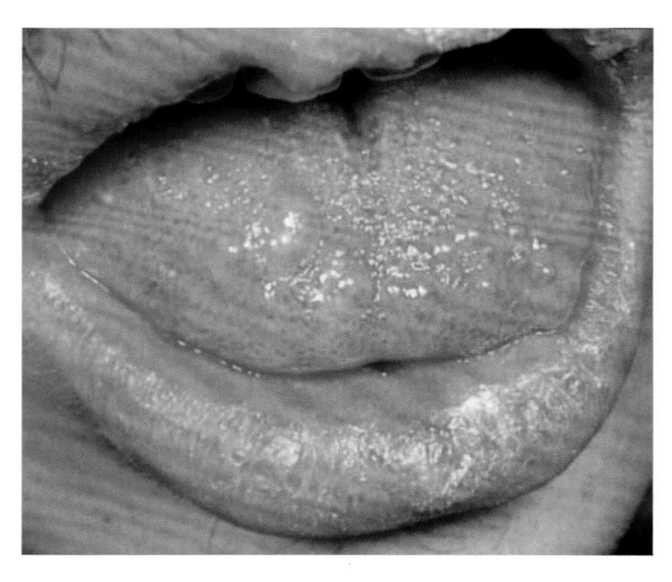

图 6.32 多发性内分泌肿瘤 2B 型(MEN 2B)患者,舌尖及上唇黏膜多发神经瘤。(From Sedano HO, Sauk JJ, Gorlin RJ: *Oral manifestations of inherited disorders*, Boston, Butterworths, 1977. Used with permission.)

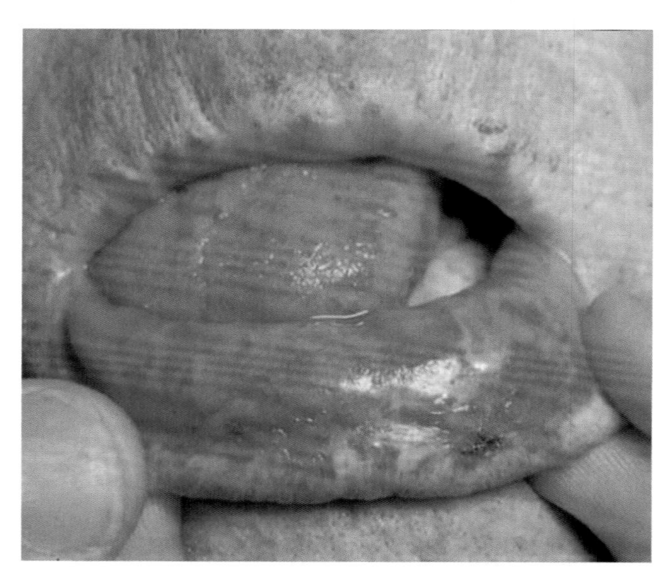

图 6.31 遗传性出血性毛细血管扩张症患者的唇和舌出现多个毛细血管扩张,牙龈出血多见。(From Sedano HO, Sauk JJ, Gorlin RJ: *Oral manifestations of inherited disorders*, Boston, Butterworths, 1977. Used with permission.)

嗜铬细胞瘤是一种良性肿瘤,通常见于肾上腺周围的神经节中。肿瘤通常双侧发生,导致盗汗、高血压和严重腹泻,通常发生于 20~30 岁。嗜铬细胞瘤诱导尿液中肾上腺素和其他物质增加。该综合征的其他表现包括皮肤色素沉着和一系列骨骼异常。

由于甲状腺癌的高恶性潜能,这种综合征的早期诊断非常必要。一些学者建议在确诊该综合征后即进行预防性甲状腺切除术,以避免癌症的发生。口腔黏膜的神经瘤可能是该综合征的最早可见表现。

外周神经纤维瘤病,也被称为 von Recklinghausen 神经纤维瘤病,具有常染色体显性遗传模式,可能是神经嵴起源的疾病。该综合征的致病基因定位于 17q11.2。该病存在多种分型,这里只描述典型形式。

在面部皮肤,尤其是眼睑上可见多个神经纤维瘤,其表现为丘疹及各种大小的肿物。肿瘤可出现在任何部位,包括口腔,可在出生或幼年期发生,在青春期时数量和大小增加。3%~15%的神经纤维瘤病患者发生恶性转化。神经纤维瘤也可发生于中枢神经系统、眼睛、耳朵、内脏及骨内。偶见精神障碍,多见多处骨骼异常。

约 10%的患者出现口腔表现,其特征为口腔黏膜中任何部位出现单个或多个肿瘤,舌侧缘最常见。牙龈神经纤维瘤也可在这些患者中发生(图 6.33),颌内神经纤维瘤也有报道，且在下颌骨中表现为透射影。当肿瘤累及下颌管时，可能有下颌孔扩大或下颌管的漏斗形扩张。

90%的神经纤维瘤病患者在10岁左右出现皮肤色素沉着，表现为咖啡牛奶斑(咖啡加牛奶的颜色)。这种色素沉着较明显，尤其在腋窝部位，也可累及皮肤的其他部位。咖啡牛奶色斑通常先于神经纤维瘤的发生。

Peutz-Jeghers 综合征。Peutz-Jeghers 综合征是常染色体显性遗传，也被称为遗传性肠息肉综合征。该综合征的致病基因定位于19p13.3。该综合征由皮肤和黏膜的多种黑色素斑组成，与胃肠道息肉有关。色素沉着发生于眼睛、鼻子和口周围(图6.34)。这些色斑的直径为几毫米，且颜色和色素沉着程度各不相同，其往往随年龄增长而减少。在口腔内，约98%的患者唇和颊黏膜上可观察到较大的色素沉着区域。

色斑也可能发生于手、鼻黏膜和眼睛。肠息肉是错构瘤(正常位置的正常组织异常生长)，主要发育在小肠中，很少恶变。

白色海绵状斑痣。白色海绵状斑痣是具有完全外显率的常染色体显性遗传(也被称为Cannon病或家族性白色皱褶黏膜发育不良)。白色海绵状斑痣的病因是黏膜角蛋白K4或K13基因突变。症状可在出生或青春期时出现。临床上，口腔黏膜表现为局部白色，

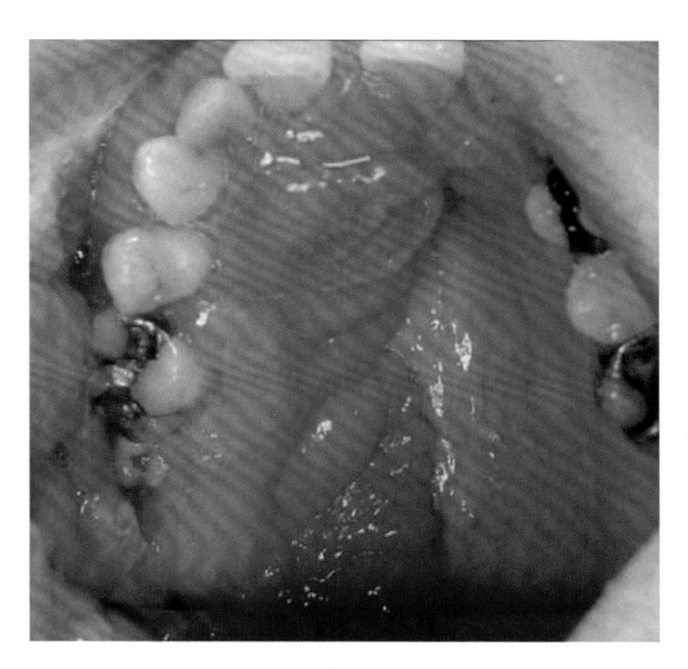

图6.33 家族性神经纤维瘤病患者的上颌牙龈及上腭的多发神经纤维瘤。

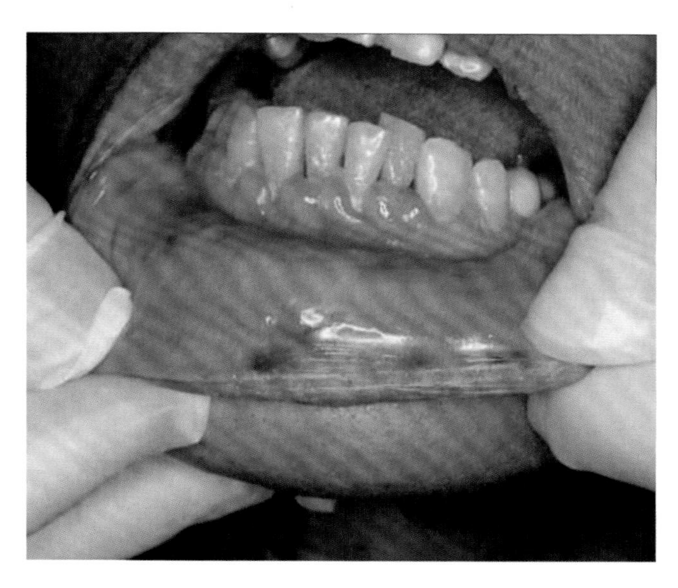

图6.34 Peutz-Jeghers 综合征患者唇黏膜上的多发点状黑斑。

波纹状，柔软，皱褶。颊黏膜常受累，且在大多数患者中，病变为双侧出现，表现为一层厚的白色角化，有时脱落并暴露新鲜黏膜表面，逐渐变白。口腔黏膜的其他部位也可能受累，但游离龈不受累。

影响牙齿的遗传性疾病

釉质发育不全。釉质发育不全是一组影响牙釉质且无其他相关系统性缺陷的遗传性疾病。Witkop 和 Sauk 将釉质发育不全分为四类：

- Ⅰ型：釉质发育不全。
- Ⅱ型：釉质钙化不全。
- Ⅲ型：釉质成熟不全。
- Ⅳ型：釉质发育-成熟不全。

釉质发育不全的特征在于由于成釉细胞无法正常分泌釉质基质，牙釉质无法发育到正常厚度。在X线片中，异常牙釉质与牙本质形成对比。这种类型的釉质发育不全的几种分型根据其临床表现进一步分类：凹陷型、局部型、光滑型、粗糙型和牙釉质发育不全。结合临床表现，分类依据还包括遗传模式，对于局部发育不全型存在常染色体显性变种和常染色体隐性变种。在这些釉质缺陷类型中，最常见的是凹陷型常染色体显性遗传型(图6.35)，其特征是在牙釉质中有不规则的凹坑。这些凹坑的大小从针尖到针头不等，分布于恒牙的唇和颊面。凹坑经常以行或列或两者均有的方式排列。有时，一颗以上牙齿具有正常的临床外观。局部型常染色体显性遗传型釉质发育不全的致病基因定位于4q11-13。

常染色体隐性遗传的釉质发育不全也被称为牙釉质发育不全。该变种的特征在于所有牙齿中完全无牙釉质,且多个牙齿未萌出。

釉质钙化不全的特征是牙釉质厚度正常但低度钙化(图 6.36),分为两种类型:①常染色体显性遗传型;②常染色体隐性遗传型。常染色体隐性遗传型的临床表现更为严重。在牙齿萌出时,呈现黄色至橙色的牙釉质,非常柔软且迅速丢失,留下暴露的牙本质。在 X 线片中,牙釉质具有虫蚀样外观,且比牙本质更不透射线。牙颈部釉质钙化较好,且通常能保留在牙冠上。在影像学中,牙釉质主要是间接看到的,因为咬合面上的低度钙化釉质已经磨损。这种类型的釉质发育不全常与前牙开殆有关。

釉质成熟不全的特点为牙釉质斑驳但厚度正常。据报道,这种类型的釉质发生不全是由于 KLK4(激肽释放酶)基因的突变,定位于 19q13.2,MMP20(釉蛋白)基因的突变也可引起,定位于 11q22.3-q23。

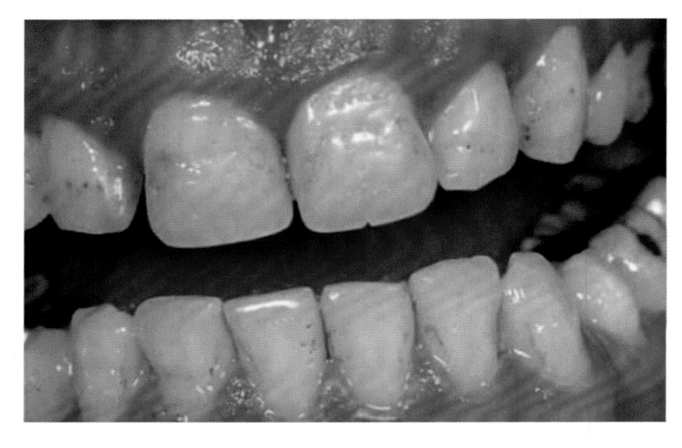

图 6.35 点状常染色体显性釉质发育不全。应注意牙唇面的多发釉质凹陷,一些凹陷可能有充填。(From Young WG, Sedano HO: *Atlas of oral pathology*, Minneapolis, University of Minnesota Press, 1981. Used with permission.)

釉质发育不全的特征是形成大量的釉质基质,因此,牙釉质比正常更柔软。牙科探针尖端加压可穿透釉质。基本缺陷可能在釉柱鞘中。釉质很容易从牙冠上剥脱。在 X 线片上显示釉质具有与牙本质几乎相同的辐射密度。临床上有四种釉质成熟不全,在此只描述乳白色类型。

一种类型的釉质发育不全被称为雪盖型釉质发育不全,在一些家族中具有明显的 X 连锁隐性遗传模式,但在其他家族中则具有常染色体显性遗传模式。临床上两种类型表现相同,其特征为乳、恒牙列的牙齿切 1/3 的表面牙釉质成熟不全。上颌牙齿颜色变白更为严重(图 6.37)。这些区域的牙釉质具有正常硬度和光滑度,不会从牙冠上碎裂剥脱。

釉质发育不全合并过长牙表征被称为釉质发育-成熟不全。菲薄的釉质呈黄色至棕色,表面有凹坑。在 X 线片中,牙釉质表现为与牙本质相似的辐射密度,且单根牙髓腔大,磨牙长牙冠。

由于各类型较为相似,临床上,釉质发育不全通常不易确定分型。应牢记各型遗传模式,且应始终准确记录家族史。已经鉴定出几种基因的不同突变是造成某些类型釉质发育不全的原因,这些基因为:AMELX、AMELY、ENAM、AMELOBLASTIN、TUFTELIN、ENAMELYSIN、KALLIKREIN 和 DLX3。

在美国,所有类型釉质发育不全的发病率约为 1:15 000。

牙本质发育不全。牙本质发育不全通常细分为三种类型。Ⅰ型牙本质发育不全与成骨不全有关(之前在本章中有所描述)。另外两种类型与成骨不全无关。这三种类型具有相似的临床表现。Ⅲ型牙本质发育不全非常罕见,发生于马里兰州布兰迪维因地区的一小

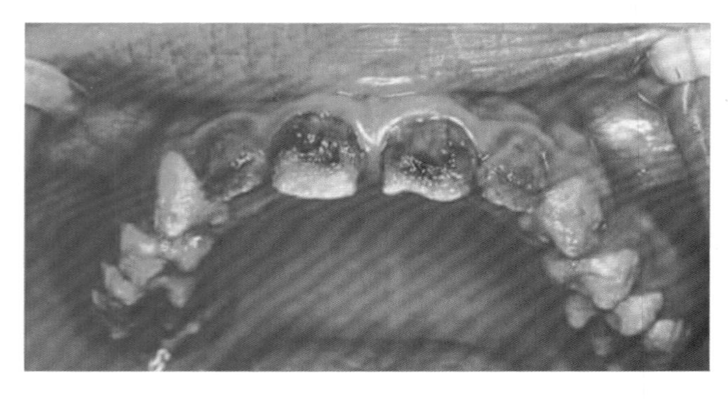

图 6.36 低度钙化型釉质发育不全患者牙齿的釉质丧失。

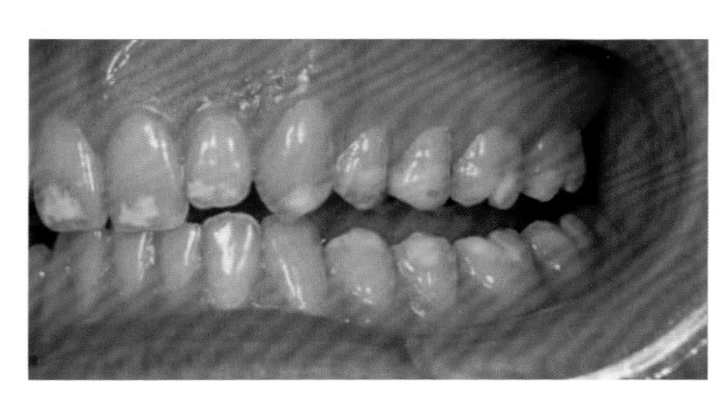

图 6.37 雪盖型釉质发育不全患者的牙齿切端及牙尖变白。

部分人群中,本文未对其进行描述。

Ⅱ型牙本质发育不全也被称为遗传性乳光牙本质,为常染色体显性遗传,致病基因定位于4q13-21。牙齿表现为球状牙冠,颜色从乳褐色到棕蓝色(图6.38)。乳牙通常比恒牙受累严重。20%的患者合并有釉质发育不全。牙本质非常柔软,牙釉质碎裂,导致牙齿磨损。有时,牙齿磨损降低牙槽突高度。影像学中未见髓腔或根管(图6.39)。根部短而薄,根尖周有透射影。由于磨损且牙根短,患者可能有牙齿早失。牙本质发育不全的基本缺陷在于成牙本质细胞,其产生异常基质后退化。产生异常基质的细胞来自牙髓,取代成牙本质细胞。

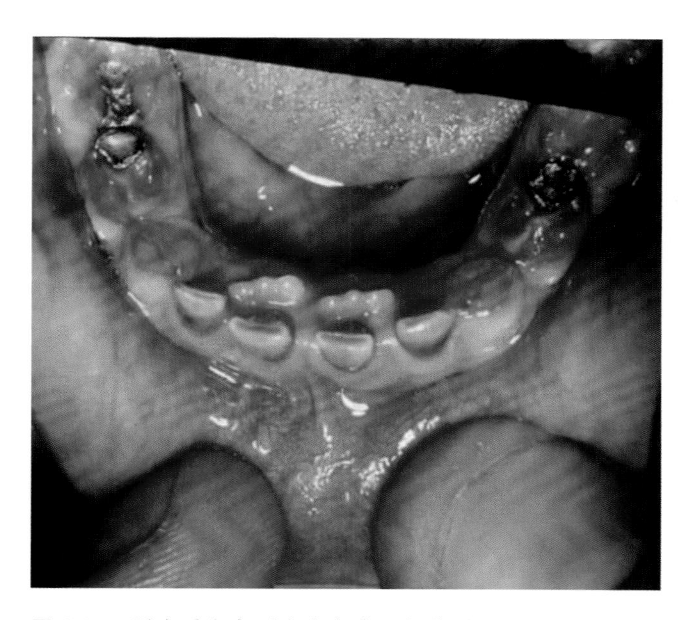

图6.38 牙本质发育不全患者典型的前牙乳白蓝色色调,磨牙釉质丧失后异常牙本质暴露,呈黄色。

牙本质发育不良。牙本质发育不良细分为Ⅰ型(根性牙本质发育不良)和Ⅱ型(冠部牙本质发育不良)。

根性牙本质发育不良。牙齿具有正常牙冠,牙根异常,为常染色体显性遗传。基本病变似乎由于Hertwig上皮根鞘的干扰,其引导牙根形成。X线片显示牙髓腔和根管全部或部分缺失(图6.40)。乳、恒牙列受累程度相同。牙齿颜色正常。由于牙根短,牙齿通常会过早脱落,特别是在一些轻微创伤的情况下。恒牙髓腔通常未完全闭塞,且在X线片中具有半月形外观,可见多处根尖周透射影。

冠部牙本质发育不良。Ⅱ型牙本质发育不良具有常染色体显性遗传模式,基本病变是由于牙本质涎磷蛋白(DSPP)的基因突变,该基因定位于4q13-21。已有研究表明,Ⅱ型牙本质发生不全和Ⅱ型牙本质发育不良均位于DSPP基因座,且由该基因编码蛋白。表现为乳牙列呈琥珀色半透明,X线片显示缺乏牙髓腔和根管。乳牙表现与牙本质发育不全的表现非常相似。恒牙呈正常的牙冠外观,颜色正常,X线片显示单

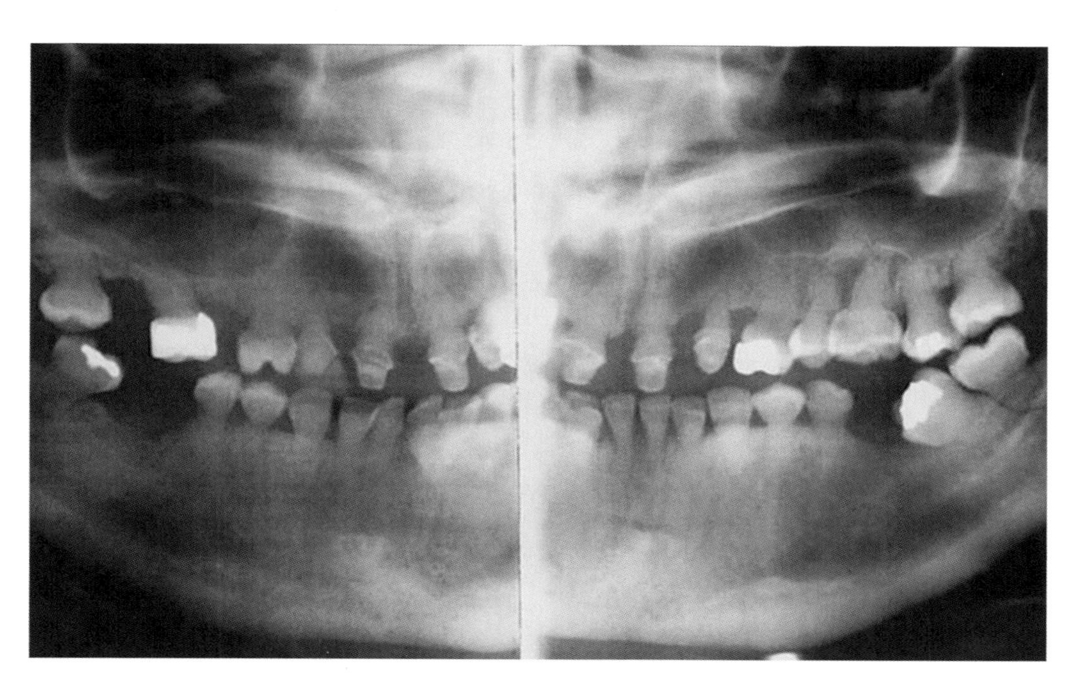

图6.39 牙本质发育不全患者曲面平展照片显示牙根短小,髓室几乎完全缺失。(From Young WG, Sedano HO: *Atlas of oral pathology*, Minneapolis, University of Minnesota Press, 1981. Used with permission.)

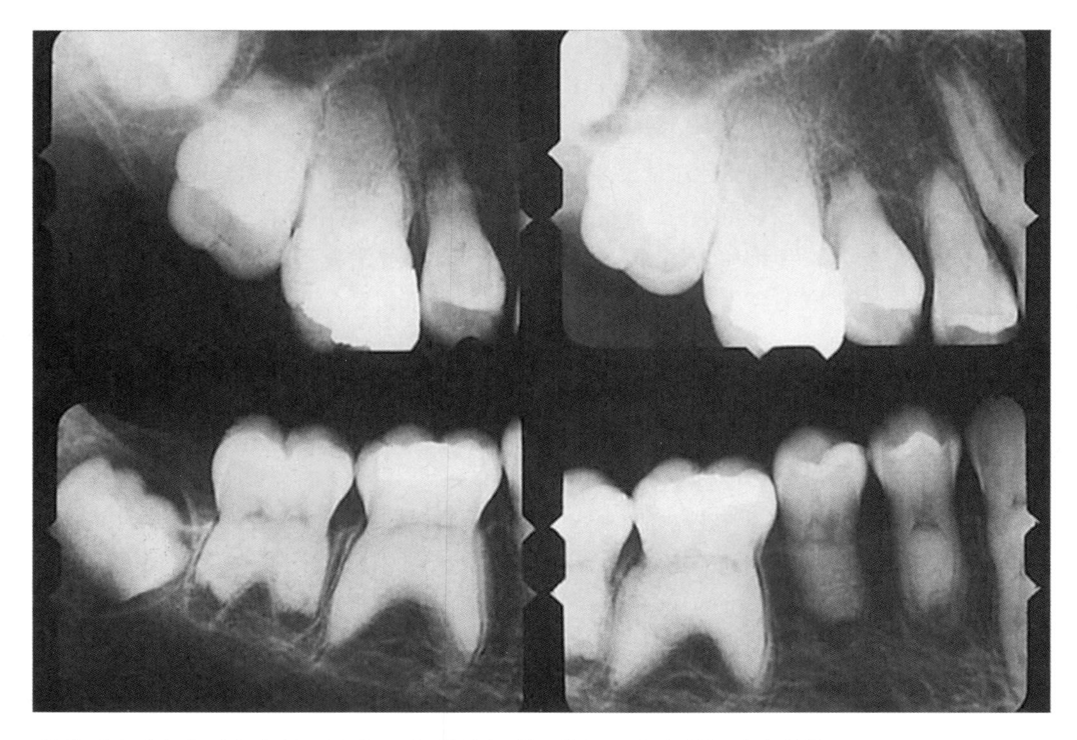

图 6.40 根性牙本质发育不良患者 X 线片显示牙根短而钝，髓室几乎不可见，呈半月状。(Courtesy Dr. Carl J. Witkop.)

根牙中有蓟形髓腔，恒牙磨牙髓腔呈蝴蝶结样外观(图 6.41)。恒牙可能有髓石。

少汗性外胚层发育不良。少汗性外胚层发育不良具有遗传异质性，在大多数家族中为 X 连锁的隐性遗传，但在一些家族中为常染色体隐性遗传。X 连锁和常染色体隐性遗传的临床表现相同。该综合征的 X 连锁遗传的致病基因定位于 Xq12-13.1。常染色体隐性遗传致病基因定位于 2q11-13。一些其他类型的外胚层发育不良是由于各种其他基因的突变。

该综合征代表最严重的外胚层发育不良，主要包括牙发育不全(部分无牙齿)、**少毛症**(毛发少于正常)和由汗腺数量减少导致的**少汗症**(汗液分泌异常减少)。由于几乎无汗腺，患儿出生时无胎毛(体毛)，多有不明原因的发热。患者对环境温度的变化感到十分不适，有些患者会死于长时间暴露在阳光下或剧烈运动导致的体温过高。这种临床特征可能在出生后第二年才会显现。

患者具有典型面部表现，面部凸起明显，鼻梁凹陷(鞍鼻)，唇凸出，头皮上几乎无毛发，仅存的头发通常呈金色，细短且硬。患者皮肤柔软、薄，非常干燥，缺乏皮脂腺，眼睛和口周围出现线状皱纹和色素沉着增加，睫毛、眉毛往往完全缺失。青春期后，胡须通常正

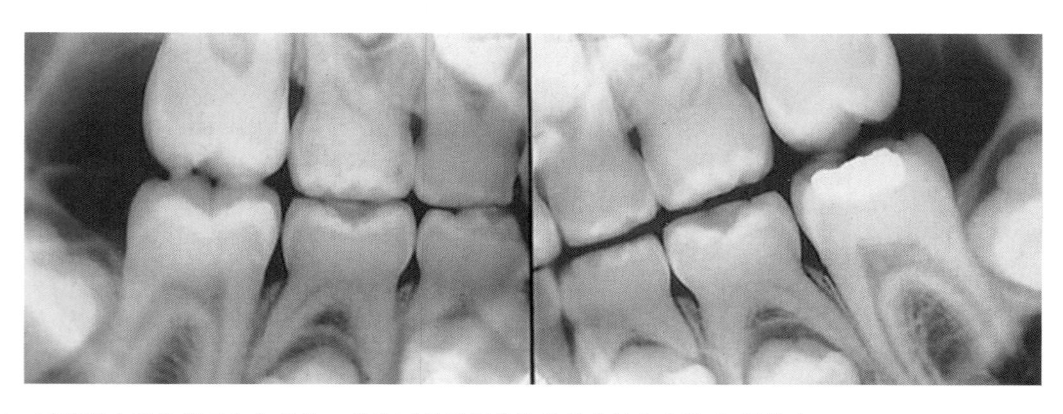

图 6.41 冠部牙本质发育不良患者的 X 线片可见牙冠部髓腔部分闭塞或缺乏，根管小。(Courtesy Dr. Carl J. Witkop.)

常,但腋毛和阴毛较少。

少汗性外胚层发育不良的口腔表现多为牙发育不全,或少见的先天性无牙。当存在时,切牙及尖牙具有小的圆锥形牙冠(图 6.42)。仅在牙齿存在时才有牙槽骨。因此,缺乏牙槽突的患者垂直距离减小,唇凸出明显。在唇、颊及下呼吸道黏膜中的小唾液腺可能缺乏或发育不良。

患有少汗性外胚层发育不良的女性 X 染色体连锁携带者具有较轻微的临床表现,如头发稀疏或轻微稀疏、锥形牙齿、牙齿缺失和不同程度的出汗减少。这符合 Lyon 关于表达变异性的假说。

低磷酸酯酶症。低磷酸酯酶症的遗传模式是常染色体隐性遗传。该综合征的致病基因定位于 1p36.1–34。这种疾病的基本缺陷是血清碱性磷酸酶水平降低,尿液和血浆中磷酸乙醇胺浓度增加。碱性磷酸酶参与骨及牙骨质钙化,因此,在低磷酸盐血症患者中,这两种组织会发生改变。牙骨质发育异常或形成异常导致主要乳牙自发性过早脱落,尤其是下颌切牙(图 6.43)。牙齿脱落通常不伴有牙周或牙龈疾病。乳磨牙及恒牙较少受累,若受影响,可能是由这些牙齿牙根较大导致的机械固位较强。在脱落的牙齿中观察到牙骨质完全缺乏,这意味着牙周纤维附着不足,单根牙易脱落。该综合征最重要的病变是成熟骨的形成异常。因此,在新生儿期存活下来的患儿会罹患佝偻病,临床表现包括下肢弯曲和多处骨折等。

低磷血症抗维生素 D 佝偻病。低磷血症抗维生素 D 佝偻病较常见,具有 X 染色体连锁显性遗传模

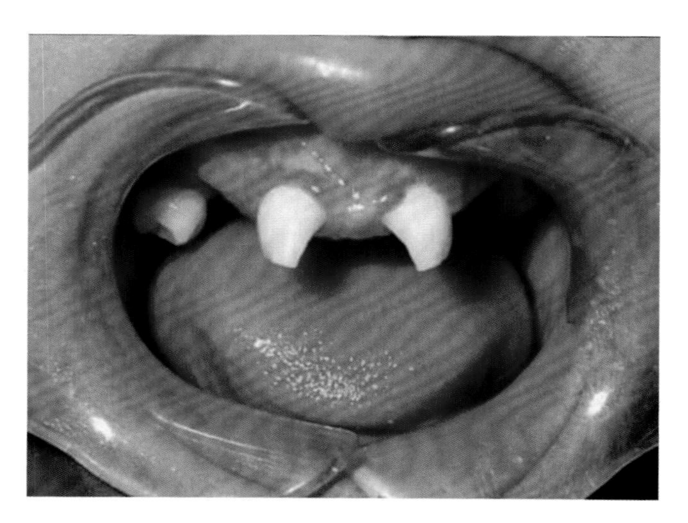

图 6.42 少汗性外胚层发育不良患者,仅有 3 颗形状异常的牙齿。

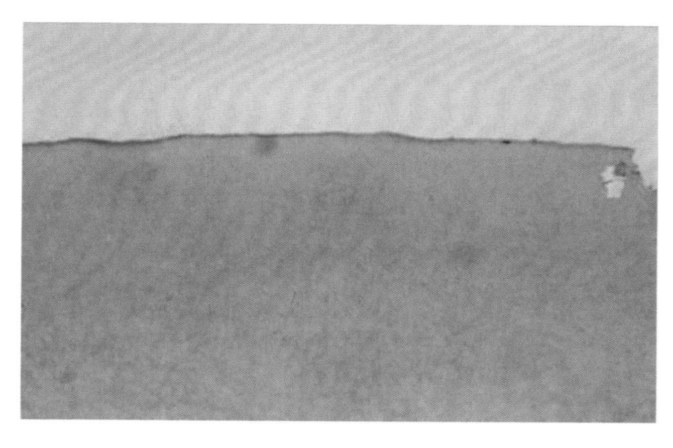

图 6.43 低磷酸酯酶症患者的牙齿病理切片显示仅有牙本质,牙骨质完全缺乏。

式,是 PHEX 基因突变的结果。其特征是由肾小管中无机磷酸盐的吸收率降低引起的血清磷水平低,有佝偻病或骨软化症,常用维生素 D 治疗耐药,且无其他异常。患者通常身材矮小且有弓腿,特别是儿童时期就表现出症状的患者。也存在成人起病的形式,这些患者的临床表现除低水平的血清无机磷酸盐外较轻微,甚至无明显异常。

X 线口腔检查结果显示患者具有特征性的大牙髓腔,髓角较长。此外,牙本质表现出明显的裂缝,延伸到牙本质釉质交界处。这些裂缝引起牙釉质破裂,导致牙髓微暴露引发牙髓感染。最终,感染性牙髓炎进展为根尖周脓肿形成。牙龈脓肿也很常见,可伴有区域性淋巴结炎。

钉状上颌侧切牙或**上颌侧切牙缺失**。钉状上颌侧切牙或上颌侧切牙缺失的遗传模式通常为常染色体显性,具有可变的表现度。患者表现为单侧或双侧上颌侧切牙较小,呈钉状牙或先天缺失(图 6.44)。乳牙及恒牙牙列均可能受累,但主要是恒牙列。这种情况在白人群体中的患病率为 1%~3%,在亚洲人群中约为 7%。此外,10%~20%的患者有前磨牙先天缺失。

长冠牙。长冠牙是一种具有显性和隐性遗传的遗传异质性疾病。特征是磨牙较大,呈金字塔形,髓腔大(图 6.45)。长冠牙在土著美国人,包括因纽特人中最常见。受累牙根移位,且这些牙齿根据牙根移位程度分类。长冠牙在 Klinefelter 综合征中经常出现,且也与许多其他综合征相关。

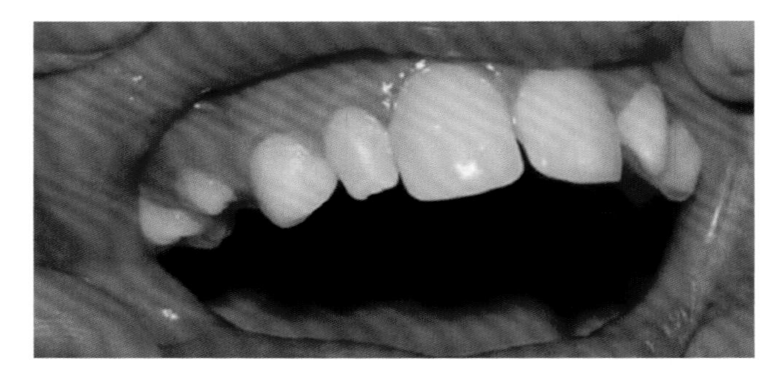

图 6.44 上颌钉状侧切牙,圆锥形。

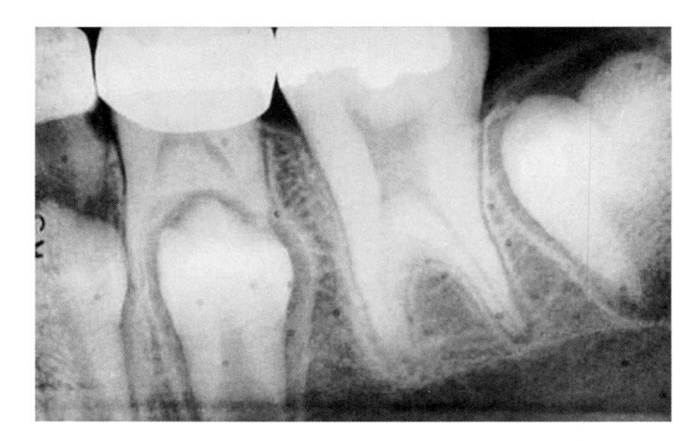

图 6.45 长冠牙患者 X 线片显示金字塔形磨牙髓室大,根分叉低。

参考文献

图书

Cummings MR: *Human heredity: principles and issues*, ed 7, Stamford, 2006, Brooks/Cole-Cengage Learning.

Fitzgerald MJT, Fitzgerald M: *Human embryology*, London, 1994, Saunders.

Hennekam RCM, Krantz ID, Allanson JE: *Gorlin's syndromes of the head and neck*, ed 5, New York, 2010, Oxford University Press.

Neussbaum RL, McInnes RR, Willard HF: *Thompson and Thompson genetics in medicine*, ed 11, Philadelphia, 2016, Saunders.

Neville BW, Damm DD, Allen CM, et al: *Oral and maxillofacial pathology*, ed 4, St. Louis, 2016, Elsevier.

Sadler TW: *Langman's medical embryology*, ed 11, Philadelphia, 2010, Lippincott Williams & Wilkins.

Sapp JP, Eversole LR, Wisocki GP: *Contemporary oral and maxillofacial pathology*, ed 2, St. Louis, 2004, Mosby.

Witkop CJ, Sauk JJ, Stewart R, et al: Heritable defects of enamel. In *Oral facial genetics*, St Louis, 1976, Mosby, pp 151–226.

Young WG, Sedano HO: *An atlas of oral pathology*, Minneapolis, 1981, University of Minnesota Press.

期刊论文

Bala Subramanyam S, Naga Sujata D, Sridhar K, et al: Nevoid basal cell carcinoma syndrome: a case report and review, *J Maxillofac Oral Surg* 14:11–15, 2015.

Bianchi ML: Hypophosphatasia: an overview of the disease and its treatment, *Osteoporos Int* 26(12):2743–2757, 2015.

Chen Y, Fang L, Yang X: Cyclic neutropenia presenting as recurrent oral ulcers and periodontitis, *J Clin Pediatr Dent* 37:307–308, 2013.

Dale DC, Welte K: Cyclic and chronic neutropenia, *Cancer Treat Res* 157:97–108, 2011.

de La Dure-Molla M, Philippe Fournier B, Berdal A: Isolated dentinogenesis imperfecta and dentin dysplasia: revision of the classification, *Eur J Hum Genet* 2:445–451, 2015.

Dyasanoor S, Naik S: Clinicoradiologic features of cherubism: a case report and literature review, *Gen Dent* 62:12–15, 2014.

Foster BL, Ramnitz MS, Gafni RI, et al: Rare bone diseases and their dental, oral, and craniofacial manifestations, *J Dent Res* 93:7S–19S, 2014.

Hopp RN, de Siqueira DC, Sena-Filho M, et al: Oral vascular malformation in a patient with hereditary hemorrhagic telangiectasia: a case report, *Spec Care Dentist* 33:150–153, 2013.

Koruyucu M, Bayram M, Tuna EB, et al: Clinical findings and long-term managements of patients with amelogenesis imperfecta, *Eur J Dent* 4:546–552, 2014.

Lu RF, Men HX: Severe periodontitis in a patient with cyclic neutropenia: a case report of long-term follow-up, *Chin J Dent Res* 15:159–163, 2012.

Sreeramulu B, Shyam ND, Ajay P, et al: Papillon-Lefèvre syndrome: clinical presentation and management options, *Clin Cosmet Investig Dent* 15(7):75–81, 2012.

Tripathi AK, Dete G, Saimbi CS, et al: Management of hereditary gingival fibromatosis: a 2 years follow-up case report, *J Indian Soc Periodontol* 19:342–344, 2015.

复习题

1. 以下哪一项与周期性中性粒细胞减少症有关?

a.由短根导致的牙齿缺失

b.釉质剥脱

c.循环中性粒细胞数量减少

d.乳牙早失

2. 釉质发育不全是釉质发生不全中的哪种类型?

a.钙化不全

b.成熟不全

c.发育-成熟不全

d.发育不全

3. 下颌面骨发育不全的两个特征性表现是:

a.锁骨缺失及牙齿迟萌

b.牙齿及指甲发育不全

c.下颌骨发育不全及听力丧失

d.下唇唇裂及有瘘管

4. 以下关于外周神经纤维瘤病的说法,正确的是:

a.患者可患有牙龈神经纤维瘤

b.具有常染色体隐性遗传特征

c.患者口腔黏膜广泛发白

d.患者患有多种纤维瘤

5. 以下哪种疾病与髓室大的牙有关?
a.冠部牙本质发育不良
b.牙本质发育不全
c.低磷酸酯酶症
d.凹陷的常染色体显性釉质发育不全

6. 周期性中性粒细胞减少症与Kostmann综合征(先天性中性粒细胞减少症)相比,下列选项正确的是:
a.周期性中性粒细胞减少症的口腔病变更严重
b.两种疾病均为常染色体显性遗传
c.这两种情况均与毛细血管脆性有关
d.如不采取全身治疗,Kostmann综合征的口腔病变将终身存在

7. 一名9岁男性儿童表现出明显的牙龈红肿和出血,伴有牙齿松动,口腔内X线片显示明显的牙槽骨吸收与垂直性牙周袋。如果这例患者患有掌跖角化过度-牙周破坏综合征,以下哪项也是该病的临床表现?
a.缺乏前庭沟
b.少汗
c.手掌和足底角化过度
d.蓝色巩膜

8. Turner综合征患者的核型显示:
a.43条常染色体+XYY
b.44条常染色体+XO
c.44条常染色体+XYY
d.44条常染色体+XXY

9. 口腔科医师在接诊遗传性出血性毛细血管扩张症患者时应主要考虑:
a.严重感染
b.表皮脱屑
c.自发性溃疡
d.牙龈出血

10. 冠状牙本质发育不良的恒牙主要表现为:
a.磨牙大而方的髓腔
b.切牙蓟形牙髓腔
c.琥珀色牙冠
d.明显的短根

11. 根性牙本质发育不良患者的X线片表现为:
a.牛牙症
b.髓腔大,髓角高
c.半月形髓腔
d.牙内吸收

12. 少毛症为:
a.汗腺数量增加
b.汗腺数量减少
c.毛发增加
d.毛发减少

13. 雪盖型釉质发育不全的牙齿表现为:
a.根短而钝
b.切牙1/3釉质钙化不全,呈白垩色
c.釉质呈棕色,菲薄
d.髓腔消失

14. 低磷酸酯酶症患者最常出现的脱落牙齿是:
a.下颌恒切牙
b.下颌乳切牙
c.上颌乳磨牙
d.上颌乳切牙

15. 配子是以下哪一过程的结果?
a.S期
b.减数分裂
c.有丝分裂
d.前期

16. 以下哪一项是Gardner综合征最严重的组成部分?
a.牙齿硬化症
b.下颌齿状突
c.结直肠息肉病
d.多发性骨瘤

17. 低磷酸酯酶症患者的特征是:
a.血清碱性磷酸酶水平增加
b.牙髓腔消失
c.显著的牙龈角化
d.牙骨质缺失

18. 一名14岁男性儿童由于双侧下颌肿胀来诊。X线片显示双侧下颌升支多房性病变。患者母亲也有类似表现。最可能的诊断是:
a.锁骨颅骨发育不全
b.痣样基底细胞癌综合征
c.软骨外胚层发育不良综合征
d.巨颌症

19. 有丝分裂的四个阶段是:
a.前期,中期,后期,末期
b.中期,前期,末期,后期

c.后期，中期，末期，前期

d.前期，末期，中期，后期

20. 连接每个染色体短臂和长臂的收缩部分叫作：

a.染色单体

b.赤道板

c.中心粒

d.交叉点

21. 在牙本质发育不全Ⅱ型中，牙齿具有以下哪种特点？

a.根短而薄

b.根裂

c.牙本质坚硬、致密

d.明显的釉质脆弱

22. 下颌隆凸和腭隆凸是：

a.偶发症状

b.常染色体显性遗传特征

c.常染色体隐性遗传特征

d.男性更好发

23. 掌跖角化过度-牙周破坏综合征的遗传模式是：

a.X 连锁隐性遗传

b.常染色体显性遗传

c.常染色体隐性遗传

d.X 连锁显性遗传

24. 理论上，常染色体显性遗传性状在临床表现中：

a.在受累父母的后代中有 25%

b.在受累父母的后代中有 50%

c.在受累父母的后代中有 75%

d.只有男性受累，女性后代不受累

25.以下哪一项与口腔溃疡有关？

a.Gardner 综合征

b.Gorlin 综合征

c.Kostmann 综合征

d.Peutz-Jeghers 综合征

26. 遗传性出血性毛细血管扩张症患者最常出血的部位是：

a.唇黏膜

b.牙龈

c.鼻黏膜

d.眼睑

27. 巴尔小体可见于：

a.女性所有细胞的核周边

b.所有人体细胞细胞质的周边

c.所有人体细胞的核周边

d.女性所有细胞中细胞质的周边

28. 以下哪一项通常为男性 2B 综合征患者的表现？

a.胰腺癌

b.嗜铬细胞瘤

c.基底细胞癌

d.结肠癌

29. 一名 19 岁女性被诊断患有锁骨颅骨发育不全，表现为锁骨缺失及蘑菇形颅骨。患者最可能有以下哪种表现？

a.髓室大

b.长冠牙

c.多生牙

d.钉状侧切牙

30. 三体性指的是：

a.每对中均有一条额外的染色体

b.三条额外的染色体

c.男性中存在两条额外的 X 染色体

d.一对染色体伴有一条额外的染色体

31. 少汗性外胚层发育不良的患者有：

a.蓝色巩膜

b.毛发过多

c.牙齿发育不全

d.多发舌结节

32. 以下哪项是 Peutz-Jeghers 综合征的组成部分?

a.多发颌骨囊肿

b.下唇和黏膜上有多个色素斑

c.舌尖上有多个结节

d.多个多生牙

33. 在所有遗传的牙龈纤维瘤病中，牙龈增生是以下哪种表现的特点?

a.牙槽骨肥大

b.结缔组织胶原化

c.被覆上皮增生

d.慢性炎性细胞浸润

34. 核型是指:

a.一个染色体与另一个染色体相连的一部分

b.带有相同附加染色体的一对染色体

c.显示单个细胞染色体的显微照片

d.染色体中基因所占据的位置

35. 长冠牙:

a.有很长的牙根

b.有蓟状牙髓腔

c.牙齿呈金字塔形

d.是多生牙

36. Cannon 病也被称为:

a.白色海绵状斑痣

b.牙龈纤维瘤病

c.慢性中性粒细胞减少症

d.巨颌症

37. 所有形式的唇裂和腭裂都被认为是:

a.多因素的

b.由环境因素引起的

c.常染色体隐性遗传

d.常染色体显性遗传

38. 牙源性角化囊肿是以下哪种疾病的临床表现:

a.巨颌症

b.钉状侧切牙

c.痣样基底细胞癌综合征

d.外周神经纤维瘤病

39. 患有 X 连锁遗传病的患者:

a.如果他们是男性,通常会受到更严重的影响

b.表现为 XYY

c.细胞有额外的巴尔小体

d.患者均为女性

40. Lyon 假说通过以下方式得到证实:

a.X 连锁显性特征

b.X 连锁隐性特征

c.常染色体显性遗传特征

d.常染色体隐性遗传特征

41. 以下均是巨颌症的特征,除外:

a.埋伏牙

b.常染色体显性

c.眼压过高

d.常染色体隐性

42. 以下颌骨部位均与巨颌症有关,除外:

a.冠状突

b.髁突

c.下颌骨后部

d.下颌升支

43. 在下列哪种情况下,由于锁骨发育不全,肩部可以前移到中线?

a.巨颌症

b.软骨外胚层发育不良综合征

c.Turner 综合征

d.锁骨颅骨发育不全

第6章大纲

症状/疾病	病因	年龄/种族/性别	部位
21三体	多余的一条21号染色体	从出生开始	系统性病变
13三体	多余的一条13号染色体	从出生开始	系统性病变
Turner综合征	X染色体缺失	从出生开始 女性患病	系统性病变
Klinefelter综合征	一条或多条多余的X染色体	从出生开始 男性患病	系统性病变
猫叫综合征	5号染色体缺失	从出生开始 男=女	系统性病变
周期性中性粒细胞减少症	常染色体显性，ELA-2基因，19p13.3	从出生开始 男=女	口腔黏膜及牙周
掌跖角化过度-牙周破坏综合征	常染色体隐性，11q14-21	从出生开始 男=女	牙龈、牙周膜、掌跖
局灶性掌跖和牙龈角化过度	常染色体显性	从出生开始 男=女	牙龈、掌跖
Laband综合征	常染色体显性	从出生开始 男=女	牙龈
牙龈纤维瘤病、多毛、癫痫、精神发育迟滞综合征	常染色体显性	从出生开始 男=女	牙龈、毛发、CNS
牙龈纤维瘤病伴多发透明纤维瘤	常染色体显性	从出生开始 男=女	牙龈、指甲、黏膜及皮肤
巨颌症	常染色体显性，4p16	从出生开始，男=女	双侧下颌骨
软骨外胚层发育不良综合征	常染色体隐性，4p16	从出生开始，男=女	牙龈、牙齿、牙槽骨边缘、手
锁骨颅骨发育不全	常染色体显性，6p21	从出生开始，男=女	牙齿、锁骨、颅骨
Garder综合征	常染色体显性，5q21-22	从出生开始，男=女	上下颌骨
下颌面骨发育不全	常染色体显性，5q32-33.1	从出生开始，男=女	下颌骨、牙齿、耳朵
痣样基底细胞癌综合征	常染色体显性，9q22.3	从出生开始，男=女	上下颌骨、皮肤
成骨不全	常染色体显性，多基因	从出生开始，男=女	牙骨质
遗传性出血性毛细血管扩张症	常染色体显性，9q3及9q12	青春期后开始出血，男=女	黏膜及皮肤
多发性黏膜神经瘤综合征	常染色体显性，10q11.2	从出生开始，男=女	口腔黏膜，特别是舌

临床特点	影像学特点	显微镜下特点	治疗	诊断流程
斜眼、牙周炎、裂缝舌、牙发育不全	无	无	根面修整、刮治	核型表现为21三体
双侧唇裂伴或不伴腭裂、多指畸形、小眼畸形	手部多指	无	无	核型表现为13三体
身材矮小、颈蹼、手部水肿	无	口腔黏膜涂片无巴尔小体	无	核型显示X染色体缺乏
身材高,男性表现为女性乳房发育	上颌骨发育不足	口腔黏膜涂片中见一巴尔小体	无	核型表现为两条X染色体
猫叫样哭声、严重的智力发育迟缓	无	无	智力缺陷患儿的牙齿保健	核型显示5号染色体短臂缺乏
牙龈炎、牙周炎、溃疡、出血	牙槽骨吸收、牙周袋形成	外周血中性粒细胞减少	根面修整、刮治、抗生素、粒细胞集落刺激因子	临床及血液学研究
牙齿移动、牙周袋、掌跖角化过度	牙槽骨吸收、严重的牙周病变	牙周组织炎性渗出物	根面修整、刮治、松牙固定、皮肤病变使用维A酸	临床及遗传评估
牙龈、掌跖角化	无	受累区域过角化	保持口腔卫生	临床及家族史
明显的牙龈增生,异常指甲,手指、足趾短	手指、足趾末端发育不良	受累牙龈纤维化及胶原增加	保持口腔卫生、牙龈手术修整(会复发)	临床及家族史
牙龈增生、体毛增加、癫痫	无	受累牙龈纤维化及胶原增加	保持口腔卫生、牙龈手术修整(会复发)	临床及家族史
牙龈增生、指甲肥大、多发肿瘤	无	牙龈纤维化、透明纤维瘤	保持口腔卫生、切除纤维瘤	临床及家族史
双侧面部增生	双侧下颌升支多发透射影	疏松结缔组织中可见多核巨细胞	青春期后病变完全出现	临床及家族史 影像学检查
缺乏口腔前庭上部、锯齿状下牙槽嵴、多指	釉质菲薄	无	口腔前庭上部重建、切除多余手指	临床及家族史
多生牙、锁骨缺失、囟门未闭	多发阻生齿	缺乏细胞性牙骨质	拔除阻生齿、正畸	临床及家族史 影像学检查
多发骨瘤、结肠息肉、腺癌	颌骨牙瘤及骨瘤	骨瘤、结肠癌	手术切除肿瘤(腺癌、骨瘤、牙瘤)	临床及家族史 影像学检查
下颌骨发育不全、错位牙、听力丧失	下颌角钝圆、髁突小	无	整形手术、正畸、保持口腔卫生	临床及家族史 影像学检查
多发的牙源性角化囊肿及基底细胞癌	颌骨内多发透射影、分叉肋	参考牙源性角化囊肿及分叉肋	手术切除囊肿及肿瘤	临床及家族史 影像学检查 显微镜检查
蓝色巩膜、多发的自发性骨折、多发骨畸形、牙本质发育缺陷	过小牙:牙冠及牙根小、髓室小、骨骼异常	*	*	临床及家族史 影像学检查
毛细血管扩张、牙龈出血	无	毛细血管扩张	刮治需注意牙龈出血倾向	临床及家族史
舌尖、唇及颊黏膜多发结节	无	神经瘤、甲状腺癌、嗜铬细胞瘤	预防性甲状腺切除、口腔神经纤维瘤切除	临床及家族史 显微镜检查

(待续)

(续表)

症状/疾病	病因	年龄/种族/性别	部位
外周神经纤维瘤病	常染色体显性,17q11.2	从出生开始,男=女	皮肤、口腔黏膜,特别是舌
Peutz-Jeghers 综合征	常染色体显性,19p13.3	从出生开始,男=女	皮肤、口腔黏膜、小肠
白色海绵状斑痣	常染色体显性,黏膜角蛋白 K4 或 K13	从出生或青春期后开始,男=女	颊黏膜
釉质发育不全:凹陷性发育不全	常染色体显性	牙萌出后可见,男=女	所有乳牙及恒牙
釉质发育不全:钙化不全	常染色体显性及隐性	牙齿萌出开始,男=女	所有乳牙及恒牙
釉质发育不全:成熟不全	常染色体显性、常染色体隐性、X 连锁隐性	牙萌出后出现,常染色体显性和隐性:男=女,X 连锁隐性:男性多见	所有乳牙及恒牙
釉质发育不全:雪盖型(成熟不全)	常染色体显性、X 连锁隐性	牙萌出后出现,常染色体显性:男=女;X 连锁隐性:男性多见	所有乳牙及恒牙
牙本质发育不全	常染色体显性,4q13-21	牙萌出后	所有乳牙及恒牙
根性牙本质发育不良	常染色体显性	牙萌出后	所有乳牙及恒牙
冠部牙本质发育不良	常染色体显性,4q13-21	牙萌出后	所有乳牙
少汗性外胚层发育不良	X 连锁隐性,Xq12-13.1;常染色体隐性,2q11-13	从出生开始,X 连锁隐性患者均为男性;常染色体隐性患者男=女	皮肤、汗腺、毛发、乳恒牙列
低磷酸酯酶症	常染色体隐性,1p36.1-34	从出生开始,男=女	骨、牙齿
低磷血症抗维生素 D 佝偻病	X 连锁显性	从出生开始,男性多见	骨、牙齿

*:无重要信息。

临床特点	影像学特点	显微镜下特点	治疗	诊断流程
舌及其他黏膜多发结节	脊柱异常、下颌骨透射影	神经纤维瘤	手术切除	临床及家族史 显微镜检查
口周皮肤及口腔黏膜黑斑	小肠息肉	皮肤及口腔黏膜黑色素沉着	如需要，可切除小肠息肉	临床及家族史
双侧颊黏膜变白	无	黏膜过度正角化、透明细胞	保持口腔卫生	临床及家族史 显微镜检查
牙齿唇舌面不规则斑块	釉质较正常薄	异常釉质基质，较正常釉质菲薄	美学修复	临床及家族史
干酪样釉质、迅速缺失、前牙开颌	釉质鼠噬样改变	釉质厚度正常、钙化不全	冠修复、美学修复	临床及家族史
釉质较正常软，易碎	釉质与牙本质透射性相同	大量釉质基质	冠修复、美学修复	临床及家族史
所有牙齿颌 1/3 釉质表明白色斑块	无	无	根据患者要求进行美学修复	临床及家族史
球状牙冠，乳光色或棕蓝色冠	牙根短，无髓室	异常的球状牙本质，与成牙本质细胞分离	美学修复、冠修复	临床及家族史
牙冠大小及形状正常	牙根短，无髓室	异常管状牙本质及牙骨质	修复缺失牙	家族史及影像学检查
乳牙琥珀色，恒牙颜色正常	乳牙无髓室，恒牙蝴蝶结形髓腔，单根牙“蓟”状牙髓	乳牙牙本质正常，恒牙可见髓石	规律口腔卫生保健	临床及家族史 影像学检查
几乎无牙、少汗、前额隆起、鼻梁低、唇凸起	几乎无牙	毛孔减少及异常	种植牙或义齿修复	临床及家族史 影像学检查
乳前牙早失	髓室大	缺乏根部牙骨质	间隙保持器或义齿修复	临床及家族史 影像学检查
多发根尖周透射影(囊肿、肉芽肿)	髓室大、髓角大	异常球状牙本质、牙本质裂缝	牙髓病治疗及常规口腔卫生保健	临床及家族史 影像学检查

（黄碧莹 译 刘荗文 校）

第7章

肿瘤

Anne Cale Jones, Joan Andersen Phelan, Olga A. C. Ibsen

学习目标

在学习完本章后，学生应能够：

1. 定义本章词汇表中的每个单词。
2. 描述肿瘤的形成，包括其原因。
3. 解释肿瘤的分类，包括良性肿瘤和恶性肿瘤之间的差异。
4. 完成下列与肿瘤命名和治疗相关的内容：
   - 讨论前缀和后缀如何组合形成肿瘤的名称，并举例。
   - 根据组织或起源细胞列出肿瘤。
   - 讨论肿瘤的不同治疗方式。
5. 完成下列与上皮性肿瘤相关的内容：
   - 列出并描述三种不同类型的口腔上皮性肿瘤。
   - 掌握下列每种鳞状上皮肿瘤的定义及其临床特点，并解释如何治疗：乳头状瘤、鳞状细胞癌、疣状癌和基底细胞癌。
   - 定义并讨论白斑和红斑。
   - 解释上皮发育不良的概念和这种癌前病症的显微镜检查意义。
6. 掌握下列每种涎腺肿瘤的定义及其临床特点，并解释它们应如何治疗：多形性腺瘤、单形性腺瘤、黏液表皮样癌和腺样囊性癌。
7. 掌握下列每种牙源性肿瘤的定义及其临床特点，并解释它们应如何治疗：成釉细胞瘤、牙源性钙化上皮瘤、腺样牙源性瘤、牙源性钙化囊肿、牙源性黏液瘤、中央型牙骨质化纤维瘤和骨化性纤维瘤、良性牙骨质母细胞瘤、成釉细胞纤维瘤、成釉细胞纤维齿瘤和牙瘤。
8. 掌握下列每种周边型牙源性肿瘤的定义及其临床特点，并解释它们应如何治疗：脂肪瘤、神经纤维瘤、施万细胞瘤、颗粒细胞瘤、先天性龈瘤、横纹肌肉瘤、血管瘤（良性血管畸形）、淋巴管瘤和卡波西肉瘤。
9. 掌握下列每种黑色素细胞肿瘤的定义及其临床特点，并解释它们应如何治疗：黑色素细胞痣和黑色素瘤。
10. 掌握下列每种骨和软骨肿瘤的定义及其临床特点，并解释它们应如何治疗：骨瘤、骨肉瘤、软骨肉瘤、白血病、淋巴瘤和多发性骨髓瘤。
11. 描述转移瘤。

❖词汇

癌：上皮细胞恶性肿瘤。

白斑：临床术语，用于鉴别口腔黏膜的白色斑块状病变，无法被擦掉或诊断为任何其他疾病。

本-周蛋白：多发性骨髓瘤患者尿液中排泄的异常免疫球蛋白片段。

多形性：以多种形式发生。

恶性：倾向于产生死亡，可转移，用于描述癌症。

恶性肿瘤：对治疗有抗药性并可能导致死亡的肿瘤，有可能不受控制地生长和扩散或复发，或两者兼有。

红斑：一种临床用语，描述一种口腔黏膜病变，呈现为光滑的红色补丁或粒状红色和天鹅绒般的补丁。

间变的:其特征是细胞分化和彼此间的定向丧失,为恶性肿瘤的特征。

良性:不危及生命的,不发生癌变,非恶性。

良性肿瘤:非恶性肿瘤,且易于治疗和康复。

瘤形成:新的增长,由不受控制的细胞增殖形成肿瘤。

免疫球蛋白:一种蛋白质,也称为抗体,由浆细胞对特定抗原反应而合成。

切除:手术移除。

肉瘤:结缔组织的恶性肿瘤。

深染:显微镜染色比正常更强烈。

神经鞘瘤:周围神经鞘瘤,也称施万细胞瘤。

特发性:在无已知原因的情况下发生。

未分化的:缺乏正常分化,退行性变化,为一些恶性肿瘤的特征。

无蒂的:基础广泛的。

牙源性:牙齿形成。

咽淋巴环:由两个腭扁桃体、咽扁桃体、舌扁桃体和介入的淋巴组织形成的淋巴组织环。

有蒂的:由茎附着。

有丝分裂象:显微学中用于描述有丝分裂过程中细胞分裂的术语。

原发性肿瘤:原始肿瘤,为转移的来源。

原位癌:局限于原始部位而不侵入附近组织。

增生:器官或组织中的细胞数量异常增加。

摘除:完全外科切除,不切入病灶。

痣:由黑色素细胞(痣细胞)组成的良性肿瘤,也是受限制的,通常是色素沉着的先天性皮肤或口腔黏膜畸形。

肿瘤:组织的新生长,其中,生长是不受控制的且是进行性的。

肿瘤学:有关肿瘤或赘生物的研究。

转移:肿瘤细胞转移到远离原发肿瘤的身体部位,并在这些部位形成新的肿瘤。

转移瘤:肿瘤是由细胞从原发肿瘤转移到与原发肿瘤无关的部位而形成的。

肿瘤的概述

瘤形成意味着新的增长,这是细胞表现出异常和不受控制的增殖的过程。**肿瘤**是大量的这种细胞。肿瘤(tumor)这个词意味着肿胀,但其通常被用作肿瘤(neoplasm)的同义词。肿瘤的研究称为**肿瘤学**。希腊语中的"Onco"意味着肿胀或肿块。

为了发生瘤形成,必须在细胞中发生不可逆转的变化,且必须将这种变化传递给新细胞,导致不受控制的细胞增殖。在大多情况下,触发细胞发生变化的初始刺激尚不清楚。调控过程保持正常组织的大小。维持正常组织大小的调控过程在肿瘤中无法正常发挥作用,因此,其表现出无限和不受控制的增长。

与**增生**不同,瘤形成是一种不受控制的异常过程。随着增生,正常细胞应对组织损伤以正常排列增殖,且当去除刺激时,增殖停止。虽然组织大小可能比正常情况更大,组织生长仍然受到控制。反应性病变,如刺激性纤维瘤、义齿相关增生和化脓性肉芽肿是增生的例子(见第2章)。相反,瘤形成是一个完全异常的过程,细胞异常,且这些细胞的增殖是不受控制且无限制的。

肿瘤的病因

多种药剂——主要是化学品、病毒和辐射已被证明会在实验室中引起细胞的肿瘤转化。数百种化学物质已被证明可导致动物癌症。此外,某些化学物质、病毒,如EB病毒(EBV)、HPV及辐射已被证明会在人类中引起特定类型的癌症。肿瘤转化也可以继发于遗传突变而自发发生。引起肿瘤的病毒被称为致癌病毒。阳光辐射(紫外线射线)、X线、核聚变或其他来源已被确立为是人类癌症的生成剂。

肿瘤的分类

肿瘤分为两类:**良性**和**恶性**。**良性肿瘤**保持局限,其可被包裹,这意味着它被周围的纤维结缔组织包围。有时,良性肿瘤可侵入邻近结构,但无法向远处扩散。相反,**恶性肿瘤**侵入并破坏周围组织,并具有转移到全身的能力(**转移**)。**癌症**是恶性肿瘤的同义词。

良性肿瘤通常类似于正常细胞,而恶性肿瘤的显微镜检查外观则不同。由类似正常细胞的肿瘤细胞组成的恶性肿瘤称为分化良好的肿瘤。恶性肿瘤也可能分化不良。这些肿瘤的细胞仅具有衍生它们的组织的一些特征。还有一些可能是**未分化的**或**间变的**,且在它们衍生的所有组织上均不相似。图7.1说明了恶性肿瘤的两个例子:鳞状上皮的恶性肿瘤(图 7.1A)和骨恶性肿瘤(图 7.1B)。恶性肿瘤通常由大小和形状不同的细胞组成(**多形性**)。这些细胞的细胞核比正常细胞的核染色深(**深染**),且表现出核–质比增加(见图 7.1)。在肿瘤细胞的细胞核中可见正常和异常的**有丝分裂象**(见图 7.1)。异常有丝分裂指分裂异常,因此,分裂细胞核的形状不符合正常有丝分裂象的形状。表 7.1 比较了良性肿瘤和恶性肿瘤。

肿瘤的命名

肿瘤名称的前缀由起源的细胞或组织决定。后缀用来表示肿瘤。良性或恶性肿瘤的名称前缀也由其来源的细胞或组织决定。例如,脂肪的良性肿瘤叫作**脂肪瘤**,骨骼的良性肿瘤叫作**骨瘤**。恶性肿瘤也以类似的方式命名。上皮来源的恶性肿瘤称为**癌**,结缔组织来源的恶性肿瘤称为**肉瘤**。因此,鳞状上皮恶性肿瘤称为**鳞状细胞癌**或**表皮样癌**,骨恶性肿瘤称为**骨肉瘤**(成骨肉瘤)。癌症的发病率约是肉瘤的 10 倍。表 7.2 根据肿瘤的组织或细胞来源列出肿瘤。一些恶性肿瘤的名字听起来像良性肿瘤。淋巴瘤、黑色素瘤和骨髓瘤听起来是良性的,但实际上它们是恶性的。

肿瘤的治疗

良性肿瘤通常通过手术**切除**来治疗,手术切除可通过**摘除**或广泛局部切除来完成。恶性肿瘤采取手术、化疗或放疗。通常使用这两种或三种方式的组合。

口腔中有许多不同类型的组织,所以在这一部位会出现许多不同类型的肿瘤。这些肿瘤可以是良性的,也可以是恶性的。本章根据肿瘤的组织来源对肿瘤进行分类,先描述良性肿瘤,然后描述恶性肿瘤。

上皮性肿瘤

口腔内有三种不同类型的上皮性肿瘤:①来源于鳞状上皮的肿瘤;②来源于唾液腺上皮的肿瘤;③来源于牙源性上皮细胞的肿瘤。

鳞状上皮肿瘤

乳头状瘤

乳头状瘤是鳞状上皮的良性肿瘤,其为小的、外生的、**有蒂的**或**无蒂的**生长。这些肿瘤由许多乳头状凸起组成,可以是白色或正常黏膜的颜色(图 7.2A)。病变颜色取决于表面角蛋白的量,鳞状上皮细胞产生的角蛋白越多,病变在临床上就越白。

它们通常被描述为外观上呈花椰菜样。大多数病例出现于软腭或舌上。乳头状瘤可发生于任何年龄,男女均可发病。显微镜检查显示许多指状或乳头状凸起由正常的复层鳞状上皮组成,有增厚的角蛋白层表

表 7.1 良性肿瘤与恶性肿瘤的鉴别

良性	恶性
通常分化良好	分化良好至间变性
通常增长缓慢	增长缓慢至快速增长
核分裂象较少	核分裂象可能较多
通常有包膜	有侵袭性,无包膜
不转移	可有转移

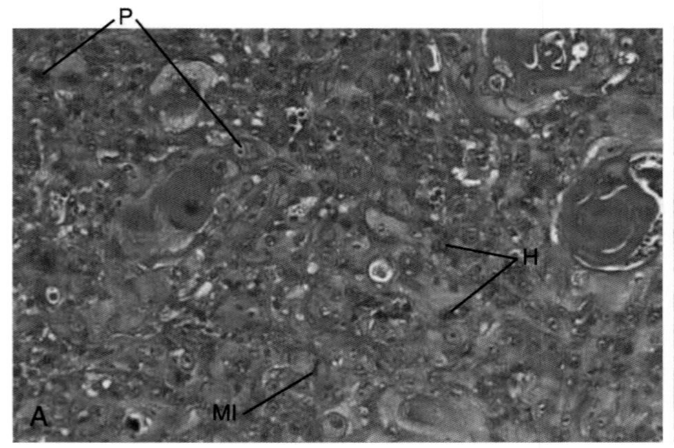

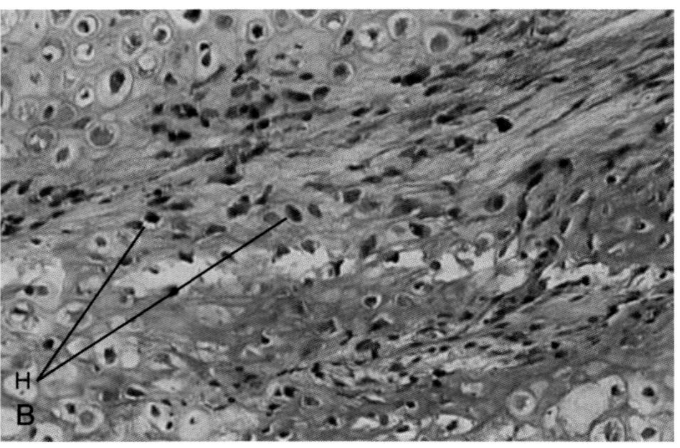

图 7.1 恶性肿瘤的显微照片显示多形性(P)、深染(H)和有丝分裂象(MI)。(A)鳞状细胞癌。(B)骨肉瘤。

表 7.2 肿瘤的命名

组织来源	良性肿瘤	恶性肿瘤
上皮		
鳞状细胞	乳头状瘤	鳞状细胞癌或表皮样癌
基底细胞	基底细胞癌	
腺或导管	腺瘤	腺癌
神经外胚层		
黑色素细胞	痣	黑色素瘤
结缔组织		
纤维	纤维瘤	纤维肉瘤
软骨	软骨瘤	软骨肉瘤
骨	骨瘤	骨肉瘤
脂肪	脂肪瘤	脂肪肉瘤
内皮		
血管	血管瘤	血管肉瘤
淋巴管	淋巴管瘤	淋巴管肉瘤
肌肉		
平滑肌	平滑肌瘤	平滑肌肉瘤
横纹肌	横纹肌瘤	横纹肌肉瘤

面。纤维结缔组织的中心核为每个乳头状凸起提供支持结构(图 7.2B)。

临床上类似于乳头状瘤的其他口腔病变可能是寻常疣(普通疣)和尖锐湿疣(性病疣)。这两种病变是由 HPV 引起的,已在第 4 章进行了讨论。通过显微镜检查可将它们与乳头状瘤进行鉴别诊断。特殊程序可用于识别这些病变内的特定病毒颗粒。有证据表明在口腔鳞状乳头状瘤的病因学中涉及低风险 HPV(6 型和 11 型),但这些病变中通常不存在 HPV 感染的显微镜检查证据。

可通过手术切除治疗乳头状瘤,通过充分切除,乳头状瘤通常不会复发。

癌前病变

白斑

在有关口腔黏膜癌前病变的任何讨论前,重要的是定义术语“**白斑**”。白斑是一临床术语,并不是指特定的显微镜检查外观。其被定义为口腔黏膜的白色斑点病变,无法被擦掉且无法在临床上被诊断为特定疾病(图 7.3A,B)。

白斑有时被称为**特发性**白斑,表明病变的具体原因尚不清楚。图 7.4 中所示的白色病变更准确,称为**无烟烟草相关性角化病**,而不是白斑,因为病变的直接原因是已知的。

白斑的显微镜检查外观各不相同,因此,活检对于明确诊断至关重要。大多数白斑是角化过度(角蛋白层增厚)的结果,或上皮增生(刺细胞或棘层增厚)和角化过度的组合,并且不被认为是恶化前的。用显微镜检查,白斑也可能表现出上皮异常增生、癌前病变,甚至是鳞状细胞癌,即鳞状上皮恶性肿瘤。根据研究,5%~25%的白斑病患者在显微镜下检查显示上皮发育不良。研究还显示在口腔底部、腹外侧翼、上腭和唇部的白斑比口腔其他黏膜部位发生的白斑更可能代表上皮发育不良或鳞状细胞癌。

当在口腔中发现白色病变时,首先要做的是确定原因。应消除任何相关的刺激。如果病变未消退,则必须进行组织检查和显微镜检查。应彻底清除任何被诊断为上皮发育不良的白色病变。当在口底、侧舌、软腭

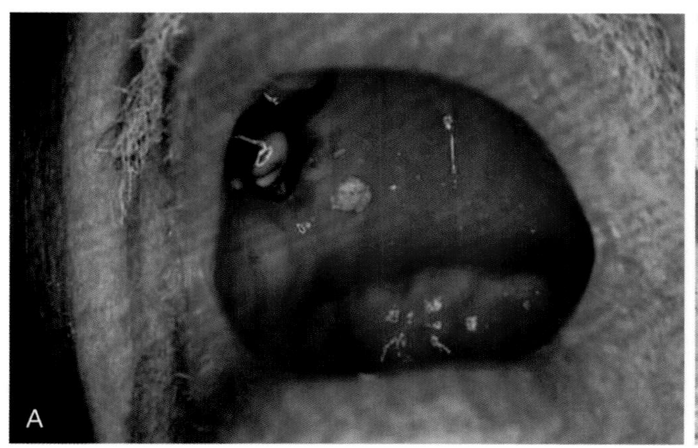

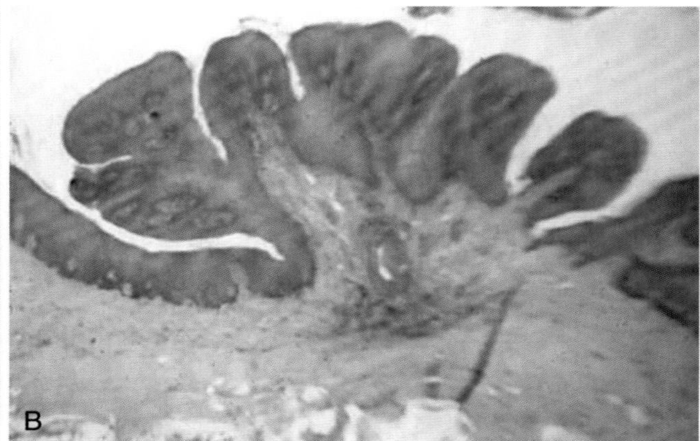

图 7.2 (A)口腔黏膜乳头状瘤的临床表现为花椰菜样外观和手指状凸起形成的粗糙表面。(B)乳头状瘤的镜下表现为手指状凸起,表面为鳞状上皮,由纤维结缔组织的薄核支撑。

或唇上发现白斑时，无论显微镜检查外观如何，都应完全切除病灶，因为在这些部位发生鳞状细胞癌的风险增加。

一种特殊形式的白斑称为增殖性疣状白斑，其特征在于持续的、缓慢扩散的、表面粗糙的角化斑块的发展(图 7.3C)。即使在手术切除后，这种类型的白斑仍然存在，患鳞状细胞癌的风险较高。这种类型白斑的组织病理学特征包括具有不同程度的上皮发育不良的疣状表面。增殖性疣状白斑常涉及牙龈。

白斑的治疗取决于显微镜诊断。上述部分讨论了上皮异常增生和鳞状细胞癌的治疗。

红斑

红斑是一临床术语，用于描述口腔黏膜病变，表现为光滑的红色斑块或颗粒状红色和天鹅绒般的斑块(见图 7.3D)。显示为红色和白色区域混合的病变通常被称为**颗粒型白斑**而不是红斑。大多数红斑发生在口腔、舌底和软腭。红斑比白斑少见得多。在一项研究中，60 例白斑与 1 例红斑对应。在显微镜下检查时，90%以上的红斑显示上皮发育不良或鳞状细胞癌。由于这些显微镜下表现，红斑被认为是一种比白斑更严重的临床表现(必须进行活检，以明确诊断)。红斑的治疗取决于显微镜下诊断。

口腔黏膜下纤维化

口腔黏膜下纤维化是一种慢性口腔黏膜疾病，与嚼槟榔有关。口腔黏膜下纤维化向鳞状细胞癌的恶性转化率为 2%~8%。槟榔在印度次大陆和东南亚，以及来自这些地区的美国移民中很普遍。上皮细胞的变化范围从萎缩到增生和角化过度，导致临床特征从红斑到白斑不等。胶原蛋白在口腔黏膜中的沉积增加，导致口腔黏膜组织运动受到严重限制(图 7.3E)。

上皮发育不良

上皮发育不良是一种显微镜诊断，表明生长紊乱。其被认为是一种癌前状态。鳞状细胞癌在显微镜下表现为上皮发育不良。与鳞状细胞癌不同的是，如果去除吸烟等刺激，上皮发育不良中的细胞变化可能恢复正常。上皮发育不良临床表现为红斑病变、白色病变(白斑)，或红斑与白色混合病变(颗粒型白斑)。这些病变通常发生于口腔或舌底。发育不良一词也可用于描述发生于上皮细胞以外组织中的病变。这些病变是发育性的，以生长紊乱为特征，它们不被认为是癌前病变。

上皮发育不良的显微镜检查显示上皮细胞异常成熟，上皮层组织紊乱，包括基底细胞增生、上皮细胞细胞核增大、着色加深、核质比增加、角化异常、正常和异常有丝分裂象增多(图 7.5)。显微镜下，上皮发育不良与鳞状细胞癌的不同之处在于，异常上皮细胞未通过基底膜进入下层结缔组织。严重的不典型增生累及全层上皮被称为**原位癌**。

所有畸形病变都应通过手术切除。由于有复发可能性，需要密切的长期随访检查。

鳞状细胞癌

鳞状细胞癌，又称表皮样癌，是鳞状上皮的重要肿瘤。其是口腔最常见的原发性恶性肿瘤，与其他恶性肿瘤一样，可以浸润邻近组织并转移到远处。鳞状细胞癌通常转移到颈部淋巴结，然后转移到更远的部位，如肺和肝脏。临床上，鳞状细胞癌通常表现为外生性溃疡性肿块(图 7.6A~C)，但早期肿瘤可能是白色和斑片状(白斑)、红色和斑片状(红斑)或红白混合区(颗粒型白斑)。鳞状细胞癌可浸润并破坏骨(图7.6D)。

鳞状细胞癌的基本显微镜特征是肿瘤细胞通过上皮基底膜进入下层结缔组织(图 7.7A)。侵袭性鳞状细胞片和癌巢是该肿瘤的特征。鳞状细胞癌是一种恶性肿瘤，但其经常表现出特征，使细胞被认为是鳞状上皮细胞。在分化良好的肿瘤中，这些特征很容易被识别。然而，在分化较差的鳞状细胞癌中，它们可能不易被识别。由于角蛋白是鳞状上皮的产物，分化良好的肿瘤显示角蛋白形成。除正常的表面角蛋白外，角蛋白还可见于肿瘤内的单个细胞中，并被称为**角蛋白珍珠**(图 7.7B)。肿瘤细胞不是正常细胞，其含有大的深染核和大量有丝分裂象。一些有丝分裂的图形看起来很正常，而另一些则很奇怪。

鳞状细胞癌可能发生于口腔的任何部位，但大多数受累部位是口腔底部、腹外侧舌、软腭和扁桃体支柱。鳞状细胞癌发生于多个不同部位的临床表现见图 7.6。

鳞状细胞癌可能发生于红唇边缘和面颊(图 7.8)。在这一部位，它们与阳光照射有关(光化性唇炎和光化性角化病)，且其在皮肤白皙的人中更常见。唇、皮肤鳞状细胞癌的预后明显好于口腔黏膜鳞状细胞癌。暴露在阳光下会使唇边缘发生明显变化，颜色由深而

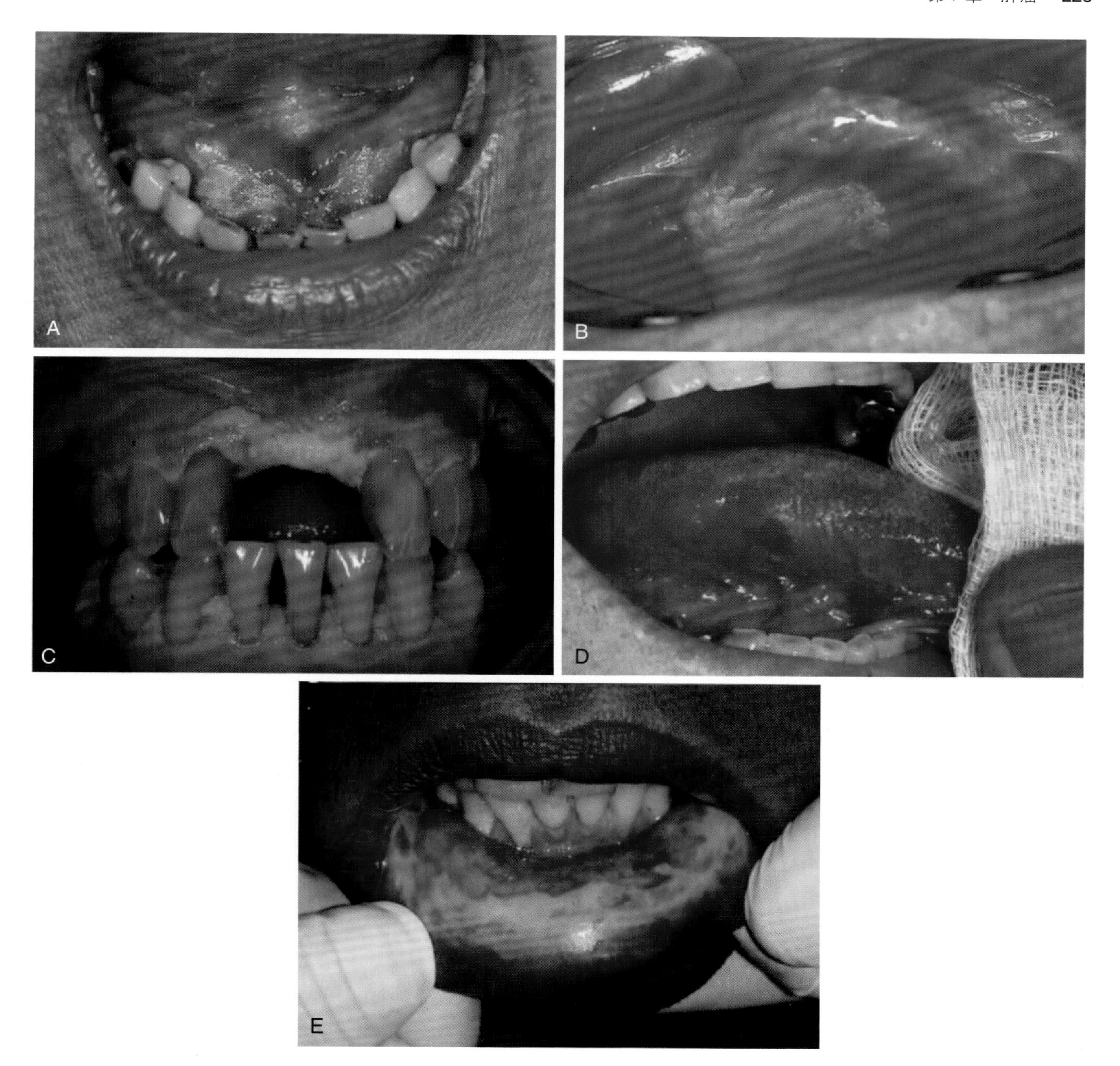

图7.3 白斑的临床表现。(A)口底。(B)上颌牙槽黏膜和上腭。这些病变的原因无法确定。(C)增殖性疣状白斑。患者因恶性转化为鳞状细胞癌而死亡。(D)红斑的临床表现。该病例在显微镜下被诊断为鳞状细胞癌。(E)口腔黏膜下纤维化。纤维化导致口腔黏膜活动范围受限,口腔黏膜变白。(C and E courtesy of Dr. A. Ross Kerr, NYU College of Dentistry. D reprinted with permission from SAVVY SUCCESS: Volume II: Patient Care, Randers, NJ.)

均匀变为斑驳的灰粉红色。唇边缘与皮肤交界变得模糊,可见与界面线呈直角的线状裂隙。显微镜下,紫外线照射造成的损伤被认为是上皮下胶原蛋白退化,以及一种被称为**日光性唇炎**或**光化性唇炎**的情况, 在这种情况下,会发生轻微到严重的上皮发育不良。日光性唇炎或光化性唇炎在第2章也有描述。避免阳光照射和使用防晒剂对防止阳光的破坏作用很重要。

大多数鳞状细胞癌发生于40岁以上患者。过去,患鳞状细胞癌的男性多于女性,然而,在过去30年,女性鳞状细胞癌的发病率有所增加。这很可能是由于吸烟的女性人数增加,以及在老年群体中女性人数超过男性。

图 7.4 与无烟烟草相关的白色病变的临床表现(无烟烟草相关性角化病)，这种病变发生于下唇瓣黏膜的烟草放置部位。

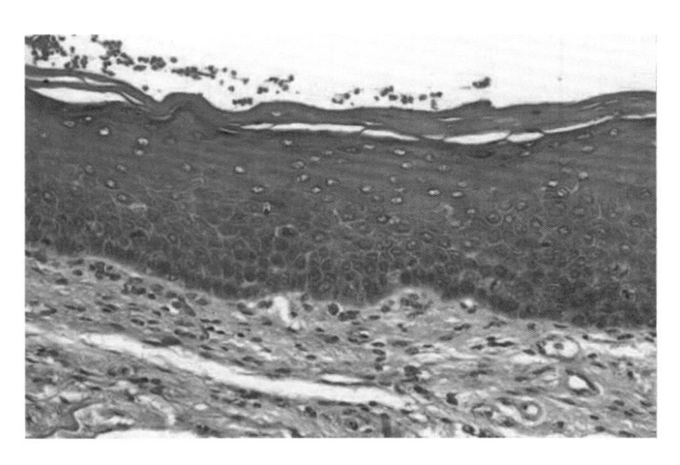

图 7.5 上皮发育不良的显微镜表现。上皮细胞的正常层化丧失，基底细胞增生，细胞核增大、深染。

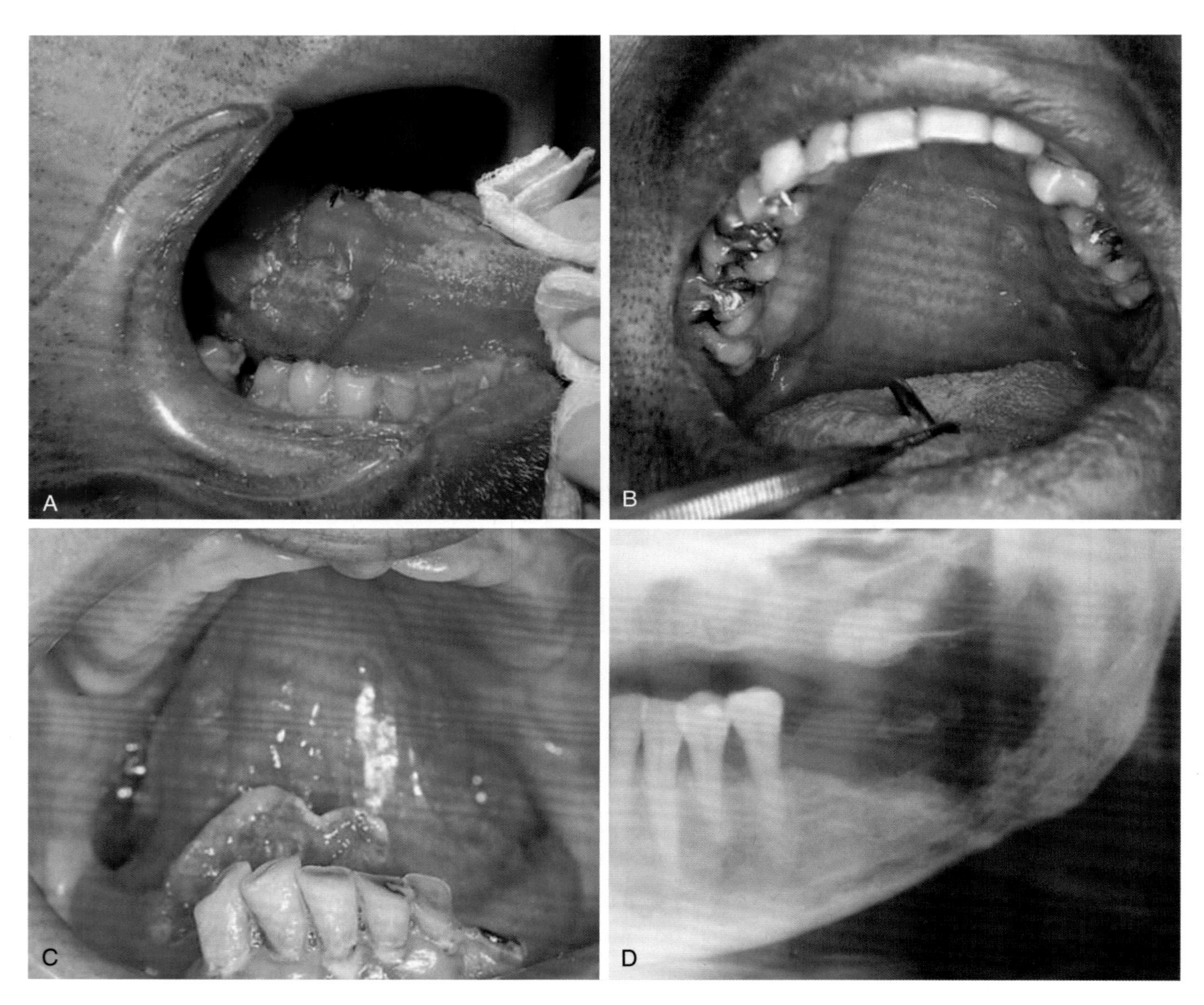

图 7.6 (A)后外侧舌鳞状细胞癌的临床表现为外生的溃疡性肿块。(B)软腭及面部左侧鳞状细胞癌的临床表现。(C)口腔底鳞状细胞癌的临床表现。(D)左侧全景 X 线片显示下颌骨被鳞状细胞癌破坏。(C courtesy Dr. Edward V. Zegarelli.)

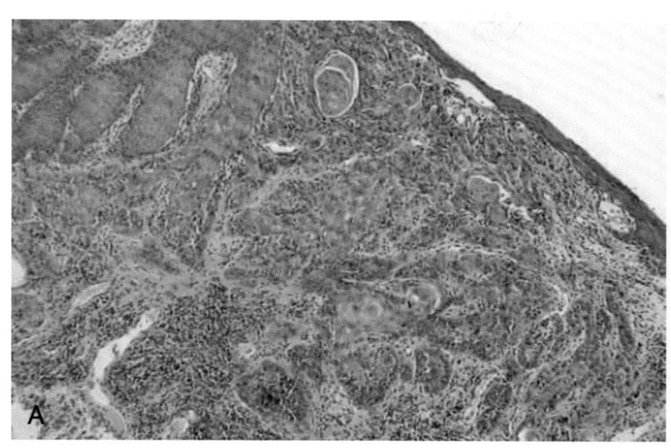

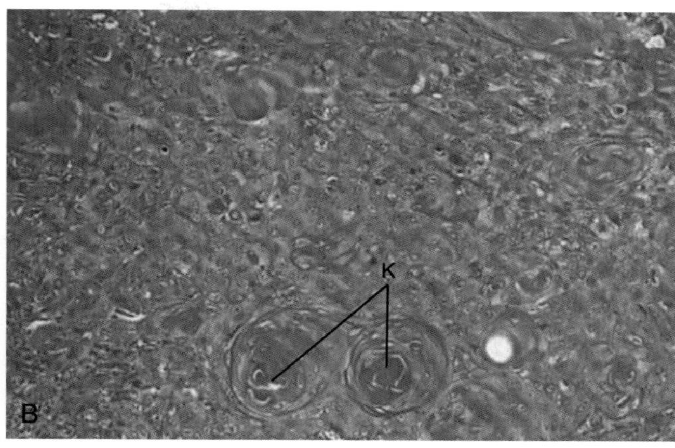

图 7.7 (A)鳞状细胞癌的显微镜外观(低倍镜)显示肿瘤浸润到结缔组织。(B)高倍显微镜显示异常角蛋白珍珠(K)。

危险因素

一些危险因素与鳞状细胞癌的发生有关。口腔鳞状细胞癌的病因是多因素的,产生恶性肿瘤需要不止一个因素。最重要的因素是烟草——包括雪茄、烟斗、吸烟、鼻烟浸渍和烟草咀嚼。口腔鳞状细胞癌患者中吸烟者的比例远高于一般人群。饮酒似乎会增加口腔鳞状细胞癌的风险,尤其是那些同时使用烟草制品的人。HPV 高危型已在口咽部鳞状细胞癌中被发现,并被认为是这些癌症发病的重要因素。HPV 16 已在 90%以上 HPV 阳性的口咽癌中被发现。有证据表明,HPV 参与正常上皮细胞向恶性上皮细胞的转化(HPV 感染已在第 4 章讨论)。无证据表明慢性刺激(如不合适的义齿)是口腔癌发生的初始因素。如前所述,长期暴露在紫外线(阳光)下会导致光化性唇炎,并增加唇部(尤其是下唇)鳞状细胞癌的风险。

治疗和预后

鳞状细胞癌通常采取手术切除治疗。放疗或化疗可与外科手术联合使用。有时单独使用放疗。鳞状细胞癌的预后与肿瘤的大小、位置、有无转移有关。治疗时肿瘤越小,预后越好。对于口腔鳞状细胞癌,判断肿瘤大小、有无颈部淋巴结浸润及远处**转移**对预测患者预后具有重要意义。采用 **TNM 分期系统**进行评估,分期越高,预后越差(框 7.1 和表 7.3)。颈部淋巴结转移与预后较差有关,远处转移的存在也是如此。因此,在白斑和红斑小的无症状区进行临床鉴别,清除所有潜在癌前病变非常重要。与 HPV 阴性的鳞状细胞癌患者相比,HPV 阳性的肿瘤患者对放疗和化疗有更好的反应。

头部及颈部恶性肿瘤接受放疗的患者,常因放射对唾液腺组织的损伤而出现严重的口干症(口干)。这

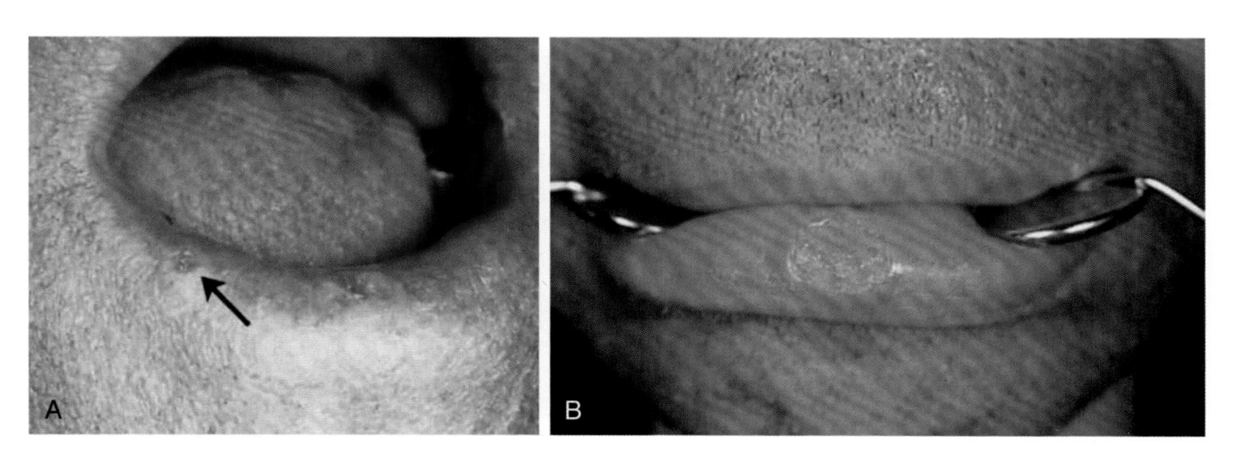

图 7.8 下唇鳞状细胞癌的临床表现。(A)鳞状细胞癌(箭头所示)伴日光性唇炎。(Courtesy Dr. Edward V. Zegarelli.)

框 7.1 口腔鳞状细胞癌的 TNM 分期

T:原发肿瘤
- T1:肿瘤直径<2cm
- T2:肿瘤直径为 2~4cm
- T3:肿瘤直径>4cm
- T4:肿瘤侵犯邻近组织结构

N:淋巴结
- N0:无淋巴结转移
- N1:与原发肿瘤同侧的淋巴结转移
- N2:原发肿瘤对侧或双侧淋巴结转移
- N3:固定的淋巴结

M:转移
- M0:无远处转移
- M1:有临床或影像学证据的转移

Adapted from International Union against Gancer: *TNM classification of malignant tumours* (Sobin LH, Wittekind C, eds.), ed 6, New York. Wiley-Liss, 2002.

表 7.3 TNM 分期系统

分期	肿瘤	淋巴结	转移
Ⅰ	T1	N0	M0
Ⅱ	T2	N0	M0
Ⅲ	T3	N0	M0
	T1	N1	M0
	T2	N1	M0
	T3	N1	M0
Ⅳ	T1	N2	M0
	T2	N2	M0
	T3	N2	M0
	T1	N3	M0
	T2	N3	M0
	T3	N3	M0
	T4	N0	M0
Ⅳ包含 M1 在内的任何患者。			

Adapted from International Union against cancer: *TNM classification of malignant tumours*(Sobin LH, Wittekind C, ads.), ed 6, New York, Wlley-Liss, 2002.

些患者需要接受预防性牙科护理，包括营养咨询、局部应用氟化物和精心的家庭护理。第 9 章讨论了口腔癌治疗的口腔表现。

疣状癌

疣状癌是一种特殊类型的鳞状细胞癌，与其他鳞状细胞癌不同，因为其预后更好。疣状癌临床表现为生长缓慢的外生性肿瘤，表面呈白色和红色，球状(图 7.9)。大多数病例发生于 55 岁以上男性，累及前庭和颊黏膜。无烟烟草制品的使用与疣状癌的发生有关。显微镜检查显示肿瘤由许多乳头状上皮增生组成。这些乳头状凸起之间的空隙充满了角蛋白(角蛋白堵塞)。上皮细胞分化良好，不含非典型细胞，有广泛的网状结构，可深入结缔组织。上皮基底膜完整，肿瘤不像鳞状细胞癌那样显示肿瘤细胞通过基底膜的侵袭。

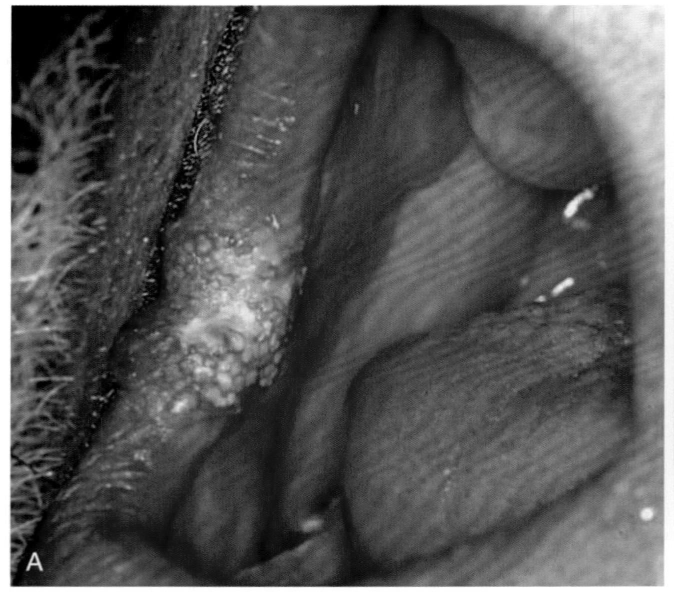

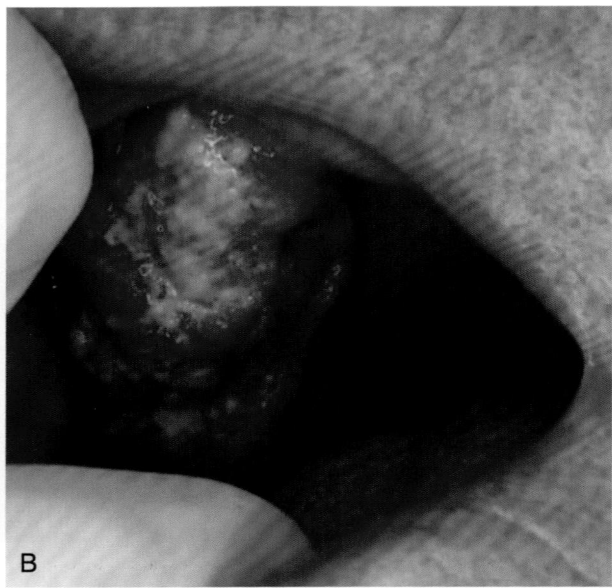

图 7.9 (A)疣状癌的临床表现，发生在连合和颊前黏膜。(B)上颌牙槽嵴。

这是疣状癌比鳞状细胞癌预后更好的原因。

疣状癌采取手术切除治疗。疣状癌是癌症，但其通常不会转移，因此，疣状癌的预后优于鳞状细胞癌。然而，如果不加以治疗，疣状癌可能会造成广泛的局部损害，也有发展成浸润性鳞状细胞癌的风险。这种情况的患者需要密切长期随访检查。

基底细胞癌

基底细胞癌是一种与日晒有关的恶性皮肤肿瘤。这种小斑性肿瘤并不发生于口腔内，其常发生于面部皮肤，表现为一种不愈合的溃疡，具有典型的卷边(图7.10)。溃疡表面结痂，提示愈合，但溃疡持续。基底细胞癌开始是一个0.5cm的小溃疡，但会随着下层结构的破坏而继续缓慢扩大，转移极为罕见。大多数病例发生在白人成年人中，尤其是那些肤色白皙、金发或红发、蓝眼睛或绿眼睛的人。该病无性别差异。

基底细胞癌是由表面鳞状上皮细胞增殖而成。显微镜检查显示下层结缔组织中基底上皮细胞的巢状和岛状结构。大多数情况下，肿瘤细胞分化良好。

基底细胞癌是一种局部侵袭性肿瘤，如果不将其切除，其会变得相当大，并使人外貌不美观。手术切除是治疗的选择，放疗可用于治疗大的病变。基底细胞癌较少转移。一般来说，患者应被转诊至口腔及颌面外科医师或皮肤科医师处。应对任何已出现超过2周的皮肤或唇部溃疡进行活检。

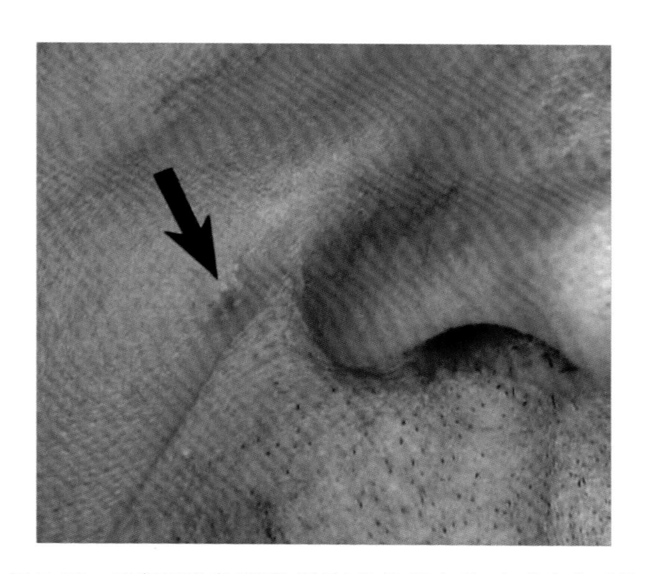

图 7.10 基底细胞癌(箭头所示)的临床表现，表现为典型的“卷边”。

涎腺肿瘤

良性和恶性肿瘤可发生于大唾液腺或小唾液腺。肿瘤可发生于腮腺、下颌下腺或舌下腺内，或者它们可能涉及任何位于口腔内的小唾液腺。口腔内，小涎腺肿瘤通常位于硬腭和软腭交界处。其也可能发生于唇和颊黏膜、臼齿后区和口腔底部，较少发生于舌部(图7.11)。小涎腺源性肿瘤在上唇较下唇常见。

由于这些肿瘤的起源是腺上皮，涎腺起源的良性肿瘤称为**腺瘤**。有些恶性唾液腺肿瘤被称为**腺癌**。大多数有更具体的名称，如腺样囊性癌和黏液表皮样癌。所有唾液腺肿瘤都是根据其显微镜下外观来诊断的。需要对组织进行活检和显微镜检查，才能确定具体诊断。

多形性腺瘤(良性混合瘤)

多形性腺瘤是一种良性唾液腺肿瘤，其是最常见的唾液腺肿瘤，约占所有良性唾液腺肿瘤的90%。显微镜检查显示一个由上皮细胞和结缔组织混合而成的包膜肿瘤(图7.12)。因此，这种肿瘤常被称为**良性混合瘤**。结缔组织样部分可从疏松致密的黏液样纤维结缔组织到类似软骨的组织。看起来像结缔组织的组织来自一种叫作**肌上皮细胞**的唾液腺细胞。

多形性腺瘤最常见的口腔外位置是腮腺。最常见的口腔内部位是上腭。然而，这些肿瘤可能发生于唾液腺组织存在的任何部位。多形性腺瘤临床表现为缓慢增大、无溃疡、无痛、圆顶状肿块(见图7.11A，C)。腺瘤大小不等。大多数多形性腺瘤发生于40岁以上个体，且好发于女性。多形性腺瘤在儿童中也有报道。

多形性腺瘤采取手术切除治疗。手术范围取决于肿瘤位置。临床医师治疗腮腺肿瘤的方法是切除腮腺肿瘤的一部分(部分腮腺切除术)，而较小的唾液腺肿瘤则采用更为保守的手术切除。多形性腺瘤是由于肿瘤向周围组织凸出而生长的。因此，有些肿瘤很难完全切除。复发率因初次手术切除的充分性而异。在长期存在的多形性腺瘤中，有一小部分(2%~4%)报道发生恶性转化，这种情况被称为癌。

单形性腺瘤

单形性腺瘤一词被用于描述一组良性包膜性涎

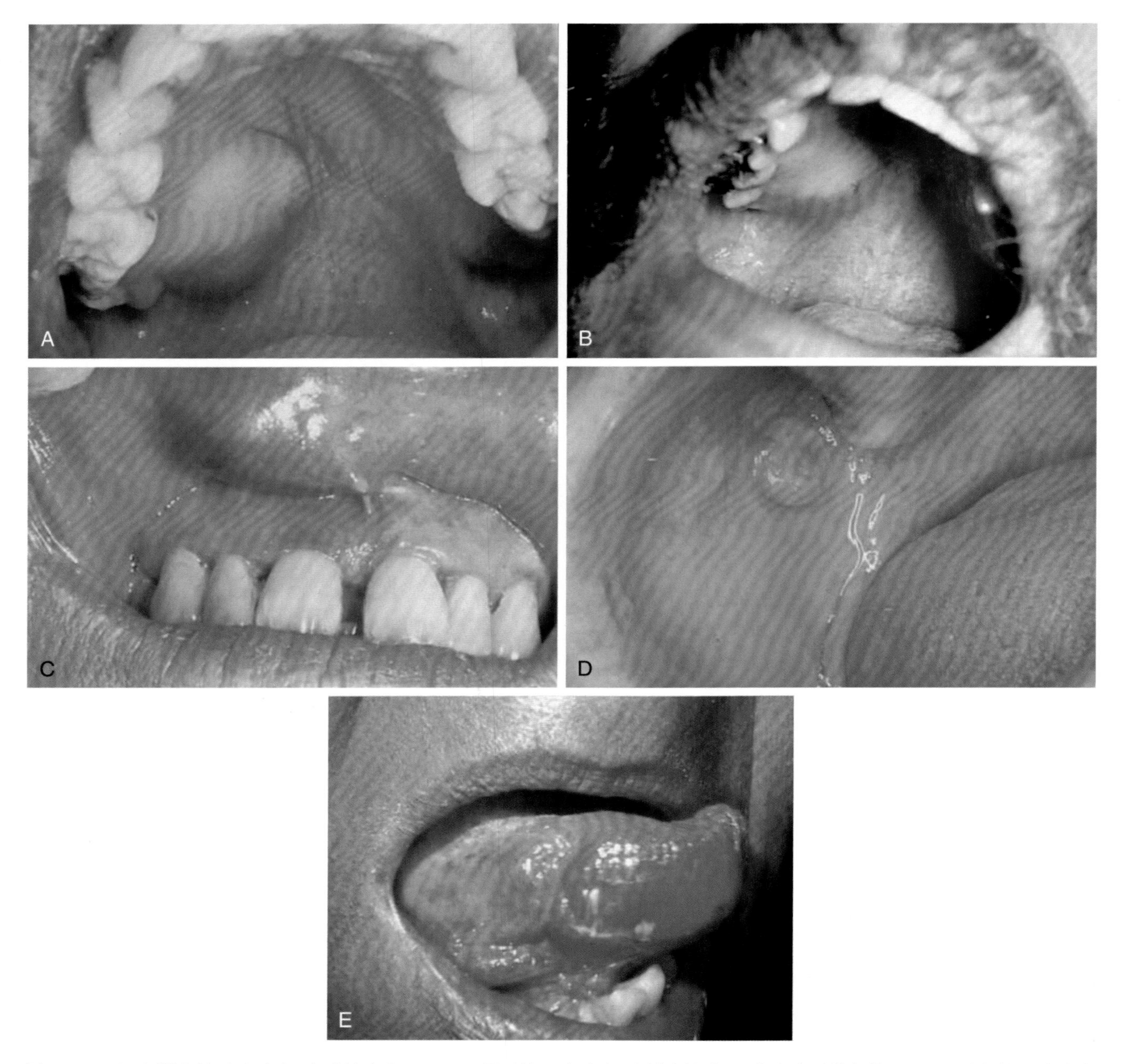

图 7.11　(A)上腭良性唾液腺瘤(多形性腺瘤)。(B)上腭恶性唾液腺瘤(腺样囊性癌)。应注意活检部位。(C)上唇良性唾液腺瘤(多形性腺瘤)。(D)口腔黏膜恶性唾液腺瘤(黏液腺瘤)。(E)舌腺恶性唾液腺瘤(腺样囊性癌)。

腺肿瘤，其发病率低于多形性腺瘤，它们由统一的上皮细胞组成(图 7.13)。这些肿瘤无多形性腺瘤中所见的结缔组织样成分。近年来，人们为这类肿瘤取了更具体的名字，而不是单形性腺瘤。小管腺瘤和基底细胞腺瘤是一种单形性腺瘤，以肿瘤的显微形态命名。这些肿瘤最常见于成年女性，并有上唇和颊黏膜倾斜性。**乳头状淋巴囊腺瘤**是另一种良性、包被性唾液腺肿瘤，具有独特的、均匀的组织病理学模式，也被称为 Warthin 瘤。这种特殊变异的显微镜检查显示包膜肿瘤由两种组织组成：上皮组织和淋巴组织(图 7.14)。上皮成分为肿瘤，其排列成凸入囊性结构的乳头状凸起。囊性结构周围有淋巴细胞片。在某些情况下，淋巴成分显示生发中心的形成。Warthin 瘤表现为无痛、柔软、可压缩或波动的肿块，几乎总是位于腮腺。这种肿瘤通常发生于双侧，主要见于成年男性，在吸烟人群中发病率更高。口腔内的例子非常罕见。

小管腺瘤、基底细胞腺瘤、乳头状囊腺瘤和乳头状淋巴囊腺瘤(Warthin 瘤)均可采取手术切除。复发

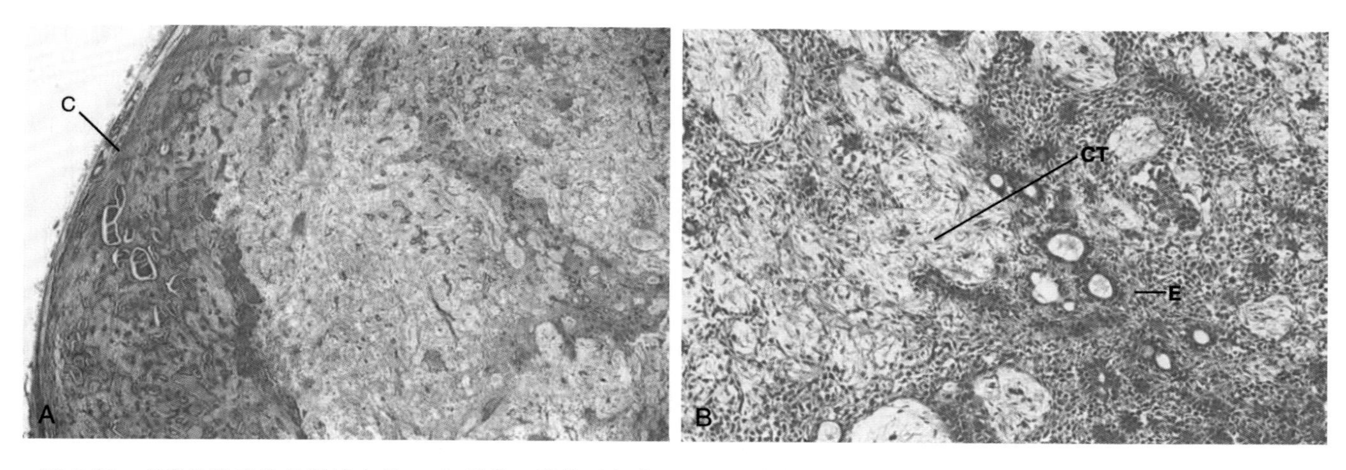

图 7.12 多形性腺瘤的显微镜表现。(A)低倍显微镜示包膜(C)。(B)高倍显微镜示上皮细胞(E)与结缔组织(CT)的混合物。

罕见。

腺样囊性癌(圆柱瘤)

腺样囊性癌(见图 7.11E)是一种起源于唾液腺的恶性肿瘤,可起源于唾液腺的大小组织。其无包膜,并浸润周围组织。这一肿瘤是由小的、深染的、均匀的上皮细胞排列成有腔隙的圆柱状团块。腺样囊性癌的显微镜下表现与瑞士奶酪相似(图 7.15)。这些圆形和椭圆形团块代表肿瘤的圆柱体,因此,这种肿瘤也被称为**圆柱瘤**。这种癌为恶性,但多形性细胞和有丝分裂象罕见的。恶性肿瘤是根据其独特的显微特征来识别的。腺样囊性癌是一种生长缓慢的恶性肿瘤。

腺样囊性癌最常见的口腔外部位是腮腺。最常见的口腔内部位是上腭。大多数肿瘤表现为缓慢生长的肿块,可表现为表面溃疡(见图 7.11B,E)。常存在疼痛,甚至在肿胀之前,因为这些肿瘤有包围神经的倾向。腺样囊性癌在女性中比男性更常见,是一种发生于成人的肿瘤,大多数病例于五六十岁时被确诊。

腺样囊性癌的治疗选择完全手术切除。已经尝试了放疗,并已证明其在某些情况下有益。然而,复发和持续局部浸润常见。转移发生于疾病晚期。约 30%的患者有颈部淋巴结受累经历。远处转移最常累及肺部,可在多年后发生。这些病例预后较差。

黏液表皮样癌

黏液表皮样癌是一种恶性唾液腺肿瘤,其是一种未被包裹的浸润性肿瘤,由黏液细胞和鳞状上皮细胞(称为表皮样细胞)结合组成(图 7.16)。大多数研究表明,黏液表皮样癌是最常见的涎腺恶性肿瘤。

黏液表皮样癌累及主要腺体, 多发生于腮腺,而小腺瘤多发生于上腭。黏液表皮样癌也可能发生于口腔内的其他部位,但比上腭少得多。临床表现为肿块

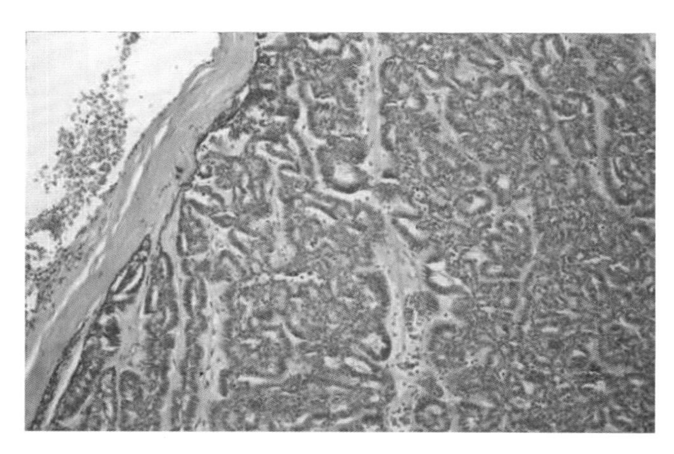

图 7.13 单形性腺瘤的部分显微镜外观(低倍镜))显示包膜和上皮细胞的均匀模式。

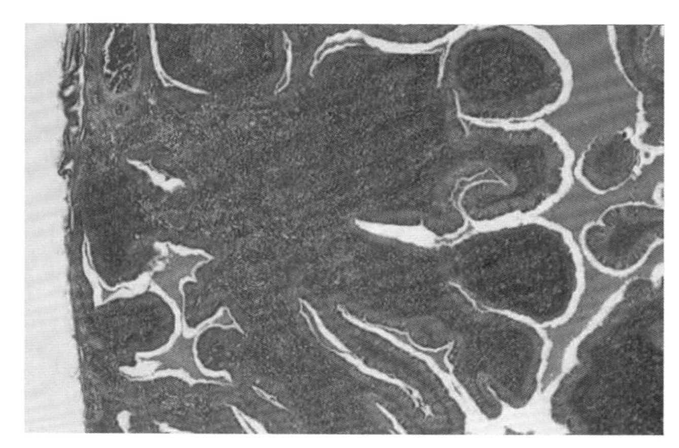

图 7.14 乳头状淋巴囊腺瘤(Warthin 瘤)的镜下表现为上皮细胞排列的间隙和淋巴细胞片的包围。

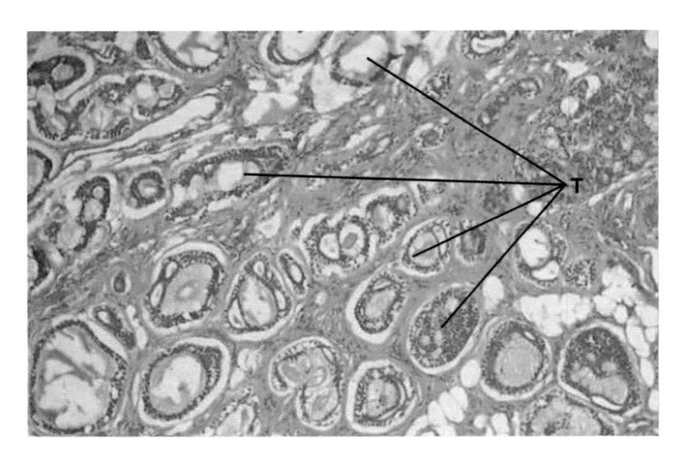

图 7.15　腺样囊性癌的镜下表现为均匀细胞岛状穿孔。肿瘤(T)浸润邻近脂肪组织。

缓慢增大(见图 7.11D)。有时,黏液表皮样癌可能发生于骨骼中央(见图 7.16B),通常发生于下颌前磨牙和磨牙区域。在这一部位,其表现为单房或多房透射线影(见图 7.16B)。中央型黏液表皮样癌起源于骨内的唾液腺组织或转化的牙本质囊肿的上皮衬里(在未萌出或阻生牙齿的齿冠周围形成的发育性牙源性囊肿,见第 5 章)。

黏液表皮样癌的发病年龄范围较广。其通常发生于中年以后,然而,这一肿瘤是儿童最常见的恶性唾液腺肿瘤。该病好发于女性。

黏液表皮样癌的治疗取决于位置、大小和组织病理学特征,包括完整手术,以及针对复发和转移迹象的长期随访。如果患者有颈部淋巴结转移的临床证据,则应行颈部清扫术。放疗可用于高恶性(间变性)肿瘤。任何一种肿瘤都是难以预测的,且与肿瘤的显微外观有关。早期治疗后,低级别肿瘤的 5 年生存率为 92%。对于高级别肿瘤,只有 49%的患者在首次治疗后存活 5 年。

其他恶性涎腺肿瘤

除腺样囊性癌和黏液表皮样癌外,还存在其他几种恶性涎腺肿瘤,包括多形性低级别腺癌(小叶癌)、腺泡细胞癌和其他未明确说明的腺癌。

牙源性肿瘤

牙源性肿瘤起源于牙胚组织。牙胚是牙源性上皮细胞与牙源性间质相互作用的结果。有些牙源性肿瘤仅由上皮细胞组成,有些仅由间充质组织组成,而另一些则由这两种成分的混合物组成。大多数牙源性肿瘤是良性的。恶性牙源性肿瘤少见。表 7.4 给出了一种基于牙源性组织来源的牙源性肿瘤分类方案。

上皮性牙源性肿瘤

成釉细胞瘤

成釉细胞瘤是一种良性、生长缓慢但局部侵袭性的上皮性牙源性肿瘤,可能发生于上颌骨或下颌骨。

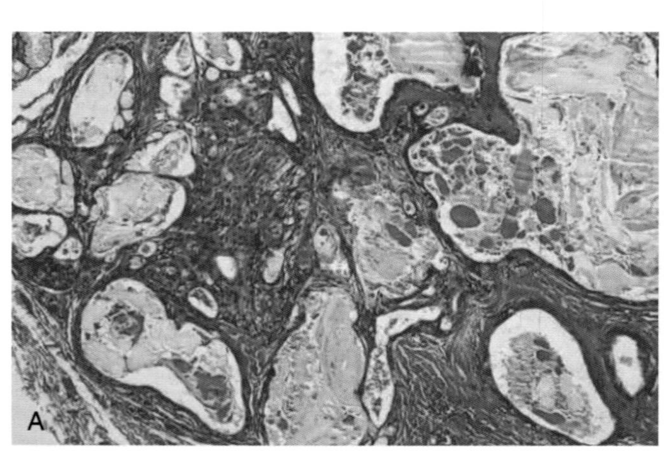

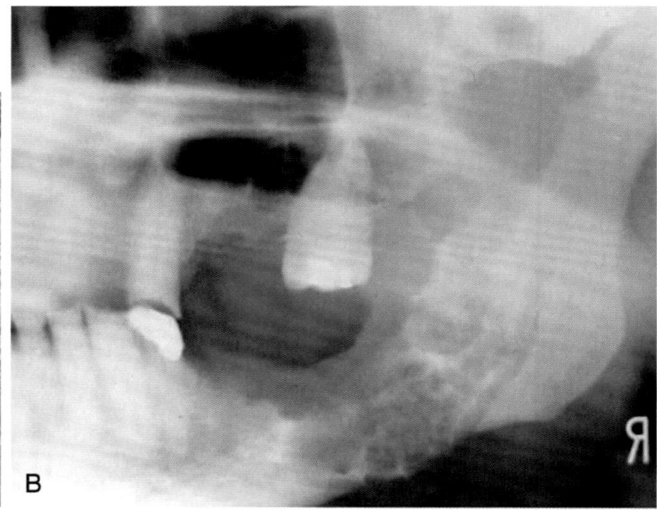

图 7.16　(A)黏液表皮样癌的显微镜图像(低倍镜)显示囊性结构、黏液细胞和表皮样细胞。(B)中央型黏液表皮样癌的 X 线片表现为多房放射。

其是一种未被包裹的肿瘤,可渗透到周围组织,并可造成广泛的破坏。当其发生于上颌骨时,死亡可以直接延伸到大脑和邻近的重要结构。成釉细胞瘤由成釉细胞样上皮细胞组成,其周围区域类似于星网状层。这些细胞排列在牙齿滤泡样的上皮岛或连接链上(图7.17)。

成釉细胞瘤的典型影像学表现是多房肥皂泡状或蜂窝状透射线影(图 7.18)。在较小的肿瘤中,透射线影可能是单房的。成釉细胞瘤可发生于颌骨的任何部位,并可与含牙囊肿合并发生(图 7.19)。然而,80%的成釉细胞瘤发生于下颌骨,最常发生于臼齿和支部。当其发生于上颌骨时,臼齿也是最常见的部位。这一肿瘤可能会引起骨头膨胀。最初的表现通常是受累骨的缓慢发展和无症状肿胀。受影响个体的年龄范围较广,但大多数成釉细胞瘤发生于成人。该病发病无性别差异。

成釉细胞瘤的治疗方法是完全外科切除。复发常见。有时,这些肿瘤发生于牙龈而不涉及骨骼,在这种情况下,其被称为**周围型成釉细胞瘤**。它们也可通过手术切除来治疗,与中央型成釉细胞瘤的不同之处在于其通常不会复发。

牙源性钙化上皮瘤

牙源性钙化上皮瘤,又称 Pindborg 瘤,是一种良性上皮性牙源性肿瘤,其发病率远低于成釉细胞瘤。这是一种独特的牙源性肿瘤,因为增殖细胞不像牙源性上皮细胞。肿瘤由岛状和片状的多面体上皮细胞组成。肿瘤中可见类似淀粉样蛋白的沉积物,在这些沉积物中可见钙化。淀粉样物质被认为代表一种异常的牙釉质蛋白(图 7.20A)。影像学上,牙源性钙化上皮瘤表现为单房或多房放射性(图 7.20B)。肿瘤内形成的钙化在放射照度内表现为不透射线影。

大多数患这种肿瘤的患者是成年人。然而,牙源性钙化上皮瘤的影响范围为从年轻人到老年人。该病

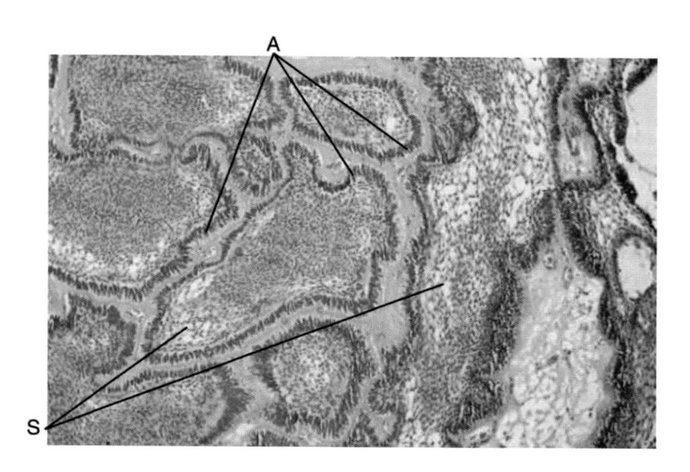

图 7.17 滤泡性成釉细胞瘤的显微镜下外观(低倍镜)显示由上皮细胞组成的滤泡样岛状结构,上皮细胞由外周成釉细胞样细胞(A)和星状网状区域(S)组成。

发病无性别差异。报道这种肿瘤发生于下颌骨是发生于上颌骨的两倍。其可发生于上颌骨或下颌骨的任何部位,但最常见于前磨牙区和臼齿区。

牙源性钙化上皮瘤的治疗取决于肿瘤的大小和部位,包括完全手术切除。已有复发的报道,但复发率低于成釉细胞瘤。

腺样牙源性瘤

腺样牙源性瘤(AOT)是一种包被的良性上皮性牙源性肿瘤,具有独特的年龄、性别和部位分布。其也不同于其他上皮性牙源性肿瘤,因为它不会复发。约70%的 AOT 发生于 20 岁以下女性,70%发生于上颌骨和下颌骨。上颌骨比下颌骨更常见。许多 AOT 与未萌出的牙冠有关,通常是阻生的犬齿。可能存在局部肿胀,但大多数 AOT 无症状,并在常规 X 线检查中被发现。

从影像学上看,AOT 表现为边界清楚的透射线影(图 7.21B)。由于常与阻生牙有关,AOT 常与含牙囊肿类似。然而,与钙化不同的是,AOT 超出牙釉质–牙

表 7.4 中央牙源性肿瘤的分类

上皮性牙源性肿瘤	间叶性牙源性肿瘤	混合性牙源性肿瘤
成釉细胞瘤	牙源性黏液瘤	成釉细胞纤维瘤
牙源性钙化上皮瘤(CEOT)	牙骨质化纤维瘤	成釉细胞纤维齿瘤
腺样牙源性瘤(AOT)	骨化性纤维瘤	牙瘤
牙源性钙化囊肿	牙骨质母细胞瘤	

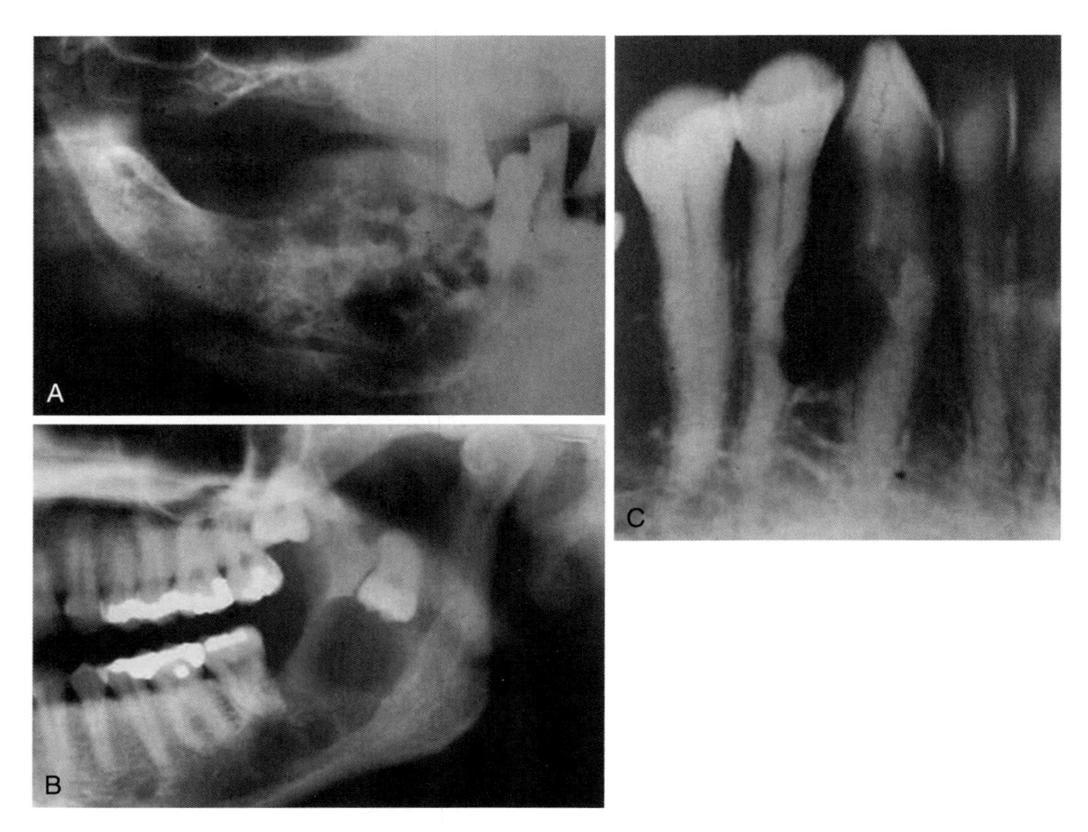

图 7.18 (A,B)成釉细胞瘤的X线片，显示下颌骨磨牙区域的多房透射线影。(C)成釉细胞瘤的X线片显示下颌骨尖牙区和前磨牙区小而多房。

骨质交界处，可累及牙根的50%~60%。由于钙化在肿瘤内形成，不同大小的不透明区域在X线片中可见。

显微镜检查显示致密的纤维结缔组织包膜包裹着导管状结构、螺旋状结构和大量的立方和纺锤状上皮细胞(图7.21A)。导管样结构是该肿瘤的显著特征之一，也是腺瘤样(腺样瘤)得名的原因。这些结构不是导管，而是类似成釉细胞的细胞，因为它们的圆形排列而类似导管。这些结构的中心可见嗜酸性物质，肿瘤中也形成钙化。

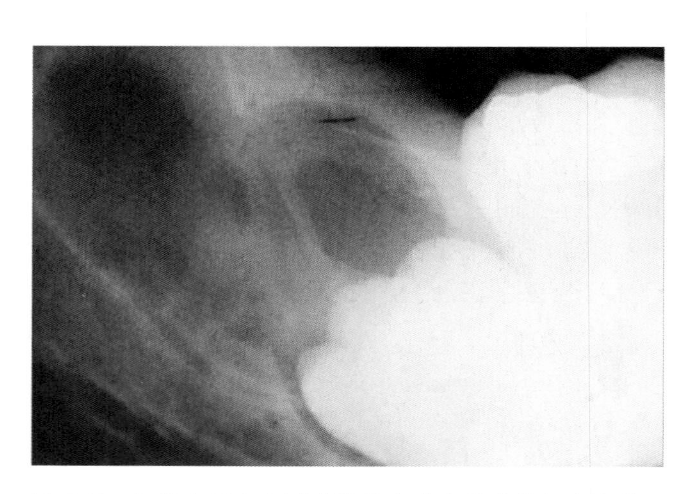

图 7.19 与阻生牙和含牙囊肿联合形成的成釉细胞瘤的X线片。

临床医师应采取摘除术保守治疗AOT。肿瘤可被完全切除，因为其很容易与周围骨头分离。复发罕见。

牙源性钙化囊肿

牙源性钙化囊肿是一组以含牙源性影上皮细胞为特征的病变的一部分。WHO将这类病变归入牙源性肿瘤。这些影上皮细胞病变的囊性变异占大多数，通常称为牙源性钙化囊肿。这种实体变异被称为牙源性影细胞瘤。牙源性钙化囊肿影响年龄范围较广，但最常见于40岁以下个体。目前该病发病无性别差异，病变同样发生于上颌骨和下颌骨。

显微镜检查通常显示一个由牙源性上皮包覆的囊性结构，伴有相关的和特征性的影上皮细胞角化(图7.22A)。上皮细胞与成釉细胞瘤相似，由成釉细胞样细胞和星网状结构区域组成。代表病变特征的影上皮细胞表现出明显的中央区域。它们被认为是上皮

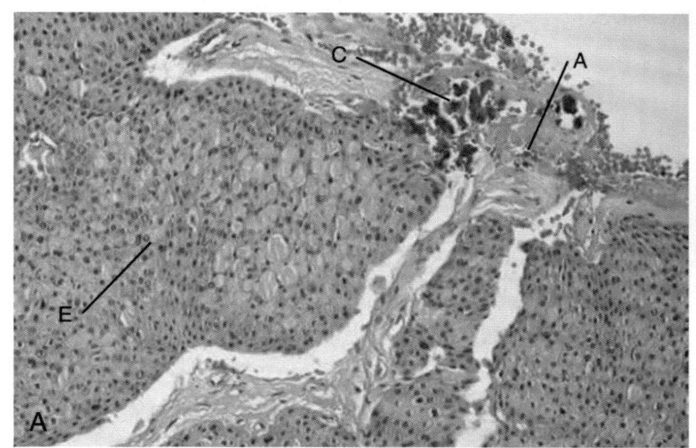

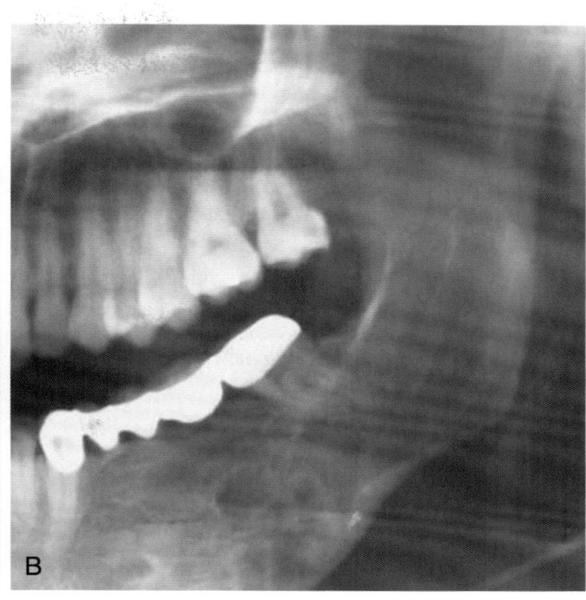

图 7.20 牙源性钙化上皮瘤。(A)牙源性钙化上皮瘤的显微镜外观(低倍镜)显示上皮细胞片(E)、无定形物质(A)和钙化(C)。(B)牙源性钙化上皮瘤的 X 线片显示多房放射性。

细胞退化或角化的一种异常(非典型)形式。实变异体与囊性变异体相似,无明确囊性结构。

牙源性钙化囊肿在影像学上表现为一个明确的单房或多房放射显像(图 7.22B)。可有钙化,表现为透射线影内的不透明区域。

牙源性钙化囊肿的治疗方法是手术摘除。该病有一些复发的报道,但通常不会复发。顽固变异体可能表现出更强的侵袭性行为,应采用更广泛的外科手术对其进行治疗。

间叶性牙源性肿瘤

牙源性黏液瘤

牙源性黏液瘤是一种良性间质牙源性肿瘤,常发生于 10~29 岁人群,无性别差异。

从影像学上看,牙源性黏液瘤可表现为单房性或多房性, 但最常见的表现为多房性蜂窝状放射显像。放射学边界可能是扇形的,也可能是边缘不清的(图 7.23B)。肿瘤可能变得相当大而导致牙齿移位。大多

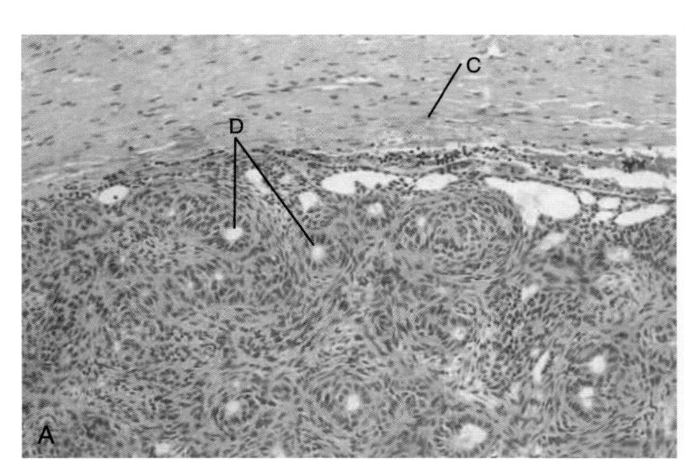

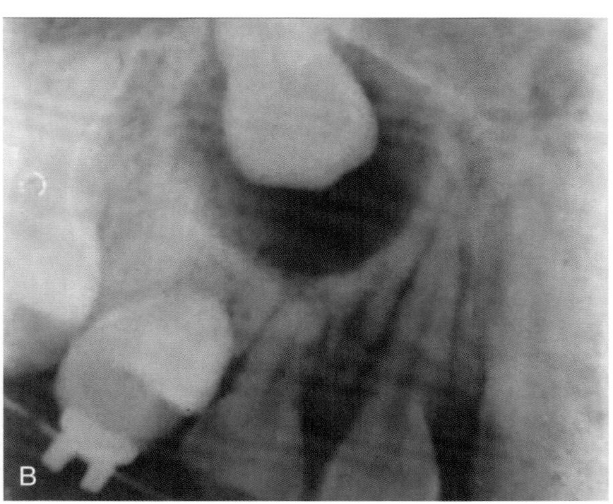

图 7.21 腺样牙源性瘤。(A)腺样牙源性瘤的部分显微镜外观显示包膜(C)、上皮细胞和导管样结构(D)。(B)腺样牙源性瘤的 X 线片显示单侧透射线影环绕未萌出的上颌尖牙冠(注意,辐射亮度超出了牙釉质和牙骨质的交界处)。

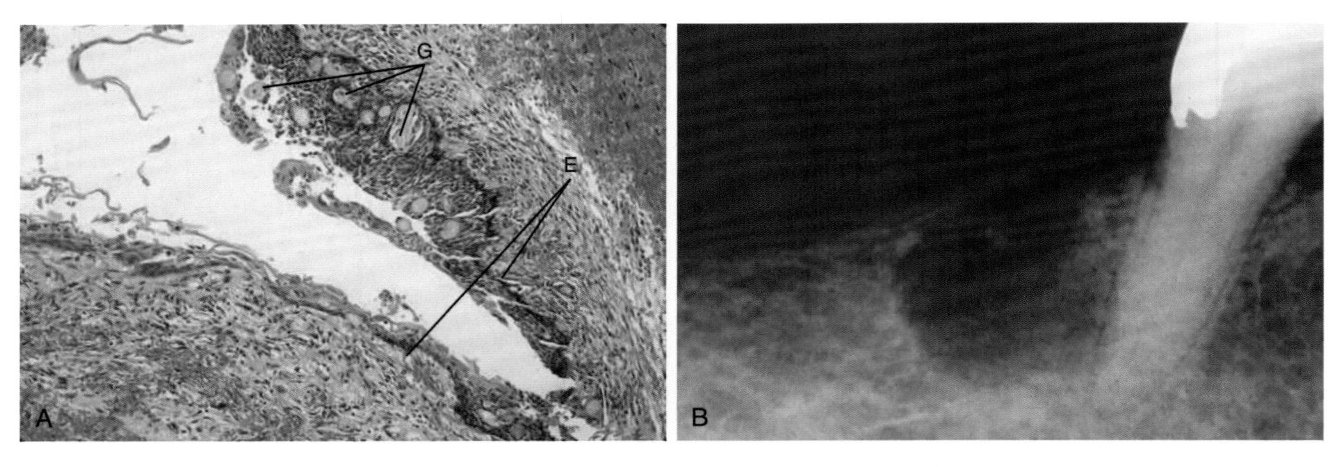

图 7.22 牙源性钙化囊肿。(A)牙源性钙化囊肿的镜下表现为一种囊性结构，内衬牙源性上皮(E)和相关的影细胞(G)。(B)牙源性钙化囊肿的 X 线片显示下颌骨的单房放射性。

数病例发生于下颌骨后部，但牙源性黏液瘤可能发生于上颌骨或下颌骨的任何部位。显微镜检查显示无包膜浸润的肿瘤由淡色黏多糖基质组成，其中含有分散的细胞，具有长细胞质凸起(图 7.23A)。这种组织块类似于牙乳头，牙乳头是牙胚的间充质成分。

牙源性黏液瘤的治疗方法是完全手术切除。手术范围取决于肿瘤大小。复发率约为 25%，大多数复发发生于治疗后 2 年内。

中央型牙骨质化纤维瘤和中央型骨化性纤维瘤

中央型牙骨质化纤维瘤和**中央型骨化性纤维瘤**是良性、边界清楚的肿瘤，属于纤维骨损害。由于均由纤维结缔组织和钙化组成，它们被认为是同一肿瘤的变体。在中央型牙骨质化纤维瘤中，钙化呈圆形和球状，被认为是类骨质物质(图 7.24A)，而在中央型骨化性纤维瘤中，钙化更接近于骨小梁。有些肿瘤有类似于牙骨质和骨小梁的球状钙化物的混合物。这些肿瘤被称为中央型牙骨质–骨化纤维瘤。这种特殊变异是由于牙周韧带细胞可能产生牙骨质或骨。

肿瘤通常发生于 30~40 岁成人，女性比男性更易受到影响。累及的患者可能无症状，或表现出骨骼扩张或面部不对称。影像学上，中央型牙骨质化纤维瘤和中央型骨化性纤维瘤的定义清楚，并根据钙化组织数量显示出从放射性到不透明的外观(图 7.24B，C)。

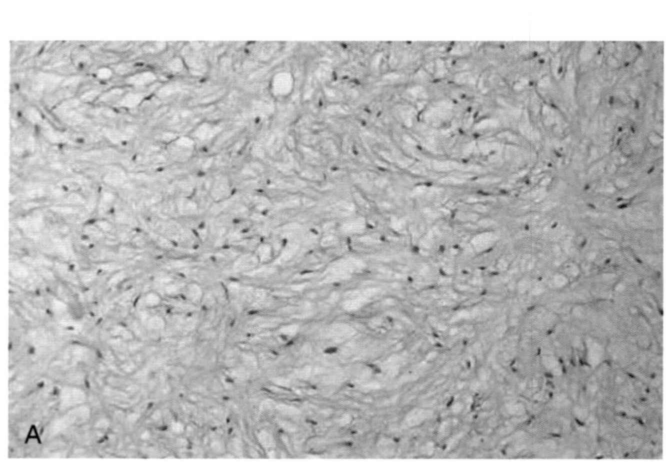

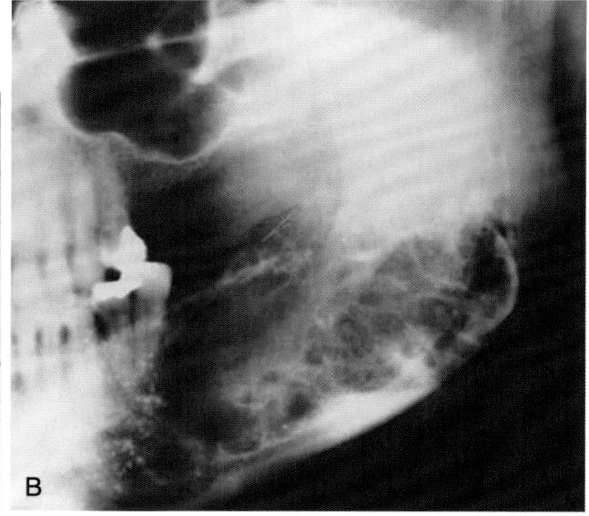

图 7.23 (A)牙源性黏液瘤的显微照片显示背景物质含有广泛分布的细胞和长细胞质凸起。(B)牙源性黏液瘤的 X 线片表现为多房蜂窝状透射线影。

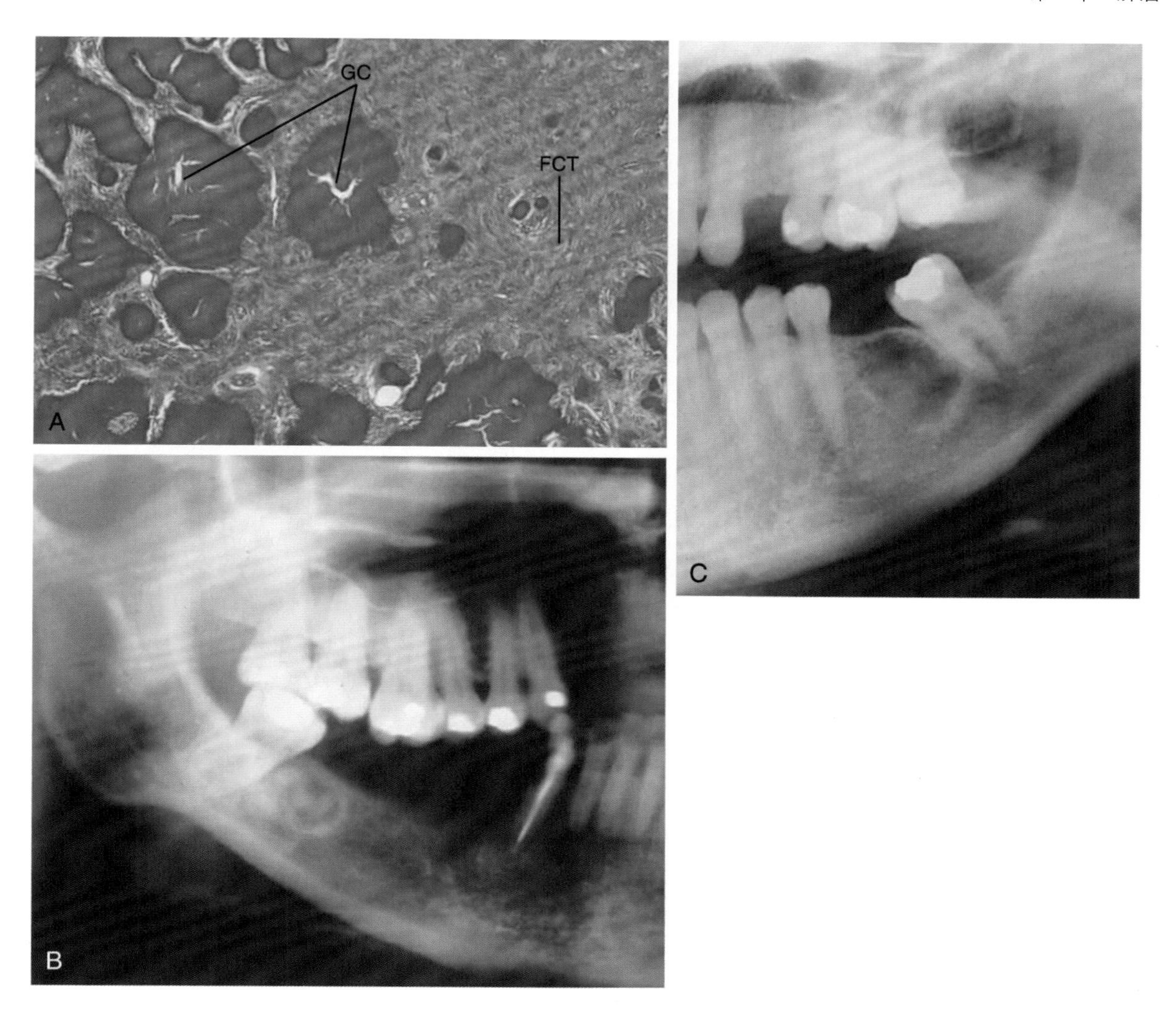

图 7.24　(A)中央型牙骨质化纤维瘤的显微照片显示圆形球状钙化(GC)和细胞纤维结缔组织(FCT)。(B)中央型牙骨质化纤维瘤的 X 线片显示一个放射透明和放射不透明的病变。(C)中央型牙骨质化纤维瘤的 X 线片显示边界清楚的放射性病灶。

肿瘤呈圆形,随着肿瘤体积的增大呈圆周状生长。大多数病例发生于下颌骨。

其他良性纤维骨性病变,如根尖周围牙骨质异常增生和纤维异常增生,在组织学上可能与中央型牙骨质化纤维瘤和中央型骨化性纤维瘤相同。每种病变的影像学表现对于区分它们很重要。第 8 章描述了良性纤维骨病变。

中央型牙骨质化纤维瘤和中央型骨化性纤维瘤均采取手术切除治疗。这些病变轮廓清晰,很容易与周围骨骼分离。复发罕见。

牙骨质母细胞瘤

牙骨质母细胞瘤是一种与重要牙齿的根部融合产生牙骨质的良性肿瘤,其被称为“真正的牙骨质瘤”。这一肿瘤通常发生于年轻人,大多数牙骨质母细胞瘤发生于 30 岁以下患者。与其他牙源性肿瘤不同,疼痛是牙骨质母细胞瘤的常见症状。此种肿瘤的影像学外观独特,有一个清晰的团块不透光区,牙根周围有放射状光晕(图 7.25)。放射光晕代表牙周韧带。在该病发展早期,这种病变可能是放射性的,类似于根尖周炎。肿瘤通常与下颌磨牙或前磨牙的根呈连续性。患牙的根尖常发生闭塞。偶有病例可引起局部骨膨大。显微镜检查显示细胞牙骨质增生融合到受影响牙齿的根。

牙骨质母细胞瘤的治疗包括肿瘤摘除和相关牙齿的切除,不会复发。

混合性牙源性肿瘤

成釉细胞纤维瘤

成釉细胞纤维瘤是一种良性、混合的牙源性肿瘤,由上皮细胞和间充质组织构成,发生于儿童和成

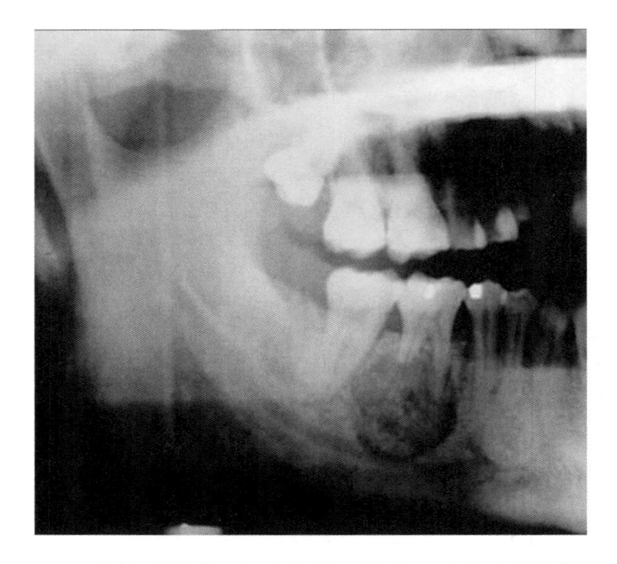

图 7.25　良性牙骨质母细胞瘤的 X 线片显示边界清楚的放射不透明肿块，周围有放射透明光晕，附着于下颌第一磨牙根部。

人。大多数病例发生于 20 岁以下个体。男性更易发病。最常见的发病部位是下颌前磨牙区和磨牙区。大多数患者无症状，但可见骨扩张或肿胀。从影像学上看，成釉细胞纤维瘤表现为明确或不明确的单房或多房放射性(图 7.26B)。

组织学检查显示非包膜性牙源性肿瘤，由成釉细胞样上皮细胞的链和小岛组成，位于类似于牙乳头的黏液样组织中(图 7.26A)。

成釉细胞纤维瘤采用手术切除治疗，复发率低。

成釉细胞纤维齿瘤

成釉细胞纤维齿瘤是一种良性牙源性肿瘤，同时具有成釉细胞纤维瘤和成釉细胞牙瘤的特征。大多数病例发生于儿童，患者平均年龄 10 岁。该病发病无性别差异。成釉细胞纤维齿瘤通常发生于后颌骨，常无症状。然而，有些患者可能会出现受累部位肿胀。

影像学检查显示一轮廓清晰的放射状病变，可能是单房或多房。不同大小和形状的钙化在放射光度内可见。这些钙化代表牙齿形成。

显微镜检查描述的特征类似于成釉细胞纤维瘤结合牙齿样的结构。因此产生了不同数量的牙釉质、牙本质、牙骨质和牙髓组织。

成釉细胞纤维齿瘤是一种边界清晰的病变，通常容易与周围骨骼分离。其治疗为保守手术切除，复发罕见。

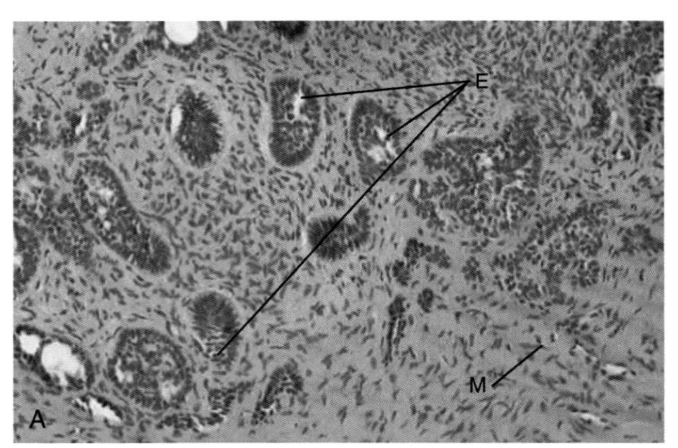

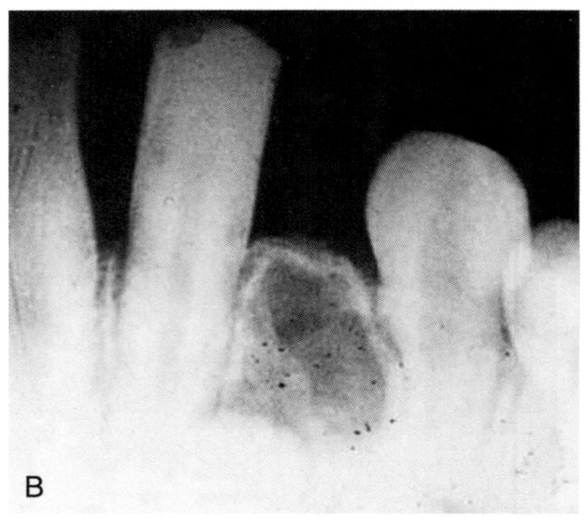

图 7.26　(A)成釉细胞纤维瘤的显微镜外观显示牙源性上皮(E)和间充质组织(M)联合。(B)成釉细胞纤维瘤的 X 线片表现为低分辨率的单房透射线影。

牙瘤

牙瘤是一种由成熟的牙釉质、牙本质、牙骨质和牙髓组织组成的牙源性肿瘤。牙瘤是最常见的牙源性肿瘤。两种类型的牙瘤是公认的：混合型和组合型。**混合型牙瘤**可能由许多小牙齿组成，但它们并无无限的生长潜力。它们可更准确地被描述为发育性病变(错构瘤)，而非真正的肿瘤。**组合型牙瘤**由大量与正常牙齿不相似的牙釉质、牙本质、牙骨质和牙髓组成。

大多数牙瘤见于青少年和年轻人，未发现有性别差异。混合型牙瘤通常位于上颌骨前部，而组合型牙瘤最常见于下颌骨后部。牙瘤最常见的临床表现是恒牙无法萌出。大多数牙瘤较小，但大的病变会导致肿胀和牙齿移位，并阻止恒牙萌出。牙瘤可能与阻生或未萌出的牙齿、牙源性囊肿和肿瘤有关。

从影像学上看，混合型牙瘤是由许多小牙齿组成的一簇，周围环绕着放射光环（图 7.27）。组合型牙瘤呈放射状不透明肿块，周围有一薄的放射状光晕（图 7.28）。

牙瘤的治疗为手术切除，通常不会复发。

周边型牙源性肿瘤

据报道，有几个牙源性肿瘤发生于牙龈，无潜在骨受累。据报道，周边型成釉细胞瘤和周边型牙源性钙化上皮瘤发生于牙龈（图 7.29）。周边型牙源性纤维瘤是由纤维组织和牙源性上皮小岛或上皮条组成。偶有钙化。虽然很少见，这些周边型牙源性肿瘤由于其牙龈位置而对牙科保健师很重要。治疗方法为手术切除，复发罕见。

软组织肿瘤

软组织肿瘤包括脂肪组织、神经、肌肉、血管和淋巴管的良性和恶性肿瘤。

脂肪瘤

脂肪瘤是一种成熟脂肪细胞（脂肪组织）的良性肿瘤。临床表现为浅黄色肿块，表面有一层较薄的上皮细胞（图 7.30A）。由于这种较薄的上皮细胞，其表面通常可见一种微妙的血管图案。大多数脂肪瘤发生于 40 岁以上人群，无性别差异。最常见的口腔内位置是颊黏膜和前庭。显微镜检查显示一轮廓清晰的肿瘤，由大小和形状均匀的成熟脂肪细胞小叶组成（图 7.30B）。脂肪瘤通过手术切除治疗，一般不会复发。

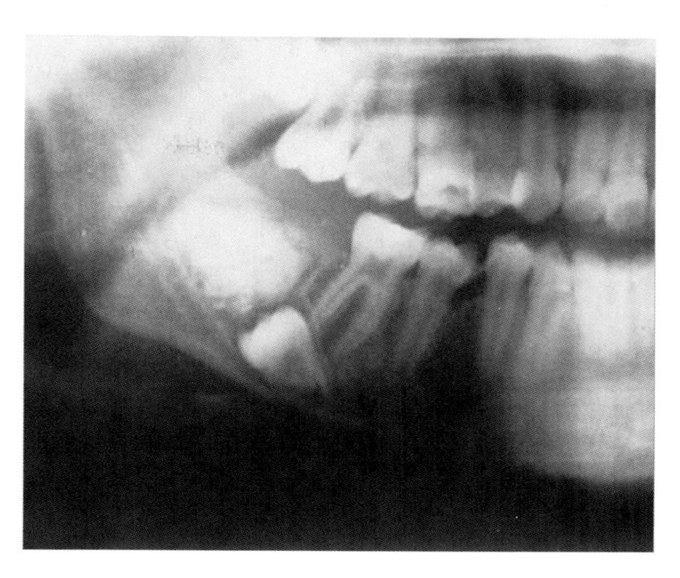

图 7.28 组合型牙瘤的 X 线片显示一个被放射光晕包围的不透明肿块。

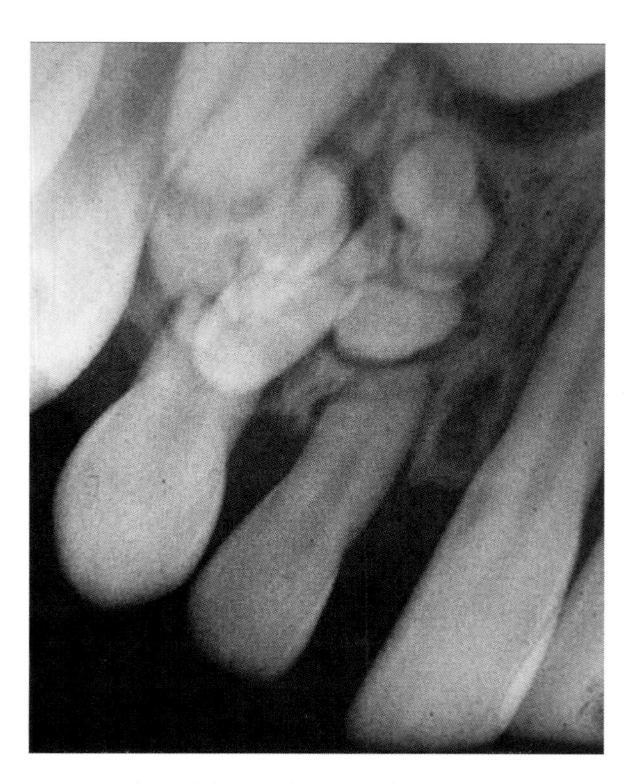

图 7.27 混合型牙瘤的 X 线片显示许多小的齿状放射状肿块，周围有放射光环。

神经组织肿瘤

神经纤维瘤和施万细胞瘤

神经纤维瘤（图 7.31A）和**施万细胞瘤**是源自神经组织的良性肿瘤。施万细胞瘤也被称为神经鞘瘤。施万细胞瘤来自施万细胞，神经纤维瘤来自施万细胞

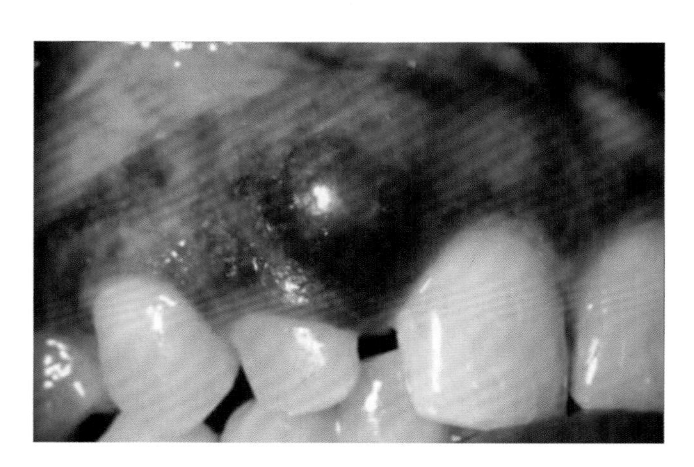

图 7.29 周边型成釉细胞瘤的临床表现。（Courtesy Dr. Kean K. White.）

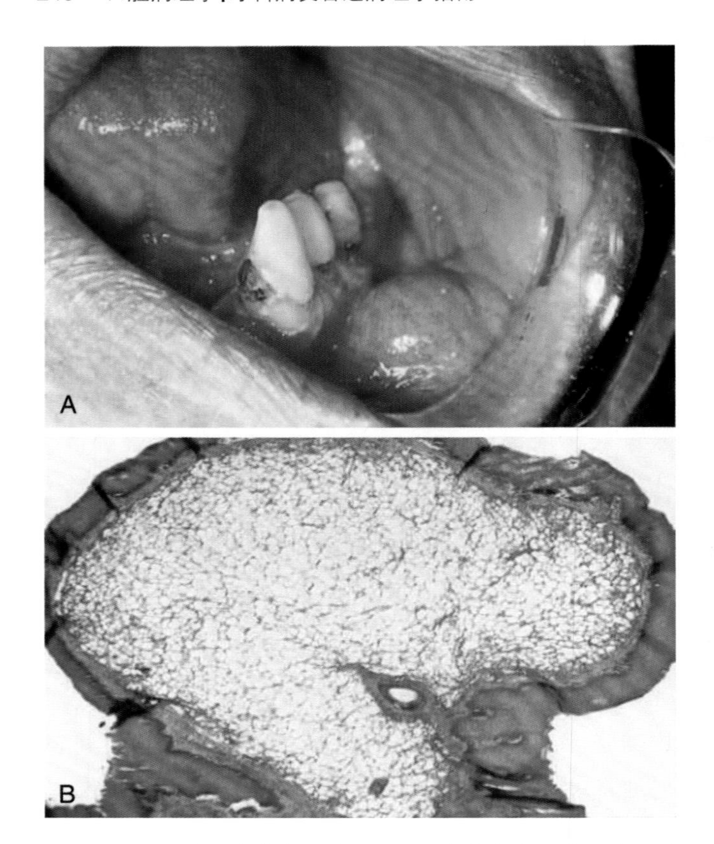

图 7.30　(A)脂肪瘤的临床表现。(B)脂肪瘤的显微照片显示成熟的脂肪细胞。(A courtesy Dr. Edward V. Zegarelli.)

和神经周围成纤维细胞。这两种细胞均是神经周围结缔组织的组成部分。神经纤维瘤和施万细胞瘤在显微镜下是不同的肿瘤，但它们的临床表现非常相似,因此放在一起讨论。舌是最常见的口内发病部位。有时,由于这些肿瘤在该部位生长,可能会发生巨舌症(舌肿大)。据报道,施万细胞瘤偶尔会引起疼痛。神经纤维瘤和施万细胞瘤可发生于任何年龄，且无性别差异。神经纤维瘤的显微镜检查显示纺锤形施万细胞和神经周围成纤维细胞的清楚但未包封的增殖（图 7.31B)。施万细胞瘤由纺锤形施万细胞组成,排列在中央粉红色区域周围的带状花序中。结缔组织囊包围施万细胞瘤。

神经纤维瘤和施万细胞瘤通过手术切除治疗,通常不会复发。恶性肿瘤发生于神经组织,但极少见,大多数病例来自先前存在的神经纤维瘤。

多种神经纤维瘤发生于遗传性疾病中,称为 von Recklinghausen 神经纤维瘤或 von Recklinghausen 病。患有该综合征的患者在皮肤、内脏器官和骨内(包括下颌骨)有较多神经纤维瘤。据报道,在患有该综合征的个体中约有 5%出现恶性神经鞘瘤。von Recklinghausen 神经纤维瘤也可见其他异常。该综合征通常是遗传性的,已在第 6 章进行了详细介绍。

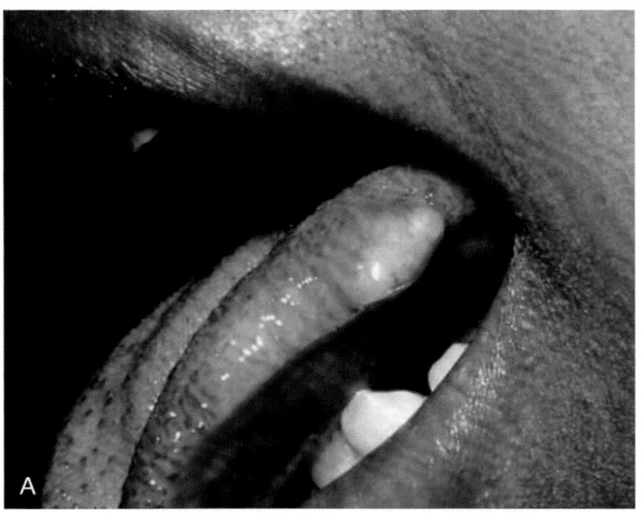

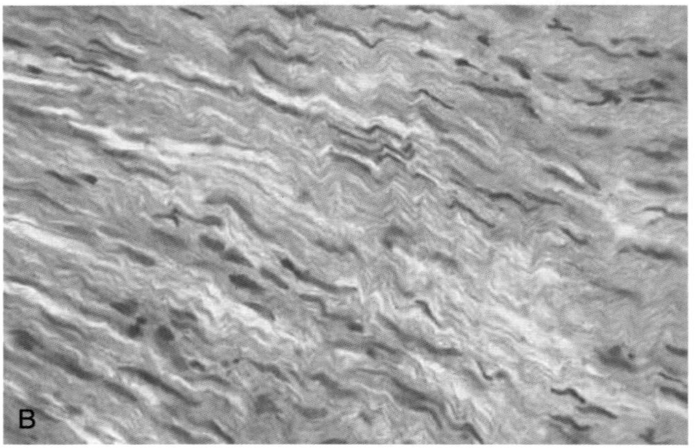

图 7.31　(A)神经纤维瘤临床表现为舌外侧边缘有非溃疡肿块。(B)神经纤维瘤的显微照片。

颗粒细胞瘤

颗粒细胞瘤是由具有颗粒状细胞质的大细胞组成的良性肿瘤。这种肿瘤最可能来自神经或原始间充质细胞。颗粒细胞瘤最常见于舌上,其次是颊黏膜。其看起来像一个无痛的非溃疡结节(图 7.32A)。大多数病例发生于成人,且好发于女性。显微镜检查显示大椭圆形细胞具有颗粒状细胞质。颗粒细胞存在于结缔组织和横纹肌纤维之间(图 7.32B)。上覆表面上皮可能表现出假性神经外膜增生(PEH),这是表皮结合进入结缔组织的良性增生(图 7.32C),可能被误认为是鳞状细胞癌。该肿瘤通过手术切除治疗,不会复发。

先天性龈瘤

先天性龈瘤,或新生儿先天性龈瘤,是一种良性

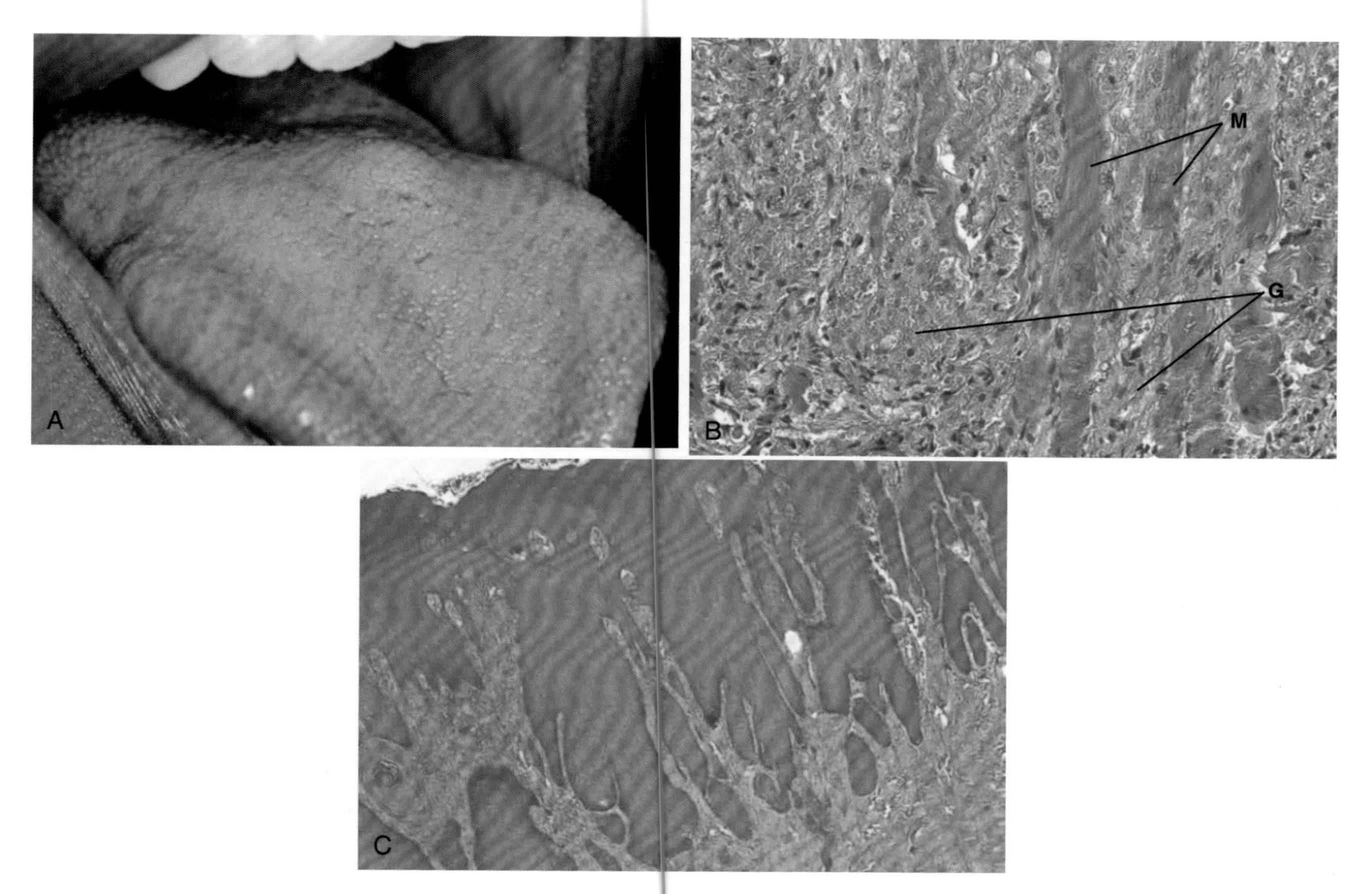

图7.32 (A)舌颗粒细胞瘤的临床表现为非溃疡肿块。(B)颗粒细胞瘤的显微照片显示横纹肌纤维(M)之间的颗粒细胞(G)。(C)颗粒细胞瘤的显微照片显示覆盖假性上皮瘤样增生。(A courtesy Dr. Sidney Eisig.)

肿瘤,由细胞组成,与细胞肿瘤中的细胞相似。最可能的肿瘤起源于原始的间充质细胞。这种肿瘤在出生时就存在,且在牙龈上显示为无柄或带蒂的肿块,通常在上颌前牙上。大多数病例发生于女性儿童,这表明这种病变的发展中存在激素成分。

先天性龈瘤通过手术切除治疗,不再复发。偶见在未经治疗的情况下退化。

肌肉肿瘤

肌肉肿瘤在口腔中极罕见。据报道,**横纹肌瘤**是横纹肌的良性肿瘤,发生于舌上。**平滑肌瘤**是平滑肌的良性肿瘤,可能与血管有关。这些肿瘤称为**血管平滑肌瘤**,偶尔也会发生于口腔中。

横纹肌肉瘤是一种横纹肌恶性肿瘤,是儿童头颈部最常见的恶性软组织肿瘤。其通常发生于10岁以下儿童,且好发于男性。其是一种快速生长的破坏性肿瘤。横纹肌肉瘤是一种侵袭性恶性肿瘤,最好通过多药化疗、放疗和手术联合治疗。尽管采取了治疗,横纹肌肉瘤预后较差。

脉管瘤

血管瘤或血管畸形是毛细血管的良性增殖。这是一种常见的血管病变,被许多人认为代表发育病变而非肿瘤,因为血管瘤不具有无限的生长潜能。一些包含较多小毛细血管,称为**毛细血管瘤**。其他也包含更大的血管,称为**海绵状血管瘤**(图7.33D)。

大多数血管瘤在出生或出生后不久出现(图7.33A)。超过50%的血管瘤发生于头部和颈部。舌是最常见的口内位置。舌的参与经常导致明显的扩大。血管瘤更常见于女性儿童。当其发生于成人时,应被称为血管畸形。在这个年龄组中,它们很可能是对创伤的反应,并且代表了愈合过程中血管的异常增殖(图7.33B,C)。它们看起来像大小可变,深红色或蓝色的病变,当施加压力时,其经常会变白。

许多血管瘤都会自发缓解。由于出血、血栓形成或炎症,血管瘤可迅速扩大。治疗方法较多,包括手

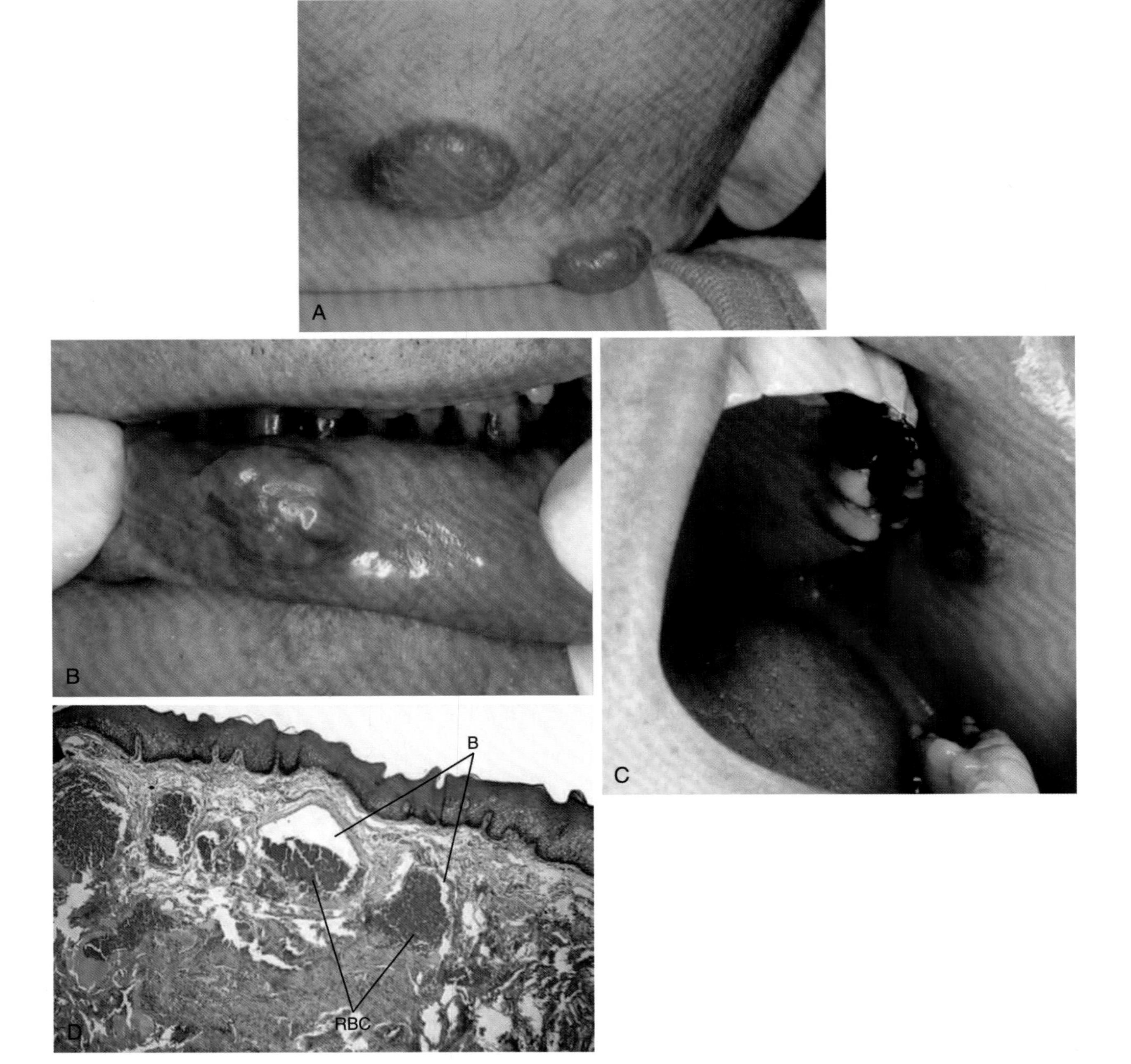

图 7.33 血管瘤。(A)婴儿后头皮和颈部有两个红色结节性肿块(草状血管瘤)。下唇(B)和颊黏膜(C)血管畸形的临床表现。(D)海绵状血管瘤的显微镜表现为充满红细胞(RBC)的大血管扩张(B)。(A from Neville BW,Damm DD,Allen CM: *Oral and maxillofacial pathology*,ed 4,St Louis,2016,Elsevier.)

术,或将硬化溶液注射到病变中。将致硬化溶液注入病变部位将导致血管瘤缩小或消退。

淋巴管瘤

淋巴管瘤是淋巴管的良性肿瘤,比血管瘤少见。大多数淋巴管瘤是先天性的(出生时存在),50%出现于头颈部。该病发病无性别差异。最常见的口内部位是舌,其中淋巴管瘤表现为具有卵石表面的不明确肿块。舌的参与可能导致巨舌症。颈部囊性淋巴管瘤被称为囊性水肿,其通常在出生时出现或在此后不久发展。

淋巴管瘤通常通过手术切除进行治疗,且倾向于复发。与血管瘤不同,注射硬化性溶液后,淋巴管瘤不会缩小。

恶性血管肿瘤

由内皮细胞引起的恶性血管瘤包括血管肉瘤和卡波西肉瘤。血管肉瘤通常出现于老年人的头颈部皮肤，它们可能发生于口腔中，但在这一部位极为罕见。**卡波西肉瘤**是一种恶性血管瘤，可能见于多个部位，包括皮肤和口腔黏膜。典型的卡波西肉瘤是老年男性下肢的多个紫色肿瘤。肿瘤进展缓慢，通常采用低剂量放疗，很少导致死亡。

随着20世纪80年代HIV流行病的出现，卡波西肉瘤以更加激进的形式出现。在HIV阳性患者中，这些病变通常出现于口腔中，表现为紫色斑、斑块或外生性肿瘤。硬腭和牙龈是最常见的口内部位。与HIV感染相关的卡波西肉瘤在第4章中也有描述(见图4.37)。其也可能发生于患有其他形式免疫缺陷的患者中，特别是因器官移植而接受免疫抑制药物治疗的患者。

卡波西肉瘤是由HPV引起的，被称为HPV 8型和卡波西肉瘤相关疱疹病毒。该病更常见于男性。显微镜检查显示肿瘤由纺锤形细胞组成，并与含有红细胞的切片状空间混合。

卡波西肉瘤通过手术切除、放疗、化疗或这些疗法的组合来治疗。在HIV阳性患者中，复发常见，且疾病可能会迅速发展。

黑色素细胞肿瘤

黑色素细胞痣

“痣”这个词有两种含义，在这里用于表示黑色素细胞(产生黑色素的细胞)的良性肿瘤，称为**痣细胞**。痣也指有色先天性(出生时存在)病变。出生时出现的血管瘤是第二种类型的痣的一个例子。

黑色素细胞痣可出现于皮肤或口腔黏膜上。口内肿瘤由棕褐色到棕色的斑点或丘疹组成，最常见于硬腭。颊黏膜是第二常见的口内部位(图7.34)。该病在女性中的发病率是男性的两倍，且通常首先出现于20~50岁个体。口腔中发生的大多数色素性病变是良性的。表现为溃疡、尺寸增大或颜色变化的色素沉着病变可能是恶性的。

在评估皮肤色素沉着病变时，应考虑ABCDE[不对称(Asymmetry)、边界(Border)、颜色(Color)、直径

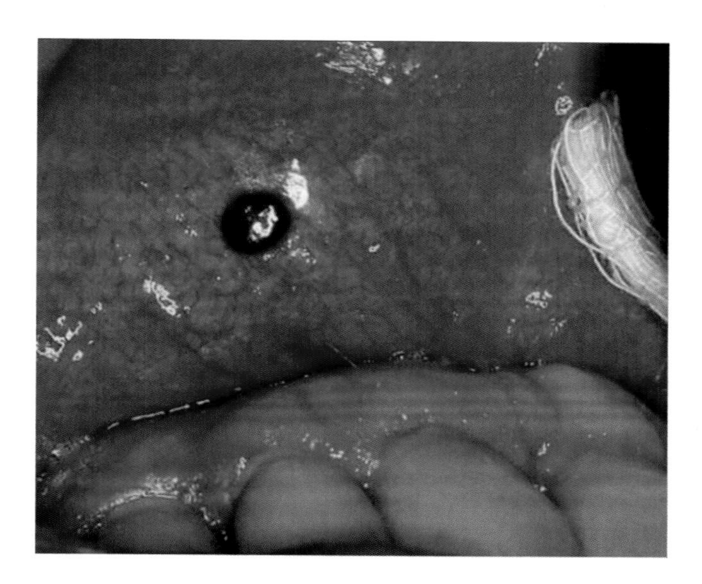

图7.34 黑色素细胞痣的临床表现为唇黏膜上有明显的色素沉着。

(Diameter)、演变(Evolving)]的黑色素瘤。应进一步评估显示这些特征的病变，以排除黑色素瘤。这些包括不对称的病变，具有不规则的边界(病变颜色从棕褐色到黑色，可能为红色或蓝色)，直径>6mm的病变，以及进化的病变。

对于原因不明、持续时间未知或最近发病的色素沉着病变，应对其进行活检，然后进行显微镜检查。手术切除是口内黑色素细胞痣的治疗选择。复发少见。

黑色素瘤

黑色素瘤是黑色素细胞的恶性肿瘤(图7.35)。黑色素瘤的名称表明存在良性对应物，但所有黑色素瘤都是恶性的。由于长时间暴露在阳光下，大多数黑色

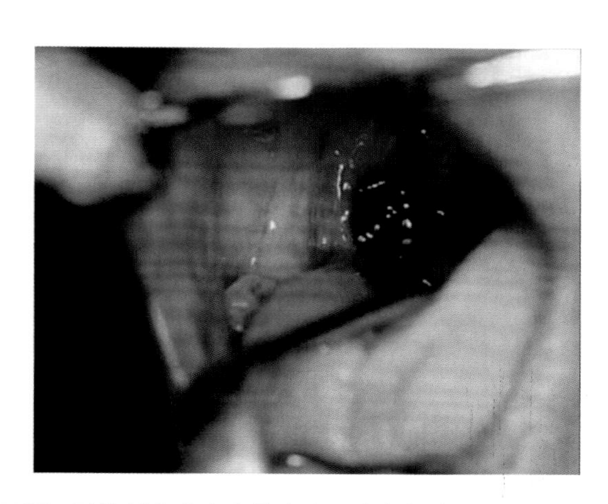

图7.35 恶性黑色素瘤在临床表现为各部位的色素沉着病变。(Courtesy Dr. Edward V. Zegarelli.)

素瘤出现于皮肤。口腔原发性黑色素瘤较少见。然而，在皮肤上出现的黑色素瘤可能转移到口腔。

黑色素瘤通常呈现为快速扩大的黑色肿块。肿瘤表现出早期转移的侵袭性且不可预测。最常见的口内部位是上腭和上颌牙龈。这些肿瘤通常发生于40岁以上成人。

黑色素瘤通过广泛的手术切除治疗。化疗可与手术结合使用。口腔黑色素瘤预后较差。

骨和软骨肿瘤

骨瘤

骨瘤是由正常致密骨组成的无症状良性肿瘤。其是一种生长缓慢的肿瘤，在X线片中显示为骨内的一个定义明确的不透射线肿块（骨内膜），或附着在骨外表面（骨膜）的肿块（图7.36）。骨内大骨瘤可能导致相关骨的扩张。骨瘤发病无性别差异。颌骨内最常见的发病部位是后下颌骨。肿瘤通常位于额窦。多发性骨瘤是Gardner综合征的一个组成部分，其遗传传播已在第6章介绍过。骨瘤通过手术切除进行治疗，通常不会复发。

骨肉瘤

骨肉瘤是骨形成组织的恶性肿瘤。其是40岁以下患者最常见的骨原发性恶性肿瘤。涉及长骨的肿瘤平均发生于27岁，而涉及颌骨的肿瘤平均发生于约37岁。这些肿瘤在下颌骨中的发病率是上颌骨的两

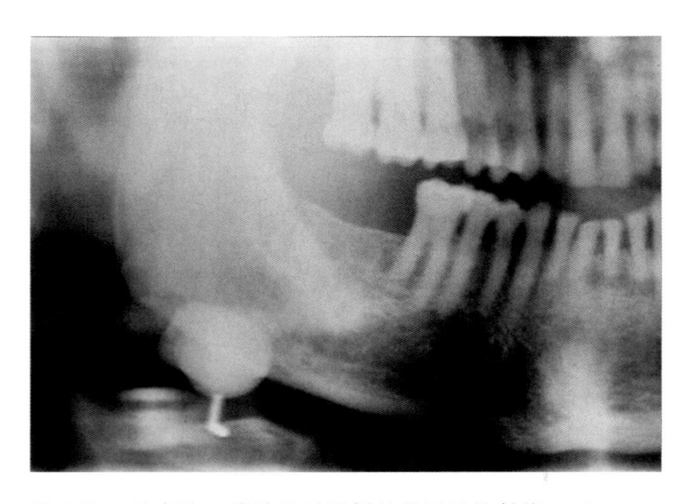

图7.36　骨瘤的X线片显示后颌骨的不透性射线。(Courtesy Dr. Sidney Eisig.)

倍，多见于男性。患者可能会出现弥漫性肿胀或肿块（通常疼痛）（图7.37A）。一些患者最初出现牙痛或牙齿移动。唇部感觉异常在涉及下颌骨肿瘤时常见。

骨肉瘤的影像学表现从射线可透性到不透射线变化（图7.37B）。其通常是破坏性的、定义不明确的病变，可涉及也可不涉及相邻软组织。在某些情况下，可通过影像学检查见牙周韧带空间和旭日形图案的不对称加宽。该肿瘤的显微镜检查显示多形性和过度染色的细胞及异常骨形成。也可能存在异常的软骨形成（图7.37C）。

目前，骨肉瘤采用术前多药化疗，然后进行手术治疗。颌骨肿瘤经常在治疗后复发。只有约20%的颌骨骨肉瘤患者存活5年。

软骨肿瘤

颌骨软骨肿瘤较罕见，并且更可能是恶性。**软骨瘤**是软骨的良性肿瘤。**软骨肉瘤**是软骨的恶性肿瘤（图7.38）。软骨肉瘤可能发生于上颌骨或下颌骨，更常见于男性。大多数患者的受累骨骼增大。

软骨肉瘤通过广泛的手术切除治疗。放疗和化疗无效。该病预后较差，在诊断后5年内，只有约30%的患有颌骨软骨肉瘤的患者存活。

造血系统肿瘤

白血病

白血病包括一组广泛的疾病，其特征在于非典型白细胞的过量产生。非典型白细胞在骨髓中增殖，然后溢出到循环的血液和组织中。根据增殖细胞的种类，将白血病分成几种不同的类型：骨髓细胞、淋巴细胞或单核细胞。

白血病分为两种形式：急性和慢性。急性白血病在儿童和年轻成人中较常见，其特征在于未成熟白细胞（原始细胞）的增殖。慢性白血病的特征在于成熟白细胞的过度增殖，且最常发生于中年人。未成熟白细胞比成熟白细胞增殖更快，因此，急性白血病的临床过程通常更具侵袭性，且需要立即治疗，而慢性白血病通常具有更缓慢的临床进展过程。一般而言，白血病更常发生于男性。

口腔受累可能发生于任何类型的白血病中。单核细胞变体的最常见表现为口腔病变。单核细胞白血病

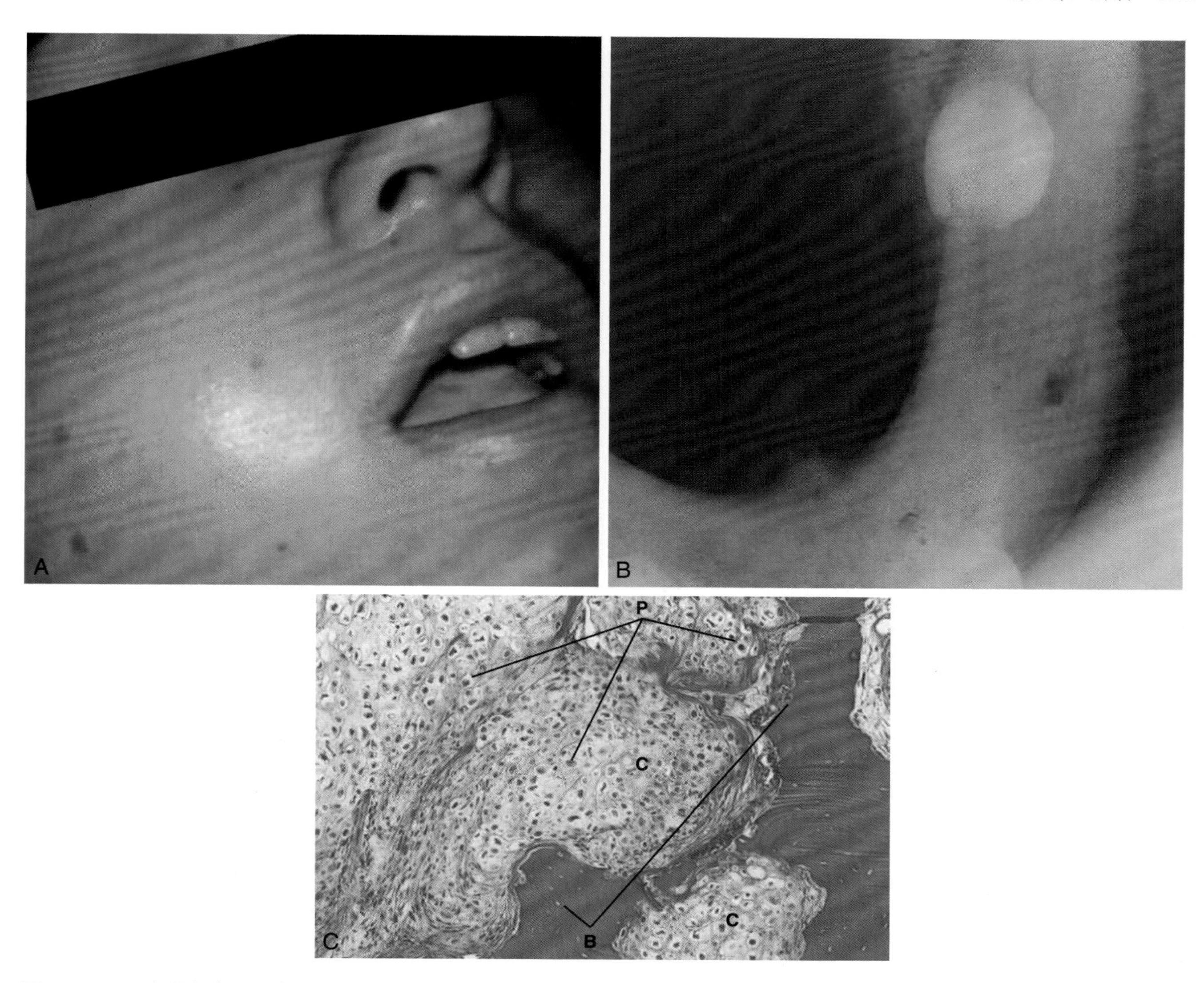

图 7.37　(A)成骨肉瘤的临床表现显示肿胀。(B)左侧磨牙区域中成骨肉瘤的 X 线片显示不明确的不透射线病变。(C)成骨肉瘤的显微外观显示多形性(P)和过度色素细胞、异常软骨(C)和骨形成(B)。

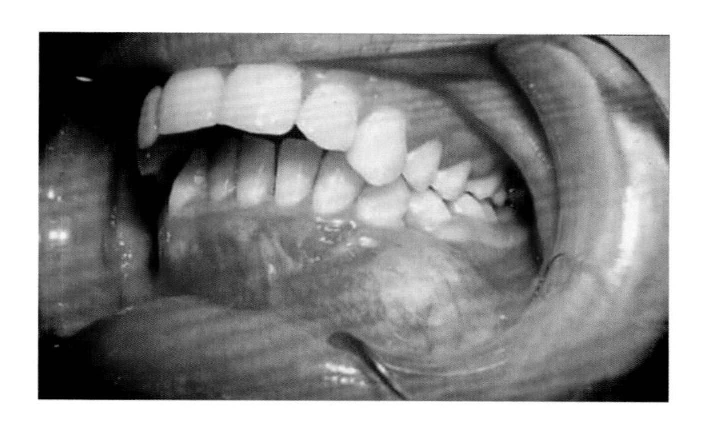

图 7.38　软骨肉瘤的临床表现显示前下颌骨的外生肿块。

的常见口腔表现是弥漫性牙龈增大伴持续性出血(图 7.39)(白血病将在第 9 章进一步描述)。

白血病的治疗包括化疗、放疗和皮质激素治疗。预后取决于白血病的类型和疾病程度。

淋巴瘤(非霍奇金淋巴瘤)

淋巴瘤是淋巴组织的恶性肿瘤。存在多种类型的淋巴瘤,每种淋巴瘤基于显微镜检查结果、免疫组织化学和基因检测鉴别,以鉴定恶性淋巴细胞的特定类型。特征性临床表现是涉及淋巴结的逐渐扩大。罕见的是,淋巴瘤可能是口腔软组织或骨骼中的主要病变。然而,大多数淋巴瘤涉及淋巴结或淋巴组织的聚集体,其可位于消化道中从口腔到肛门的任何部位。在口腔中,淋巴组织位于舌根、软腭和咽(**咽淋巴环**)。口内淋巴瘤的常见部位是扁桃体柱区域和后硬腭。当淋巴瘤出现于骨骼中时,其表现为破坏性的、定义不

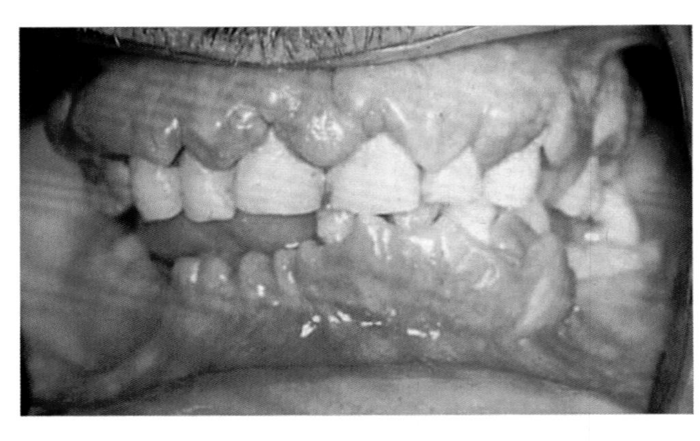

图 7.39 白血病浸润牙龈患者的临床表现，导致弥漫性肿大。(Courtesy Dr. Edward V. Zegarelli.)

明确的射线可透性。淋巴瘤通常发生于成人，更常见于男性。

通过放疗、化疗或这些疗法的组合来治疗淋巴瘤。手术不是治疗淋巴瘤的较好选择，因为患者在诊断时通常有全身受累。预后取决于淋巴瘤的类型和受累程度。

多发性骨髓瘤

多发性骨髓瘤是浆细胞的全身性恶性增殖，其导致骨中的破坏性损伤。肿瘤浆细胞产生大量**免疫球蛋白**。大多数患者年龄超过 40 岁，且该病最常见于 70 岁，男性多见。患者通常会出现骨痛和肿胀。所涉及骨的病理性骨折常见，且通常发生于由于肿瘤浆细胞增殖而被破坏的骨中被削弱的骨(图 7.40A)。

在影像学中，所涉及的骨显示出多个射线可透过的病变。该疾病可累及颅骨、脊柱、肋骨、骨盆、长骨和下腭。下颌骨比上颌骨更易受到影响(图 7.40B)。大多数患者具有单一类型免疫球蛋白升高，其通过称为

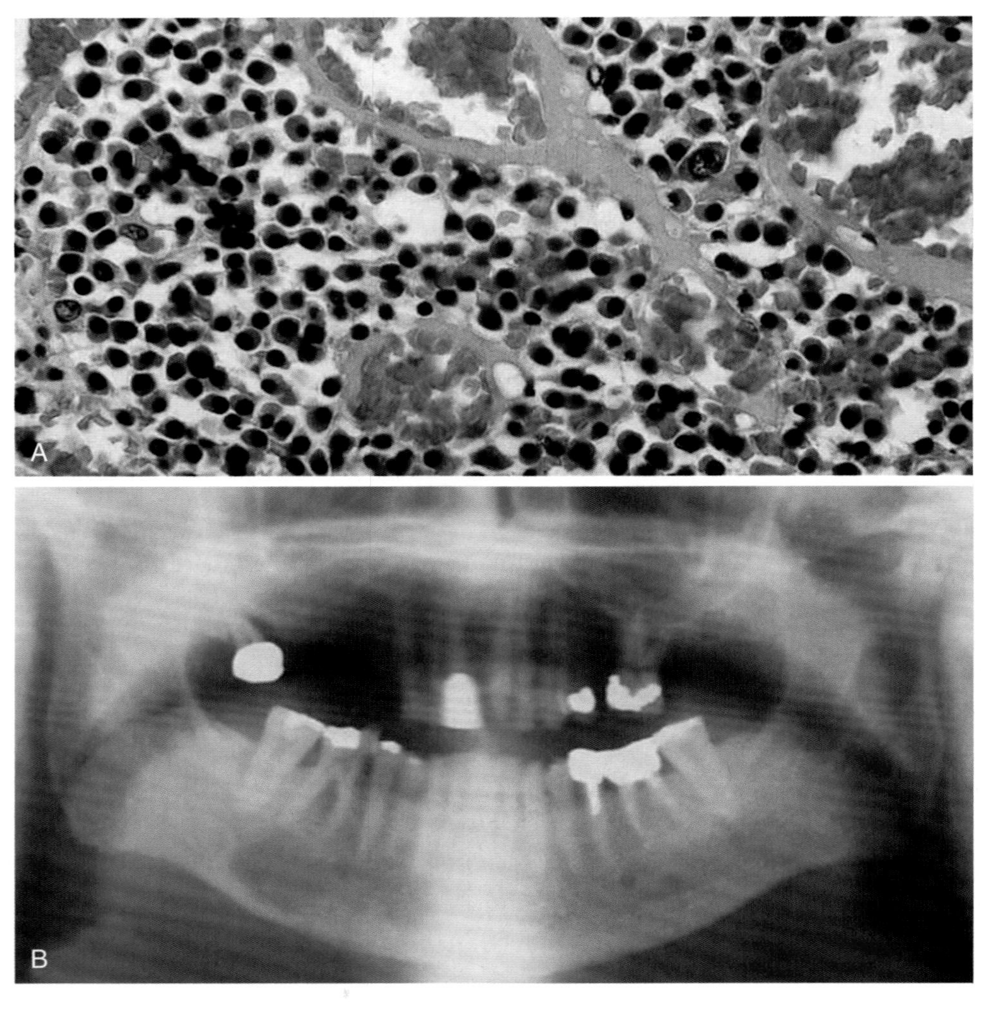

图 7.40 多发性骨髓瘤。(A)多发性骨髓瘤的显微外观显示浆细胞增殖。(B)X 线片显示多发性骨髓瘤患者下颌骨的多个射线可透性损伤。

免疫电泳的过程检测。这种升高称为单克隆穗。患者尿液中可能含有免疫球蛋白片段。这些片段称为**本-周蛋白**。肿瘤由分化良好的浆细胞组成。

软组织中浆细胞的局部肿瘤称为**髓外浆细胞瘤**。这些是罕见的肿瘤，但其在头颈部区域比在身体其他部位更常见。许多髓外浆细胞瘤患者最终会发展为多发性骨髓瘤。因此，必须评估患有浆细胞单个肿瘤的患者，以确定病变是单发还是多发性骨髓瘤的一部分。

多发性骨髓瘤患者接受化疗、放疗、自体干细胞移植和免疫治疗。新的治疗方式显著改善了多发性骨髓瘤患者的预后。全身双膦酸盐药物用于预防骨质破坏。第9章讨论了与这种治疗相关的口腔并发症。

转移瘤

来自身体其他部位的**转移瘤**少见。这些肿瘤大多来自甲状腺、乳腺、肺、前列腺和肾脏。转移瘤最常见的口内部位是下颌骨。患者表现出多种体征和症状，包括疼痛、感觉异常或唇部麻醉，受累骨肿胀、扩张，以及相关区域的牙齿松动。转移性病变通常在发现原发病灶数年后出现。有时，口腔转移瘤是其他部位**原发性肿瘤**的首要表现。大多数患者为成年人，男性比女性更易受到影响。

转移瘤的放射显影外观各不相同(图7.41)。病变通常定义不明确且射线可透。相关牙齿根部可能显示出尖刺样外观。来自乳腺、前列腺和肺的转移性肿瘤可能形成骨，因此可能显示出不透射线的区域。

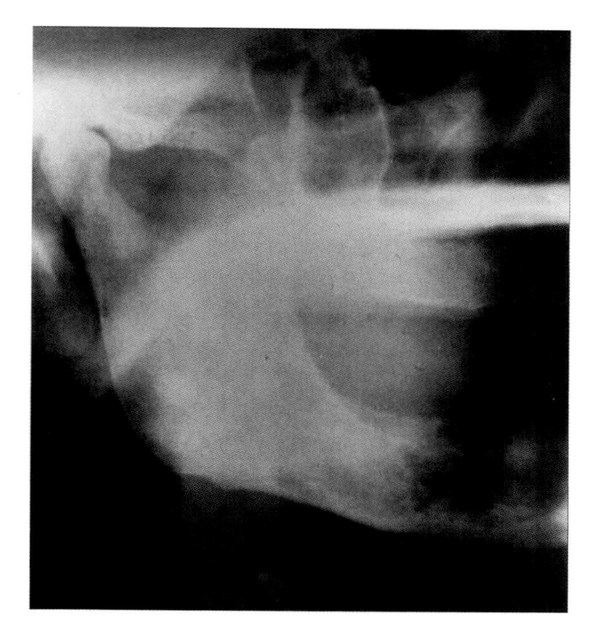

图7.41　X线片显示由前列腺转移癌引起的弥漫性射线可透和不透射线的变化。

在显微镜下，转移瘤类似于原发性恶性肿瘤。颌骨中的大多数转移瘤起源于上皮并为腺癌。

化疗和放疗用于缓解颌骨中的转移瘤。已经转移到颌骨的肿瘤患者预后较差。全身性双膦酸盐药物用于预防转移至骨骼的肿瘤(如乳腺癌和前列腺癌)患者的骨质破坏。第9章讨论了与这一治疗相关的口腔并发症。

参考文献

图书

Barnes L, Eveson JW, Reichart P, et al, editors: *World Health Organization classification of tumours: pathology and genetics of head and neck tumours*, Lyon, France, 2005, IARC Press.

Kumar V, Abbas AK, Aster JC: *Robbins basic pathology*, ed 9, St Louis, 2013, Saunders.

Neville BW, Damm DD, Allen CM: *Oral and maxillofacial pathology*, ed 4, St Louis, 2016, Elsevier.

Regezi JA, Sciubba JJ, Jordan RCK: *Oral pathology: clinical-pathologic correlations*, ed 7, St Louis, 2017, Saunders.

期刊论文

鳞状上皮肿瘤

Abbey LM, Page DG, Sawyer DR: The clinical and histopathologic features of a series of 464 oral squamous cell papillomas, *Oral Surg Oral Med Oral Pathol* 49:419, 1980.

Addante RR, McKenna SJ: Verrucous carcinoma, *Oral Maxillofac Surg Clin North Am* 18:513–519, 2006.

American Cancer Society: *Cancer facts & figures – 2007*, Atlanta, 2007, American Cancer Society, pp 1–56.

Bsoul SA, Huber MA, Terezhalmy GT: Squamous cell carcinoma of the oral tissues: a comprehensive review for oral healthcare providers, *J Contemp Dent Pract* 4:1–16, 2005.

Cleveland JL, Junger ML, Saraiya M, et al: The connection between human papillomavirus and oropharyngeal squamous cell carcinomas in the United States: implications for dentistry, *J Am Dent Assoc* 142:915, 2011.

Fantasia JE, Damm DD: Oral diagnosis: exophytic lesion of palatal mucosa: papilloma, *Gen Dent* 181:183, 2004.

Freitas MD, Blanco-Carrión A, Gándara-Vila P, et al: Clinicopathologic aspects of oral leukoplakia in smokers and nonsmokers, *Oral Surg Oral Med Oral Pathol Oral Radiol Endod* 102:199, 2006.

Gillison ML, Broutian T, Pickard RK, et al: Prevalence of oral HPV infection in the United States, 2009–2010, *JAMA* 307:693, 2012.

Kaugars GE, Pillion T, Svirsky JA, et al: Actinic cheilitis: a review of 152 cases, *Oral Surg Oral Med Oral Pathol Oral Radiol Endod* 88:181, 1999.

Warnakulasuriya KA, Ralhan R: Clinical, pathological, cellular and molecular lesions caused by oral smokeless tobacco—a review, *J Oral Pathol Med* 36:63, 2007.

白斑和红斑

Ha PK, Califano JA: The role of human papillomavirus in oral carcinogenesis, *Crit Rev Oral Biol Med* 15:188–196, 2004.

Ray JG, Ranganathan K, Chattopadhyay A: Malignant transformation of oral submucous fibrosis: overview of histopathological aspects, *Oral Surg Oral Med Oral Pathol Oral Radiol* 122:200, 2016.
Shafer WG, Waldron CA: Erythroplakia of the oral cavity, *Cancer* 36:1021, 1975.
Silverman S Jr, Gorsky M, Lozada F: Oral leukoplakia and malignant transformation: a follow-up study of 257 patients, *Cancer* 53:563, 1984.
Sugiyama M, Bhawal UK, Dohmen T, et al: Detection of human papillomavirus-16 and HPV-18 DNA in normal, dysplastic, and malignant oral epithelium, *Oral Surg Oral Med Oral Pathol Oral Radiol Endod* 95:594, 2003.
Waldron CA, Shafer WG: Leukoplakia revisited: a clinicopathologic study of 3256 oral leukoplakias, *Cancer* 36:1386, 1975.
Zain RB, Ikeda N, Gupta PC, et al: Oral mucosal lesions associated with betel quid, areca nut and tobacco chewing habits: consensus from a workshop held in Kuala Lumpur, Malaysia, November 25–27, 1996, *J Oral Pathol Med* 28:1, 1999.

涎腺肿瘤
Pires FR, Pringle GA, de Almeida OP, et al: Intra-oral minor salivary gland tumors: a clinicopathological study of 546 cases, *Oral Oncol* 43:463, 2007.
Waldron CA, El-Mofty SK, Gnepp DR: Tumors of the intraoral minor salivary glands: a demographic and histologic study of 426 cases, *Oral Surg Oral Med Oral Pathol* 66:323, 1988.
Yih W-Y, Kratochvil FJ, Stewart JCB: Intraoral minor salivary gland neoplasms: review of 213 cases, *J Oral Maxillofac Surg* 63:805–810, 2005.

牙源性肿瘤
Ai-Ru L, Zhen L, Jian S: Calcifying epithelial odontogenic tumors: a clinicopathologic study of 9 cases, *J Oral Pathol* 11:399, 1982.
Buchner A, Merrell PW, Carpenter WM: Relative frequency of central odontogenic tumors: a study of 1,088 cases from northern California and comparison to studies from other parts of the world, *J Oral Maxillofac Surg* 64:1343–1352, 2006.
Courtney RM, Kerr DA: The odontogenic adenomatoid tumor: a comprehensive study of 20 new cases, *Oral Surg Oral Med Oral Pathol* 39:424, 1975.
Fregnani ER, Pires FR, Quezada RD, et al: Calcifying odontogenic cyst: clinicopathological features and immunohistochemical profile of 10 cases, *J Oral Pathol Med* 32:163–170, 2003.
Kaugars GE, Miller ME, Abbey LM: Odontomas, *Oral Surg Oral Med Oral Pathol* 67:172, 1989.
Ulmansky M, Hjørting-Hansen E, Praetorius F, et al: Benign cementoblastoma, *Oral Surg Oral Med Oral Pathol* 77:48, 1994.
Waldron CA, El-Mofty SK: A histopathologic study of 116 ameloblastomas with special reference to the desmoplastic variant, *Oral Surg Oral Med Oral Pathol* 63:441, 1987.
Zomosa X, Müller S: Calcifying cystic odontogenic tumor, *Head Neck Pathol* 4:292, 2010.

脂肪瘤
Furlong MA, Fanburg-Smith JC, Childers ELB: Lipoma of the oral and maxillofacial region: site and subclassification of 125 cases, *Oral Surg Oral Med Oral Pathol* 98:441, 2004.

神经源性肿瘤
Cunha KS, Barboza EP, Dias EP, et al: Neurofibromatosis type I with periodontal manifestations: a case report and literature review, *Br Dent J* 196:457, 2004.

脉管瘤
Greene AK: Current concepts of vascular anomalies, *J Craniofac Surg* 23:220, 2012.
Hernandez GA, Castro A, Castro G, et al: Aneurysmal bone cyst versus hemangioma of the mandible, *Oral Surg Oral Med Oral Pathol* 76:790, 1993.

黑色素细胞肿瘤
Kerr EH, Hameed O, Lewis JS Jr, et al: Head and neck mucosal malignant melanoma: clinicopathologic correlation with contemporary review of prognostic indicators, *Int J Surg Pathol* 20:37, 2012.
Melanoma Research Foundation. What is melanoma? Available at http://www.melanoma.org/learn-more/melanoma-101/abcdes-melanoma.

骨肿瘤
Canadian Society of Otolaryngology—Head and Neck Surgery Oncology Study Group: Osteogenic sarcoma of the mandible and maxilla: a Canadian review (1980–2000), *J Otolaryngol* 33:139, 2004.
Ottaviani G, Jaffe N: The epidemiology of osteosarcoma, *Cancer Treat Res* 152:3, 2009.

造血系统肿瘤
Denz U, Haas PS, Wäsch R, et al: State of the art therapy in multiple myeloma and future perspectives, *Eur J Cancer* 42:1591–1600, 2006.
Lambertenghi-Deliliers G, Bruno E, Cortelezzi A, et al: Incidence of jaw lesions in 193 patients with multiple myeloma, *Oral Surg Oral Med Oral Pathol* 65:533, 1988.
Mhaskar R, Redzepovic J, Wheatley K, et al: Bisphosphonates in multiple myeloma, *Cochrane Database Syst Rev* (3):CD003188, 2010. Update in: *Cochrane Database Syst Rev* 5:CD003188, 2012.

转移瘤
Hashimoto N, Kurihara K, Yamasaki H, et al: Pathological characteristics of metastatic carcinoma in the human mandible, *J Oral Pathol* 16:362, 1987.
Khalili M, Mahboobi N, Shams J: Metastatic breast carcinoma initially diagnosed as pulpal/periapical disease: a case report, *J Endod* 36:922, 2010.

复习题

1. 以下除哪项外，其余均与细胞肿瘤转化有关？
a.化学物质
b.阳光
c.重复创伤
d.病毒

2. 下列哪项不是肿瘤的表现？
a.细胞的正常排列
b.不可逆的细胞变化
c.异常过程
d.细胞增殖失控

3. 下列关于白斑的陈述，正确的是：
a.大多数病例与之前的放疗史有关
b.白斑的常见部位是颊黏膜和牙龈
c.应进行活检，以明确诊断
d.白斑比红斑少见

4. 以下哪项是良性肿瘤的特征？
a.侵入性和无包膜
b.通常生长迅速

c.由分化良好的细胞组成

d.大量异常的有丝分裂象

5. 上腭部小的白色外生病变是由鳞状上皮构成的良性病变,乳头状凸起呈菜花状排列。很可能是:

a.先天性龈瘤

b.神经纤维瘤

c.颗粒细胞瘤

d.乳头状瘤

6. 下列哪项不是鳞状细胞癌的显微特征?

a.肿瘤细胞侵入结缔组织

b.细胞的核较小

c.细胞核深染的细胞

d.角蛋白珍珠

7. 下列哪个部位是口腔内鳞状细胞癌的最常见部位?

a.上唇黏膜、舌系膜和舌龈

b.下唇黏膜、上颌牙龈、颊黏膜

c.口底、腹外侧舌和软腭

d.舌前、下颌牙龈、臼齿后区域

8. 舌侧鳞状细胞癌患者表现为肝脏转移性疾病发生于哪一临床阶段?

a. Ⅰ期

b. Ⅱ期

c. Ⅲ期

d. Ⅳ期

9. 下列哪项是鳞状细胞癌的早期临床例子?

a.外生型红斑

b.荨麻疹

c.棕色的斑点

d.破坏性的透射线影

10. 上皮发育不良最合适的治疗方法是:

a.放疗

b.化疗

c.手术切除

d.观察

11. 疣状癌与鳞状细胞癌的区别在于:

a.主要发生于硬腭

b.对化疗有反应

c.通常转移

d.预后较好

12. 涎腺肿瘤最常见的口腔内部位是:

a.牙龈黏膜

b.颊前黏膜

c.软腭和硬腭交界处

d.后外侧舌

13. 下面哪个例子不是恶性涎腺肿瘤?

a.多形性腺瘤

b.黏液表皮样癌

c.圆柱瘤

d.腺样囊性癌

14. 以下关于成釉细胞瘤的描述均是正确的,除外:

a.表现为多房透射线影

b.表现为良性和局部侵袭性病变

c.常发生于下颌磨牙和支区

d.应采取放疗

15. 位于青春期女性儿童的上颌骨, 特征性表现为边界清楚的透射线影的牙源性肿瘤为:

a.成釉细胞纤维齿瘤

b.AOT

c.牙源性钙化囊肿

d.牙源性黏液瘤

16. 哪种牙源性肿瘤与牙滤泡间质最相似?

a.牙骨质母细胞瘤

b.牙源性黏液瘤

c.混合型牙瘤

d.成釉细胞瘤

17. 下列哪一项最能描述牙骨质母细胞瘤的影像学特征?

a.边界清楚的放射不透明病变,有一放射光晕融合到一颗重要牙齿的根部

b.下颌骨后部的多房透射线影

c.阻生牙冠周围的单房放射透光性病变

d.上颌骨前部有许多齿状结构

18. 以下哪种病变是新生女婴肺泡黏膜的特征性病变?

a.颗粒细胞瘤

b.先天性龈瘤

c.淋巴管瘤

d.浆细胞瘤

19. HPV 8 型与以下哪项有关?

a.疱疹性咽峡炎

b.黑色素瘤

c.卡波西肉瘤

d.施万细胞瘤

20.混合型牙瘤与组合型牙瘤的区别在于前者:

a.由几个齿状结构组成

b.有无限的增长潜力

c.射线不透过性的团块

d.位于下颌骨后部

21. 哪种术语用于描述腺样囊性癌的独特特征?

a.一蜂窝状透射线影

b.组织病理学模式被描述为类似“瑞士奶酪”

c.是最常见的涎腺肿瘤

d.牙根周围扇形透射线影

22. 骨的良性肿瘤叫作:

a.骨瘤

b.神经纤维瘤

c.血管瘤

d.软骨瘤

23. 儿童头颈部最常见的恶性软组织肿瘤为:

a.颗粒细胞瘤

b.淋巴管瘤

c.横纹肌肉瘤

d.施万细胞瘤

24. 口腔黑色素瘤较少见,然而,其最常见的口腔内位置是:

a.背侧舌

b.口腔底及颊前黏膜

c.上腭和上腭牙龈

d.臼齿后垫和软腭

25. 下列哪种肿瘤常发生于颊黏膜或前庭?

a.脂肪瘤

b.先天性龈瘤

c.血管瘤

d.颗粒细胞瘤

26. 骨形成组织的恶性肿瘤称为:

a.软骨肉瘤

b.多发性骨髓瘤

c.骨肉瘤

d.横纹肌肉瘤

27. 骨髓中非典型性淋巴细胞过多导致循环血液中淋巴细胞增多的现象称为:

a.淋巴瘤

b.白血病

c.黑色素瘤

d.浆细胞瘤

28. 以下哪项是淋巴细胞的恶性肿瘤?

a.多发性骨髓瘤

b.淋巴瘤

c.黑色素瘤

d.浆细胞瘤

29. 多发性骨髓瘤的细胞类型为:

a.淋巴细胞

b.巨噬细胞

c.嗜碱性粒细胞

d.浆细胞

30.口腔内转移瘤最常见的部位是:

a.齿龈

b.下颌骨

c.硬腭

d.侧舌

31. 下列哪种肿瘤与 von Recklinghausen 病有关?

a.施万细胞瘤

b.颗粒细胞瘤

c.软骨瘤

d.神经纤维瘤

32. 下列哪项是最常见的牙源性肿瘤?

a.牙瘤

b.成釉细胞瘤

c.成釉细胞纤维瘤

d.牙骨质母细胞瘤

33. 下列哪种涎腺肿瘤常发生于成年男性?

a.多形性腺瘤

b.小梁腺瘤

c. Warthin 瘤

d.管状腺瘤

34. 由毛细血管增生形成的良性肿瘤称为:

a.神经纤维瘤

b.血管瘤

c.施万细胞瘤

d.淋巴管瘤

35. 一种无法被擦掉的白色斑块状病变被称为:

a.鳞状细胞癌

b. 红斑

c.白斑

d.红白斑

36. 以下各项均为良性病变，组织学上均含有骨样矿化物质，除外：

a.骨瘤

b.牙瘤

c.软骨瘤

d.骨肉瘤

37. 下列哪种肿瘤可能表现为弥漫性牙龈增大伴持续性出血？

a.白血病

b.多发性骨髓瘤

c.淋巴瘤

d.先天性龈瘤

38. 以下哪种恶性肿瘤具有免疫电泳单克隆峰的特征？

a.骨肉瘤

b.横纹肌肉瘤

c.多发性骨髓瘤

d.白血病

39. 下列哪种恶性肿瘤在影像学检查中表现出典型的日光放射线？

a.多发性骨髓瘤

b.骨肉瘤

c.淋巴瘤

d.软骨肉瘤

40. 下列肿瘤均起源于鳞状上皮，除外：

a.鳞状细胞癌

b.疣状癌

c.腺样囊性癌

d.乳头状瘤

41. 以下关于日光性唇炎的描述都是正确的，除外：

a.朱红色的边界和皮肤之间有明显的分界线

b.下唇呈斑驳的灰粉色

c.线状裂缝与朱红色边界呈直角

d.过多地暴露于阳光下会使其发酸

42. 下列哪项长期预后最好？

a.基底细胞癌

b.鳞状细胞癌

c.多发性骨髓瘤

d.黑色素瘤

43. 除哪项外，其余均发生于口腔？

a.鳞状细胞癌

b.恶性黑色素瘤

c.基底细胞癌

d.疣状癌

44. 下列哪项可能发生恶性转变？

a.颗粒细胞瘤

b.神经纤维瘤

c.乳头状瘤

d.血管瘤

45. 下列哪种肿瘤最常发生于男性？

a.先天性龈瘤

b.黏液表皮样癌

c.多形性腺瘤

d.多发性骨髓瘤

46. 疼痛通常是哪种肿瘤的症状？

a.组合型牙瘤

b.牙骨质母细胞瘤

c.神经纤维瘤

d.纤维瘤

47. 下颌骨中央受累可能发生于：

a.颗粒细胞瘤

b.基底细胞癌

c.黑色素细胞痣

d.黏液表皮样癌

48.哪一项可出现综合征累及？

a.神经纤维瘤

b.疣状癌

c.多形性腺瘤

d.颗粒细胞瘤

49. 下列哪种肿瘤最可能发生于下颌骨？

a.成釉细胞瘤

b.黑色素细胞痣

c.多形性腺瘤

d.基底细胞癌

50. 下列哪种肿瘤的长期预后最差？

a.基底细胞癌

b.疣状癌

c.黏液表皮样癌

d.颌骨转移瘤

51. 最常见的良性涎腺肿瘤是：
a.小梁腺瘤
b.多形性腺瘤
c.微管腺瘤
d. Warthin 瘤

52. 以下均是成釉细胞瘤的特征，除外：
a.代表良性肿瘤
b.最常发生于下颌骨
c.可能表现为影像学多房性
d.通常有包膜

53. 血管瘤是一种：
a.单核细胞恶性肿瘤
b.脂肪细胞良性肿瘤
c.血管良性肿瘤
d.骨恶性肿瘤

54. 神经纤维瘤和施万细胞瘤最常见的口腔内部位是：
a.颊
b.软腭
c.齿龈
d.舌

55. 以下哪种细胞能产生黑色素？
a.黑色素细胞
b.鳞状细胞
c.颗粒细胞
d.间充质细胞

56. 下列肿瘤均含有放射不透明成分，除外：
a.AOT
b.成釉细胞纤维瘤
c.良性牙骨质母细胞瘤
d.组合型牙瘤

57. 下列均是恶性肿瘤的特征，除外：
a.通常无包膜
b.包含异常的有丝分裂象
c.由多形性细胞组成
d.通常生长缓慢

58. 下列均为单形性腺瘤，除外：
a.小梁腺瘤
b.微管腺瘤
c.多形性腺瘤
d.乳头状囊腺瘤淋巴瘤

59. 咽淋巴环中发现的主要组织类型是：
a.上皮细胞
b.骨骼肌
c.淋巴组织
d.脂肪组织

60. 以下关于白血病的陈述均是正确的，除外：
a.弥漫性出血，牙龈肿大可能是口腔表现

第 7 章大纲

症状/疾病	病因	年龄/种族/性别	部位
乳头状瘤 尖锐湿疣 寻常疣	低风险 HPV	男女患病相当	软腭、舌
上皮发育不良 红斑 白斑 红白斑	癌前病变 吸烟是危险因素	年龄：成人	口底、舌
鳞状细胞癌 创伤性溃疡 深部真菌感染 疣状癌 坏死性涎腺化生		年龄：>40 岁 男>女	最常见部位：口底、舌、唇

b.不典型白细胞过度产生

c.手术切除是治疗选择

d.可发生于任意年龄

61. 以下所有肿瘤都发生于年轻成人,除外:

a.成釉细胞纤维瘤

b.基底细胞癌

c.先天性龈瘤

d.血管瘤

62. 下列哪种肿瘤来自牙源性间充质?

a.成釉细胞瘤

b.组合型牙瘤

c.AOT

d.牙源性黏液瘤

63. 哪种涎腺肿瘤可能在下颌骨后部以多房放射线影的形式出现?

a.单形性腺瘤

b.腺样囊性癌

c.黏液表皮样癌

d.多形性腺瘤

64.已知哪种良性涎腺肿瘤会发生恶性转化?

a.多形性腺瘤

b.小梁腺瘤

c.微管腺瘤

d. Warthin 瘤

65. 下列哪一项是生长缓慢的外生性恶性肿瘤,由许多乳头表面凸出物组成?

a.基底细胞癌

b.疣状癌

c.鳞状细胞癌

d. 黏液表皮样癌

66.髓外浆细胞瘤患者患何种疾病的风险增加?

a.骨肉瘤

b.慢性白血病

c.多发性骨髓瘤

d.急性白血病

67.“血管畸形”一词与哪种情况有关?

a.卡波西肉瘤

b.血管瘤

c.白血病

d.淋巴管瘤

68.以下哪一项是良性涎腺肿瘤经过恶性转化的例子?

a.腺样囊性癌

b.多形性腺瘤

c.转移癌

d.颗粒型白斑

临床特点	影像学特点	显微镜下特点	治疗	诊断流程
外生指状凸起	N/A	乳头状凸起由覆盖结缔组织核的复层扁平上皮构成	手术切除	显微镜检查
白斑、红斑或红白斑黏膜病变	N/A	上皮细胞异常成熟 基底细胞增生异常、上皮层紊乱、细胞核/细胞质比增加、细胞核增大、细胞核深染 角质化异常 正常和异常有丝分裂象增加 未见异常细胞侵入下层结缔组织	手术切除	显微镜检查
外生性肿块 溃疡性 白斑或红斑	N/A	肿瘤细胞通过基底膜进入下层结缔组织 多形性上皮细胞,正常和异常有丝分裂象	手术切除 放疗 化疗	显微镜检查

(待续)

（续表）

症状/疾病	病因	年龄/种族/性别	部位
疣状癌 *鳞状细胞癌*	肿瘤	年龄:>55 岁 男>女	最常见部位:前庭、颊黏膜
基底细胞癌 *鳞状细胞癌* *黑色素瘤*	肿瘤 与阳光暴露有关	年龄:>40 岁 男=女 白种人	面部皮肤
多形性腺瘤 *单形性腺瘤* *黏液表皮样癌*	肿瘤	年龄:>40 岁 女>男	腮腺 最常见口腔内部位:上腭
单形性腺瘤、小梁状腺瘤、微管腺瘤、Warthin 瘤 *多形性腺瘤*	肿瘤	成人 女>男	最常见口腔内部位:上唇及颊黏膜 Warthin 瘤:腮腺
腺样囊性癌 *黏液表皮样癌*	肿瘤	成人 女>男	腮腺 最常见口腔部位:上腭
黏液表皮样癌 *腺样囊性癌*	肿瘤	女>男	腮腺 最常见口腔部位:上腭,有些位于下颌骨中央
成釉细胞癌 *牙源性黏液瘤* *中央型黏液表皮样癌*	肿瘤	成人 男=女	骨内 也会发生周围肿瘤 下颌骨>上颌骨 后方>前方
牙源性钙化上皮瘤 *牙源性钙化囊肿* *AOT* *成釉细胞纤维齿瘤*	肿瘤	成人 男=女	后下颌骨
AOT *牙源性钙化上皮瘤* *牙源性钙化囊肿* *成釉细胞纤维齿瘤* *含齿囊肿*	肿瘤	年龄:70% 发生于 20 岁以下 女>男	70%涉及前上颌骨和下颌骨 上颌骨>下颌骨 通常与阻生尖牙有关
牙源性钙化囊肿 *牙源性钙化上皮瘤* *AOT* *成釉细胞纤维齿瘤*	肿瘤	年龄:<40 岁 男=女	上颌骨和下颌骨
牙源性黏液瘤 *成釉细胞瘤* *中央型黏液表皮样癌*	肿瘤	年龄:10~29 岁 男=女	下颌骨>上颌骨
中央型牙骨质化和骨化性纤维瘤 *局灶性牙骨质-骨化异常骨瘤*	肿瘤	年龄:成人 女>男	下颌骨(90%)
牙骨质母细胞瘤 *牙骨质增生*	肿瘤	年龄:<25 岁 男=女	大多数发生于下颌磨牙

临床特点	影像学特点	显微镜下特点	治疗	诊断流程
缓慢生长的外生性肿块 乳头状凸起	N/A	乳头状上皮 分化良好的上皮细胞,上皮细胞外观正常 具有完整基底膜	手术切除	显微镜检查
不愈合的溃疡 卷边	N/A	基底上皮细胞向下层结缔组织增殖	手术切除 放疗	显微镜检查
非溃疡 圆顶状的	N/A	有包膜 上皮细胞和组织的混合物,类似于各种形式的结缔组织	手术切除	显微镜检查
表面光滑的肿块	N/A	包膜上皮肿瘤,上皮细胞形态均匀	手术切除	显微镜检查
肿块 常产生疼痛 表面可有溃疡	N/A	无包膜的浸润性肿瘤,由小的、染色深的、均匀的上皮细胞组成,排列在穿孔的圆形至椭圆形岛状结构中	手术切除 放疗	显微镜检查
无症状的肿块	当发生在骨内时,为单房或多房透射线影	无包膜的浸润性肿瘤,由黏液细胞和鳞状上皮细胞组成	手术切除	显微镜检查
生长缓慢 骨膨胀	单房或多房透射线影	基底上皮细胞向下层结缔组织增殖	手术切除	显微镜检查
无症状 生长缓慢的骨膨胀	单房或多房透射线影,有散在钙化	由岛状上皮细胞和多面体细胞片组成的无包膜的浸润性肿瘤,肿瘤内有钙化和嗜酸性沉积物	手术切除	显微镜检查
无症状的肿块	与阻生牙有关的境界清楚的透射线影,透射线影中有不透射线影	包膜性肿瘤由导管状上皮结构、块状立方体和纺锤状肿瘤组成,上皮细胞具有嗜酸性物质和钙化	手术切除	显微镜检查
无症状肿块 牙根吸收	单房或多房透射线影,透射线影中有不透射线影	囊肿内衬牙源性上皮,伴有影细胞角化,可见成釉细胞样细胞和星状网状区域	摘除术	显微镜检查
无症状骨膨胀	多腔蜂窝状透射线影	无包膜的浸润性肿瘤,由淡色物质组成,含有分布广泛的小核细胞	手术切除	显微镜检查
无症状膨胀 面部不对称	明确的单房病变,有不同程度的混浊	边界清楚的肿瘤,由纤维结缔组织和圆形球状钙化物、骨小梁或两者组成	手术切除	影像学检查 显微镜检查
局部膨胀 疼痛 重要的牙齿	清晰的不透射线肿块,与受累牙根相连	*	肿瘤摘除术,拔除受累及的牙	影像学检查 显微镜检查

(待续)

（续表）

症状/疾病	病因	年龄/种族/性别	部位
成釉细胞纤维瘤 *牙源性黏液瘤* *中央型黏液表皮样癌* *牙源性角化囊肿*	肿瘤	年龄：<20 岁 男>女	后下颌骨
成釉细胞纤维齿瘤 *牙源性钙化上皮瘤* *牙源性钙化囊肿* *AOT*	肿瘤	年龄：<10 岁	后上颌骨和下颌骨
牙瘤 *组合型牙瘤* *牙源性钙化上皮瘤* *AOT* *成釉细胞纤维齿瘤*	肿瘤	年龄：儿童和年轻年人 男=女	最常见部位：前上颌骨和后下颌骨
脂肪瘤 *纤维瘤* *神经纤维瘤* *施万细胞瘤*	肿瘤	年龄：大多数见于 40 岁以上 男=女	最常见的口腔部位：颊黏膜、前庭
神经纤维瘤/施万细胞瘤 *纤维瘤* *颗粒细胞瘤*	肿瘤	年龄：任何人 男=女	最常见的口腔部位：舌
颗粒细胞瘤 *纤维瘤* *神经纤维瘤* *施万细胞瘤*	肿瘤	年龄：30~50 岁 女>男	最常见的口腔部位：舌、颊黏膜
先天性龈瘤 *纤维瘤* *萌出囊肿* *化脓性肉芽肿*	肿瘤	出生时出现 女>男	前上颌骨齿龈
血管瘤/良性血管畸形 *卡波西肉瘤* *化脓性肉芽肿*	血管瘤：先天性或发展性 良性血管畸形：成人；应对创伤	血管瘤：婴儿 良性血管畸形：成人 女>男	最常见的口腔部位：舌
淋巴管瘤 *血管瘤*	肿瘤/发展性	先天性 男=女	最常见的口腔部位：舌
卡波西肉瘤 *血管瘤* *化脓性肉芽肿*	HPV 8 型	男>女	最常见的口腔部位：硬腭、齿龈
黑色素细胞痣 *黑色素瘤* *黑色素斑点* *局灶性黑变病*	发展性	年龄：20~50 岁 女>男	最常见的口腔部位：硬腭、颊黏膜

临床特点	影像学特点	显微镜下特点	治疗	诊断流程
无症状肿胀	境界清楚的单房或多房透射线影	由牙源性上皮的链和小岛，以及类似于与牙乳头的组织组成的非包裹性肿瘤	手术切除	显微镜检查
无症状肿胀	有相关钙化的境界清楚的透射线影，钙化影可能与牙齿相似	由牙源性上皮的链和小岛，以及类似于与齿结构结合的牙乳头的组织组成	手术切除	显微镜检查
肿胀	混合型：微型齿簇 组合型：不透射线肿块	成熟的牙釉质、牙本质、牙骨质和牙髓 混合形式：多个小牙齿 组合形式：不规则肿块	手术切除	影像学检查 显微镜检查
黄色肿块，表面有纤细的血管图案	N/A	由成熟的、均匀的脂肪细胞小叶组成的轮廓清晰的肿瘤	手术切除	显微镜检查
无症状结节	N/A	神经纤维瘤：纺锤状细胞的清晰、弥漫性增殖 施万细胞瘤：围绕中央粉红色区域排列成栅栏螺环的施万细胞的包膜增殖	手术切除	显微镜检查
无症状结节	N/A	由有颗粒状细胞质的大细胞组成的非包裹性肿瘤 被覆上皮呈假上皮样增生(PEH)	手术切除	显微镜检查
无蒂或有蒂的肿块	N/A	由有颗粒状细胞质的大细胞组成的非包裹性肿瘤(类似于颗粒细胞瘤中的细胞)	手术切除	显微镜检查
深红至蓝色的肿块 压力漂白	N/A	血管病变由许多小毛细血管或大血管组成	注射硬化溶液 自发缓解 手术切除	临床 显微镜检查
有卵石表面的不明肿块	N/A	病变由淋巴管组成	手术切除	临床 显微镜检查
紫色斑点、斑块 外生性肿块	N/A	由纺锤形细胞与含有红细胞的裂隙状细胞混合组成的非包裹性肿瘤	手术切除 放疗 化疗	临床 显微镜检查
棕褐色斑点或丘疹	N/A	由痣细胞组成的良性肿瘤	手术切除	临床 显微镜检查

（待续）

（续表）

症状/疾病	病因	年龄/种族/性别	部位
黑色素瘤 *黑色素细胞痣* *黑色素斑点* *局灶性黑变病*	肿瘤	年龄：>40岁	最常见的口腔内部位：硬腭、上颌牙槽
骨瘤 *中央型牙骨质化和骨化性纤维瘤* *局灶性牙骨质-骨化异常骨瘤*	肿瘤	男=女	骨内
骨肉瘤 *软骨肉瘤* *转移瘤* *淋巴瘤*	肿瘤	是40岁以下患者最常见的恶性骨肿瘤 男>女	下颌骨发病率是上颌骨的2倍
软骨肉瘤 *骨肉瘤* *转移瘤* *淋巴瘤*	肿瘤	男>女	上颌骨和下颌骨
白血病 *妊娠期龈炎* *血小板减少症* *毒品相关牙龈肿大*	肿瘤	男>女	齿龈
淋巴瘤 *鳞状细胞癌*	肿瘤	成人 男>女	最常见的口腔内部位：扁桃体区域和后硬腭
多发性骨髓瘤 *转移瘤*	肿瘤	成人 男>女	下颌骨>上颌骨
转移瘤 *骨肉瘤* *软骨肉瘤* *淋巴瘤*	肿瘤	成人 男>女	下颌骨>上颌骨

注：在鉴别诊断中，应考虑特定症状/疾病下的斜体字所列项目。

N/A：不适用。

* 本文未提及。

临床特点	影像学特点	显微镜下特点	治疗	诊断流程
快速放大的蓝色和黑色团块	N/A	恶性肿瘤	手术切除	显微镜检查
无症状	清晰的不透射性肿块	良性密质骨	无，除非有必要做义肢	显微镜检查
疼痛、弥漫性肿胀或肿块 骨膨隆	破坏性的不清晰的透射影 牙周膜间隙不对称加宽 日光射线征	骨恶性肿瘤*	多药化疗 手术切除	显微镜检查
骨膨隆	*	软骨恶性肿瘤*	扩大切除	显微镜检查
牙龈弥漫性肿胀伴持续出血	N/A	非典型白细胞在血液和组织中循环	化疗 放疗 皮质激素	实验室检查 显微镜检查
受累组织肿胀	破坏性的不清晰透射影	淋巴组织或淋巴结外组织中白细胞的恶性肿瘤	放疗 化疗	实验室检查 显微镜检查
骨组织疼痛伴肿胀	多发透射影	浆细胞恶性增殖	化疗	实验室检查 显微镜检查
疼痛 感觉异常 肿胀 骨膨隆	多变的 通常为不清晰透射影 牙根可能呈现尖刺状外观 有些可能显示为不透射性区域	类似原发性恶性肿瘤	化疗 放疗	显微镜检查

（钟鸣 译　乔雪 校）

第 8 章

骨非肿瘤性疾病

Anne Cale Jones, Joan Andersen Phelan, Olga A. C. Ibsen

学习目标

在学习完本章后，学生应能够：

1. 定义本章词汇表中的每个单词。

2. 掌握与骨病相关的发育不良的定义，并将其与上皮发育不良区分开来。

3. 完成下列与良性纤维骨性病变有关的内容：

• 掌握良性纤维骨性病变的定义，并列出本章中介绍的发生于颌骨的良性纤维骨性病变。

• 描述根尖周牙骨质–骨结构不良、繁茂性牙骨质–骨结构不良和局灶性牙骨质–骨结构不良的临床、影像学和显微镜下特点。

• 比较根尖周牙骨质–骨结构不良、繁茂性牙骨质–骨结构不良和局灶性牙骨质–骨结构不良的异同点。

• 比较单骨性纤维结构不良与多骨性纤维结构不良的异同点。

• 比较颌骨纤维结构不良和骨化纤维瘤的影像学表现、显微镜下表现和治疗的异同点。

• 比较多骨性纤维结构不良的三种类型的异同点。

4. 描述 Paget 骨病的显微镜下表现，并描述上颌骨或下颌骨受累时的临床和影像学表现。

5. 描述中央性巨细胞肉芽肿和动脉瘤性骨囊肿的临床、影像学和显微镜下特点。

6. 描述骨软化症和佝偻病的病因。

❖词汇

代谢性：与生物体内发生的生化过程有关。

单骨性：单个骨参与。

多骨性：多个骨参与。

发育不良：无序增长，发育异常。

非肿瘤性：非肿瘤的。

良性纤维骨性病变：显微镜下可见在纤维结缔组织中存在不规则形状的骨小梁或类牙骨质的良性病变。

咖啡牛奶斑：指皮肤色素沉着，其为咖啡加牛奶的颜色。

上下颌骨的**非肿瘤性**疾病分为多个类别。第 6 章讨论了影响骨的遗传性疾病，第 7 章讨论了骨的良性和恶性肿瘤。本章的目的是描述几种颌骨非肿瘤性疾病，这些疾病对于口腔医师来说很重要，但在本文的其他章节并未涉及。这些疾病包括牙骨质–骨结构不良的三种类型：①根尖周；②繁茂性；③局灶性。此外，口腔医师应熟悉多种类型的纤维结构不良、Paget 骨病、中央性巨细胞肉芽肿、动脉瘤性骨囊肿和骨软化症的临床和影像学特征。

术语“**发育不良**”，如本章所述三种类型的牙骨质–骨结构不良和纤维结构不良，指的是牙骨质和颌骨的异常和无序生长。在这种情况下,这一术语不应与在上皮发育不良的情况下的发育异常混淆。上皮发育不良意味着影响鳞状上皮的癌前病变。

良性纤维骨性病变

良性纤维骨性病变影响上颌骨和下颌骨,包括中央和外周的牙周炎和骨化纤维瘤、根尖周牙骨质-骨结构不良、繁茂性牙骨质-骨结构不良、局灶性牙骨质-骨结构不良,以及纤维结构不良(框 8.1)。

根尖周牙骨质-骨结构不良

根尖周牙骨质-骨结构不良是一种原因不明的影响根尖周骨的相对常见的疾病(图 8.1A,B)。术语"**牙骨质瘤**"为曾用名。然而,由于该疾病并不代表肿瘤,因此,该术语不合适,应予以避免。

病变无症状,于常规影像学检查中被发现。该病最常发生于 30 岁以上患者的下颌骨,女性常见(10:1)。大多数研究显示,此病好发于黑人女性。早期病变为圆形透射影,与根尖周炎性疾病类似。靠近多个牙齿的顶端区域的颌骨可能会被累及。牙齿所累及的部位至关重要,除非其发生龋齿或受到创伤。随着时间推移,病变钙化越来越明显,因此,时间较久的病变透射区越来越不明显,并且可能出现透射区域中央混浊的现象。

根尖周牙骨质-骨结构不良的诊断通常建立在其临床和影像学特点的基础上。病史、临床信息及影像学检查对于确诊非常重要。纸浆测试证实牙齿至关重要。在特征性影像学检查不明显的情况下,可能需要进行活检。显微镜检查显示纤维骨性病变。与其他纤维骨性病变一样,根尖周牙骨质-骨结构不良由纤维组织和钙化组成。该病变中的钙化可能类似于骨和(或)牙骨质。早期病变主要由纤维组织组成,而长期病变纤维结缔组织中散布大量钙化结构(图 8.1C)。若患者表现出早期病变的影像学改变,可能需要进行随访检查,以确保正确诊断。一旦确诊,无须治疗。病变仍然无症状并局部化。

框 8.1 颌骨的良性纤维骨性病变

- 根尖周牙骨质-骨结构不良(牙骨质瘤)
- 繁茂性牙骨质-骨结构不良
- 局灶性牙骨质-骨结构不良
- 纤维结构不良
  - 单骨性
  - 多骨性
    - 颅面型
    - Jaffe 型
    - Albright 综合征
- 中央型牙骨质化纤维瘤
- 中央型骨化性纤维瘤

繁茂性牙骨质-骨结构不良

繁茂性牙骨质-骨结构不良是另一种纤维骨性病变,以牙骨质和骨骼发育紊乱为特征。这种病变特征性地累及上颌骨和下颌骨的多个象限。

繁茂性牙骨质-骨结构不良最常发生于 40 岁以上的黑人女性。该病病因不明。在影像学中,其发病部位与根尖周牙骨质-骨结构不良不同,常累及上颌骨和下颌骨的一个以上象限,常位于后方区域。有时,早期影像学表现与根尖周牙骨质-骨结构不良相似而可能被识别。然而,大多数病例表现为不规则、混浊的非透射(图 8.2)。该病通常无骨扩张。

繁茂性牙骨质-骨结构不良根据患者特征性病史、临床表现和影像学特征(黑人女性,超过一个象限的影像学改变)可较好地做出诊断。无症状繁茂性牙骨质-骨结构不良无须治疗。然而,在无牙颌患者中,硬化的肿块可能使黏膜穿孔,导致口腔环境与下面的颌骨相连。这种并发症可能发展为骨髓炎,导致疼痛和肿胀。在这些情况下,需要抗生素治疗和外科手术治疗。

局灶性牙骨质-骨结构不良

局灶性牙骨质-骨结构不良是一种无症状的纤维骨性病变,与根尖周牙骨质-骨结构不良和繁茂性牙骨质-骨结构不良有相似的显微镜下表现。然而,其与另外两种病变的不同之处在于它具有独特的临床和影像学特征。

局灶性牙骨质-骨结构不良通常发生于 30~50 岁女性。据报道,其与根尖周和繁茂性牙骨质-骨结构不良不同,白人比黑人更为常见。其通常发生于后下颌骨中,并表现为孤立的、轮廓分明的透射至不透射影

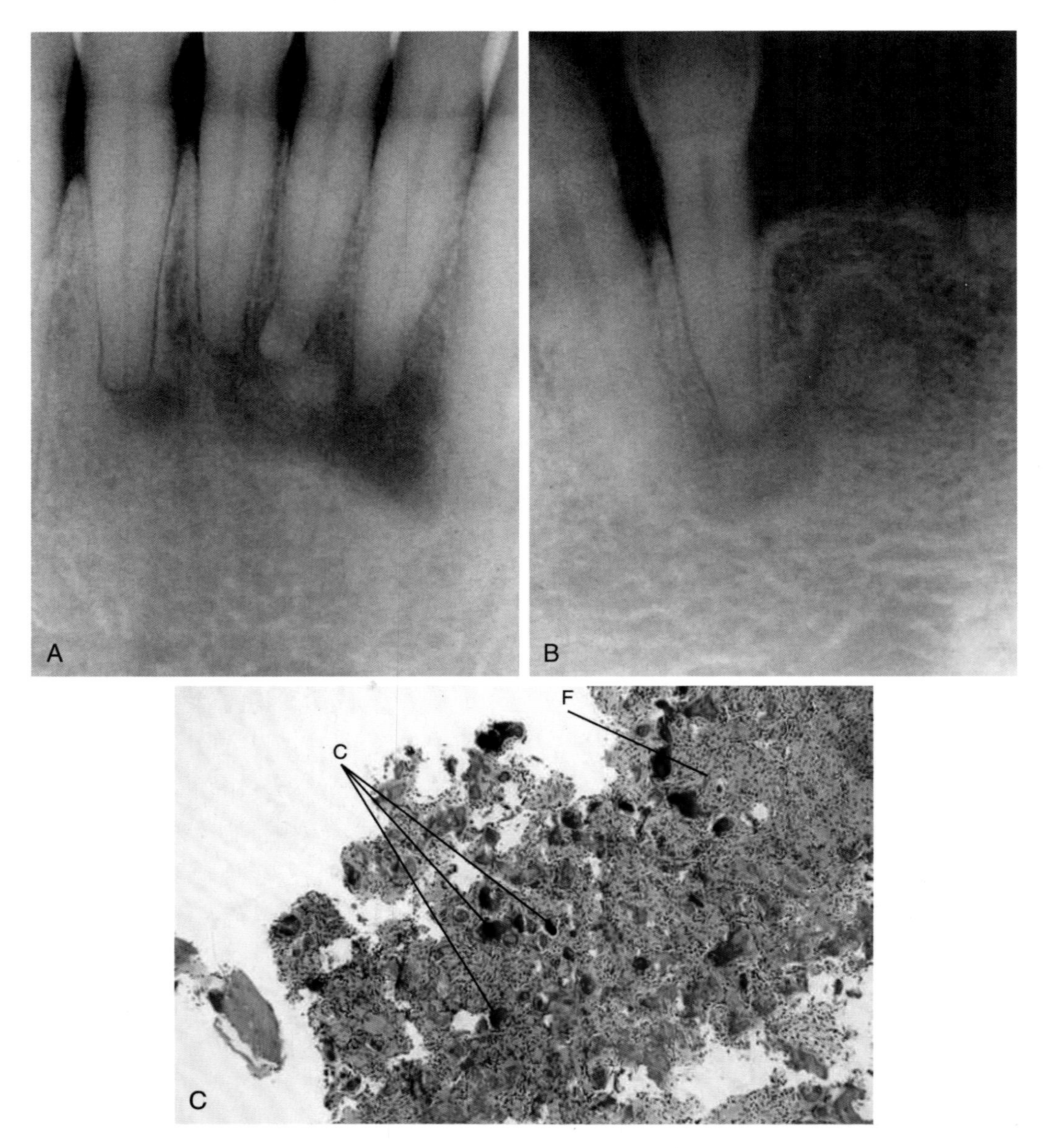

图 8.1 (A,B)根尖周牙骨质-骨结构不良 X 线片。(C)根尖周牙骨质-骨结构不良显微镜下见细胞纤维结缔组织(F)和钙化组织(C)。

像病变，<1.5cm。

局灶性牙骨质-骨结构不良通常需要活检和显微镜检查来确诊。局灶性牙骨质-骨结构不良的一个显著外科特点是其由许多较韧的片状软、硬组织构成。这一外科特点与中央或骨化纤维瘤明显不同。后者表现为硬组织肿块，可很容易地与相邻的正常骨骼分开。从局灶性牙骨质-骨结构不良中摘除的沙粒状组织说明，纤维结缔组织中有散在分布的骨小梁和牙骨质样结构。一旦明确诊断，就无须进一步的治疗。局灶性牙骨质-骨结构不良预后良好。有时，局灶性病变已发展成为繁茂性牙骨质-骨结构不良。

纤维结构不良

纤维结构不良是一种发育性疾病，其特征在于异常的纤维结缔组织替换骨组织，其中散在分布大小不等的钙化结构。该病病因尚不清楚，但已提出了几种理论。遗传突变(GNAS 基因)已被确定为这种疾病的根本原因。纤维结构不良的分型较多，每种类型都有相似的镜下特点，但临床表现和相关的系统体征和症状不同。疾病的严重程度取决于胚胎发育何时发生基因突变。基因突变发生越早，疾病就越严重。在显微镜下，纤维结构不良被归类为良性纤维骨性病变，其由

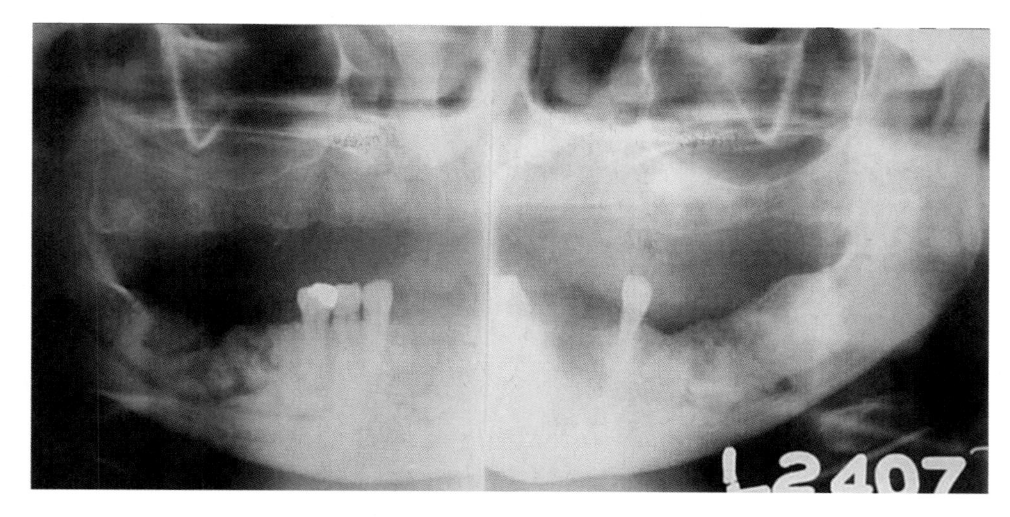

图 8.2 繁茂性牙骨质-骨结构不良。曲面断层片显示左下颌骨和右下颌骨不规则的透射影。

血管化的细胞纤维结缔组织构成,结缔组织中散在分布不规则的骨小梁。临床上,颌骨受累通常表现为上颌骨或下颌骨的无痛进行性单侧肿大。扩张性病变可能导致邻近牙齿的咬合紊乱、倾斜或移位。然而,牙齿很少发生移位。各类型的纤维结构不良均可能累及颌骨。纤维结构不良典型的影像学表现为弥漫性的不透射影,类似"磨玻璃"样病变(图 8.3A)。异常的骨融合到邻近的正常骨中,使得难以确定病变的边缘。在纤维结构不良中还可观察到中心混浊的片状透射影和密集的非透射影。纤维结构不良的射线可透或不透影像取决于病变钙化的程度,主要表现为透射影的病变包含大量纤维结缔组织,钙化较少。而更多非透射影的病变主要由钙化组织和少量纤维结缔组织构成。纤维结构不良的分型如下。

纤维结构不良的分类

单骨性纤维结构不良

单骨性纤维结构不良为一种最常见的纤维结构不良,其特征是单个骨受累。约 85%的纤维结构不良为单骨性。其好发于下颌骨和上颌骨后部,上颌骨比下颌骨更为常见。其他骨也可能会受影响,包括肋骨、股骨和胫骨。单骨性纤维结构不良最常见于儿童和青少年,无性别差异。当病变累及上颌骨时,常会延伸到上颌窦和周围骨骼中,称为颅面型纤维结构不良。

多骨性纤维结构不良

多骨性纤维结构不良的特征是涉及多个骨。其通常发生于 10 岁以下儿童,且好发于女性。头骨、锁骨

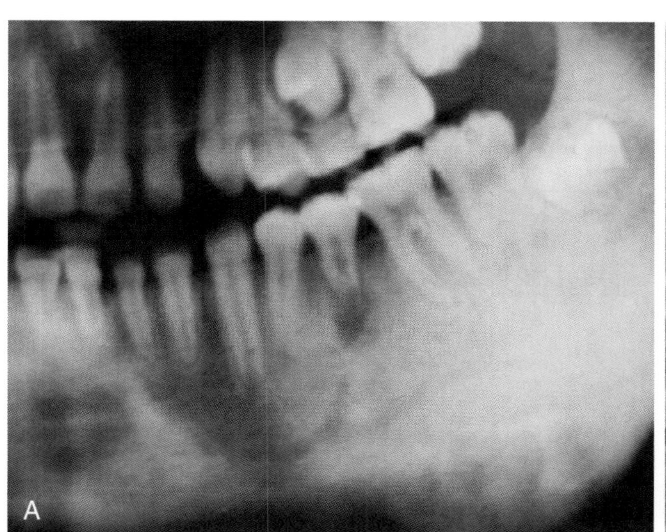

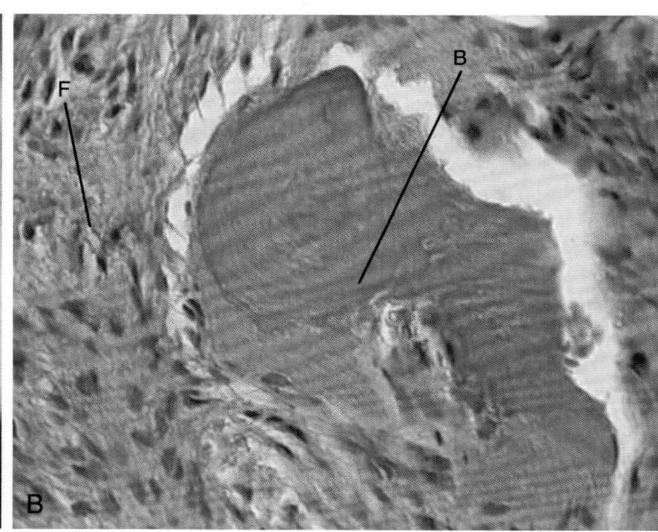

图 8.3 纤维结构不良。(A)纤维结构不良的 X 线片显示与邻近的正常颌骨边界模糊。(B)纤维结构不良的镜下(高倍镜)表现为细胞纤维结缔组织(F)和不规则骨小梁(B)。(A courtesy Drs. Paul Freedman and Stanley Karpel.)

和长骨常受累，且大多数病例无症状。当累及长骨时，可能表现出弯曲、病理性骨折和疼痛。患有多骨性纤维结构不良的患者常表现为皮肤损伤。这些病变表现为浅棕色斑点，称为**咖啡牛奶斑**。多骨性纤维结构不良类型繁多，颅面型纤维结构不良是病变累及上颌骨并延伸到鼻窦和邻近的颧骨、蝶骨、枕骨的多骨性纤维结构不良的总称。另一种类型的多骨性纤维结构不良称为 Jaffe 型。其累及多个骨，并伴有皮肤咖啡牛奶斑。最严重的多骨性纤维结构不良称为 Albright 综合征（或 McCune–Albright 综合征）。此综合征的特点是内分泌失调，包括女性青春期（早期）及由早期骨骺板闭合导致两性的骨骼生长发育迟缓或畸形。在 2 岁儿童中，月经、阴毛和乳房发育表现出性早熟现象。Albright 综合征的其他并发症包括糖尿病和甲状腺功能亢进。咖啡牛奶斑可能出现于多骨性纤维结构不良。

纤维结构不良的诊断是通过将临床特点、影像学特点和镜下表现相结合来确定的。显微镜检查显示良性纤维组织病变（图 8.3B）。其特征在于纤维结缔组织中散在分布不规则形状的骨小梁。上颌骨或下颌骨的纤维结构不良与中央型牙骨质化或骨化性纤维瘤的区别在于对影像学表现的回顾。纤维结构不良的影像学变化为累及周围正常骨组织。中央型牙骨质化或骨化性纤维瘤的镜下表现与纤维结构不良类似，影像学表现不同，其病变组织与周围正常骨组织可区分开来。同样的，基于独特的病史、临床和影像学特征，可将其他纤维性病变（如根尖周牙骨质–骨结构不良和繁茂性牙骨质–骨结构不良）与纤维结构不良区分开。在纤维结构不良中可发现基因突变，而在其他纤维骨性病变中未发现，此特点并未用于疾病诊断。出于美观的考虑，需通过重新的骨骼外科手术来治疗。严重和进行性多骨性纤维结构不良无须治疗。放疗是纤维结构不良的禁忌证，因为其与骨肉瘤的恶性转化有关。

Paget 骨病

Paget 骨病，又称骨炎炎症和渗透性海鞘，是一种慢性**代谢性**骨病。其特征在于骨代谢异常，包括再吸收、成骨细胞修复和相关骨的再矿化。该病病因不明，已经提出了几种理论，包括病毒、遗传和环境因素。该病最常见于 50 岁以上男性，通常累及骨盆、股骨、脊柱、胫骨和颅骨。当在颌骨中发现时，上颌骨比下颌骨更为常见。

Paget 骨病的临床表现为累及骨组织。受累骨组织肿大性病变常见，患者经常主诉疼痛。当累及上颌骨或下颌骨时，牙齿之间的间距会随着骨骼的肿大而增加（图 8.4A）。无牙颌患者可能会抱怨他们的义齿不再适合。当累及颅骨的其他骨时，临床表现为严重的头痛、头晕和听力丧失。出现这些症状是因为当肿大的骨组织离开颅骨时会压迫神经。典型影像学表现是斑片状透射影和非透射影，被称为“棉毛”样病变（图 8.4B）。然而，这仅发生于 Paget 骨病的后期阶段。在早期阶段，影像学表现不是那么具体。也可能发生骨关节病、硬骨板消失和牙周韧带闭塞。

Paget 骨病的诊断包括临床、影像学和组织病理学特征。实验室评估对于确诊也非常重要。在疾病的活动期，固定碱性磷酸酶水平显著升高。血清钙和磷水平正常。正常血清碱性磷酸酶值为 1.5~5 个 Bodansky 单位。在 Paget 骨病中，血清碱性磷酸酶值可高达 250 个 Bodansky 单位。用于评估血清碱性磷酸酶水平的另一种测量是 King–Armstrong 单位（KAU）。正常值为 5~10KAU。在 Paget 骨病患者中，KAU 值可能高达 200+。显微镜下表现为许多表面有破骨细胞和成骨细胞的骨小梁（图 8.4C）。所累及的骨表现出由骨的再吸收和沉积引起的反转线，这种模式被描述为镶嵌骨。骨小梁之间的结缔组织具有良好的血管化，使得覆盖的皮肤在被触摸时可以感受到温暖。对于 Paget 骨病，最常用的治疗方法是双膦酸盐治疗。已发现一种静脉内注射二膦酸盐唑来膦酸治疗方法，其可有效地使疾病缓解长达 6 年。第 9 章讨论了与双膦酸盐治疗有关的口腔并发症。其他治疗包括破骨细胞抑制剂。

这种疾病进展缓慢。并发症包括所累及骨的骨折和恶性肿瘤，特别是骨肉瘤。心脏病是 Paget 骨病的罕见并发症。

中央性巨细胞肉芽肿（中央性巨细胞病变）

中央性巨细胞肉芽肿为发育不良的非肿瘤性骨内病变。其也被称为巨细胞修复性肉芽肿和中央性巨细胞病变，然而，缺乏这种病变的修复应答的证据。巨细胞肉芽肿由含有许多多核巨细胞的良好血管化的纤维结缔组织构成。在该病变中也可见红细胞、慢性炎症细胞和含铁血黄素（图 8.5A）。巨细胞肉芽肿发生于牙龈或肺泡软组织（外周性）和上颌骨或下颌骨内（中央性)。周围性巨细胞肉芽肿在第 2 章中已做介绍。

中央性巨细胞肉芽肿发生于上颌骨或下颌骨内,好发于 30 岁以下儿童和年轻成人。研究报道其在女性中的发病率通常高于男性。这些病变最常见于上颌骨和下颌骨前部,下颌骨比上颌骨更常见,在下颌骨升支中不常见。中央性巨细胞肉芽肿患者可能会主诉有不适感,但疼痛不是常见特征。大多数中央性巨细胞肉芽肿是在常规 X 线片中被发现的。病变生长缓慢且具有破坏性,并在骨中产生单房或多房透射影。透射影边界可能有硬化线或边界不清(图 8.5B,C)。与病变相邻牙

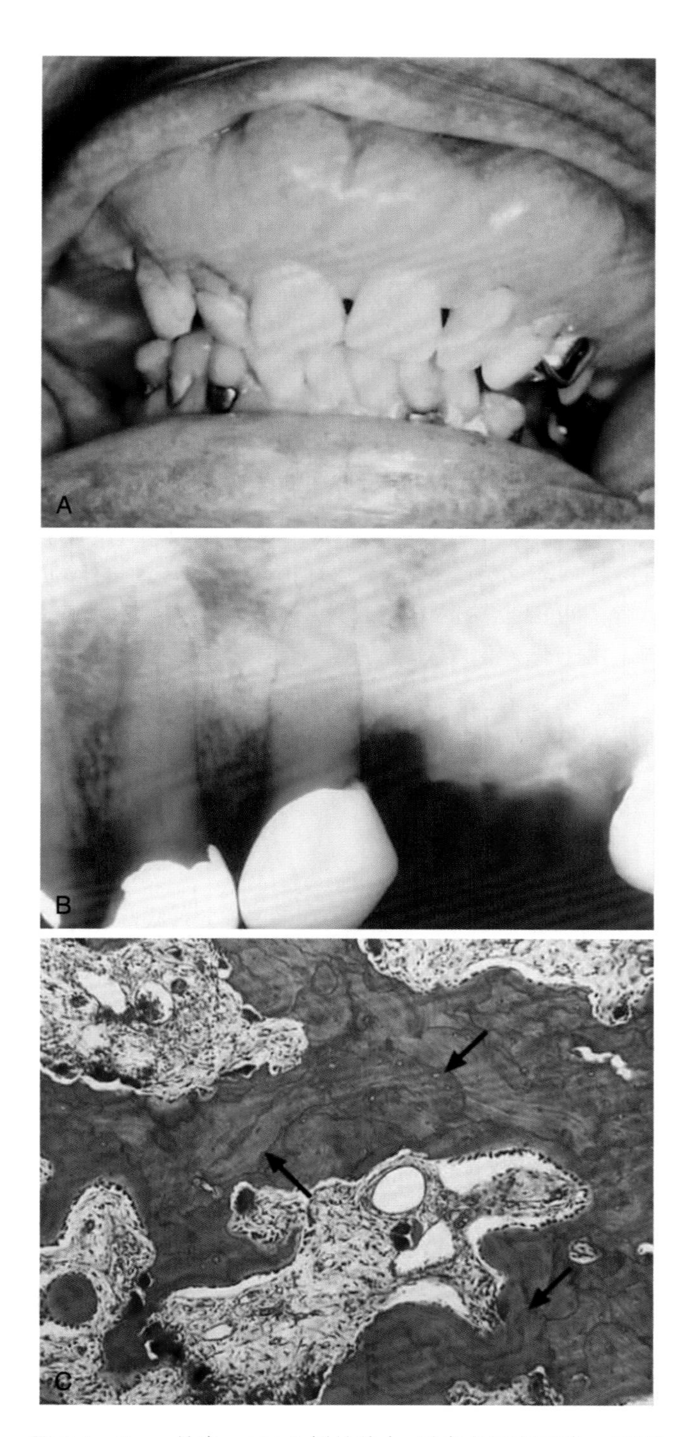

图 8.4 Paget 骨病。(A)上颌骨肿大,牙齿之间有空隙。(B)X 线片显示不规则混浊影,也被称为"棉毛"样病变。在病变区,硬骨板消失。(C)Paget 骨病镜下表现为骨小梁表面有许多破骨细胞和成骨细胞。这里可看到明显的反转线(箭头所示)。

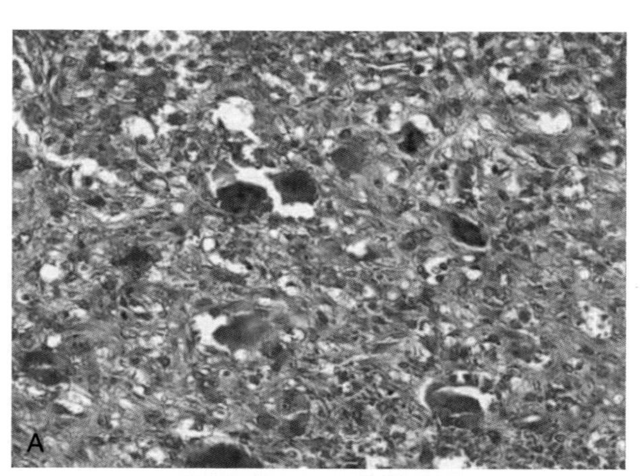

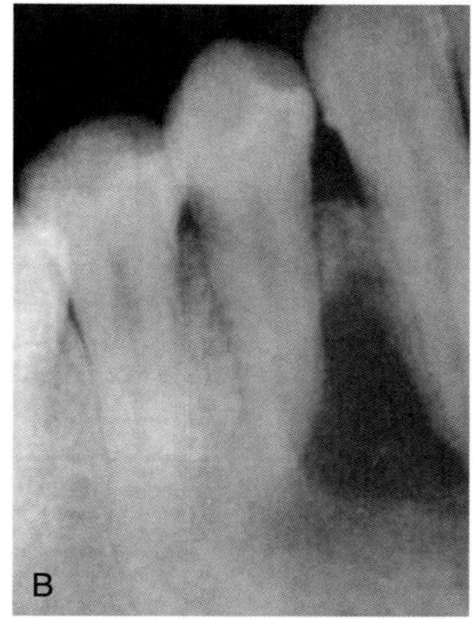

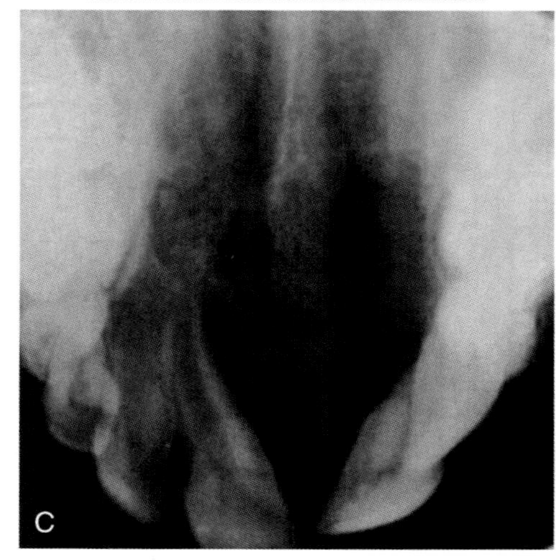

图 8.5 (A)中央性巨细胞肉芽肿的显微镜观察显示与周围性巨细胞肉芽肿有相同的特征,但其表面无黏膜。两个中央性巨细胞肉芽肿的 X 线片显示下颌骨(B)和上颌骨(C)的多房透射影。

根的分歧是中央性巨细胞肉芽肿的共同特征。

已有两类中央性巨细胞肉芽肿：非侵略型和侵略型。非侵略型病变小，无症状，不会引起牙根吸收或骨皮质穿孔。侵略型病变大，伴有疼痛，具有破坏性，并导致牙根吸收和锥形穿孔。

中央性巨细胞肉芽肿通常采取手术切除治疗，偶尔会复发。也有皮质激素注射成功治疗的报道。

在患有甲状旁腺功能亢进症的患者中发生与中央性巨细胞肉芽肿相同的骨病变将在第9章中介绍。在患有甲状旁腺功能亢进症的患者中，这种病变被称为褐色瘤。在甲状旁腺功能亢进患者中，此病变无须外科手术切除，当成功治疗潜在疾病（甲状旁腺功能亢进）时，病变会消退。

动脉瘤性骨囊肿

动脉瘤性骨囊肿是由多核巨细胞和纤维结缔组织包围的充满血液的假性囊肿（类似于巨细胞肉芽肿）。包括动脉瘤性骨囊肿在内的假性囊肿已在第5章介绍过，其无上皮衬里。动脉瘤性骨囊肿最常见于长骨中。颌病变较少见。该病变影像学表现为单房或更具特征性的多房性透射影，常被描述为类似“蜂窝”状或“肥皂泡”，好发于30岁以下人群，且已有报道更好发于女性。颌骨中病变可能导致相关骨组织扩张。

在某些病例中，病变部位有创伤史，但无直接相关性。其他报道指出，动脉瘤性骨囊肿与其他骨病变之间存在关联。其与纤维结构不良、中央性巨细胞肉芽肿、软骨母细胞瘤和其他原发性骨病变有关。这些病变可能引起血管分布的变化，导致动脉瘤样骨囊肿。手术切除和冷冻疗法是动脉瘤性骨囊肿的推荐治疗方法。复发与原始病变的不完全切除有关。

骨软化症

骨软化症是一种由长期缺钙引起的骨骼疾病。当幼儿患此疾病时，通常是由缺乏维生素D引起的，且相关疾病被称为佝偻病。第6章介绍了一种称为抗维生素D佝偻病的遗传性维生素D缺乏症。在成人中，该疾病可能与多种问题有关，如吸收不良综合征、药物、肝脏或肾脏疾病，以及长期使用抗酸剂。骨软化症也可能由某些肿瘤诱导引起。

牙齿迟萌和牙周病与骨软化症有关。在骨软化症患者中可能会发生微小的骨小梁变化，且难以被检测。由于骨矿化不良，患此疾病患者易发生骨折。

应基于维生素D缺乏的原因进行治疗，包括对维生素D和膳食钙的营养补充。

参考文献

图书

Neville BW, Damm DD, Allen CM, et al: *Oral and maxillofacial pathology*, ed 4, St Louis, 2016, Elsevier.

Regezi JA, Sciubba JJ, Jordan RCK: *Oral pathology: clinical-pathologic correlations*, ed 7, St. Louis, 2017, Elsevier.

期刊论文

Alsufyani NA, Lam EW: Cemento-osseous dysplasia of the jaw bones: key radiographic features, *Dentomaxillofac Radiol* 40:141, 2011.

Beylouni I, Farge P, Mazoyer JF, et al: Florid cemento-osseous dysplasia: report of a case documented with computed tomography and 3D imaging, *Oral Surg Oral Med Oral Pathol Oral Radiol Endod* 85:707, 1998.

Cohen MM Jr, Howell RE: Etiology of fibrous dysplasia and McCune-Albright syndrome, *Int J Oral Maxillofac Surg* 28:366, 1999.

Collins MT: Spectrum and natural history of fibrous dysplasia of bone, *J Bone Miner Res* 21(Suppl 2):99, 2006.

DiCaprio MR, Enneking WF: Fibrous dysplasia. Pathophysiology, evaluation, and treatment, *J Bone Joint Surg Am* 87:2005, 1848.

Dolanmaz D, Esen A, Mihmanli A, et al: Management of central giant cell granuloma of the jaws with intralesional steroid injection and review of the literature, *Oral Maxillofac Surg* 20(2):203, 2015.

Hadjipavlou AG, Gaitanis IN, Kontakis GM: Paget disease of the bone and its management, *J Bone Joint Surg* 84:160, 2002.

MacDonald-Jankowski DS: Fibro-osseous lesions of the face and jaws, *Clin Radiol* 59:11, 2004.

Ozek C, Gundogan H, Bilkay U, et al: Craniomaxillofacial fibrous dysplasia, *J Craniofac Surg* 13:382, 2002.

Polyzos SA, Anastasilakis AD, Makras P, et al: Paget's disease of bone and calcium homeostasis: focus on bisphosphonate treatment, *Exp Clin Endocrinol Diabetes* 119:519, 2011.

Regezi JA: Odontogenic cysts, odontogenic tumors, fibro-osseous, and giant cell lesions of the jaws, *Mod Pathol* 15:331, 2002.

Singer SR, Mupparapu M, Rinaggio J: Florid cemento-osseous dysplasia and chronic diffuse osteomyelitis: report of a simultaneous presentation and review of the literature, *J Am Dent Assoc* 136:927, 2005.

Siris ES, Lyles KW, Singer FR, et al: Medical management of Paget's disease of bone: indications for treatment and review of current therapies, *J Bone Miner Res* 21(Suppl 2):4, 2006.

Summerlin Don-John, Tomich CE: Focal cemento-osseous dysplasia: a clinicopathologic study of 221 cases, *Oral Surg Oral Med Oral Pathol* 78:611, 1994.

Sun ZJ, Zhao YF, Yang RL, et al: Aneurysmal bone cysts of the jaws: analysis of 17 cases, *J Oral Maxillofac Surg* 68:2122, 2010.

Triantafillidou K, Venetis G, Karakinaris G, et al: Central giant cell granuloma of the jaws: a clinical study of 17 cases and a review of the literature, *Ann Otol Rhinol Laryngol* 120:167, 2011.

Urs AB, Augustine J, Chawla H: Aneurysmal bone cyst of the jaws: clinicopathologic study, *J Maxillofac Oral Surg* 13(4):458, 2013.

Vallet M, Ralston SH: Biology and treatment of Paget's disease of bone, *J Cell Biochem* 117:289, 2015.

Whyte MP: Clinical practice: Paget disease of bone, *N Engl J Med* 355:593, 2006.

Zacharin M: The spectrum of McCune Albright syndrome, *Pediatr Endocrinol Rev* 4(Suppl):412, 2007.

复习题

1. 一名48岁黑人女性无临床症状。影像学检查发现下颌骨和上颌骨的不透射影，未发现骨扩张。最可能的诊断是：

a.中央性巨细胞肉芽肿

b.繁茂性牙骨质-骨结构不良

c.根尖周牙骨质-骨结构不良

d.纤维结构不良

2. 以下均为良性纤维骨性病变，除外：

a.纤维结构不良

b.根尖周牙骨质-骨结构不良

c.中央型骨化性纤维瘤

d.骨瘤

3. 以下哪项是女性性早熟的特征？

a.单骨性纤维结构不良

b.Jaffe 型纤维结构不良

c.Albright 型纤维结构不良

d.局灶性牙骨质-骨结构不良

4. 根尖周牙骨质-骨结构不良位于：

a.下颌骨后部

b.上颌骨后部

c.上颌骨前部

d.下颌骨前部

5. 根尖周牙骨质-骨结构不良也被称为：

a.牙骨质瘤

b.牙瘤

c.牙骨质母细胞瘤

d.纤维结构不良

6. 以下哪种疾病与咖啡牛奶斑有关？

a.多骨性纤维结构不良

b.Paget 骨病

c.单骨性纤维结构不良

d.局灶性牙骨质-骨结构不良

7. 纤维结构不良中哪一型累及上颌骨和邻近骨组织？

a.根尖型

b.Jaffe 型

c.颅面型

d.单骨性

8. 以下哪项不是 Paget 骨病的特征？

a.非结晶材料沉积

b.吸收和成骨细胞修复

c.慢性代谢性骨病

d.牙骨质增生

9. 纤维结构不良的最典型影像学表现为：

a.“棉毛”外观

b.界限不明的不透射影

c.“磨玻璃”外观

d.局限性，单房透射影

10. 以下均是 Paget 骨病的组织学特征，哪一项除外？

a.成骨细胞和破骨细胞

b.骨骼有明显的不规则暗线

c.良好血管化的纤维结缔组织

d.双核和非典型有丝分裂象

11. 以下都具有特征性的影像学外观，哪一项除外？

a.Paget 骨病

b.骨软化症

c.繁茂性牙骨质-骨结构不良

d.根尖周牙骨质-骨结构不良

12. 为纤维结构不良患者推荐的治疗方式是：

a.手术治疗

b.放疗

c.化疗

d.硬化剂治疗

13. 以下哪项测试对 Paget 骨病的诊断最有帮助？

a.免疫电泳检测

b.血清碱性磷酸酶检测

c.血清钙检测

d.尿液分析

14. 骨软化症通常由以下哪种营养素缺乏引起？

a.维生素 B_{12}

b.维生素 D

c.碱性磷酸酶

d.钾

15. 儿童的骨软化症被称为：

a.繁茂性牙骨质-骨结构不良

b.成骨不全
c.Albright 综合征
d.佝偻病
16. 以下哪种疾病会增加骨肉瘤的发生风险？
a.Paget 骨病
b.动脉瘤性骨囊肿
c.局灶性牙骨质–骨结构不良
d.巨细胞肉芽肿
17. 以下对动脉瘤性骨囊肿的描述，错误的是：
a.影像学表现类似于“蜂窝”状
b.是一个真正的囊肿
c.与其他原发性骨病变有关
d.通常采取刮除术或摘除术
18. 骨性狮面和畸形性骨炎又被称为：
a.Paget 骨病
b.佝偻病
c.Albright 综合征
d.纤维结构不良
19. 中央性巨细胞肉芽肿：
a.可能发生于舌部
b.可能表现为多房透射影
c.主要发生于 6 岁以下儿童
d.在组织学上与根尖周肉芽肿相同
20. 繁茂性牙骨质–骨结构不良好发于：
a.30 岁白人女性
b.60 岁以上西班牙裔男性
c.30 岁以下黑人男性
d.40 岁以上黑人女性
21. 以下哪一项不是 Paget 骨病的特征？
a.患者可能有上颌骨扩张
b.主要发生于年轻女性
c.影像学表现为“棉毛”外观
d.血清碱性磷酸酶水平升高
22. 与褐色瘤有关的疾病是：
a.动脉瘤性骨囊肿
b.纤维结构不良
c.骨软化症
d.甲状旁腺功能亢进症
23. 疼痛不是以下哪种疾病的常见特征？
a.Paget 骨病
b.长骨受累的多发性纤维结构不良
c.繁茂性牙骨质–骨结构不良与骨髓炎
d.中央性巨细胞肉芽肿
24. 以下不是 Albright 综合征可能特征的是：
a.性早熟
b.内分泌异常
c.骨骼发育迟缓或畸形
d.特征性牙齿脱落
25. 糖尿病与以下哪种疾病相关?
a.Albright 综合征
b.Paget 骨病
c.根尖周牙骨质–骨结构不良
d.骨软化症
26. 以下不是良性纤维骨性病变组织学特征的是：
a.类似于骨骼钙化
b.血管化纤维结缔组织
c.类似于牙骨质钙化
d.有许多多核巨细胞
27. 以下不是骨软化症表现的是：
a.牙齿迟萌
b.“磨玻璃”外观
c.牙周疾病
d.骨小梁改变
28. 牙齿根部分叉是以下哪种疾病的特征？
a.Paget 骨病
b.骨软化症
c.中央性巨细胞肉芽肿
d.纤维结构不良
29. 骨髓炎是以下哪种疾病的潜在并发症？
a.繁茂性牙骨质–骨结构不良
b.动脉瘤性骨囊肿
c.纤维结构不良
d.局灶性牙骨质–骨结构不良
30. 以下不发生于儿童或年轻人的是：
a.佝偻病
b.Paget 骨病

c.纤维结构不良

d.中央性巨细胞肉芽肿

31. 以下不是成人骨软化症发展原因的是：

a.吸收不良综合征

b.肝肾疾病

c.维生素 D 缺乏症

d.慢性使用抗酸剂

32. 以下需外科手术治疗受累及骨骼的疾病是：

a.中央性巨细胞肉芽肿

b.局灶性牙骨质–骨结构不良

c.Paget 骨病

d.纤维结构不良

33. 以下哪项为全身性骨病？

a.动脉瘤性骨囊肿

b.中央性巨细胞肉芽肿

c.根尖周牙骨质–骨结构不良

d.骨软化症

34. 以下哪种疾病与儿童牙齿迟萌有关？

a.佝偻病

b.骨软化症

c.纤维结构不良

d.中央性巨细胞肉芽肿

35. 以下哪种疾病经常引起疼痛？

a.根尖周牙骨质–骨结构不良

b.Paget 骨病

c.中央性巨细胞肉芽肿

d.局灶性牙骨质–骨结构不良

36. 以下不是 Paget 骨病特征的是：

a.牙骨质增生

b.镶嵌骨

c.血清碱性磷酸酶升高

d.根尖周病变

37. 根尖周牙骨质–骨结构不良患者好发的种族、性别和年龄是：

a.50 岁以上白人男性

b.60 岁以上白人女性

c.20 岁以上黑人男性

d.35 岁以上黑人女性

38. 以下哪种疾病好发于白人？

a.繁茂性牙骨质–骨结构不良

b.根尖周牙骨质–骨结构不良

c.牙骨质瘤

d.局灶性牙骨质–骨结构不良

39. 以下哪种疾病具有性早熟和内分泌异常的特征？

a.佝偻病

b.颅面型纤维结构不良

c.Paget 骨病

d.Albright 综合征

40. 颅面型纤维结构不良是一种多发性纤维结构不良，可累及：

a.上颌骨

b.下颌骨

c.股骨

d.颅底

41. 多骨性纤维结构不良患者表现为皮肤病变，称为：

a.紫色鳞片

b.大疱

c.牛奶咖啡色素沉着

d.荨麻疹

42. 镶嵌骨是以下哪种疾病的特征？

a.纤维结构不良

b.Paget 骨病

c.骨软化症

d.繁茂性牙骨质–骨结构不良

43. 棕色瘤是中央性巨细胞肉芽肿与哪种疾病共同发生的结果？

a.甲状旁腺功能亢进症

b.甲状腺功能减退症

c.垂体功能亢进

d.Graves 病

第 8 章大纲

症状/疾病	病因	年龄/种族/性别	部位
根尖周牙骨质-骨结构不良 *根尖周肉芽肿* *根尖周囊肿*	病因不明	>30 岁 女>男 黑人常见	下颌骨前部
繁茂性牙骨质-骨结构不良 *Paget 骨病*	病因不明	>40 岁 女>男 黑人常见	上、下颌骨多部位
局灶性牙骨质-骨结构不良 *根尖周肉芽肿* *根尖周囊肿* *骨化纤维瘤*	病因不明	30~50 岁 女>男 白人常见	下颌骨后部
纤维结构不良 *骨化纤维瘤*	病因不明	单骨性：儿童和年轻成人，男=女 多骨性：儿童，女>男	单骨性：上颌骨>下颌骨，肋骨、股骨、胫骨 多骨性： • 涉及多个骨，头骨、锁骨、长骨 • 颅面型：上颌骨相邻的骨 • Jaffe 型：累及多个骨 • Albright 综合征：累及多个骨
Paget 骨病 *繁茂性牙骨质-骨结构不良*	慢性代谢性骨病 病因不明	>50 岁 男>女	常发生于骨盆和脊柱 当累及颌骨时：上颌骨>下颌骨
中央性巨细胞肉芽肿 *甲状旁腺功能亢进的棕色瘤*	病因不明	儿童/年轻成人	上、下颌骨，常位于前部
动脉瘤性骨囊肿 *巨细胞肉芽肿*	病因不明，与其他骨病相关	<30 岁 女>男	上、下颌骨
骨软化症 *成人：骨质疏松症*	长期缺钙 儿童：维生素 D 缺乏 成人：吸收不良综合征、药物、肝脏疾病、肾脏疾病、长期使用抗酸剂	儿童：佝偻病 成人：骨软化症	全身性骨病

注：在鉴别诊断中，应考虑特定症状/疾病下的斜体字所列项目。
*：本文未提及。

临床特点	影像学特点	显微镜下特点	治疗	诊断流程
无症状 活髓牙	牙根尖区有清晰的透射影到非透射影	良性纤维骨性病变;纤维结缔组织中可见密集的骨和(或)牙骨质	无	病史 临床(牙齿硬度纸浆试验) 影像学检查
无症状	多房透射影到非透射影	良性纤维骨性病变;纤维结缔组织中可见密集的骨和(或)牙骨质	无须治疗，除非并发骨髓炎	病史 临床(无肿胀) 影像学检查
无症状	清晰的透射影到非透射影	纤维结缔组织中可见圆形球状钙化和骨小梁；许多沙粒状软硬组织	无	影像学检查 如果诊断不明确，需行显微镜检查
所有类型：累及骨组织扩张；累及上、下颌骨;错粉畸形，牙齿倾斜或移位 Jaffe 型和 AlBright 综合征： • 皮肤有咖啡牛奶斑 • 广泛进行性骨侵袭 • 内分泌异常	弥漫的“磨玻璃”外观透射影 异常骨混入正常骨组织中 单房和多房透射影	良性纤维骨性病变	对受累及的骨实施外科手术	影像学检查 临床(单个肿胀) 显微镜检查
累及骨组织扩张；患者可能会主诉累及骨疼痛。当累及上、下颌骨时，牙齿间距离加大；无牙颌时义齿不再合适	局部透射影/非透射影(“棉毛”外观) 牙骨质增生和牙板消失	镶嵌骨:可见反转线，许多表面有破骨细胞和成骨细胞的骨小梁 血管化纤维组织	试验	影像学检查 临床(骨组织扩张) 实验室检查 血清检测:碱性磷酸酶
常无症状	单房到多房透射影 牙根分叉是常见特点	在血管化纤维组织中可见较多多核巨细胞	手术切除	显微镜检查
无症状，除非骨组织肿胀	多房透射影	多核巨细胞和血管化纤维结缔组织包围的充满血液的假性囊肿	手术切除+冷冻疗法	显微镜检查
儿童:牙齿迟萌 病理性骨折 牙周病	骨小梁的细微变化	*	儿童:维生素 D 和膳食钙 成人:根据病因治疗	*

（王珺婷 译 姜力铭 校）

第 9 章

系统性疾病的口腔表现

Olga A. C. Ibsen, Joan Andersen Phelan, Anthony T. Vernillo

学习目标

在学习完本章后，学生应能够：

1. 定义本章词汇表中的每个单词。

2. 描述巨人症和肢端肥大症的区别，并分别列举出每种疾病的体貌特征。

3. 描述甲状腺功能亢进和甲状腺功能降低的口腔表现。

4. 描述原发性和继发性甲状旁腺功能亢进的区别。

5. 完成下列与糖尿病相关的内容：

- 列举出失代偿不可控的糖尿病状态下的口腔系统性变化。
- 列举出 1 型和 2 型糖尿病的临床特点和口腔表现。
- 讨论如何选择糖尿病治疗方案。

6. 描述艾迪生病的定义，并描述患有此病患者的皮肤和口腔黏膜改变。

7. 探讨库欣综合征。

8. 比较以下血液病的病因、实验室结果、口腔表现、诊断和治疗手段：缺铁性贫血、恶性贫血、珠蛋白生成障碍性贫血、镰状细胞性贫血，再生障碍性贫血和红细胞增多症。

9. 描述粒细胞缺乏症和周期性中性粒细胞减少症的临床特点、口腔表现、诊断和治疗。

10. 探讨白血病，并对比急性和慢性白血病。

11. 描述乳糜泻的临床特点、口腔表现、诊断和治疗。

12. 探讨出血性疾病并描述下列实验室检查的目的：血小板计数、出血时间、凝血酶原时间、部分促凝血酶原激酶时间和国际标准化比率。

13. 完成下列与紫癜相关的内容：

- 列举两种引起血小板减少性紫癜的病因。
- 描述血小板减少性紫癜和非血小板减少性紫癜的口腔表现。

14. 掌握血友病的定义，探讨血友病的分型，并描述其口腔表现和治疗方法。

15. 探讨口腔肿瘤治疗下的口腔表现。

16. 探讨放疗，并描述由放疗引起的口腔干燥症患者可能出现的口腔问题。

17. 列举引起齿龈增厚的两种药物。

18. 描述与双膦酸盐相关的颌骨骨坏死标准。

❖词汇

白细胞减少症：血液中循环的白细胞数量异常减少。

鼻出血：血从鼻部流出。

大血管疾病：大中型血管的动脉粥样硬化。

低磷酸盐血症：血液中磷酸盐缺乏。

低钠血症：血液中钠缺乏。

低色素：染色比正常少。

低血糖：血液中葡萄糖缺乏。

动脉粥样硬化：脂质在大、中动脉壁内积聚的过程，其会导致重要器官的血流量减少和死亡。

多渴症：慢性过度口渴和液体摄入。

多尿:尿频,导致水和电解质的严重流失。

多食症:食欲增加。

费城染色体:22号染色体的一种异常,其中,9号染色体的部分转移到22号染色体。

分解代谢:涉及组织分解的代谢成分。

肝大:肝脏肿大。

高钙血症:血液中钙过多。

高血糖:血液中葡萄糖过多。

骨质疏松:骨组织的异常疏松。

关节痛:关节剧烈疼痛。

国际标准化比率(INR):用于报告血液凝固(凝血)试验结果的系统。

荷尔蒙:体内产生的分泌分子,对远离合成位点的靶细胞具有特定的调节作用。内分泌激素经常由血液从其释放部位携带到其靶点。

红细胞增多症:血液中总红细胞质量增加。

化疗:通过使用化学物质治疗疾病,特别是通过细胞毒性和其他药物治疗癌症。

肌痛:肌肉疼痛。

甲状旁腺激素:甲状旁腺分泌的激素。

巨人症:过度生长和过高。

巨舌症:异常大的舌。

巨幼红细胞:一种发育异常的红细胞,是某些类型贫血的典型特征,与叶酸或维生素 B_{12} 缺乏有关。

开𬌗:牙列前部张开。

口干症:口部干燥。

粒细胞缺乏症:粒细胞,特别是中性粒细胞数量显著减少。

凝血:血凝块的形成。

皮质醇增多症:长期接触皮质醇引起的一种疾病。

脾大:脾脏增大。

贫血:红细胞数量、血红蛋白数量或红细胞体积减少至低于正常值。

全血细胞减少症:所有类型的循环血细胞急剧减少。

缺血:器官或身体一部分血液供应不足,尤其是心肌。

溶血:通过破坏红细胞释放血红蛋白。

受体:一种特定分子(如激素)可以结合在细胞表面的蛋白。

酮症酸中毒:由酮体积累导致的体内酸的积累。

吞咽困难:下咽困难。

微细胞:比正常红细胞小的细胞。

微血管疾病:对小血管有损害。

胃切除术:胃的手术切除。

纤维蛋白:一种对血液凝固至关重要的不溶性蛋白质。

血尿:尿液中有血。

血色素沉着症:一种遗传性代谢紊乱,涉及组织中含铁色素的沉积。

血细胞比容:全血中红细胞的体积百分比。

血小板:圆盘状结构,存在于血液中,在血液凝固中起重要作用。

血小板减少症:循环血液中血小板数量减少。

血肿:由血管壁破裂引起的充满血液的局部肿胀。

眼球凸出:一只或两只眼睛的异常凸起。

胰岛素: 胰岛β细胞在胰脏中产生的一种激素。胰岛素调节葡萄糖代谢,主要是一种调节激素。

胰岛素休克:严重低血糖,需要紧急干预。

瘀斑:一种比皮肤或黏膜上的瘀点大的出血性小斑块。

瘀点:皮肤或黏膜上的微小红斑,由少量血液溢出引起。

月经过多:月经期间异常大出血。

再生障碍:缺乏发育。

肢端肥大症:是一种由垂体长期过度分泌生长激素引起的疾病,其特征是骨骺板闭合后骨骼逐渐永久性增大。

止血:流血阻滞或停止。

中性粒细胞减少症:血液中中性粒细胞数量减少。

紫癜:血液疾病,特征是由皮肤或组织出血引起的紫红色或棕红色变色。

很多疾病有口腔黏膜、上颌骨和下颌骨改变的临床表现。系统性疾病可引起黏膜溃疡和出血等症状。全身免疫缺陷可导致机会性感染和肿瘤形成。骨病可引起上、下颌骨改变,而系统性疾病则可引起口腔和牙周的改变。治疗系统性疾病所使用的某些药物也可影响口腔组织。

局部因素常被认为参与系统性疾病的口腔表征中。在某些系统性疾病中,黏膜更易受损,因此,持续刺激和慢性炎症可引起全身性疾病伴随的机体损伤。

本章主要介绍具有口腔表现的系统性疾病,部分内容可能与其他章节有重复。主要包括内分泌疾病、血液疾病(包括红细胞、白细胞)、**血小板**功能障碍和出凝血障碍。当然也包括治疗用药物对口腔的影响。对于几种不同的系统性疾病，口腔变化有可能相似，类似的口腔损伤也可能在无系统性疾病的情况下出现。

内分泌疾病

内分泌系统包括一组完整的激素分泌性腺体和细胞。腺体分泌激素过程受到机体的反馈调节，血液循环中的激素浓度可以激活调控因子。全身性疾病往往由以下原因引起：①产生过多或过少的激素；②腺体功能缺失或激素分泌生成出现问题。这里列举出部分由内分泌腺体疾病导致的口腔变化。

垂体功能亢进

垂体功能亢进指垂体前叶激素分泌过剩，常由良性肿瘤（**垂体腺瘤**）引起。如果生长激素异常增多发生在长骨骨骺关闭之前，会导致**巨人症**。由遗传因素引起的内分泌紊乱，如 McCune-Albright 综合征占全部巨人症病例总数的 20%。治疗方法主要是对垂体腺瘤进行外科手术切除或放疗。

肢端肥大症是一种较少见的由生长激素在长骨骨骺封闭后过度分泌引起的内分泌疾病，发病率约为 65%，病因也为垂体腺瘤。

临床特点和口腔表现

巨人症包括整体骨骼过度生长。患者身高和体重可分别达到 7 英尺（1 英尺≈0.3m）和几百磅（1 磅≈0.45kg）。肢端肥大症常发生于 40 岁。该病起病缓慢隐匿，患者常有头痛、长期疲倦、关节肌肉疼痛、视力下降、对光敏感、手足骨骼增加和肋骨尺寸增加。面部特征为上下颌骨膨大、额部隆起（前额骨的放大）和鼻骨增大。上颌窦增大可引起特征性的声音低沉，上下颌骨增大可导致牙齿分离和咬合不正，可见前牙开咬。黏膜方面表现为唇和舌厚大，在肢端肥大症中也有类似变化（图 9.1）。

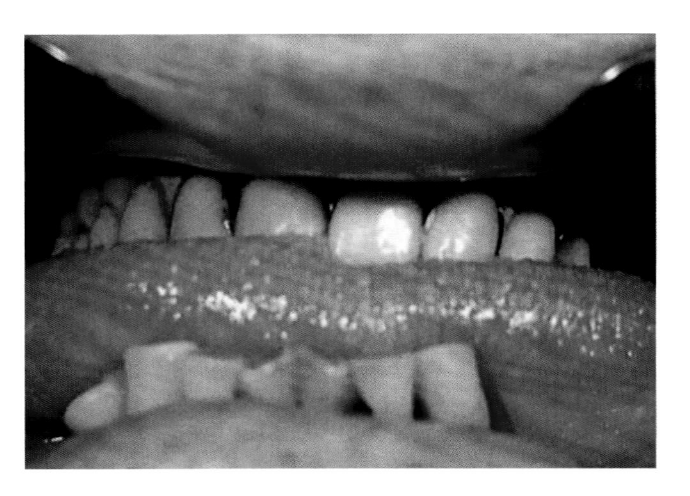

图 9.1 肢端肥大症患者中异常增大的舌。

诊断和治疗

实验室常用的检测方法是给患者口服葡萄糖。正常个体摄入葡萄糖后生长激素水平会下降。如果是肢端肥大症患者，生长激素不降低。肢端肥大症的治疗主要是外科手术切除。如果无法进行手术，则通常使用药物治疗。放疗也是一种选择，但结果缓慢且成功率较低。未经治疗的患者有报道伴发糖尿病、心肌病、高血压、呼吸系统疾病和结肠癌，会增加患者死亡率。

甲状腺功能亢进（甲状腺毒症，Graves 病）

甲状腺功能亢进的主要特征是甲状腺激素持续过量分泌。女性患者发病率是男性的 10 倍，确诊年龄通常为 30~40 岁。甲状腺功能亢进可能会有多种不同病因，最常见（60%~90%）病因为 Graves 病。此病主要为促甲状腺免疫球蛋白刺激甲状腺细胞引起的自身免疫系统紊乱，导致甲状腺腺体增大和甲状腺素过量分泌。激素分泌增加进一步引起基础代谢率增高，在儿童中表现为多动症。其他病因包括腺体增生、甲状腺良性和恶性肿瘤、垂体腺体疾病和转移瘤。

临床特点和口腔表现

甲状腺功能亢进的临床特征包括甲状腺肿、面部潮红、手掌红斑、过度出汗、汗毛细软和指甲薄软。**眼球凸出**是最为明显的临床表现，且在 Graves 病中最为常见，可伴随体重下降、焦虑、虚弱、躁动不安和心血管疾病（如心动过速）。

儿童甲状腺功能亢进可导致乳牙过早脱落和恒牙过早萌出。成年人会发生**骨质疏松**，可能对牙槽骨生长产生影响。龋齿和牙周疾病在患者中发病和进展显著快于正常人群，也可见舌部烧灼不适感相关报道。

诊断主要是检测血液中甲状腺激素[T4 和促甲状腺激素（TSH）]的水平。在甲状腺功能亢进患者中，T4 水平升高，TSH 降低。

治疗

甲状腺功能亢进的治疗取决于病因，主要包括外科手术、使用抑制甲状腺功能药物或服用放射性碘剂。成人最常见的治疗手段是服用放射性碘剂。甲状腺功能亢进的治疗常会诱发甲状腺功能降低。甲状腺功能亢进治疗不当可引起甲状腺功能降低，此时被称为医源性疾病。

甲状腺功能降低(呆小症，黏液性水肿)

甲状腺功能降低的特征是甲状腺激素分泌下降。当甲状腺功能降低发生于婴幼儿时期，被称为呆小症。全球范围内，先天性甲状腺功能降低的主要病因是母体地方性碘缺乏。缺碘会影响甲状腺发育，在成人中又被称为黏液性水肿。甲状腺功能降低分为原发性和继发性两种；原发性甲状腺功能降低通常是甲状腺腺体本身异常，继发性甲状腺功能降低通常是由于垂体无法产生充足的 TSH。甲状旁腺功能降低的原因包括发育异常、甲状腺自身免疫性损伤(又被称为桥本甲状腺炎)、碘缺乏、药物、手术、甲状腺碘放疗辐射，以及针对甲状腺功能亢进的垂体治疗。在婴幼儿阶段，面部和口腔改变主要包括唇增厚、舌增大及牙齿不出。成年人甲状腺功能降低表现为皮肤干燥、面部四肢水肿、虚弱、疲惫和舌增大(巨舌症)。甲状腺功能降低患者还会伴有心率减慢和体温下降。对于原发和继发性甲状腺功能降低的实验室诊断主要是检测血液中游离 T4 和 TSH 水平。在原发性甲状腺功能降低中，T4 正常或偏低，TSH 水平增高。在继发性甲状腺功能降低中，两种激素水平均下降。原发性和继发性甲状腺功能降低中实验室诊断指标 TSH 水平有显著差异。

甲状腺功能降低的治疗包括甲状腺激素替代疗法，最常用的是左甲状腺素，成人和儿童均可采用此疗法。然而，一旦儿童未及时接受治疗，其中枢神经系统会产生永久性损伤。

甲状旁腺功能亢进

甲状旁腺素(PTH)过度分泌可引起**甲状旁腺功能亢进**。人体四个甲状旁腺分布于甲状腺腺体周围。PTH 在钙、磷代谢中起重要作用。甲状旁腺功能亢进主要表现为高血钙、低血磷和骨代谢异常。继发性甲状旁腺功能亢进主要由于长时间低血钙刺激 PTH 分泌过剩，此时常考虑患者伴发慢性肾病。

原发性甲状旁腺功能亢进主要由甲状旁腺过度分泌甲状旁腺激素引起，病因通常为甲状旁腺良性肿瘤(甲状旁腺瘤)，或较少见的甲状旁腺恶性肿瘤。由于血钙浓度升高，患者往往伴有肾结石。此类疾病好发于 60 岁以上老年人，且女性患病比例显著高于男性。

通过饮食摄入的钙离子在肌肉收缩中起关键作用。甲状旁腺素通过肾脏、胃肠道和骨骼代谢使血钙保持在正常水平。当低血钙时，其可增加胃肠对食物中钙离子的吸收和骨骼对钙离子的释放入血。甲状旁腺素也可通过破骨细胞将骨骼中的钙进行转移。

甲状旁腺腺体功能异常引起的甲状旁腺功能亢进被称为原发性甲状旁腺功能亢进。肾脏钙离子异常分泌，进而促使甲状旁腺分泌过量 PTH 以维持血钙平衡引起的功能异常被称为继发性甲状旁腺功能亢进。肾衰竭是最常见病因，营养和脂溶性维生素(如维生素 D)吸收障碍也会引起继发性甲状旁腺功能亢进。

临床特点和口腔表现

甲状旁腺功能亢进的临床表现多样。轻症患者可无明显症状，伴发关节疼痛或僵硬。疾病可影响肾脏、骨骼肌和胃肠道系统，严重患者可见嗜睡、痴呆和昏迷。描述甲状旁腺功能亢进的关键词是“石头”“骨头”和“异常呻吟”：“石头”指与原发性甲状旁腺功能亢进相关的肾结石；“骨头”指手指、足趾骨的重新收；“异常呻吟”指十二指肠溃疡引起的疼痛。

甲状旁腺功能亢进的口腔表现主要包括上、下颌骨的骨骼改变。最明显的口腔症状是轮廓分明的单室或多室射线透光区(图 9.2A)。显微镜下，这些损伤表现为骨内巨大肉芽肿(见第 8 章)(图 9.2B)，也有部分罕见的外周细胞巨大肉芽肿的报道(见第 2 章)，这与甲状旁腺功能亢进密切相关。其他继发性甲状旁腺功能亢进相关的影像学改变包括广泛的“磨砂玻璃”样外观的骨小梁和硬骨板缺失。此外，该病也可引起部分患者牙齿松动(图 9.2C)。

诊断和治疗

甲状旁腺功能亢进的诊断指标包括血液中 PTH 水平测量和血液中钙、磷水平检测。治疗主要在于纠正引起激素水平异常变化的病因，包括肿瘤、肾脏疾病和维生素 D 缺乏。当甲状旁腺功能亢进治疗有效后，骨损伤可得到缓解和修复。对于原发性功能异常，必须采取外科手术切除甲状旁腺肿瘤。

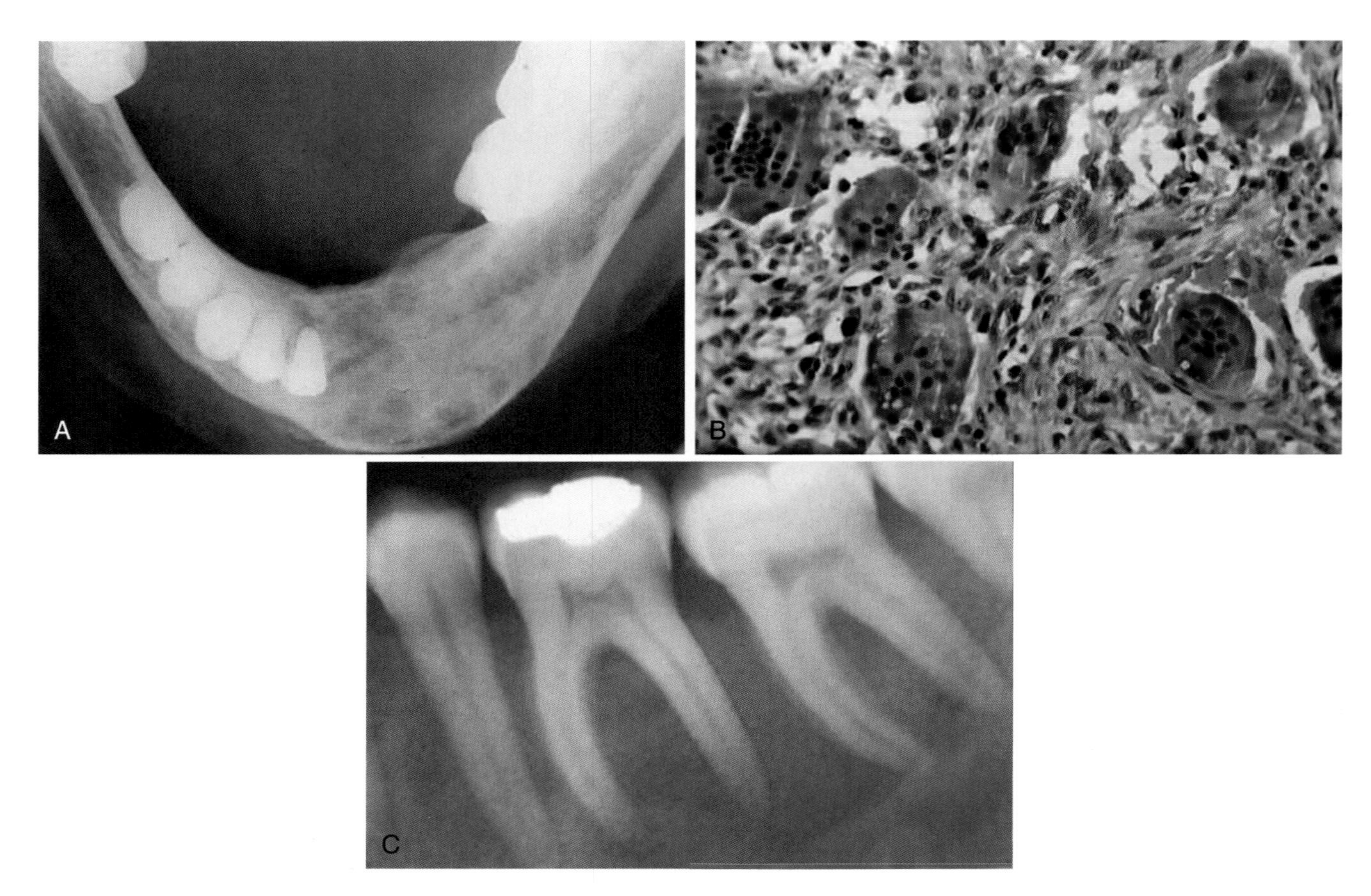

图 9.2　(A)甲状腺功能亢进患者下颌病变的 X 线片。(B)甲状旁腺功能亢进患者下颌病变的显微影像，组织学表现为中部巨大细胞肉芽肿。(C)继发性甲状旁腺功能亢进根尖周 X 线片显示骨小梁磨玻璃样外观和硬骨板缺损。(A courtesy Drs. Paul Freedman and Stanley Kerpel; C, from Neville BW, Damm DD, Allen CM, et al: *Oral and maxillofacial pathology*, ed 3, St. Louis, Saunders, 2009.)

糖尿病

糖尿病是一种不可治愈的碳水化合物(葡萄糖)代谢紊乱，并且以血糖水平异常升高(**高血糖**)为特征。根据病因，糖尿病常分为两种：1 型糖尿病，由胰岛 β 细胞自身免疫性损伤导致的胰岛素缺乏引起；2 型糖尿病，由胰岛素外周抵抗和胰岛 β 细胞分泌反馈失调引起。以上两种类型的糖尿病很少进展为另一种疾病或由其他疾病进展而来，因此常被定义为原发性糖尿病。外周组织中(如骨骼肌和脂肪细胞)胰岛素功能降低导致的胰岛素抵抗与肥胖密切相关。

由于可引起急性(代谢性)和慢性(外周血管)并发症，糖尿病通常被称为综合征。碳水化合物代谢异常同时可引起蛋白质和脂肪代谢异常。正常情况下，葡萄糖可诱导胰岛 β 细胞分泌胰岛素进入血液循环，进而促进脂肪和骨骼肌细胞对葡萄糖的摄取。在存在胰岛素的情况下，脂肪组织和骨骼肌可将葡萄糖作为能量来源。当胰岛素缺乏，细胞会感到能量供应不充足，无胰岛素来满足机体对于碳水化合物的需求，组织就会分解(分解代谢)，随之而来的是体重下降，更严重的情况会引起糖尿病性昏迷。在 1 型(胰岛素依赖)糖尿病中，脂肪组织分解后产生大量酮体入血，酮体(包括丙酮)可降低血液中 pH 值(糖尿病酮症酸中毒)，引起进行性昏迷，甚至可危及生命。糖尿病患者白细胞功能受到影响：巨噬细胞吞噬功能降低，中性粒细胞趋化性下降，淋巴细胞功能受到抑制。这些变化增加了患者的机会性感染。此外，糖尿病可引起胶原生成受阻，进而影响伤口愈合。对于持续慢性高血糖，胶原和其他蛋白质被碳水化合物标记，过早、过多形成的糖基化终产物可损害愈合过程，并加重牙周疾病进展。糖尿病的确切发病机制尚不明确，可能涉及遗传和环境多种因素。

在美国，糖尿病是最常见的内分泌疾病，其在全球范围内的发病率也呈逐年升高的趋势。根据美国糖尿病协会(ADA)的统计,2型糖尿病影响超过2900万人,占人口总数的近10%,其中近1/3的人并不知道自身处于高血糖状态。因此,很大一部分人在未经治疗的情况下,面临着危及生命的并发症发病风险。大约有100万美国儿童和成年人患有1型糖尿病。在美国,每年需要花费2450亿美元用于治疗糖尿病及其并发症。

在美国,8600万20岁以上美国成年人患有糖耐量异常,又被认为是糖尿病前期状态,表现为血糖水平上升,但未达到诊断糖尿病的标准(见后文)。在无干预情况下,高达30%的糖耐量异常且伴有肥胖和糖尿病家族史等危险因素的人群会在5年内进展为糖尿病。具有糖尿病糖耐量异常的个体往往有罹患心血管疾病的风险。在患者最终进展为心血管疾病之前,糖尿病症状隐匿。糖尿病前期是对这一人群的警示,并不代表身体没有问题,其本身就是一种疾病状态。

与非西班牙裔白人相比,美国土著、非洲裔美国人及西班牙裔美国人更易罹患糖尿病,发病率为非西班牙裔美国人的1.5~2倍。在美国,糖尿病是终末期肾脏疾病(肾衰竭)、成年失明和动脉硬化导致的下肢末端截肢的主要致病因素。WHO预测,到2030年,全世界范围内将有约3.46亿人患有糖尿病。

诊断标准

正常情况下,血糖维持在70~120mg/dL(1dL相当于100mL)比较稳定的水平,也被称为正常空腹血糖,正常人餐后2h,血糖应恢复到正常水平。根据ADA和WHO规定,诊断糖尿病的指标如下:

(1)空腹血糖>126mg/dL。

(2)患者具有明显症状,且随机血糖≥200mg/dL。

(3)在服用75g葡萄糖2h后,血液中葡萄糖水平≥200mg/dL。正常人在2h后可恢复到正常水平(70~120mg/dL),通过OGTT。

(4)糖化血红蛋白(HbA_{1C}或HgA_{1C})水平≥6.5%。

所有这些检测,除随机血糖检测外,都需在另一天进行重复并确认。

糖尿病前期

符合以下诊断指标可被诊断为糖尿病前期:

(1)空腹血糖为100~125mg/dL("空腹血糖异常")。

(2)OGTT 2h后血糖为140~199mg/dL。

(3)糖化血红蛋白为5.7%~6.4%。

糖尿病类型

胰岛素依赖型糖尿病、病理和临床诊断

1型糖尿病又被称为**胰岛素依赖型糖尿病**。该病与其他类型自身免疫性疾病,如艾迪生病、Graves病、免疫性甲状腺功能亢进(最常见)和恶性贫血等密切相关。仅有3%的糖尿病患者为1型糖尿病,其可于任何年龄段发病,20岁是发病高峰期。由于缺乏胰岛素,起病较急骤且具有明显的三多症状(1型糖尿病最为主要且典型的代谢性紊乱):①多饮(感觉到口渴难忍并摄入过量水分);②多尿(排尿多且电解质缺失);③多食(过量饮食),患者体型常偏瘦。

1型糖尿病并发症。90%被诊断为1型糖尿病的患者在20年内均会陆续出现糖尿病并发症。在糖尿病中,血管系统会受到最为严重的损伤,全身血管严重损伤会进一步导致并发症的发生。在1型糖尿病患者中,控制血糖水平是最为重要,也是最困难的。近年来研究发现,长时间且严格的血糖控制对于减少糖尿病慢性并发症引起的损伤至关重要。相反,长时间缺乏血糖控制(慢性持续性高血糖水平)与慢性糖尿病性小血管疾病和多器官系统并发症密切相关;包括眼部(致盲)、肾脏(晚期肾衰竭)和神经(麻木或感觉异常)。一位糖尿病患者可能会因神经损伤导致手指或足趾麻木,伴随感觉丧失。在这种情况下,糖尿病可能会导致组织坏死,患者被迫进行患侧截肢。然而,当血糖水平得到合理控制后,严重并发症发病率会显著下降。内科医师通过检测患者血液中的糖化血红蛋白水平,可判断患者的血糖控制情况,测试值越低,通常说明血糖水平控制得越好。对于1型糖尿病来说,比较理想的值为7%。除用于评价血糖控制情况,HbA_{1C}或HgA_{1C}也可作为糖尿病前期患者的诊断指标之一。

令人失望的是,仅控制血糖水平无法完全阻止糖尿病并发症的发生。糖尿病中大血管和中血管的动脉粥样硬化(包括主动脉、冠状动脉和脑血管动脉)与患者血糖水平控制的关系并不密切。控制血糖有益于控制小血管并发症,而合理控制血压和胆固醇水平可延缓大血管疾病的进展。对于糖尿病患者,动脉粥样硬化发病早且病情严重。在主动脉上,可导致主动脉壁变薄、变脆(如腹主动脉瘤),进而发生撕裂,势必导致迅速致命的严重后果。同时,粥样斑块处形成的血栓栓子可能脱落,并进入末端血管中,引起四肢或足的坏疽和截肢。冠状动脉粥样硬化可引起**缺血**,长时间

心脏供血不足，最终将诱发心肌梗死（MI）和心脏病发作，这也是糖尿病患者的最常见死因。脑血管损伤可引起卒中，又被称为脑血管意外（CVA）。对于伴或不伴有糖尿病的患者来说，控制好血液中的胆固醇和血压水平，可最大限度降低大血管疾病的发病风险。因此，糖尿病代谢调控仅控制血糖水平是不够的，还要控制血清中胆固醇水平和血压的稳定，才能很好地预防血管并发症的发生。口腔科医师及其助手也需要对患者进行宣传和指导，只有控制好糖尿病，才能提高患者的生活质量。

1 型糖尿病患者需要在一天中模拟生理情况多次进行胰岛素注射，仅注射一次无法稳定控制血糖。多次胰岛素注射、合理饮食、锻炼和持续血糖监测构成 1 型糖尿病患者有效控制血糖的手段。在某些病例中，也会将治疗 2 型糖尿病的口服特异性降糖药（稍后会讲 2 型糖尿病治疗方案）加入 1 型糖尿病患者的治疗方案中，这些药物可能会增强注射用胰岛素的作用。然而，1 型糖尿病中多次长时间注射胰岛素可能会造成患者低血糖（低血糖症），而严重的低血糖（胰岛素休克）会进一步造成紧急医疗事件。采取胰岛素替代疗法可控制疾病，但其无法成为治疗糖尿病的有效手段。所有 1 型糖尿病患者需要终身注射胰岛素进行治疗。在实验室研究中，向 1 型糖尿病患者的肝脏中移植胰岛 β 细胞可帮助他们恢复胰岛素分泌水平。此外，系统性干细胞注射可延缓糖尿病进展，在早期可保护患者胰岛细胞功能完善。如果以上方法可成功应用于临床，患者将有可能摆脱终身服药。

胰岛素泵。越来越多的患者开始接受胰岛素泵治疗。这种治疗方式也应用于需要注射胰岛素进行治疗的 2 型糖尿病患者。因此，在糖尿病临床治疗中，胰岛素泵被广泛应用。胰岛素泵往往是体外的，一般仅有寻呼机大小，从而实现皮下埋泵注射速效胰岛素类似物（如诺和锐）。患者可通过调节缓释泵，实现药物 24h 缓慢且均匀给药。因此，使用胰岛素泵要比人为注射能更有效地控制患者血糖水平。同时，注射胰岛素的剂量要比人为注射水平低，从而减少威胁生命的低血糖事件的发生。

最新的技术还包含外周血血糖水平感受器和传感器，它们可将信号及时传递给胰岛素泵，进而实时完成血糖监测与控制。患者将葡萄糖感受器植入皮下组织，同时感受器将血糖数据传送给胰岛素泵。当血糖相比于正常水平过高或过低时，胰岛素泵可通过设定来提醒患者。然而，由于此类泵尚未完全智能化，患者仍然不断通过胰岛素泵获取胰岛素，因此仍需要频繁监测血糖水平。随着胰岛素泵技术的不断完善，感受器和传送器能够协同工作，当血糖水平过高时，能够根据血糖浓度向人体输送精确的胰岛素，进而保证患者血糖水平维持正常。如果在胰岛素泵的设计上能够有如此突破，将会停止恶性循环，从而有可能通过技术手段，找到治疗糖尿病的方法。此外，也可选择移植或干细胞注射治疗等生物学实验手段避免恶性循环。

糖尿病患者使用胰岛素应随身携带备用注射器，以防泵失灵而无法持续注射胰岛素，一旦无法给予充足的胰岛素，则会迅速引起低血糖和丙酮酸中毒，进而引起恶心、腹部痛性痉挛、昏迷和极度疲劳。建议在进行口腔操作时随时配备血糖仪和试纸，同时配备快速分解吸收的碳水化合物，以避免胰岛素休克。最好使用采血针多次取示指血液进行血糖监测。每次取血量均少于 1μL，将试纸插入血糖仪 5s 即可读取结果。

非胰岛素依赖型糖尿病

2 型糖尿病又被称为**非胰岛素依赖型糖尿病**。胰岛素抵抗水平增加而非胰岛素严重缺乏是此型糖尿病的明显特征。约 97%的糖尿病患者为 2 型糖尿病，发生于 35 岁以上人群。随着年龄增长，机体代谢率逐步下降，体重不断增加。然而，在美国的主要大城市中，糖尿病在青少年和儿童中越来越普遍，这种疾病的流行性受到社会和文化多方面的影响。在什么地方居住可能会成为比遗传因素更重要的导致 2 型糖尿病的因素。快餐店的广告宣传侧重于便宜且高热量的饮食，这是不道德的。儿童也可能由于压力，养成高热量的饮食习惯。有研究显示，来自低肥胖率国家父母的第二代或第三代患肥胖症的比例与美国本土基本一致。西方饮食结构较容易“致胖”，城市中少数人群不得不适应美国饮食带来的肥胖冲击，并且还要忍受种种因肥胖引起的并发症。牙科医师和保健医师可在口腔健康宣传中起到重要作用，进而提高公共卫生水平。

肥胖是 2 型糖尿病的典型特征，此类型糖尿病是可以预防的。肥胖可减少脂肪和骨骼肌等胰岛素敏感组织中的胰岛素受体活性和数量，进而导致糖尿病进展。脂肪组织分泌激素（脂联素）也可导致胰岛素抵抗。与 1 型糖尿病相比，2 型糖尿病并发症较少且程度较轻。尽管如此，并不意味着 2 型糖尿病是良性的。

2 型糖尿病控制不当也会导致同 1 型糖尿病一样严重的危及生命的并发症。儿童 2 型糖尿病需引起重视，严重的并发症往往发生于生命力较为旺盛的青少年时期。部分患者通过饮食和体重调节可控制血糖水平，但大部分患者需要口服降糖药物来促使胰岛素分泌，并顺利与靶向组织结合，这些药物可用于降低血糖，但不需要像胰岛素一样皮下注射给药。在胰岛素抵抗的患者中，胰岛素还是有效并能起到降糖作用的，也有少数患者需要注射胰岛素才能够维持血糖稳定。

2 型糖尿病的药物控制。与 1 型糖尿病患者(深度血糖缺乏)不同，2 型糖尿病患者的主要病因是胰岛素抵抗，常可引起肥胖。2 型糖尿病患者血液的胰岛素水平差异较大(分为偏高、正常、偏低)。已经有超过 100 种口服或注射药物用于治疗 2 型糖尿病。这些药物的作用靶点也不同，通过调节不同的通路，起到控制血糖的作用。目前，药物研发快速发展。这些药物和它们的作用机制包括：降低肝脏糖异生(双胍类)；刺激胰岛素从分泌迟缓的胰岛 β 细胞中分泌(尿素酶类)；改善骨骼肌和脂肪组织对胰岛素利用的能力(噻唑烷二酮类)；胰高血糖素样多肽模拟物；最新研发并获批的药物为达格列净、恩格列净和沙格列汀。这些新药均为口服药，且通过增加尿糖排出量(选择性钠-葡萄糖共转运体-2 抑制剂)可降低血糖水平。严格控制饮食和锻炼，加上药物及其作用机制，可为 2 型糖尿病患者提供更多提高生活质量的选择。本章末包含网址，提供更为准确、详细且更新的糖尿病药物信息。

妊娠期糖尿病

与 1 型和 2 型糖尿病不同，妊娠期糖尿病是一种较为特殊的糖尿病类型。其在妊娠期间(发病率为 2%~10%)发生，在妊娠后则消失。对于大多数女性来说，该病并不会引起明显症状。然而，妊娠期糖尿病筛查是产前检查必需且常规的一部分。妊娠期糖尿病是以孕酮和皮质醇引起的胰岛素抵抗为主。胎儿出生时体重显著高于正常婴儿，导致巨婴(巨大胎儿)。妊娠期糖尿病对于妊娠期女性来说有较高风险，需要密切观察其病情。

糖尿病的临床特点和口腔表现

在糖尿病中，血管系统受到严重影响，可引发之前提到的一系列具有毁灭性的并发症。在糖尿病，尤其是血糖无法稳定控制的糖尿病患者中，抗感染能力显著下降。常见皮肤感染，尤其是疖痈、尿路感染和结核病。

据报道，棘皮症与 2 型糖尿病密切相关，并且可以作为 2 型糖尿病临床筛查指标。肥胖的儿童和成人罹患此种疾病的风险较高。棘皮症临床表现为色素过度沉着和在躯干皱褶处对称生长的乳头状疣。棘皮症常见于患者颈部(图 9.3A)和手(图 9.3B)，给患者查体时可能会引起医师的重视。

一旦血糖水平不可控制，糖尿病口腔并发症会变得非常严重。对于某些患者，即便密切监测血糖合并胰岛素注射，也很难准确控制血糖水平。这些患者被称为脆性糖尿病患者，最新的胰岛素泵治疗可能会使其症状得到缓解。

糖尿病患者口腔更容易有白色念珠菌定植，罹患口腔白色念珠菌感染(同毛霉菌类似，一种罕见的可影响上腭和上颌窦的口腔真菌感染）的人数不断增加。这种感染大部分见于血糖未得到有效控制或失控的糖尿病患者中(口腔白色念珠菌和毛霉菌在第 4 章已做介绍)。此种真菌感染暗示糖尿病患者天然和固有免疫力降低。

此外，在部分患者中可出现无症状的腮腺肿大，其主要归因于脂肪沉积和腺体组织过度增生。

口干症常见于不可控制的糖尿病中。口腔组织脱水，增加了口腔白色念珠菌和龋病的风险，同时也可能降低患者味觉。在糖尿病患者中可发生龈下生物群的改变，这可能与免疫和唾液分泌变化相关。其他重要的口腔表现包括灼口综合征，伴或不伴口干症。烧灼的口腔或舌已被报道出现在未确诊的 2 型糖尿病患者中。当明确糖尿病诊断并给予一系列相应治疗控制血糖水平后，大部分症状可得到明显缓解。口干症带来的病痛可令患者身心俱疲。

糖尿病患者常有明显的血小板反应。牙龈常表现为增生和红斑，以及急性、暴发性牙龈脓肿。糖尿病患者还可伴有牙周骨组织流失、牙齿活动和牙齿过早脱落(图 9.4)。牙周病是糖尿病最常见的并发症，并可加重糖尿病的进一步恶化，两者之间具有破坏性的双向关系。由于免疫力改变和胶原生成能力降低，伤口愈合缓慢且感染风险增加。对于表型并不明显的糖尿病患者来说，牙周疾病可作为预测或预后指标，指示疾

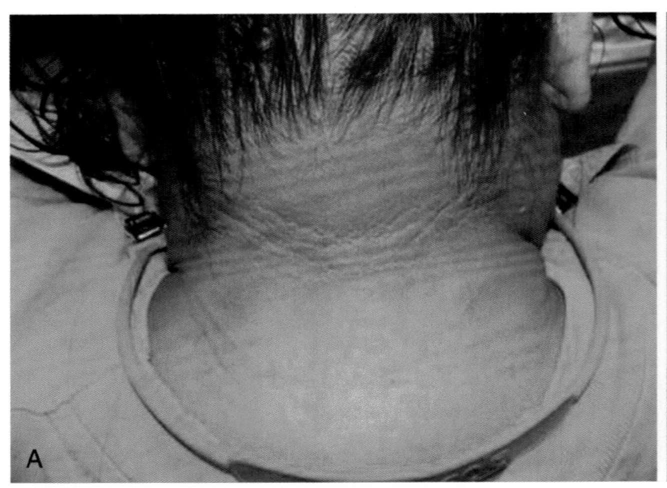
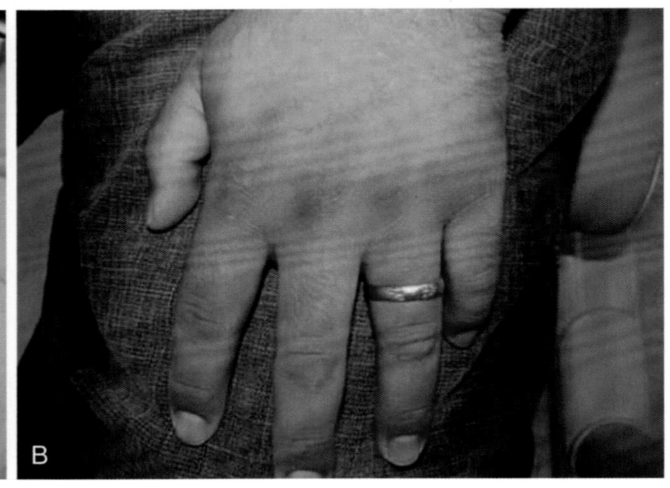

图 9.3 (A)颈后侧黑色棘皮症。(B)手部黑色棘皮症。(Courtesy Lana Crawford.)

病进展程度。对于美国本土某些特殊种族,包括美国印第安人、非洲裔美国人和西班牙裔美国人在内,均存在更高的罹患 2 型糖尿病的风险。在治疗患有糖尿病的牙周病患者时,在采取任何治疗前,首先要转诊给内科医护人员进行糖尿病病情的诊断和随访。如果患者是糖尿病患者却未能被明确诊断,且未有效控制血糖,牙周治疗将不可能达到应有的效果。

获得良好医疗服务的糖尿病患者和血糖水平控制平稳的患者均可接受明确的牙周治疗。尽早确定是否伴有感染对于口腔治疗非常重要。感染容易导致血糖水平失控,进而加重糖尿病进展,会增加感染风险,长此以往容易陷入恶性循环。因此,防止感染的治疗对于糖尿病患者至关重要。在糖尿病患者的治疗中,使用抗生素、移除结石和斑块,以及有效的口腔卫生护理均非常重要。最后需要补充一点,控制好糖尿病的发生、发展,患者可长时间并有质量的生存。糖尿病的控制无"中间"这种说法。患者要么控制了病情,要么病情失控。在这一领域并不存在"温和"糖尿病。一旦无法有效控制,糖尿病和其伴随的多种并发症将非常严重,可导致多器官衰竭。

有效控制糖尿病需要医师、护士、营养师、牙科医师和牙科保健医师等的共同努力,需要整个团队的协作。牙科保健医师在鉴别诊断、治疗和长期口腔疾病维护上必须把好关。糖尿病患者的牙周疾病管理将是临床管理的重中之重。这蕴含着非常重要的意义:牙科保健医师通过合适的牙周治疗、咨询和患者宣传可帮助降低糖尿病的发病率和致死率。牙科保健医师很可能会最早发现未能得到明确诊断的糖尿病患者的临床症状,尤其是顽固难治性牙周疾病患者。

艾迪生病(原发性肾上腺皮质功能减退症)

艾迪生病,又被称为**原发性肾上腺皮质功能减退症**或**原发性肾上腺功能不全**,主要表现为肾上腺皮质分泌的糖皮质激素(皮质醇)和盐皮质激素(醛固酮)不足。在美国和欧洲,最主要的病因是自身免疫疾病引起的肾上腺腺体损坏。在艾迪生病患者的血液循环中常会发现自身免疫性抗体,且患有此病的患者常伴发其他自身免疫性疾病。在此类患者中,由于肾上腺损伤,往往也可能患有恶性肿瘤和结核病、真菌深度感染和 HIV 感染。

临床特点和口腔表现

艾迪生病的临床症状一般只有在 90%以上的肾上腺腺体遭到破坏时才会显现。该病起病症状并不明显,包括持续进行性情绪低落、全身虚弱和血压降低。如果不加以干预,这些症状就会逐渐加重。由于醛固酮分泌减少,患者血液中 Na^+水平下降(又叫作**低钠血症**)导致胃肠道症状,包括体重下降、眩晕、呕吐和盐摄入增加。由于肾上腺类固醇分泌减少,垂体增加了促肾上腺皮质激素(ACTH)的分泌,进而促进肾上腺类固醇分泌。这种激素类似于黑色素刺激激素,且会激活黑色素母细胞。因此,患者皮肤呈现棕褐色色素沉积,并伴有口腔黏膜黑色素斑点(图 9.5)。这些弥散的黏膜斑点类似于生理性的色素沉积,不同之处在于

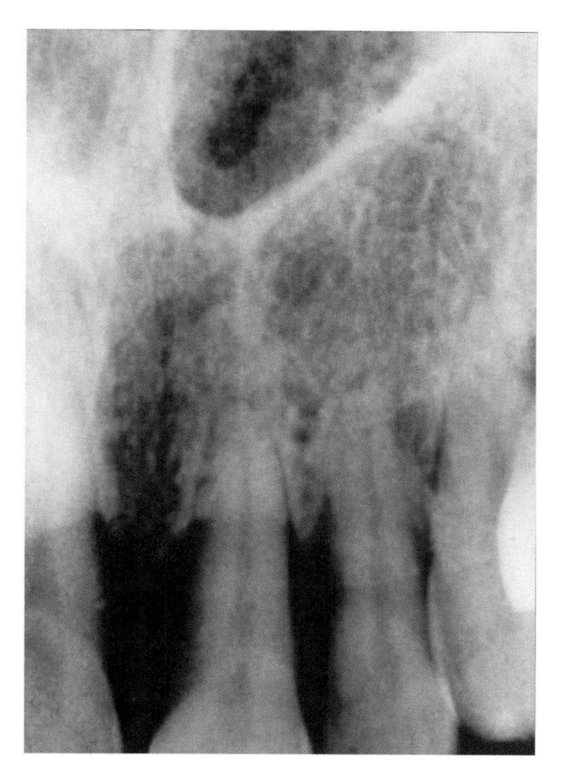

图9.4 X线片显示糖尿病患者伴严重的牙槽骨缺损。

它们是最近才开始出现的,发病时间较晚。其可能会在色素沉积之前成为疾病最早的症状。

治疗

艾迪生病的治疗方法主要为皮质醇激素替代疗法。

皮质醇增多症(库欣综合征)

皮质醇增多症,又被称为库欣综合征,主要由皮质醇激素持续增加引起。最常见的病因为在自身免疫系统疾病和器官移植治疗过程中长期大量使用皮质醇激素。垂体瘤或肾上腺肿瘤也可导致糖皮质激素分泌增加。当垂体腺瘤是发病原因时,此病被称为库欣综合征。此病较为罕见,多见于年轻女性。

临床特点和口腔表现

从临床角度看,库欣综合征发展较缓慢。最为显著的临床特征是体重增加。库欣综合征绝大部分临床特征都可归为脂肪堆积,包括圆脸(又被称为"满月"脸)。其他标志和特征包括高血压、高血糖、情绪改变和抗压能力下降。肾上腺分泌皮质醇是人对压力进行应激反应的正常机制。在库欣综合征患者中,由于存在对反馈机制的干扰,会引起垂体过度释放ACTH,导致患者无法正常应对压力。对于存在异常压力反应的口腔治疗,适当增加患者皮质醇摄入十分必要。如果临床体征提示高糖皮质激素,患者应去内分泌专科医师处进行就诊和治疗。由于大部分病例都是由激素疗法造成的,医师应结合病情需要,为患者应用尽可能起效且最低的剂量进行治疗。

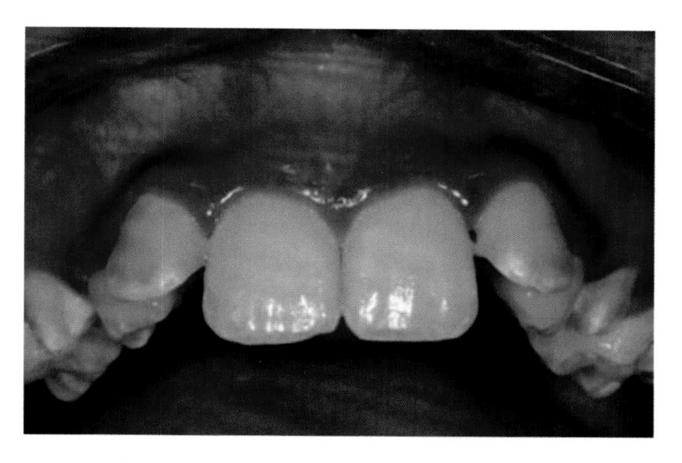

图9.5 艾迪生病患者上颌骨面部齿龈色素沉着。(Courtesy Dr. John Kalmar.)

血液疾病

全血计数在诊断血液系统疾病中非常重要。全血计数包含红细胞、白细胞和血小板计数。检查会显示每种细胞的数目、比例和细胞形态。全血检查项目和参考值列于框9.1中。

红细胞和血红蛋白异常引起的疾病

贫血

贫血是指血液携带氧的能力下降,在大部分病例中,贫血与循环中红细胞数目减少密切相关。贫血有多种类型,且引起贫血的病因也不相同。

营养性贫血往往由于骨髓中促进红细胞成熟发育物质合成匮乏。最为常见的是铁、叶酸和维生素B_{12}的缺乏。当人体摄入的营养物质减少或吸收营养物质的能力减弱时,均会引起此类贫血。当骨髓干细胞生成受到抑制,骨髓红细胞生成能力下降,也会进一步导致贫血。

框 9.1 全血计数：正常成人参考值

红细胞

计数：每 mm^3 血液中红细胞数目

男性：$(4.7\sim6.1)\times10^6$

女性：$(4.2\sim5.4)\times10^6$

血红蛋白：100mL 全血中的血红蛋白含量

男性：13.8~17.2mg/dL

女性：12.1~15.1mg/dL

血细胞比容：在一份全血中红细胞所占的体积比例

男性：40.7%~50.3%

女性：36.1%~44.3%

指标

平均血细胞体积：(描述个体平均大小红细胞 80~95fm)

平均血红蛋白体积比(单个红细胞中血红蛋白质量：27~31pg/cell)

平均血红蛋白浓度(每个细胞所含血红蛋白含量：32~36mg/dL)

白细胞

计数：4500~10 000 个细胞/微升全血

分类计数：全血白细胞中每种白细胞所占的比例

成熟中性粒细胞(粒细胞)	40%~60%
非成熟中性粒细胞	0%~3%
淋巴细胞	20%~40%
单核细胞	2%~8%
嗜碱性粒细胞	0.5%~1%
嗜酸性粒细胞	1%~4%

From www.nlm.nih.gov/medlineplus/ency/article/003642.htm and www.nlm.nih.gov/medlineplus/ency/article/003657.htm

大部分贫血的口腔临床表现相似，包括皮肤和黏膜苍白、口角炎、皮肤红斑和口腔黏膜的脱落萎缩，以及舌背部丝状和菌状乳头消失，然而轮状和叶状乳头无明显变化。

缺铁性贫血

缺铁性贫血大多是由骨髓红细胞生成过程中铁离子供应缺乏引起的，这也是美国大部分贫血患者的病因。此类型贫血主要的发生原因在于铁离子摄入减少、月经过多引起的流失或是慢性胃肠出血、铁离子吸收能力差，或是妊娠期和围生期铁离子需求量增加。

Plummer-Vinson 综合征是比较罕见且是由长期铁离子缺乏而引起的缺铁性贫血，最常见于北欧和斯堪的纳维亚地区女性。这种贫血性疾病的症状包括吞咽困难、舌炎(舌部炎症，伴烧灼感)、口角炎、舌背部乳头萎缩、上消化道萎缩和易于罹患食管和口腔部肿瘤。在 Plummer-Vinson 综合征中，可通过内镜或钡剂评估食管症状，鉴别诊断是否发生食管蹼。食管组织形态异常能够帮助患者确诊。患有此病的患者存在罹患恶性肿瘤的高风险， 所以 Plummer-Vinson 综合征患者需要进行食管和口腔肿瘤的鉴别诊断。治疗此病的主要方式是增加饮食中铁剂的含量。

临床特点和口腔表现

缺铁性贫血往往无明显症状。当已经严重到有系统性症状时，患者时常感到虚弱、疲劳、能量降低、气短并伴心悸。在严重病例中，口腔黏膜症状包括口角炎、口腔黏膜苍白，且舌部伴有红斑、平滑、疼痛和烧灼样改变(图 9.6)。口腔黏膜变化主要表现为口腔上皮营养缺乏。在疾病早期，代谢最为旺盛的丝状乳头首先消失。在慢性和严重病例中可见菌状乳头消失。部分研究人员发现缺铁性贫血增加了患者罹患口腔白色念珠菌病的风险，也会加重口角炎和舌乳头脱失。

诊断和治疗

缺铁性贫血的诊断主要依靠实验室检测明确，包括血细胞血红蛋白比例下降、全血血细胞比容降低及血清铁离子水平降低。铁离子是血红蛋白合成必不可少的，在缺铁性贫血疾病中，红细胞体积减小，颜色变浅(呈小血球低色素样改变)。治疗缺铁性贫血的常用方法是增加铁的摄入，可在饮食上进行补充，特别是口服硫酸亚铁。口腔病变会随着缺铁的纠正而逐渐恢复。

恶性贫血

恶性贫血主要是由于胃壁黏膜萎缩， 内因子缺乏，导致维生素 B_{12} 吸收障碍。正常情况下，维生素 B_{12} 由内因子介导完成其在小肠部位的转运。这种贫血可部分通过自身免疫机制来解释。在恶性贫血患者血液中可检测到胃黏膜特异性抗体。DNA 的合成需要维生素 B_{12}，当缺乏维生素 B_{12} 时，快速分裂细胞，如骨髓细胞和上皮细胞会受影响。

其他引起维生素 B_{12} 吸收障碍的原因包括外科手术胃部切除(胃切除术)、胃癌或胃炎。这些疾病的系统和口腔临床表现及治疗手段与恶性贫血相类似。

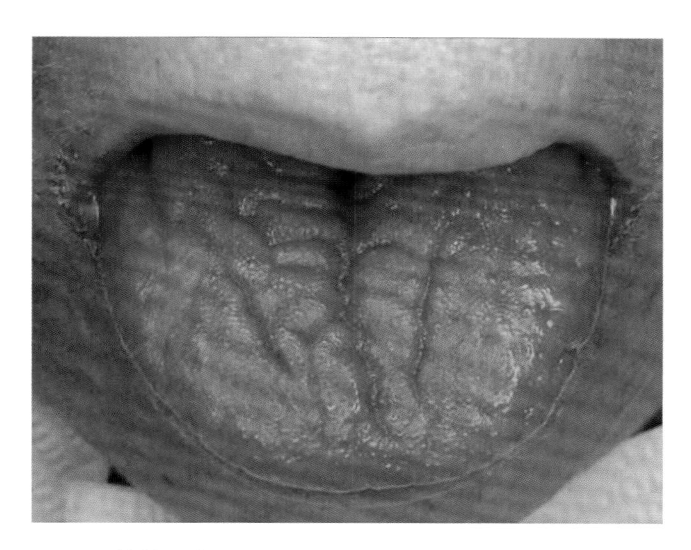

图 9.6　缺铁性贫血。缺乏丝状乳头，在此患者中可见传染性口角炎。

临床特点和口腔表现

恶性贫血的系统性临床表现都是由维生素 B_{12} 缺乏引起的，主要包括虚弱、苍白、疲劳、头痛、气短、恶心、眩晕、腹泻、腹痛、食欲缺乏和体重下降。神经改变(如严重的感觉异常或刺痛感)常发生于维生素 B_{12} 缺乏的患者，因为维生素 B_{12} 参与髓磷脂的合成，进而维持神经系统完整。恶性贫血患者可伴随沮丧、痴呆和精神分裂样改变症状。

恶性贫血的口腔临床表现包括口角炎、面色苍白、黏膜疼痛、萎缩、红斑、舌背部乳头消失及烧灼疼痛样舌(图 9.7)。多达 60%的恶性贫血患者被报道有舌部改变。

诊断和治疗

恶性贫血主要通过实验室检查进行诊断。诊断临床指标包括血清维生素 B_{12} 水平降低和胃酸缺乏。巨幼红细胞特征是不成熟的、异常增大且有细胞核存在的红细胞。在血液循环和骨髓中，可见未成熟的中性粒细胞和血小板。希林测试被用来诊断恶性贫血，其是一种复杂的可以进行口服维生素 B_{12} 吸收能力的测试。另外一项被更为广泛应用的测试是检测血液中是否存在内因子的特异性抗体。恶性贫血患者无法通过肠道对维生素 B_{12} 进行吸收。因此，治疗措施主要为按月注射氰钴维生素(维生素 B_{12} 合成物)。治疗后，口腔黏膜病变可得到改善，但舌背部乳头无法完全重生。恶性贫血患者有更高的罹患胃肠癌症的风险。

叶酸和维生素 B_{12} 缺乏性贫血

饮食中缺乏**叶酸**和**维生素 B_{12}** 可导致贫血，患者同时伴有营养不良和代谢率升高。素食或严格素食主义者均可能患有维生素 B_{12} 缺乏。营养不良性维生素 B_{12} 缺乏也可能和饮酒相关。妊娠期女性可能伴有叶酸缺乏，在妊娠期定期口服叶酸十分必要。叶酸和维生素 B_{12} 与 DNA 合成密切相关，如果叶酸缺乏，则会

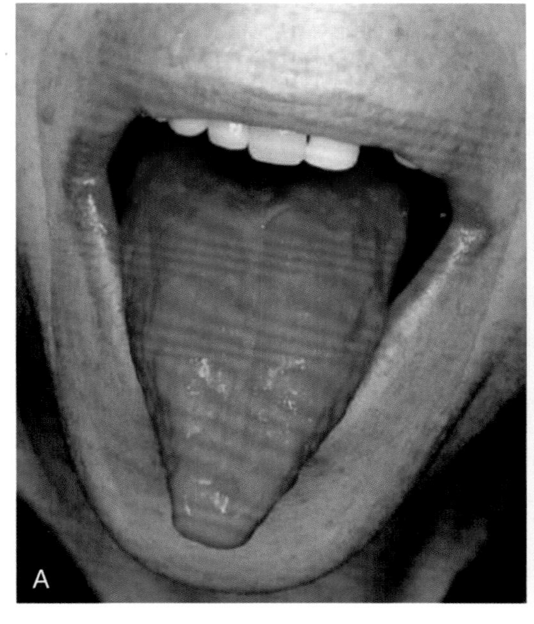

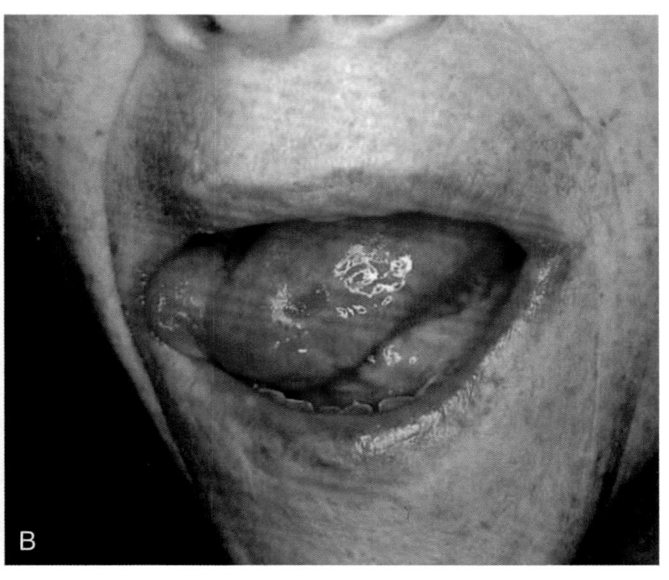

图 9.7　恶性贫血。(A)恶性贫血下传染性口角炎和舌疼痛灼烧。(B)黏膜萎缩并伴随恶性溃疡，特别注意舌左侧处溃疡。

导致神经管发育异常。

口腔表现

该病的口腔表现与恶性贫血的口腔表现相似。

诊断和治疗

这类贫血的诊断主要依靠实验室检测血液中叶酸和维生素 B_{12} 的含量,也为巨幼红细胞贫血。因此,与恶性贫血相类似,血液中可见非成熟、异常增大的并伴有核的红细胞。主要的治疗方式是在饮食中增加摄入缺乏的微量元素。

珠蛋白生成障碍性贫血

珠蛋白生成障碍性贫血,又被称为地中海贫血或库利贫血,是血红蛋白合成障碍的一种遗传性疾病(见第6章)。其是一种常染色体遗传病,杂合子和纯合子均可致病,无显著性别差异。基因型为杂合子,常为一条链受到影响,又被称为轻型地中海贫血,一般无明显症状或仅有轻微症状。基因型为纯合子,代表两条基因链均受到影响,又被称为重型地中海贫血,与严重的溶血性贫血相类似,患有此型贫血的患者红细胞膜受损且遭到非常严重的破坏。此型贫血大部分发生于地中海区域,北欧和美国较为罕见。有证据显示地中海贫血可保护患者免受疟疾的危害。

临床特点和口腔表现

此病在出生时便发病,主要是血红蛋白生成障碍,红细胞比较脆弱且在血液循环中仅能存活几天。不稳定的血红蛋白可引起轻到中度溶血和低色素性贫血。儿童呈蜡黄色苍白面容,伴有高热、心神不安和虚弱无力,通常较容易有肝脾大。特征性面容包括颧骨凸出、鼻梁塌陷、前颌骨凸出,以及上颌骨牙床和牙齿外凸。口腔内X线片呈现特殊形态的小梁结构,包括上、下颌骨中骨小梁的形成会由造血功能持续旺盛而显著减少。往往会呈现部分小梁凸出、部分小梁模糊或消失,引起"盐和胡椒"样改变。硬骨板变薄,同时牙槽骨的透射性会发生改变。侧面颅骨影像可能会呈特征性的"汗毛竖起"状。

治疗

重型地中海贫血的治疗方式是有规律地进行输血,这种方法能够缓解造血功能缺失和继发性骨损伤,导致铁离子超载(血色素沉着病),进而引起心脏衰竭。目前的治疗手段可以使用铁的螯合剂来阻断铁超载。随着治疗手段的完善,患者预后不断改善。

镰状细胞性贫血

镰状细胞性贫血是最常见的遗传性血红细胞疾病,其在黑色人种和地中海或亚洲人中较为普遍。杂合型患者通常无明显的表型改变,这种表现又被称为镰状细胞特性。而纯合型患者则受到严重影响,此时称为镰状细胞疾病。这种疾病可在6月龄时起病,30岁之前,症状、体征就已经非常明显。新生儿筛查可以早期发现这种疾病并阻止疾病后续产生的破坏性结果。镰状细胞性贫血包括血液中红细胞血红蛋白形态异常,主要是由构成血红蛋白结构中单一的氨基酸结构发生改变引起的。由于存在此异常血红蛋白,细胞形态变为镰刀状的同时携带氧气的能力大幅度降低,故被称为镰状细胞性贫血。运动、过度劳累、全身麻醉、妊娠,甚至睡眠均可引发红细胞镰状化。细胞的形态发生变化,不再能够通过微小血管。镰状红细胞与正常细胞相比更容易被破坏掉,导致贫血和微循环闭塞,进而导致组织缺血与梗死。与镰状细胞相关的疾病包括易感染、肺微循环阻塞、卒中和心力衰竭。

临床特点和口腔表现

疼痛是镰状细胞性贫血的标志性特征。镰状细胞性贫血患者常感到虚弱、呼吸短促、疲劳、关节疼痛和恶心。严重的系统性特征包括大量红细胞发生镰状变的镰状细胞危象和肺部受累的急性胸部综合征。有研究已经报道肾功能、眼、心血管系统和中枢神经系统存在异常。身体的所有器官和组织均可能受到镰状细胞性贫血的影响。可通过口腔影像学观察口腔临床表现(图9.8)。由于血细胞生成增加,骨小梁形成减少,可见较大且不规则的骨髓腔。这种变化在牙槽骨中尤为明显,由于小梁向外辐射,头骨可见呈"汗毛竖起"状的形态改变。

诊断和治疗

可在血涂片上观察到镰状细胞(图9.9)。红细胞数量和血红蛋白含量均会显著降低。镰状细胞病的治疗主要包括给予羟基脲,以进一步预防由微血管闭塞引起的并发症。治疗手段包括输血、去除异常血红细胞,以及输入以正常红细胞为主的血液替代物。这种

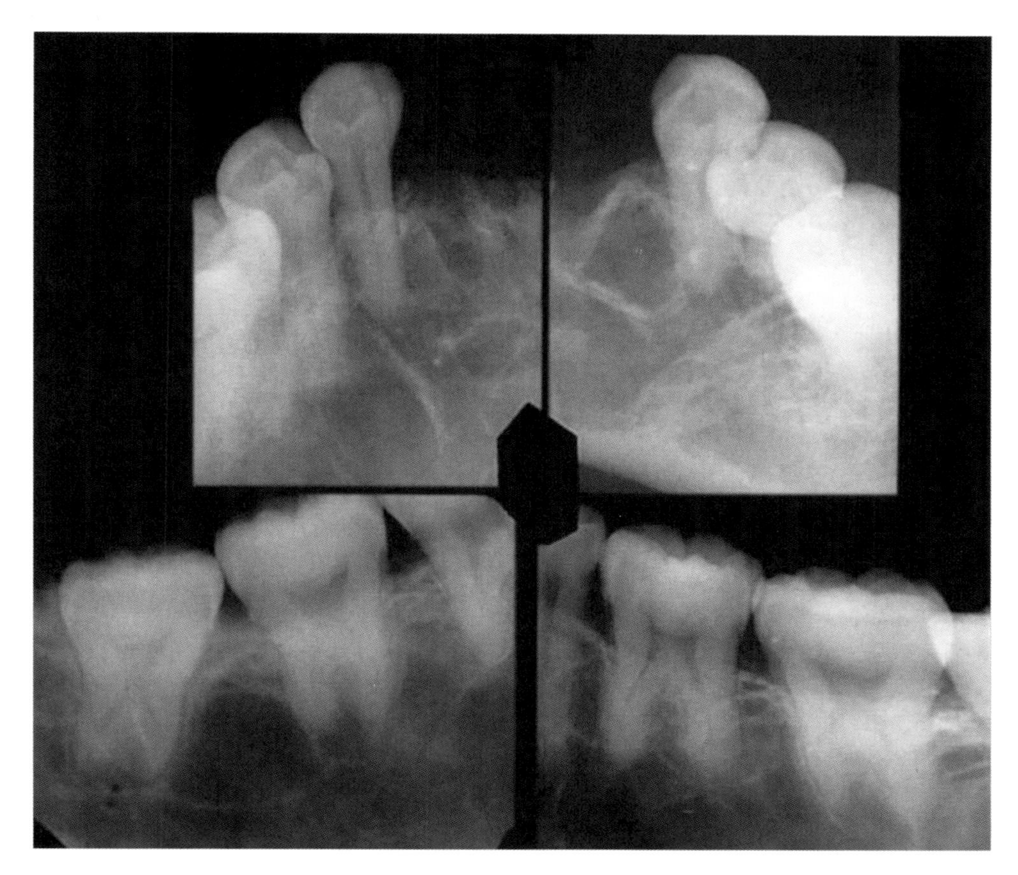

图 9.8　镰状细胞性贫血。X 线片显示非正常性骨小梁的形成。(Courtesy Dr. Edward V. Zegarelli.)

治疗措施可能导致铁离子含量超负荷，所以需要服用铁离子螯合剂，输血通常用于防止危及生命的并发症的发生。需使用抗生素控制感染。镰状细胞性贫血还可导致心脏发生巨大变化，包括心脏扩张，从而进一步导致心力衰竭。

再生障碍性贫血

在**再生障碍性贫血**患者中，因严重的骨髓抑制活动，患者均出现血液循环中多种类型的血细胞数目急剧下降（又称为全血细胞减少症）。所有的血细胞都是由骨髓中的干细胞产生（图 9.10），因此，再生障碍性贫血是一种较为严重且危及生命的血液病。原发性再生障碍性贫血的病因尚不明确。继发性再生障碍性贫血的骨髓衰竭主要是由药物或化学试剂引起的。化疗、放射性同位素、镭和辐射与再生障碍性贫血的发展有关，原发性再生障碍性贫血最常见于年轻人。

临床特点和口腔表现

全身和口腔临床表现主要集中于由红细胞、白细胞和血小板减少引起的一般性疾病，包括感染、自发性出血、瘀斑和紫癜斑（图 9.11）。全身表现主要是由于全身血液携带氧气减少，患者感到疲劳、虚弱和心动过速。低血小板计数导致明显的瘀伤（即血肿）和瘀斑，也有视网膜和脑出血的相关研究报道。低白细胞计数（中性粒细胞减少症）使患者容易感染，通常也是引起患者死亡的主要原因。口腔表现主要包括牙龈出血、瘀点和瘀斑。口腔黏膜可见白斑与溃疡，可能与贫血所致的感染密切相关。

诊断和治疗

此病主要通过实验室检测明确诊断。无论是原发性还是继发性再生障碍性贫血，循环中血细胞数目普遍减少。除贫血外，**白细胞减少症**和**血小板减少症**也常相伴发生。白细胞在机体防御对抗感染过程中起至关重要的作用，血小板是参与凝血的必要因子。原发性再生障碍性贫血病程通常呈进行性和致命性发展。继发性再生障碍性贫血的治疗主要是去除病因。抗生素用于防治感染，此外，输血、骨髓移植和免疫抑制疗法是用于治疗再生障碍性贫血患者的有效手段。

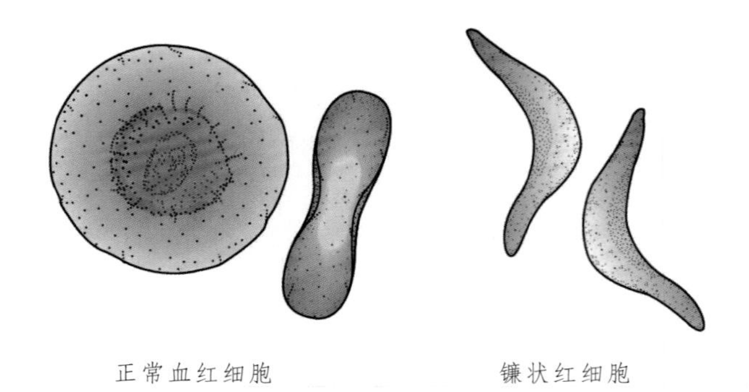

图 9.9 与正常红细胞相比较的镰状红细胞形态。

红细胞增多症

红细胞增多症的特征是循环中红细胞数目增多。这种增加既可以是绝对的，也可以是相对的。在骨髓前体细胞和肾脏分泌的促红细胞生成素作用下，红细胞的生成受到精密调控。

红细胞增多症的种类

红细胞增多症包含三种形式：①真性红细胞增多症（原发性红细胞增多症）；②继发性红细胞增多症；③相对红细胞增多症。

真性红细胞增多症（原发性红细胞增多症）

在真性红细胞增多症中，骨髓干细胞恶性增殖导致血液循环中红细胞数量异常增高。在这种情况下，红细胞生成不受控制与调节。该病病因尚不明确，男性患者比例高于女性，发病年龄通常为 40~60 岁。绝大多数患者为白人，黑人罕见。此病症状主要包括头痛、头晕和皮肤瘙痒。血红细胞数目增加导致血流受阻、血管阻塞和血液循环不良。血栓形成会导致大脑、心脏或外周血管血液供应受阻。骨髓结构的破坏可能引起血小板减少。

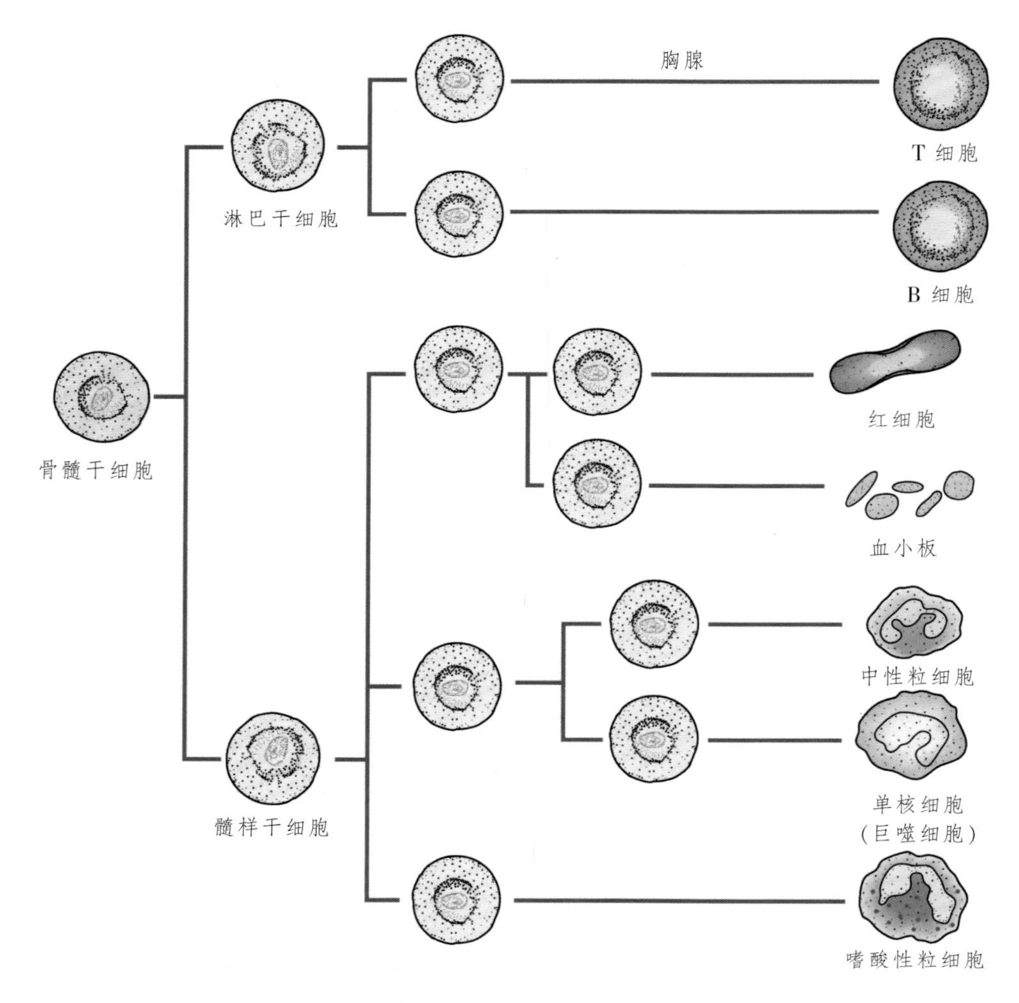

图 9.10 从骨髓干细胞分化而来的血细胞。

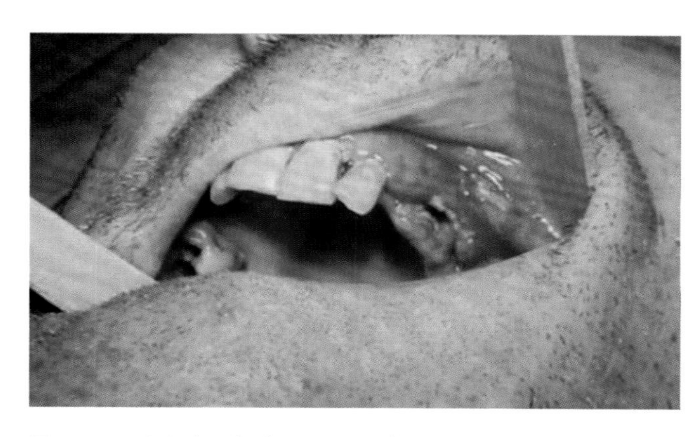

图 9.11 再生障碍性贫血。再生障碍性贫血患者拔牙后出现多种口腔感染。(Courtesy Dr. Harry Lumerman.)

继发性红细胞增多症

在继发性红细胞增多症中,红细胞增加主要是由于氧气减少,机体做出的生理性反馈。血液中氧气含量减少可诱导肾脏分泌更多的促红细胞生成素,进而导致红细胞生成增强。许多因素都会导致氧气减少,包括肺病、心脏病、高海拔及一氧化碳浓度升高。其中,体内一氧化碳浓度变化主要与吸烟有关。

相对红细胞增多症

相对红细胞增多症是由血浆体积减小引起的,在此类型的增多症中,红细胞数目往往无明显变化。急性发病期较容易诊断病因,主要包括使用利尿剂、呕吐、腹泻或过度出汗。慢性相对红细胞增多症被称为压力性红细胞增多症。大多数患有这种红细胞增多症的患者是中年白人男性,常伴有一定的生理压力、轻微超重、高血压和重度吸烟。并且在此类患者中,卒中和心脏病发病率较高。

临床特点和口腔表现

红细胞增多症患者的口腔黏膜可能呈暗深红色甚至紫色,伴有牙龈水肿。黏膜红斑与红斑念珠菌病相类似。牙龈易出血,黏膜下可见出血点、瘀斑和血肿。口腔外科操作可能引起过度出血。血液循环中红细胞增加、血流受损和血小板减少症可引起口腔黏膜异常改变。

诊断和治疗

各种形式的红细胞增多症的诊断包括实验室检测,以及血红蛋白含量和血细胞比容的测量。治疗与红细胞增多症的类型有关,可能包括去除致病因素、化疗和静脉切开术(每天最多放血 500mL)。口腔病变通常无须局部治疗,然而,患者在口腔外科手术后往往会发生术后出血。

白细胞相关血液疾病

血液循环中有三组白细胞:粒细胞、淋巴细胞和单核细胞。其中,粒细胞分为三种类型:多形核/分叶核白细胞(中性粒细胞)、嗜酸性粒细胞和嗜碱性粒细胞。中性粒细胞的主要功能是保护身体免受细菌、病毒和真菌等外来入侵的伤害(见第 4 章)。这些细胞主要在骨髓中生成并释放进入血液循环(见图 9.10)。它们对感染的反应被称为**炎症反应**(见第 2 章)。

粒细胞缺乏症

在**粒细胞缺乏症**中,血液中中性粒细胞数量显著减少,带来的后果也非常严重。任意类型的白细胞均可累及,其中最常见的是中性粒细胞。血液中中性粒细胞减少又被称为中性粒细胞减少症。

粒细胞缺乏症的病因可能为中性粒细胞生成减少或加速破坏。此种疾病分为原发性和继发性两类:原发性病因尚不明确,可能由免疫功能紊乱所致;继发性最常见的病因是癌症或免疫反应化疗过程中的药物毒性。继发性粒细胞缺乏症最常见于女性。

临床特点和口腔表现

摄入不良药物后,患者的临床表现有突发高热、寒战、黄疸(持续性的)、疲劳无力及喉咙疼痛。口腔典型表现为溃疡和感染。颊黏膜、舌和上腭的坏死性溃疡,类似于坏死性溃疡性牙龈炎,也可见牙龈过度出血和牙齿机械组织迅速破坏。伴随口腔问题一同出现的还有区域性淋巴结病。

诊断和治疗

本病主要通过实验室检测进行诊断。白细胞计数正常情况下为 4500~10 000 个细胞/微升,发病时常 <1000 个细胞/微升。治疗方法包括输血、抗生素控制感染,以及去除致病药物(针对继发性粒细胞减少症)。如果不及时处理,感染可变得不可控制,甚至导致死亡。所有外科手术,包括口腔清洁操作都是禁忌证。

周期性中性粒细胞减少症

周期性中性粒细胞减少症是一种罕见的粒细胞缺乏症。中性粒细胞严重抑制通常呈周期性间隔发生，是一种常染色体显性疾病，在第6章也有描述。周期性中性粒细胞减少症的主要原因是ELA-2基因发生突变。这种疾病为周期性发作，21~27天为一个循环间歇期后，会出现中性粒细胞计数急剧下降，并持续2~3天的发作期。

临床特点和口腔表现

周期性中性粒细胞减少症的临床表现与中性粒细胞减少密切相关。口腔表现主要包括严重的溃疡性牙龈炎或龈口炎(见图6.15)。除牙龈外，舌和口腔黏膜也可出现溃疡。溃疡大小不一，且呈火山口样外观，非常疼痛且伴有出血。通常口腔病变会引起继发性感染。当中性粒细胞恢复正常时，口腔病变有改善趋势。全身表现包括发热、心神不安、咽喉肿痛，以及间歇性皮肤和胃肠道感染。

诊断和治疗

周期性中性粒细胞减少症的诊断通常需要反复检测全血细胞计数。该测试每周进行三次，持续8周。

对周期性中性粒细胞减少症患者应首先确定其粒细胞减少的周期频率，然后采取预防性抗生素治疗，防止继发性机会性感染。随着时间的推移，中性粒细胞减少和继发性溃疡性牙龈炎发作可导致严重的牙周病，包括牙槽骨缺失、牙齿活动和脱落。皮质激素可用于降低中性粒细胞减少的复发频率。补充剂有助于维持足够的营养。在中性粒细胞数目正常的情况下，应及时采取口腔卫生治疗，以减少牙龈出血和继发感染等并发症的风险。此外，患者应经常预约牙齿清洁，消除局部刺激物，并保持良好的口腔卫生，这样可有效减少患者的机会性感染。

白血病

白血病是造血干细胞的恶性肿瘤，主要起源于骨髓干细胞疾病。白血病最为明显的特征是血液循环中存在过多的异常白细胞。其发病机制尚不清楚，环境和遗传因素与白血病的发生与发展密切相关。目前研究重点在致癌病毒(见第7章)。白血病存在多种不同类型。根据所涉及的细胞类型和瘤细胞的成熟程度进行分类(框9.2)。本章将白血病与其他血液异常疾病共同描述。在第7章，白血病也与其他白细胞肿瘤一并做了介绍。白血病包含多种类别，在这里仅大致分为两类：急性和慢性，并着重介绍口腔临床表现。口腔病变在急性白血病中最为常见，同时也可能存在于慢性白血病患者中。

急性白血病

急性白血病的特征在于可见大量不成熟细胞(幼稚胚细胞)，如果不采取及时、恰当的治疗，可迅速致命。其可能包含未成熟的淋巴细胞(急性淋巴细胞白血病)或未成熟的粒细胞(急性髓性/髓样细胞白血病)。急性淋巴细胞白血病主要影响儿童和青少年，且预后良好。急性成髓细胞白血病涉及青少年和年轻人(15~39岁)，常预后不佳。急性白血病起病急且进展迅速。

临床特点和口腔表现

临床上，患者有虚弱、发热、淋巴结肿大、出血和自发性瘀伤。淋巴结肿大包括颈部淋巴结肿大，通常见于疾病早期，包含大量不成熟的淋巴细胞，与此同时，骨髓细胞大量丢失。疲劳主要来自贫血，发热导致感染，血小板减少导致出血。随着疾病进展，器官被白血病细胞浸润，出现肝脾大。

口腔临床表现包括白血病细胞浸润引起的牙龈增大(可进展至非常严重)(图9.12)和白细胞丧失作用而引发的口腔感染(包括坏死溃疡性牙龈炎)。此外，如果血小板减少，引起自发性齿龈出血，可能出现瘀点和瘀斑，也有白血病细胞侵入牙髓引起牙齿疼痛的相关报道。

诊断和治疗

急性白血病实验室检查可发现白细胞计数升高并伴随多种未成熟细胞、贫血和血小板计数降低。幼

框9.2 白血病分类

急性白血病	慢性白血病
急性淋巴细胞白血病	慢性淋巴细胞白血病
急性非淋巴细胞白血病 (粒样、单核、红细胞)	慢性粒细胞白血病 (髓样、粒样)

儿急性淋巴细胞白血病预后良好。青少年和成年急性髓性白血病患者,经治疗预后常较差,化疗后会缓解,伴复发。此型白血病常采取骨髓移植手术。维持疗法主要使用抗生素预防感染,以及给予营养补充剂保持充足营养。

慢性白血病

慢性白血病常存在多种不同类型,特点为起病缓慢,主要影响成年人。在获得明确诊断结果之前,疾病可能已经存在数月,有时是在常规体检过程中,基于实验室测试检查结果而被发现的。其中,慢性粒细胞性白血病与染色体异常相关,这一发生异常的染色体被称为费城染色体。另一种形式的慢性白血病,即慢性淋巴细胞白血病最为常见,约占总数的1/4,往往很长时间无明显症状。约有50%的患有此类白血病的患者拥有异常核型,但并非来自费城染色体。

临床特点和口腔表现

该病临床发病缓慢,症状并不明显,主要包括易疲劳、虚弱、体重下降和厌食。口腔临床表现包括唇和牙龈苍白、牙龈肿大、瘀点、瘀斑、牙龈出血和非典型性牙周病。颈部淋巴结肿大可能是慢性白血病的早期表现。

诊断和治疗

正常白细胞计数为4000~11 000个/mm³,白血病中的白细胞计数可增加到500 000个/mm³,且大多数细胞为白血病细胞。化疗可缓解疾病症状。短期内高剂量化疗被称为诱导化疗,这种治疗方法可对患者造成多种不良副作用。冷冻治疗(在静脉注射给药期间吸吮碎冰)可减少口腔溃疡。诱导化疗后,一旦症状发生缓解,在较长时期内需要低剂量化疗,又被称为维持化疗。这种治疗方法是标准治疗方案。此外,骨髓移植被用于治疗慢性和急性白血病。

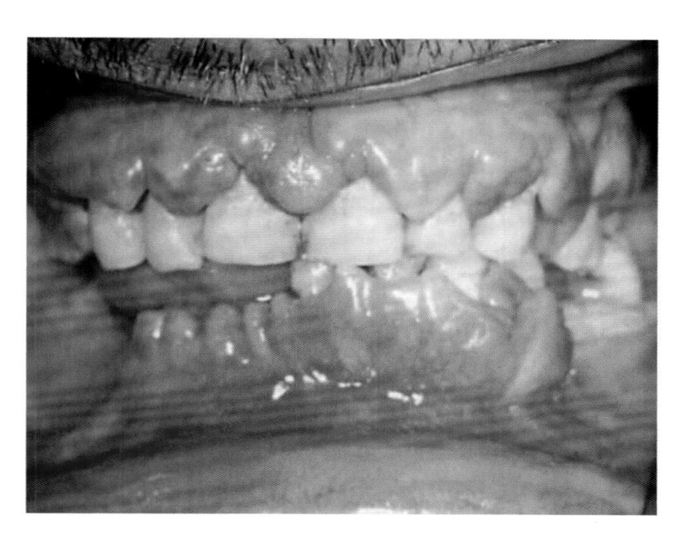

图9.12 白血病患者牙龈普遍增生。(Courtesy Dr. Edward V. Zegarelli.)

乳糜泻

乳糜泻(腹腔口炎、谷蛋白敏感性肠病)是一种与膳食(常见于小麦和小麦制品)谷蛋白敏感性相关的慢性疾病。摄入谷蛋白导致肠黏膜损伤,进而导致维生素 B_{12} 和叶酸吸收障碍,最终导致贫血。

临床特点和口腔表现

口腔临床表现与其他原因所致的贫血症状表现相同,包括舌炎、舌乳头萎缩和口腔黏膜溃疡,全身症状包括腹泻、神经过敏和四肢感觉异常。

诊断和治疗

患者需采取严格的无谷蛋白饮食。当全身系统性疾病症状得到控制时,口腔临床症状就会得到缓解。

出血性疾病

止血

出血性疾病患者往往含有一种或多种合并缺陷。

止血(停止出血)是涉及多种环节的复杂过程(图9.13)。血管受损后,首先会发生明显收缩,进而阻止血液流动。骨髓产生大量血小板进入血液循环,黏附到破损表面,并在出血处形成暂时性斑块。为了永久止血,必须有纤维蛋白产生。纤维蛋白与聚集的血小板团紧密结合形成一个凝块。在肝脏中会产生一系列级联反应所需的血浆蛋白,进入血液循环,被称为凝血因子,进一步将纤维蛋白原转化为凝血所必需的纤维蛋白(表9.1和图9.13)。

最后,抗凝块机制防止形成更多的血栓和凝块,并使形成的凝块溶解,使受损的血管被完好修复。这种复杂调控机制可防止不恰当凝血对机体带来损伤。

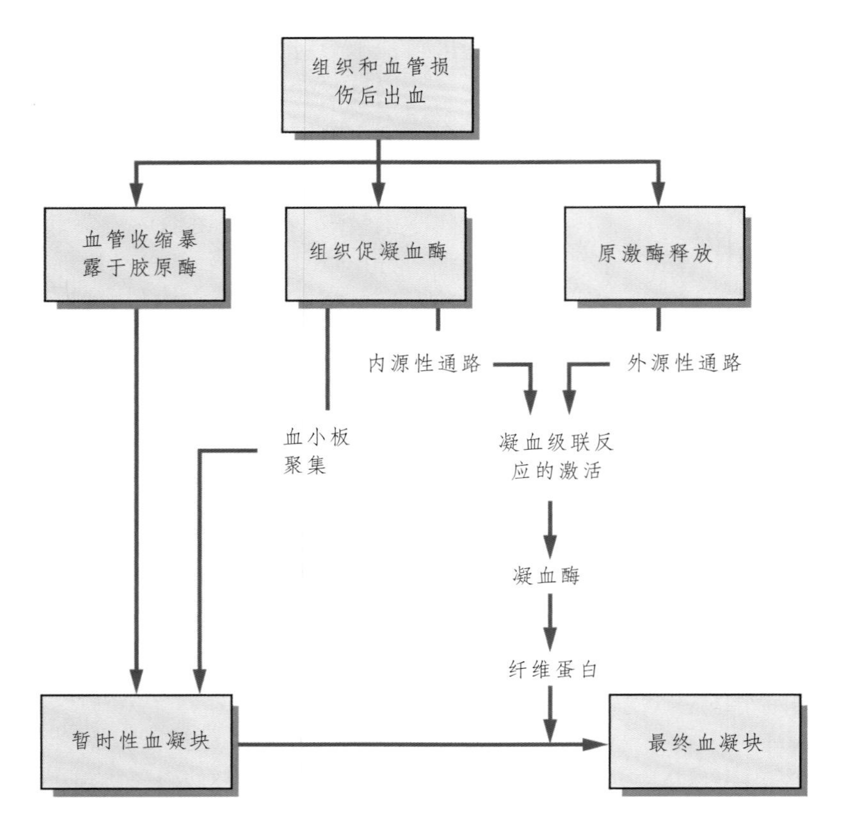

图 9.13 止血。

成功的止血取决于血管壁、数量合适的具备良好功能的血小板,以及数量足够且功能良好的凝血因子。

止血异常往往是由异常血小板或凝血因子引起的。这些缺陷可通过一系列实验室测试进行检测(表9.2)。正常参考值可因具体检测方法和实验室的不同而不一致。

表 9.1 凝血过程中涉及的凝血因子分类*

因子名称	全名
Ⅰ	纤维蛋白原
Ⅱ	凝血素
Ⅲ	组织因子
Ⅳ	钙离子
Ⅴ	促凝血球蛋白原
Ⅶ	前转变素
Ⅷ	转变加速因子;促凝血酶原激酶原
Ⅸ	血浆促凝血酶原激酶
Ⅹ	第十因子
Ⅺ	血浆促凝血酶原激酶前体
Ⅻ	接触因子
ⅩⅢ	纤维蛋白稳定因子

*这些因子的命名顺序取决于发现顺序而非产生作用的顺序。

血小板计数

全血细胞计数通常包含**血小板计数**。血小板计数可提供血小板定量分析。正常血小板计数应为200 000~400 000个/mm³,计数<100 000个/mm³被认为是血小板减少症。当血小板计数<20 000个/mm³,患者会出现自发性牙龈出血。此外,医师也可进行针对特定凝血因子的检测,在疑似或已知凝血因子缺乏的患者中,

表 9.2 止血的实验室检测

测试	正常参考值
血小板数目	200 000~400 000 个/mm³
出血时间(血小板功能)(测试不容易获得)	1~6min*
凝血酶原时间(纤维蛋白团块形成——外源途径)	11~16s*
部分促凝血酶原时间(纤维蛋白团块形成——内源性途径)	25~40s*

*根据特殊检测结果和个体实验室不同,参考值各异。

也可进行此项检测，以便进一步确诊。几乎所有出血性疾病都是由血小板和凝血因子功能异常引起的。因毛细血管脆弱和血管壁脆弱而引起的出血较少见。

出血时间

出血时间可以针对血小板功能而非血小板数量进行评估。这一检测主要指示正常皮肤切口通过形成血栓或凝块成功止血所需要的时间。正常出血时间的大致范围取决于所采取的测试方式，通常为1~6min。在血小板异常患者中，出血时间可延长到5~10min。阿司匹林可延长出血时间，但对血小板计数无影响。目前临床上已经很少进行这一测试。

凝血酶原时间

凝血酶原时间(PT)主要用于测量患者形成血凝块的能力。测试原理是检测在钙和组织因子加入患者血浆后，血凝块形成所需的时间，正常参考值为11~16s。该值通常需要与正常对照进行比较，正常对照由实验室标准化血浆每天进行检测得出。延长或大于参考值都会因血栓形成异常导致术后出血。PT值延长通常与出血无关，除非超过对照值的1.5倍。大多数医师都会使用PT监测抗凝治疗（如香豆素/华法林）用于预防MI。更准确用于评估PT的指标是**国际标准化比率**(INR)，表达式为PT与促凝血酶原激酶活性之比。INR更为准确，因为即便在不同的实验室，INR值也具有统一标准。不服用华法林的个体的正常范围是0.8~1.1。接受抗凝剂，如华法林治疗的患者INR值为2~3。INR不能用于评估氯吡格雷等新抗凝剂的出血情况，因为这些药物的原理主要影响血小板而非凝血因子，阿司匹林也包括在内。

部分促凝血酶原激酶时间

部分促凝血酶原激酶时间(PTT)也用于检测凝块形成的有效性。凝块形成检测有两种途径，PT和PTT。在患者血浆中加入表面活性剂——高岭土和血小板替代物脑磷脂后，检测凝块形成所需要的时间。正常PTT参考值为25~40s。如果PTT延长至45~50s，则有轻度出血倾向。随着时间进一步延长(>50s)，则可能发生更严重的出血。在进行血液透析的肾衰竭患者中，PTT也常被用于监测肝素的疗效。

紫癜

紫癜是因自发性血液外渗引起的皮肤或黏膜红蓝色或紫红变色疾病。发病原因可能是血小板缺陷、缺乏或毛细血管脆性增加。一个重要的口腔临床表现是在无牙龈炎或炎症的部位发生牙龈缘渗血。黏膜下出血范围从**瘀点**(1~2mm)到体积更大的**瘀斑**。紫癜出血点大小一般介于瘀点与瘀斑之间。出血渗入组织导致肿胀或水疱称为血肿。

血小板减少性紫癜

血小板减少性紫癜是由血液中血小板严重减少引起的出血性疾病。正常血小板水平为200 000~400 000/mm³血液。当血小板水平降至低于20 000/mm³时，便会出现自发性出血。当病因不明时，则称为**特发性血小板减少性紫癜**。由自身免疫进程引起的血小板减少性紫癜又被称为免疫性血小板减少症。这种情况也可能是现有疾病引起的继发性出血。**继发性血小板减少性紫癜**通常与药物有关，尤其见于化疗用药。特发性或原发性通常见于年轻患者，10岁之前发病率较高。继发性血小板减少性紫癜无明确发病年龄，两种类型发病在性别上无显著差异。

临床特点和口腔表现

临床上，皮肤自发性紫癜或出血性病变大小和严重程度不同。此外，这些患者容易出现瘀伤，尿液中可见血(**血尿**)，并经常流鼻血(**鼻出血**)。口腔临床表现包括自发性牙龈出血、瘀点、片状瘀点和紫癜斑，也可进一步发展为大片的瘀斑。

诊断和治疗

实验室测试结果显示血小板显著减少。出血时间可延长至1h以上，且毛细血管脆弱测试结果阳性。治疗手段取决于病因，主要包括输血、皮质激素药物应用和脾脏切除。任何牙科外科手术，包括刮治都是绝对禁忌，直到实验室检测结果证实患者出血问题得到明显改善为止。

非血小板减少性紫癜

非血小板减少性紫癜为出血性疾病，主要病因是血管壁缺陷或血小板功能紊乱。血管壁的改变与维生素C缺乏或感染相关，也可由化学品和过敏引起。许多因素都可能导致血小板功能紊乱，包括药物、过敏和自身免疫性疾病。到目前为止，最常见的出血时间延长的原因是摄入影响血小板功能的药物。摄入小剂量阿司匹林(0.3~1.5g)会使血小板功能受损持续7~10d。NSAID(如布洛芬、萘普生、吲哚美辛)也可对血小板功能产生副作用。肾衰竭患者和白血病患者的血小板功能常受损。Von Willebrand病是最常见的遗传性出血性疾病之一。在大多数病例中，其是一种常染色体显性遗传病所致的血小板功能紊乱。此外，也存在少部分常染色体隐性突变体。该病发病无显著性别差异，男女均可患病。

临床特点和口腔表现

非血小板减少性紫癜的口腔和全身表现与血小板减少性紫癜相同，包括自发性牙龈出血、瘀点、瘀斑和出血性水疱。

诊断和治疗

血小板计数在非血小板减少性紫癜中是正常的。此病的出血时间延长。治疗方法包括全身性皮质激素、脾切除术，以及暂时或永久停止使用致病药剂。

血友病

血友病是由遗传性血液凝固障碍导致凝血时间明显延长的一种血液疾病。其主要病因是缺乏参与凝血级联反应中纤维蛋白原向纤维蛋白转化所必需的血浆蛋白(图9.14)。

血友病的种类

将最常见的血友病类型分为A型和B型，这两类血友病为X染色体隐性遗传，因此通过女性携带者传递给子代男性和纯合子女性。含有异常基因的男性患者伴有严重的凝血缺陷。而在女性携带者中，部分X染色体存在异常基因，部分则为正常。该基因的女性携带者症状较男性轻，但其凝血时间与普通人相比仍轻度延长。

A型血友病是典型且最常见的由凝血因子缺乏引起的血友病，缺乏的凝血因子被称为血浆促凝血酶原激酶原或因子Ⅷ。此疾病特点为轻至中度损伤或手术后发生严重出血。B型血友病，或称为圣诞节病，较少见，主要病因是缺乏血浆促凝血酶原激酶或因子Ⅸ。A型和B型血友病由于血液中几乎不存在因子Ⅷ或因子Ⅸ进而会导致凝血障碍。患有这种疾病的患者在拔牙和刮治术后出血较多。

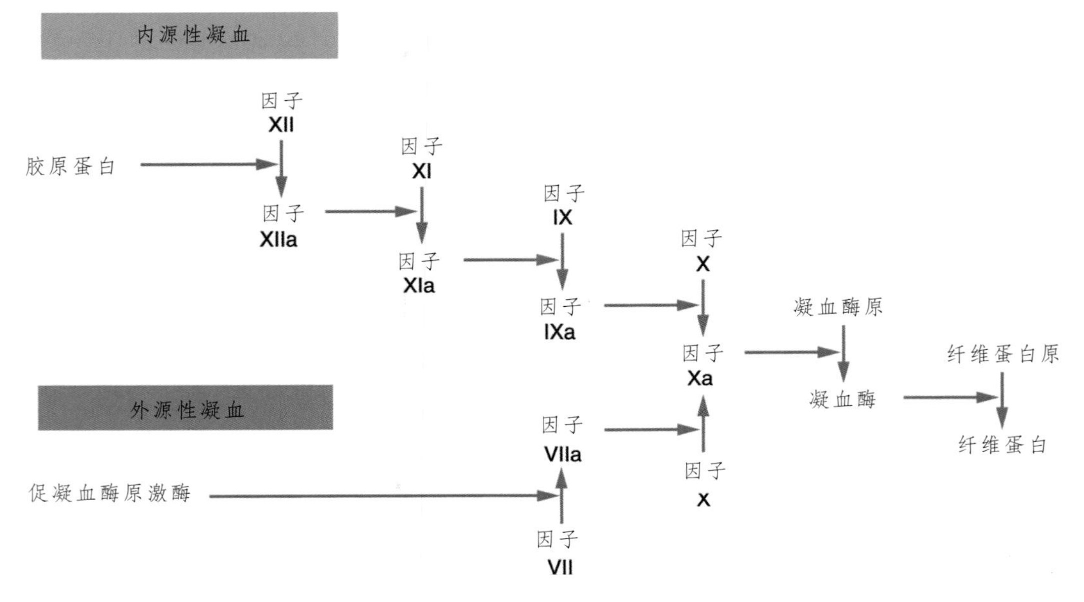

图9.14 凝血机制。凝血因子在不需要时保持低活性。每一种凝血因子逐渐被激活(a)，级联反应在当全部凝血因子被激活后，最终形成斑块。上图提供了内源性和外源性两种信号通路。

另一种凝血障碍被称为 Von Willebrand 病，此病是最常见的遗传性出血障碍，通常以常染色体显性或常染色体隐性传递。其特点是缺乏能够促进血小板聚集的血浆糖蛋白（血管性血友病因子）。部分 Von Willebrand 病患者可能伴随严重症状，但大多数并无明显症状，在临床上也无明显表现。

临床特点和口腔表现

血友病的口腔表现包括自发性牙龈出血和瘀斑。男性 A 型或 B 型血友病患者在口腔外科手术和刮治术后有出血风险。女性携带者在拔除牙齿或刮治术后出血稍多于正常人。在任何牙齿清洁护理或口腔外科手术前要制订控制出血的计划。拔牙后需要给予一定量凝血因子进一步控制出血。

诊断和治疗

血友病中 PT 值正常，而 PTT 值延长。明确诊断需要确认机体缺少的生长因子类型，并给予患者替代药物进行治疗。

口腔肿瘤治疗后的口腔表现

口腔肿瘤常采用手术、放疗、化疗或三者任意组合进行治疗。放疗和化疗可导致不同的口腔临床表现。

放疗

在**放疗**期间，患者常发生黏膜炎(图 9.15A,B)。黏膜炎大约从治疗的第 2 周开始，到治疗完成几周后消退。黏膜炎常疼痛，表现为红斑伴黏膜溃疡。黏膜炎可引起进食困难、吞咽疼痛和味觉丧失。如果放疗影响主要唾液腺体，可能发生不可逆的唾液腺破坏，进而导致严重的口腔干燥症。进一步，黏膜组织脆弱且易受刺激，患者容易发生放射性龋齿(图 9.16)和口腔念珠菌病(见第 3 章)。在放疗过程中摄取盐酸毛果芸香碱，可降低放疗诱发的口腔干燥的严重程度。由于放疗后骨质供血减少，接受治疗的患者，其口腔癌也有发展成为放射性骨坏死的风险。下颌骨比上颌骨更容易发生骨质疏松症，且发病风险不会随时间延长而降低。

需要头颈部放疗的患者应在开始放疗前对口腔状态进行评估。应消除口腔感染的潜在来源，并排除预后有问题的牙齿。牙科保健医师在处理放疗患者时，需考虑由放疗引起的口腔干燥症(图 9.15C)及氟化物的应用，注意在口腔护理过程中对患者进行指导和随访，确保患者依从性。

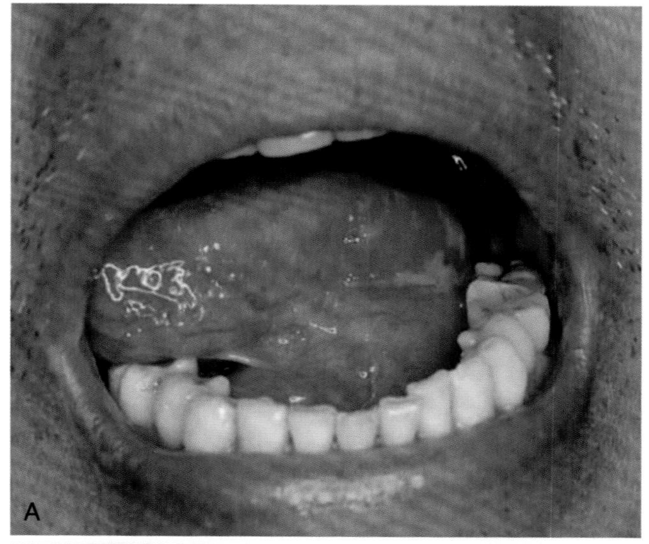

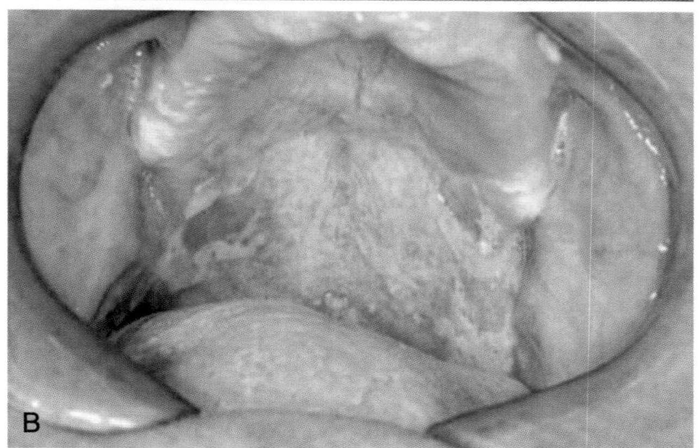

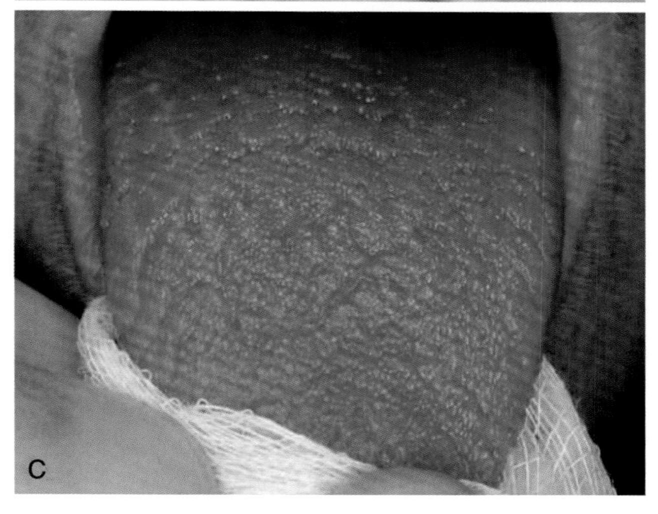

图 9.15 (A,B)放射性口角炎。(C)放射性口腔干燥症。

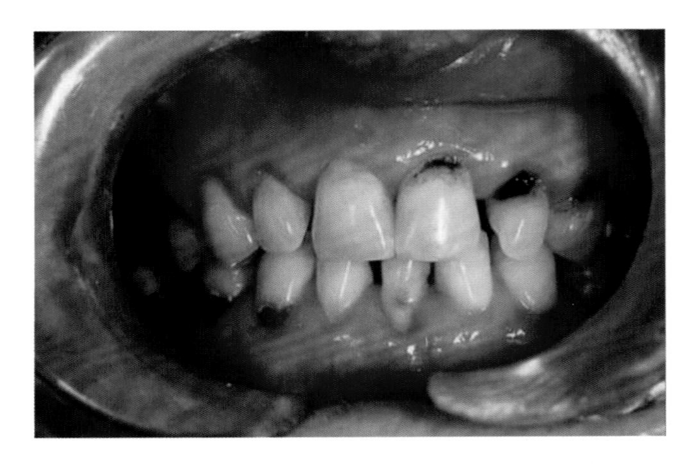

图 9.16 放射性龋病的口腔表现。(Courtesy Dr. Jonathan A. Ship.)

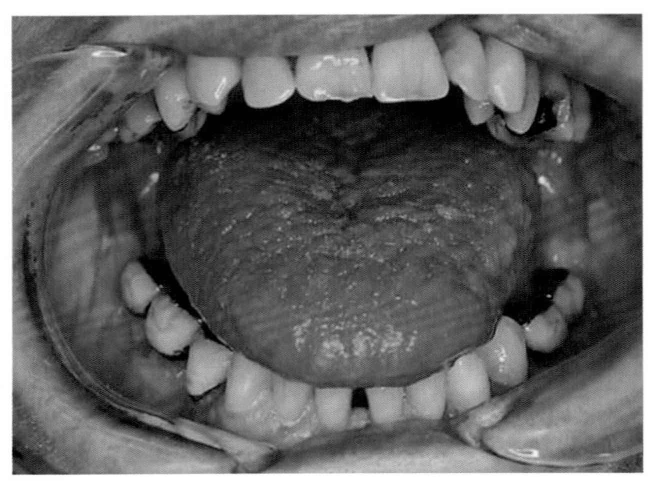

图 9.17 服用氯丙嗪引起的口腔干燥症。

患者可使用唾液替代物来缓解口腔干燥症状。

化疗

癌症**化疗**的并发症是可预见的，其症状因采取的化疗手段不同而不同。由于癌症化疗主要作用于迅速分裂的细胞，基底细胞受影响较大，常见口腔黏膜炎和溃疡。轻微刺激便可导致上皮萎缩和溃疡。骨髓细胞也会受到影响，因此全血细胞计数减少(包括红细胞、白细胞和血小板)。因红细胞减少，患者常伴有贫血，白细胞减少可导致机会性感染(白色念珠菌病)增加，以及血小板数目减少导致出血风险增加。

开始癌症化疗前，患者应接受口腔评估，并尽可能减少化疗过程中可能出现的口腔感染源，以免在化疗过程中发生恶化。

药物治疗对口腔的影响

多种药物可引起口腔组织变化。口腔干燥症可由控制血压的药物引起。抗焦虑药物、抗精神病药物和抗组胺药也会引起口腔干燥症(图 9.17)。泼尼松等免疫抑制剂可增加念珠菌病和其他口腔感染的风险(图 9.18)。抗生素可增加口腔念珠菌病的风险。四环素会导致牙齿变色(图 9.19)。苯妥英和硝苯地平可引起牙龈增生(图 9.20)。用于预防移植器官排斥反应的免疫抑制药物环孢素也可引起牙龈肿大。

完整的病史还应包括患者服用药物列表，其有助于明确药物引起的口腔病变的诊断。

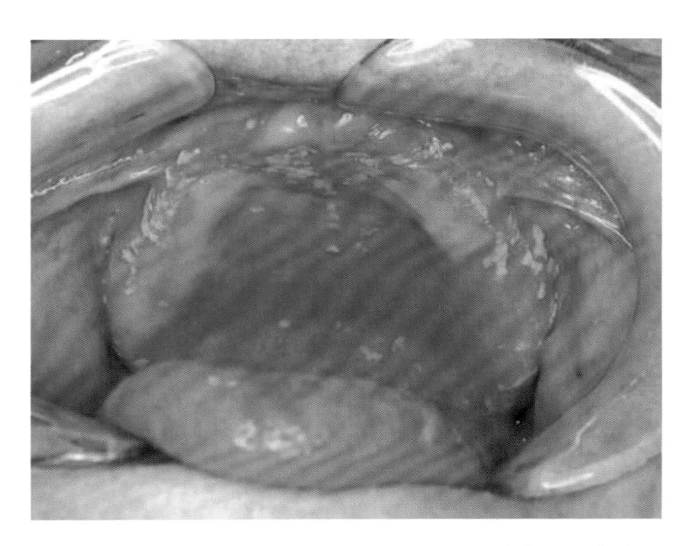

图 9.18 类风湿关节炎患者服用泼尼松引起白色念珠菌病。

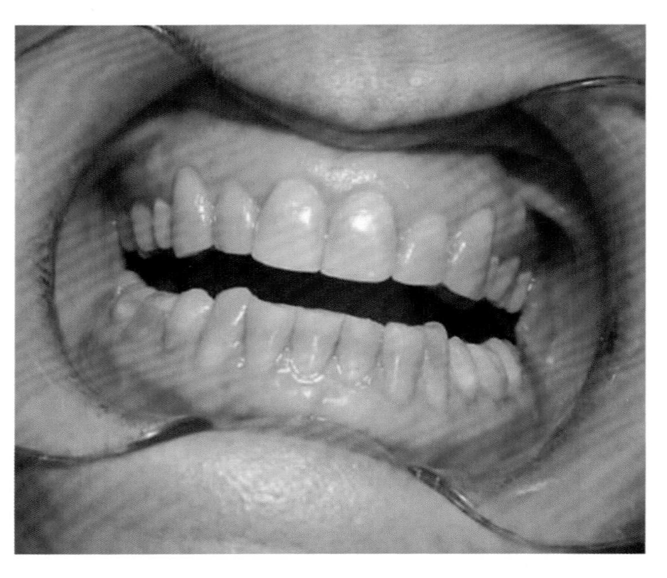

图 9.19 牙齿形成过程中服用四环素导致的牙齿变色。

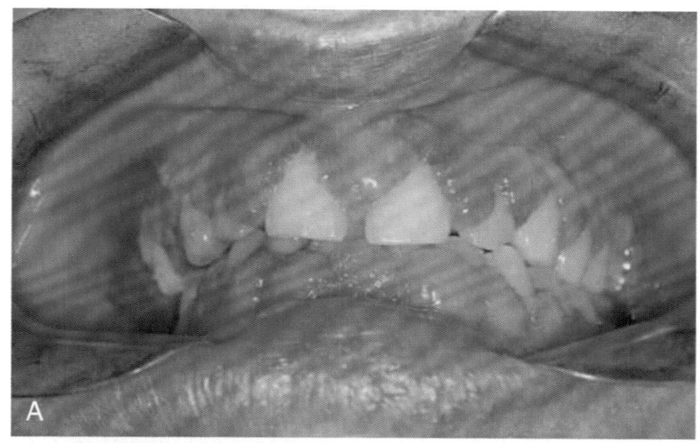

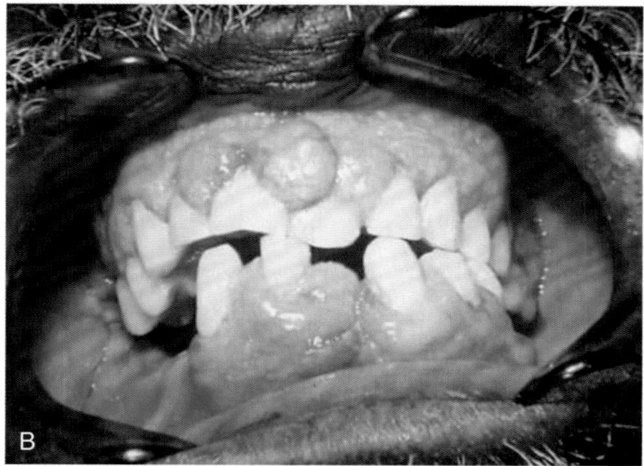

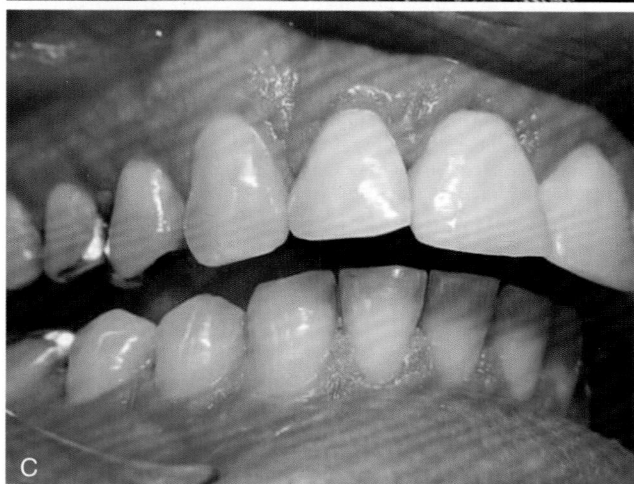

图 9.20 药物诱导的牙龈增生。(A)服用苯妥英导致牙龈增大。(B,C) 硝苯地平引起的牙龈增大。(A courtesy Dr. Edward V. Zegarelli; B and C courtesy Dr. Victor M. Sternberg)

药物相关性颌骨坏死

药物相关性颌骨坏死(MRONJ)是基于病史和体格检查做出的临床诊断，影像学结果往往并非特异的。这种情况起初被认为是双膦酸盐疗法的并发症。根据美国口腔颌面外科医师协会指南，如果存在以下所有情况，患者被认为很可能患有 MRONJ：

- 之前或目前正在进行抗吸收或抗血管生成药物治疗。
- 直接暴露的骨骼或颌面部存在可探查的持续存在 8 周以上的口外瘘(图 9.21)。
- 无颌骨放疗史。

癌症患者罹患 MRONJ 的风险为 0%~6.7%，骨质疏松症患者的风险<0.1%。距第一例双膦酸盐类药物相关性骨坏死报道已有 10 多年时间，然而疾病发病机制尚未确定。目前有多种假设，包括骨重塑过度抑制、直接骨毒性、血管生成抑制、口腔上皮抑制、微创伤、感染/生物膜、炎症、宿主防御受损、维生素 D 缺乏和遗传易感性等。MRONJ 的风险因素可分为局部、系统及药物相关。局部风险因素包括拔牙、牙周病、牙齿感染或炎症、牙齿卫生差、不适合的义齿、吸烟和解剖学异常(如下颌舌骨嵴和凸出的外生骨疣)。MRONJ 病变在下颌骨中较上颌骨更为常见(2:1)，更常见于后舌侧下颌骨，可能病因包括较薄的非角化黏膜、血管分布稀疏、明显的外生骨疣、创伤和碎片堆积。全身性危险因素包括恶性肿瘤、吸烟、肥胖、糖尿病、贫血、维生素 D 缺乏和遗传多态性。药物相关风险因素包括持续且长时间的抗骨吸收治疗、癌症化疗和皮质激素疗法。有罹患 MRONJ 风险的患者应被告知口腔卫生的重要性和持续 3 个月的牙科回访。预防策略包括口腔彻底检查、影像学评估、口腔卫生指导和牙科护理教育。

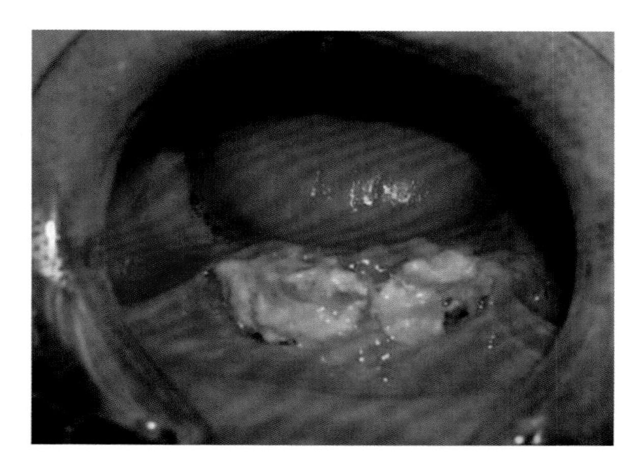

图 9.21 双环素治疗后引起的下颌骨坏死。

参考文献

图书

de Leeuw R, Klasser GD, editors: *Orofacial pain, guidelines for assessment, diagnosis and management*, ed 5, Chicago, 2013, Quintessence Publishing Co, Inc.

Glick M, editor: *Burket's oral medicine*, ed 12, Hamilton, 2015, BC Dekker.

Kumar V, Abbas AK, Aster JC: *Robbins and Cotran pathologic basis of disease*, ed 9, Philadelphia, 2015, Elsevier.

Little JW, Falace D, Miller C, et al: *Dental management of the medically compromised patient*, ed 8, St. Louis, 2012, Mosby.

Longo D, Jameson J, Loscalzo J, et al: *Harrison's principles of internal medicine*, ed 19, New York, 2015, The McGraw-Hill Companies.

Neville BW, Damm DD, Allen CM, et al: *Oral and maxillofacial pathology*, ed 4, St. Louis, 2016, Elsevier.

Okeson JP: *Bell's oral & facial pain*, ed 7, Chicago, 2014, Quintessence Publishing Co, Inc.

Regezi JA, Sciubba JJ, Jordan RCK: *Oral pathology: clinical-pathologic correlations*, ed 7, Philadelphia, 2017, Elsevier.

Wynn RL, Meiller TF, Crossley HL: *Drug information handbook for dentistry*, ed 22, Hudson, 2016-2017, Lexi-Comp.

期刊论文

Avcu N, Avcu F, Beyan C, et al: The relationship between gastric-oral *Helicobacter pylori* and oral hygiene in patients with vitamin B_{12}-deficiency anemia, *Oral Surg Oral Med Oral Pathol Oral Radiol Endod* 92:166, 2001.

Centers for Disease Control and Prevention: Iron deficiency—United States, 1999-2000, *MMWR Morb Mortal Wkly Rep* 51:89, 2002.

Chávez EM, Borrell LN, Taylor GW, et al: A longitudinal analysis of salivary flow in control subjects and older adults with type 2 diabetes, *Oral Surg Oral Med Oral Pathol Oral Radiol Endod* 91:166, 2001.

Collin HL, Niskanen L, Uusitupa M, et al: Oral symptoms and signs in elderly patients with type 2 diabetes mellitus, *Oral Surg Oral Med Oral Pathol Oral Radiol Endod* 90:299, 2000.

Couri CE, Voltarelli JC: Stem cell therapy for type 1 diabetes mellitus: a review of recent clinical trials, *Diabetol Metab Syndr* 1:19, 2009.

Dodson T: The frequency of medication-related osteonecrosis of the jaw and its associated risk factors, *Oral Maxillofac Surg Clin North Am* 27:509–516, 2015.

Fletcher PD, Scopp IV, Hersh RA: Oral manifestations of secondary hyperparathyroidism related to long-term hemodialysis therapy, *Oral Surg Oral Med Oral Pathol* 43:218, 1977.

Garg AK, Malo M: Manifestations and treatment of xerostomia and associated oral effects secondary to head and neck radiation therapy, *J Am Dent Assoc* 128:1128, 1997.

Hardin DS: Screening for type 2 diabetes in children with acanthosis nigricans, *Diabetes Educ* 32:547, 2006.

Hess LM, Jeter JM, Benham-Hutchins M, et al: Factors associated with osteonecrosis of the jaw among bisphosphonate users, *Am J Med* 121:475, 2008.

Husebye ES, Allolio B, Arlt W, et al: Consensus statement on the diagnosis, treatment and follow-up of patients with primary adrenal insufficiency, *J Intern Med* 275:104, 2014.

Inokuchi T, Sano K, Kamingo M: Osteoradionecrosis of the sphenoid and temporal bones in a patient with maxillary sinus carcinoma: a case report, *Oral Surg Oral Med Oral Pathol* 70:278, 1990.

Kanter J, Kruse-Jarres R: Management of sickle cell disease from childhood through adulthood, *Blood Rev* 27:279, 2013.

Khan A, Morrison A, Hanley D, et al: Diagnosis and management of osteonecrosis of the jaw: a systematic review and inernational consensus, *J Bone Miner Res* 30:3–23, 2015.

Khocht A, Schneider LC: Periodontal management of gingival overgrowth in the heart transplant patient: a case report, *J Periodontol* 68:1140, 1997.

Kong AS, Williams RL, Smith M, et al; RIOS Net Clinicians: Acanthosis nigricans and diabetes risk factors: prevalence in young persons seen in southwestern US primary care practices, *Ann Fam Med* 5:202, 2007.

McDonough RJ, Nelson CL: Clinical implications of factor XII deficiency, *Oral Surg Oral Med Oral Pathol* 68:264, 1989.

Miranda J, et al: Prevalence and risk of gingival enlargement in patients treated with nifedipine, *J Periodontol* 72:605, 2001.

Moore PA, Guggenheimer J, Etzel KR, et al: Type 1 diabetes mellitus, xerostomia and salivary flow rates, *Oral Surg Oral Med Oral Pathol Oral Radiol Endod* 92:281, 2001.

Moore PA, Weyant RJ, Etzel KR, et al: Type 1 diabetes mellitus and oral health: assessment of coronal and root caries, *Community Dent Oral Epidemiol* 29:183, 2001.

Ohishi M, Oobu K, Miyanoshita Y, et al: Acute gingival necrosis caused by drug-induced agranulocytosis, *Oral Surg Oral Med Oral Pathol* 66:194, 1988.

Redding SW, Luce EB, Boren MW: Oral herpes simplex virus infection in patients receiving head and neck radiation, *Oral Surg Oral Med Oral Pathol* 69:578, 1990.

Rodrigo A, Brandão N, de Carvalho JF: Diagnosis and classification of Addison's disease (autoimmune adrenalitis), *Autoimmun Rev* 13:408, 2014.

Ruggiero S, Dodson T, Fantasia J, et al: AAOMS Position Paper: Medication-Related Osteonecrosis of the Jaw – 2014 Update, *J Oral Maxillofac Surg* 72:1938–1956, 2014.

Ruggiero SL, Drew SJ: Osteonecrosis of the jaws and bisphosphonate therapy, *J Dent Res* 86:1013, 2007.

Sankaran VG, Nathan DG: Thalassemia: an overview of 50 years of clinical research, *Hematol Oncol Clin North Am* 24(6):1005, 2010.

Shanshan L, Paige LW, Douglass CW: JADA continuing education: development of a clinical guideline to predict undiagnosed diabetes in dental patients, *J Am Dent Assoc* 142:28, 2011.

Sreebny LM, Valdini A, Yu A: Xerostomia. II. Relationship to nonoral symptoms, drugs and diseases, *Oral Surg Oral Med Oral Pathol* 68:419, 1989.

Teeuw NJ, Gerdes VE, Loos BG: Effect of periodontal treatment in glycemic control of diabetic patients: a systematic review and meta-analysis, *Diabetes Care* 33:421, 2010.

Vernillo AT: Dental considerations for the treatment of patients with diabetes mellitus, *J Am Dent Assoc* 134:24S, 2003.

Wahlin YB: Effects of chlorhexidine mouth rinse on oral health in patients with acute leukemia, *Oral Surg Oral Med Oral Pathol* 68:279, 1989.

Wu J, Fantasia JE, Kaplan R: Oral manifestations of acute myelomonocytic leukemia: a case report and review of the classification of leukemias, *J Periodontol* 73:664, 2002.

报刊文章

Kleinfield NR: Diabetes and its awful toll quietly emerge as a crisis. *The New York Times,* January 9, 2006, pp. A1, A18–A19.

Kleinfield NR: Living at an epicenter of diabetes: defiance and despair. *The New York Times,* January 10, 2006, pp. A1, A20–A21.

Santora M: East meets West, adding pounds and peril. *The New York Times,* January 12, 2006, pp. A1, A22–A23.

Urbina I: In the treatment of diabetes, success often does not pay. *The New York Times,* January 11, 2006, pp. A1, A22–A23.

网站

American Diabetes Association Statistics about Diabetes. Available at: http://www.diabetes.org/diabetes-basics/statistics/.

Barclay L: HbA1c may be useful for diabetes screening, diagnosis in routine clinical practice, Medscape Today News, January 22, 2010. Available at: http://www.medscape.com/viewarticle/715565.

Mayo Clinic: Gestational diabetes. Available at: http://www.mayoclinic.com/health/gestational-diabetes/DS00316/DSECTION=symptoms.

Minimed Insulin Pump Therapy/Medtronic Diabetes. Available at: www.medtronicdiabetes.com/home.

WebMD: Diabetes drugs. Available at: www.webmd.com/diabetes/diabetes-medications.

复习题

1. 垂体功能亢进是由于产生过量的生长激素。以下哪种情况最常引起此病?

a.垂体腺瘤

b.垂体肉瘤

c.原位癌

d.成釉细胞瘤

2. 儿童甲状腺功能亢进可导致:

a.先天性无齿症

b.釉质发育不全

c.关节僵硬

d.牙列过早脱落和恒牙过早萌出

3. 高钙血症、低磷血症和骨骼异常新陈代谢是以下哪种疾病的特征?

a.甲状腺功能亢进

b.甲状腺功能降低

c.甲状旁腺功能亢进

d.垂体功能亢进

4. 以下症状通常是未控制的糖尿病急性代谢并发症,除外:

a.电解质紊乱

b.心肌梗死

c.多食

d.烦渴

5. 烦渴、多尿和多食都是以下哪种疾病的典型特征?

a.甲状旁腺功能亢进

b.甲状腺功能亢进

c.1 型糖尿病

d.艾迪生病

6.以下哪种症状不属于 2 型糖尿病?

a.患者胰岛素抵抗增加

b.通常发生于 40 岁及以上人群

c.代表约 3%的原发性糖尿病病例

d.无须每日注射胰岛素即可实现葡萄糖控制

7. 以下哪种口腔并发症与糖尿病无明显相关性?

a.念珠菌感染

b.口腔干燥症

c.牙周骨质流失

d.出血过多

8. 以下哪项不属于艾迪生病?

a.又被称为原发性肾上腺锥形功能不全

b.可能伴有皮肤色素沉着

c.其可能是由恶性肿瘤引起的肾上腺破坏

d.患者可能会出现病理性骨折

9. 以下哪项关于糖尿病的陈述是错误的?

a.念珠菌病可能表明糖尿病患者免疫力受损

b.严格控制血糖可能会延缓冠心病的进展

c.微血管疾病通常会影响眼睛、肾脏和神经

d.糖尿病是综合征

10. 以下哪一项不会导致缺铁性贫血?

a.慢性失血

b.铁摄入缺乏

c.对铁需求增加

d.骨髓功能正常

11. 珠蛋白生成障碍性贫血主要:

a.由营养缺乏引起

b.同腹腔注射液

c.为自身免疫疾病

d.伴有严重的溶血性贫血

12. 胃酸缺乏导致无法吸收维生素 B_{12} 和巨幼红细胞贫血,具有以下哪种特征?

a.恶性贫血

b.珠蛋白生成障碍性贫血

c.镰状细胞性贫血

d.血小板减少性紫癜

13.以下哪项不是镰状细胞性贫血的特征?

a.其是一种主要见于黑人的遗传性血液病

b.其是由于血红蛋白形态异常且红细胞携带氧气能力下降

c.镰状细胞性贫血患者会感到虚弱、疲劳和关节疼痛

d.血红细胞是圆形的

14. 以下哪种疾病的特点是血小板减少?

a.乳糜泻

b.血小板减少症

c.珠蛋白生成障碍性贫血

d.Plununer-Vinson 综合征

15. 继发性再生障碍性贫血可由以下哪种原因引起?

a.化疗

b.牙科 X 线片

c.遗传性疾病

d.自身免疫因子

16. 以下哪项的特点是血液中红细胞异常增多？

a.白细胞减少症

b.烦渴

c.血小板减少

d.红细胞增多症

17. 白细胞减少症最常见的是哪种细胞数目下降？

a.嗜酸性粒细胞

b.嗜中性白细胞

c.嗜碱性细胞

d.红细胞

18. 如果患者的白细胞计数为 1000 个细胞/微升，患者则患有：

a.白细胞减少症

b.血小板减少症

c.血友病

d.中性粒细胞减少症

19. 白细胞数量异常增加是以下哪种疾病的特征？

a.粒细胞缺乏症

b.白细胞减少症

c.周期性中性粒细胞减少症

d.白血病

20. 正常出血时间通常为：

a. 1~6min

b. 2~3min

c. 15~45s

d. 10~15min

21. 正常 PT 为：

a. 2~5min

b. 11~16s

c. 10~15min

d. 1~6s

22. 关于 INR 的描述，以下哪项是不准确的？

a.是 PT 与凝血活酶比值的表达式活动

b.比 PT 更精确，因为其是不因实验室改变而发生变化的标准化指标

c.是用于确定患者形成血块能力的测试

d.是用于评估患者血小板数量的测试

23. 在并未使用华法林的条件下，下列哪项为正常 INR 范围？

a. 0.8~12.0

b. 3.0~4.0

c. 0.8~1.1

d. 5.0~6.0

24. 白血病的症状与下列哪种情况相似？

a.肝炎

b.釉质发育不全

c.非血小板减少性紫癜

d.传染性单核细胞增多

25. 以下是原发性甲状旁腺功能亢进的特征，除外：

a.破坏骨的吸收

b.甲状旁腺激素分泌过多

c.棉毛射线样外观

d.血清钙增加

26. 颌骨坏死与下列哪一项相关？

a.抗精神病药物

b.四环素

c.苯妥英

d.双膦酸盐

27. 关于胰岛素泵，下列哪一项是不正确的？

a.仅使用长效或慢效胰岛素

b.患者需要每天监测几次血糖

c.随着泵的失效，酮症酸中毒会迅速发作

d.胰岛素用量比注射用量少

28. 下列哪一项不适用于 HbA_{1c} 测试？

a.可评价 4 个月的血糖控制水平

b.这是用于诊断糖尿病的指标之一

c.值越低，血糖控制越好

d.仅用于 1 型糖尿病的治疗

29. 以下所有疾病均与 1 型糖尿病相关，除外：

a.艾迪生病

b.垂体功能亢进

c.Graves 病

d.恶性贫血

30. 下列哪项与牙周病有关的选项是错误的，其与糖尿病的关系如何？

a.其加重了糖尿病的控制

b.其对某些种族的 2 型糖尿病诊断有预测或预后价值

c.对牙周治疗反应不良的患者可能伴随未确诊的糖尿病

d.良好的口腔卫生将解决所有牙龈疾病

31. 下列哪项有关妊娠期糖尿病的描述不正确？

a.其发生于大多数女性妊娠期间

b.其遵循胰岛素抵抗模式

c.孕酮和皮质醇激素可能加重疾病发展

d.母亲在晚年患 2 型糖尿病的风险增加

32. 在白血病中，哪种治疗方法对患者有明显副作用?

a.诱导化疗

b.维护化疗

c.对中枢神经系统的放疗

d.药物和放疗

33. 哪类患者最有可能患镰状细胞性贫血?

a.白人

b.黑人

c.印度人

d.欧洲人

34. 黑棘皮病常与以下哪种疾病相关?

a.贫血

b.甲状腺功能亢进

c.2 型糖尿病

d.艾迪生病

35. 艾迪生病患者伴有低钠血症急需补充以下哪种物质?

a.天然维生素

b.糖

c.乳制品

d.盐

36. 以下哪项是遗传性血红蛋白合成障碍?

a.缺铁性贫血

b.恶性贫血

c.库利贫血

d.营养性贫血

37. 根据 WHO 统计，到 2030 年，世界范围内哪两个国家将成为糖尿病病例数最庞大的国家?

a.美国和巴西

b.印度和中国

c.瑞典和芬兰

d.丹麦和德国

38. 考虑到肥胖因素和家族史，大约有多少比例的糖尿病早期患者可能发展成完全糖尿病?

a. 5%

b. 25%

c. 50%

d. 75%

39. 以下哪项是 1 型和 2 型糖尿病的共同点?

a.自身免疫性疾病

b.胰岛素抵抗

c.慢性高血糖

d.发病时间

40. 在 2 型糖尿病的治疗中，哪类新研发的药物可通过增加尿葡萄糖排泄降低血糖?

a.磺酰脲类药物

b.双胍类药物

c.SGLT2

d.肠促胰岛素模拟物

41.以下哪项不是糖尿病的典型口腔并发症?

a.鳞状细胞癌

b.念珠菌病

c.龋齿

d.牙周病

42.在未控制糖尿病状态下不会发生以下哪种情况?

a.巨噬细胞吞噬活性降低

b.中性粒细胞趋化性延迟

c.酮症酸中毒

d.保持体重

43.以下哪项不是糖尿病血管疾病的并发症?

a.腹主动脉瘤

b.脑血管意外

c.心肌梗死

d.神经受损，感觉异常

44.眼球凸出是以下哪种疾病的特征?

a.甲状腺功能降低

b.肢端肥大症

c.Graves 病

d.黏液性水肿

45.继发性甲状旁腺功能亢进的最常见原因是：

a.甲状旁腺异常

b.肾衰竭

c.甲状旁腺增生

d.恶性甲状旁腺肿瘤

46.库欣综合征是由以下哪种因素增加引起的?

a.维生素 D

b.皮质醇

c.恶性肿瘤

d.促肾上腺皮质激素

第 9 章大纲

症状/疾病	病因	年龄/种族/性别	部位
垂体功能亢进	脑垂体产生过量生长激素 最常见,由垂体腺瘤引起	儿童:巨人症 成人:常见于 40 岁,肢端肥大症	影响大部分骨生长 仅作用于部分骨
甲状腺功能亢进(Graves 病)	甲状腺激素产生过多	儿童和成年人	系统性疾病
甲状腺功能降低	甲状腺激素减少	儿童:呆小症	系统性疾病
甲状旁腺功能亢进	甲状旁腺激素分泌过多 原发性:由甲状旁腺增生或肿瘤引起 继发性:肾脏疾病、维生素 D 缺乏	常见于成人	系统性疾病
糖尿病	机体胰岛素水平下降导致血糖水平异常增高	1 型(IDDM):发病高峰年龄为 20 岁 2 型(NIDDM):40 岁及以上	系统性疾病
艾迪生病	肾上腺激素分泌不足,主要病因: • 肾上腺恶性肿瘤 • 感染(如结核病) • 病因通常不明确,可能与自身免疫性疾病相关	*	系统性疾病
缺铁性贫血	营养性铁摄入不足 失血 对铁的需求增加 铁离子吸收不良	任何年龄、种族、性别	系统性疾病
Plummer-Vinson 综合征	慢性铁缺乏	通常发生于成人	系统性疾病
恶性贫血	内因子缺乏(由胃壁细胞产生)很可能与自身免疫机制相关	通常发生于成人	系统性疾病

临床特点	影像学特点	显微镜下特点	治疗	诊断流程
整体骨骼过度生长 手足增大 肋骨尺寸增加 下颌骨、上颌骨和上颌窦扩张 头额隆起和鼻骨扩张	*	N/A	垂体腺体外科手术	实验室检查
面色粉红、手掌红斑、过度流汗、毛发细软、指甲变软、眼球凸出 焦虑、虚弱、不安、心脏疾病 儿童:乳牙过早脱落和恒牙过早萌出 成人:骨质疏松、龋齿、迅速进展的牙周疾病	*	*	甲状腺活动抑制 手术、药物和放射性碘	实验室检查
儿童:唇变厚、舌增大、出牙延迟 成人:舌增大	可能观察到出牙推迟	*	*	*
关节疼痛或僵硬、嗜睡 牙齿松动	边界分明的骨损伤	骨损伤——不明显的中央巨细胞病变	根据病因对症治疗	实验室检查
血液循环受损导致动脉粥样硬化 溃疡风险增加、足部坏疽、高血压、肾衰竭和卒中 微黑的棘皮症 眼部破坏和视力丧失 神经性疾病主诉 抗感染能力下降,包括口腔念珠菌病 伤口愈合缓慢 双侧腮腺肿大 口腔干燥症(常伴随不可控的糖尿病) 对牙菌斑过度反应	越发严重的牙周骨质流失	N/A	通过注射胰岛素、口服降糖药物和采取合理饮食调节血糖水平	实验室检查
皮肤棕色色素沉着和黑色素瘤斑点	N/A	*	激素替代疗法	实验室检查
虚弱、疲劳、无精神、气短 口腔表现:传染性口角炎、舌乳头萎缩伴烧灼感、口腔黏膜苍白	N/A	小细胞、低色素性血红细胞	对症治疗,增加铁摄入量	实验室检查
由铁离子缺乏引起的食管和口腔肿瘤发生风险增加	N/A	小细胞、低色素性血红细胞	对症治疗,增加铁摄入量	实验室检查
虚弱、疲劳、皮肤苍白、恶心、头晕、痢疾、腹痛、食欲缺乏、体重下降 口腔表现:传染性口角炎、苍白、疼痛、红斑、舌痛和黏膜溃疡	N/A	异常增大的血红细胞(巨幼红细胞贫血)	注射维生素 B_{12}	实验室检查

(待续)

（续表）

症状/疾病	病因	年龄/种族/性别	部位
叶酸和维生素 B_{12} 缺乏性贫血	营养不良 代谢升高	通常发生于成人	系统性疾病
地中海贫血 • 重型地中海贫血 • 轻型地中海贫血	遗传性疾病（常染色体遗传性疾病；轻型：杂合子，重型：纯合子） 血红蛋白生成障碍	发生于儿童早期	系统性疾病 重型地中海贫血：严重表现 轻型地中海贫血：无症状或症状较轻
镰状细胞性贫血 镰状细胞贫血特质	遗传性疾病（镰状细胞性贫血：纯合子；镰状细胞贫血特质：杂合子） 血红细胞中血红蛋白异常	于30岁之前发病 大部分为黑人或地中海人群 女性比例高于男性	系统性疾病
再生障碍性贫血	由于骨髓活动能力降低，血液循环中所有类型细胞均减少 原发性：病因不明 继发性：药物或化学试剂	原发性：年轻成人 继发性：任何年龄均可发病	系统性疾病
红细胞增多症 • 真性红细胞增多症（原发性红细胞增多症） • 继发性红细胞增多症 • 相对红细胞增多症	真性红细胞增多症：血液循环中血细胞数目异常增加 继发性红细胞增多症：氧气减少的生理性应激 相对红细胞增多症：血浆体积减小，而非红细胞数目下降；使用利尿剂、呕吐、腹泻或过度出汗	通常发生于成人	系统性疾病
粒细胞缺乏症	血液循环中粒细胞数目明显减少（中性粒细胞） 原发性：与免疫系统疾病相关 继发性：药物或其他化学物	继发性粒细胞减少症：女性多于男性	系统性疾病
周期性中性粒细胞减少症	常染色体遗传性疾病，涉及基因为ELA-2，19p13.3	出生即患病，无性别差异	口腔黏膜和牙周组织
白血病	肿瘤 可能由导致肿瘤的病毒感染引起	儿童（急性淋巴细胞白血病） 青少年（急性髓性白血病） 成年人（慢性）	系统性疾病
乳糜泻	因对谷蛋白饮食敏感导致小肠黏膜损伤和继发性贫血	N/A	系统性疾病
血小板减少性紫癜： • 自发性（原发和自身免疫） • 继发性	血液循环中血小板数目减少 自发性：病因不明 自身免疫性：由药物、化疗试剂所致	原发性和自身免疫性：常见于儿童和年轻成人 继发性无年龄差异	系统性疾病

临床特点	影像学特点	显微镜下特点	治疗	诊断流程
虚弱、疲劳、皮肤苍白、恶心、头晕、痢疾、腹痛、食欲缺乏、体重下降 口腔表现：传染性口角炎、苍白、疼痛、红斑、舌痛和黏膜溃疡	N/A	异常增大的血红细胞(巨幼红细胞贫血)	通过日常饮食补充	实验室检查
皮肤苍白、发热、心神不安、虚弱、肝脾大 面部：颧骨凸出、鼻梁塌陷、前颌骨凸出、上颌骨前牙凸出	非典型骨小梁模式(“盐和胡椒”作用) 硬骨板变薄 牙槽骨透光性增加	*	实验性治疗	临床 实验室检查
虚弱、呼吸短促、疲劳、关节疼痛、恶心	较大的、不规则的空隙，骨小梁丢失	血液图片下可见镰状红细胞	对症治疗并给予氧气，静脉和口服液体	实验室检查
感染、自发性出血、瘀斑和紫癜	N/A	N/A	原发性：实验性，预后较差 继发性：去除病因	实验室检查
口腔黏膜呈现深红或深紫色 齿龈水肿且容易出血 瘀点、瘀斑和血肿形成	N/A	N/A	继发性和相对红细胞增多症：去除病因治疗	实验室检查
突发高热、寒战、黄疸、虚弱和喉咙酸痛 口腔严重感染并伴随迅速牙周损伤 牙龈出血	N/A	N/A	输血 使用抗生素控制感染 针对明确的病因进行治疗	实验室检查
齿龈炎、牙周炎、溃疡、病理性出血	牙槽骨缺失，袋样改变	外周血液中中性粒细胞消失	牙根修整术、刮治、使用抗生素 G-CSF	临床和血液研究
急性：起病急、虚弱、发热、淋巴结肿大、出血、肝脾大、因白血病细胞浸润导致齿龈肥大、口腔感染、自发性牙龈出血、出血点和瘀斑	N/A	*	急性：化疗、骨髓移植 慢性：诱导和维持化疗、骨髓移植	实验室检查
贫血的临床特征、腹泻、心神不安、四肢麻痹	N/A	*	坚持无谷蛋白饮食	*
自发性皮肤/黏膜出血 牙龈出血 快速鼻黏膜出血 血尿	N/A	N/A	输血、全身应用糖皮质激素、脾切除、去除致病因素	实验室检查

(待续)

(续表)

症状/疾病	病因	年龄/种族/性别	部位
血友病 • A 型 • B 型(圣诞节病)	遗传性(X 染色体相关) • A 型:因子Ⅷ缺乏 • B 型:因子Ⅸ缺乏	儿童中常见 影响男性儿童	系统性疾病
双膦酸盐相关骨坏死	骨质疏松症双膦酸盐治疗、多发性骨髓瘤、乳腺癌或前列腺癌转移、变形性骨炎	N/A	上颌骨和下颌骨

N/A:不适用。

*:本文未提及。

临床特点	影像学特点	显微镜下特点	治疗	诊断流程
自发性出血、瘀点、瘀斑 口腔外科手术或口腔清洁操作后易出血	N/A	N/A	使用替代物替代缺失的凝血因子	实验室检查
双膦酸盐用药后骨暴露超过8周以上	*	*	*	临床 显微镜检查(排除恶性转移)

(乔雪 译 刘苳文 校)

第 10 章

颌面疼痛和颞下颌关节紊乱

Olga A. C. Ibsen, Kenneth E. Fleisher, Joan Andersen Phelan

学习目标

在学习完本章后，学生应能够：

1. 定义本章词汇表中的每个单词。
2. 描述灼口综合征的临床特点、口腔表现、诊断和治疗。
3. 描述三叉神经痛的临床特点、诊断和治疗 。
4. 描述贝尔麻痹(特发性面神经麻痹)的临床特点、诊断和治疗。
5. 完成下列与颞下颌关节解剖有关的问题：
   - 在颞下颌关节图上标注以下内容：颞下颌关节窝、关节盘、下颌髁突、关节腔、翼外肌上腹。
   - 描述咀嚼肌的功能。
6. 列举并解释决定颞下颌关节正常功能的各种因素。
7. 完成下列与颞下颌关节紊乱相关的内容：
   - 描述颞下颌关节紊乱的流行病学。
   - 探讨颞下颌关节紊乱的病理生理学。
   - 列出至少 5 个口腔颌面部疼痛的原因，不包括牙齿和颞下颌关节紊乱。
   - 描述与颞下颌关节紊乱病因相关的三种因素，以及三个适合询问怀疑患有颞下颌关节紊乱患者的问题。
   - 列出至少两种提示颞下颌关节功能障碍的症状。
   - 描述与颞下颌关节紊乱有关的患者的综合检查所涉及的内容。
   - 列出 3 种可用于评估颞下颌关节的成像技术，并描述它们的基本原理。
8. 列出并描述颞下颌关节紊乱的 5 种类型。
9. 完成下列与颞下颌关节紊乱治疗相关的内容：
   - 讨论颞下颌关节肌筋膜疼痛和功能障碍、关节内紊乱和关节炎的治疗目标。
   - 列出并描述颞下颌关节紊乱的两种主要治疗方法。

❖词汇

触发点：面部的特定区域，其中触摸或温度变化可触发三叉神经痛发作。

触诊：通过手指的感触对病变进行评估，以确定病变结构。

感觉异常：刺痛或麻木的异常感觉。

关节穿刺术：关节的手术穿刺与关节间隙灌洗。

关节镜：通过摄像机和仪器的插入来评估和操纵关节的方法。

关节造影术：注射不透明造影剂后关节的 X 线摄影。

口痛：口腔灼烧感。

捻发音：干裂的声音。

特发性：与病因不明的疾病有关。

听诊:使用听诊器听机体发出的声音的行为。

味觉障碍:味觉异常。

无血管:不包含血管。

牙关紧闭:无法完全张口。

医源性:由医疗或口腔护理提供者,或医学治疗或诊断引起。

颌面疼痛

灼口综合征

灼口综合征,其特征是口腔软组织有一种无法解释的、通常连续的灼烧感。这种状态也称为口痛(气道、口腔、痛、灼)。特发性灼口综合征用于描述无可识别的局部、全身或化验所见来解释灼伤不适的情况。与局部或全身因素相关的继发性灼口综合征的描述见框 10.1。

特发性灼口综合征的病因尚不清楚,但很可能是神经病变。对女性来说,患病率明显高达 6:1,大多数发生于围绝经期或绝经后年龄,这表明激素变化可能与病因有关。抑郁症与心理障碍和灼口综合征之间的关系存在争议。目前尚不清楚疼痛是造成心理障碍的原因还是心理障碍是病因。

临床特点和口腔表现

伴随特发性灼口综合征,不舒服的发生通常是自发的,无任何明确的起始病因。患者主诉舌部烧灼、硬腭痛和唇痛。特别是舌背前、中 1/3 会受到影响。大多数患者主诉烧灼的不适感在早晨醒来时最轻微,白天逐渐增强,晚上最强烈。在一项研究报道中,2/3 的患者报道有味觉改变(**味觉障碍**)。味觉异常、压力增加或心情抑郁均会加剧灼口综合征。患者经常主诉口腔干燥。

治疗和预后

对于有灼伤口腔症状的患者,评估包括仔细识别任何局部或系统可识别的灼伤原因。许多患者主诉口腔干燥,局部原因包括口腔念珠菌病和口干。口腔念珠菌病引起的灼烧不适有望对抗真菌治疗做出反应。刺激唾液流量(测量低唾液流量)可减少唾液过少患者的烧灼症状。实验室检查可以识别未诊断的系统性疾病,如贫血和糖尿病。抗焦虑药、抗惊厥药和抗抑郁药通常被用于治疗灼口综合征。有证据表明,抗氧化剂 α-硫辛酸已使一些患者的症状得到改善。局部氯硝西泮冲洗和全身多奈西泮也成功治愈了一些患者。此外,一种被称为卡图亚马的草药化合物有作用。有时,症状也可自愈。

框 10.1　据报道与灼口综合征有关的局部和全身因素

局部因素

- 口干症
- 慢性口呼吸
- 慢性吐舌习惯
- 慢性机械损伤
- 牙齿或扁桃体引起的疼痛
- 三叉神经痛
- 非典型性颜面痛或神经痛
- 血管神经性水肿
- 口腔念珠菌病
- 颞下颌关节功能障碍
- 口腔黏膜下纤维性变
- 梭形病毒感染
- 接触性口腔炎(过敏症)
- 舌神经损伤

全身因素

- 维生素 B 缺乏
  - 维生素 B_1 或维生素 B_2 缺乏
  - 恶性贫血(维生素 B_{12})
- 烟酸缺乏
- 叶酸缺乏
- 糖尿病
- 慢性胃炎或反流
- 慢性胃酸缺乏症
- 甲状腺功能减退
- 汞中毒
- 雌激素缺乏
- 焦虑、压力和抑郁
- 帕金森病
- AIDS

From Neville BW, Damm DD, Allen CM, et al: Oral and maxillofacial pathology, ed 4, St Louis, Elsevier, 2016.

三叉神经痛

三叉神经痛是一种被熟知的涉及第五脑神经的病理状态。三叉神经痛的特征是单侧尖锐痛、射击样疼痛、刀状或电击型疼痛。三叉神经的上颌区受累最多,其次是下颌支。只有约4%的病例发生在眼部区域。

临床特点和口腔表现

三叉神经痛常发生于单侧,也可发生于双侧。开始时患者可能经历一种隐痛或灼痛的感觉,称为**先兆神经痛**。最终被诊断为三叉神经痛的患者中有高达20%存在这些早期症状。这种先兆期可以持续数月至数年。约50%的患者在面部有特定的“触发点”,或者触摸特定区域或这些区域有温度变化刺激可触发三叉神经痛发作。“**触发点**”是鼻唇沟、皮肤或黏膜上由三叉神经支配的小区域。疼痛持续不到2min,但患者会经历反复发作的尖锐痛、射击样痛和剧烈疼痛,疼痛非常剧烈。术语“douloureux”(法语中的“痛性抽搐”)用于描述患者在一次发作期间经历的射击样“痛性抽搐”。在发作2min以内的疼痛后,有一个耐受期,触发器无法引起疼痛。该耐受期对三叉神经痛的诊断有一定价值。

三叉神经痛的病因尚不清楚。该病在女性中比在男性中常见,常于50~70岁发病。如果年轻患者被诊断为该病,应怀疑系统性疾病,如多发性硬化症。在年轻患者中,疼痛通常为双侧。

诊断

三叉神经痛的诊断是根据病史、疼痛发作性质及其相关临床症状,影像学检查无法诊断。CT扫描和MRI是为了排除其他病理条件。三叉神经痛在临床检查中不会发现感觉丧失。如果发现感觉丧失或面部无力,则应评估患者是否患有中枢神经系统肿瘤。

治疗和预后

阿片类药物无法阻止三叉神经痛的进展。在三叉神经痛的治疗中,抗惊厥药卡马西平已被证明是最常用、最有效的药物。其他抗惊厥药物,如苯妥英、氧卡西平常与加巴喷丁与骨骼肌松弛剂巴氯芬联合使用。注射酒精(乙醇)或甘油到三叉神经节可能有缓解,但无法实现治愈。可进行一些外科干预,但存在导致**感觉异常**的风险。伽马放射外科是三叉神经痛的最新治疗方法之一,具有良好的疗效。

贝尔麻痹(特发性面神经麻痹、特发性第七神经麻痹)

贝尔麻痹(特发性面神经麻痹、特发性第七神经麻痹)是急性面部单侧肌肉控制的自我限制性异常。贝尔麻痹是在排除了面神经麻痹的其他原因后做出的临床诊断,其基于患者病史、物理检查、实验室和影像学研究。该病以Charles Bell爵士的名字命名,其于1821年描述了面神经的解剖结构。

贝尔麻痹的病因尚不清楚。有人认为是由单纯疱疹或带状疱疹病毒引起的,还有人认为是由于缺血和水肿对面神经的损伤,也有可能与遗传因素相关。糖尿病、高血压、免疫缺陷、上呼吸道病毒感染患者和妊娠女性发生贝尔麻痹的风险更高。

临床特点和口腔表现

贝尔麻痹可发生于各个年龄段,15~45岁发病率最高,女性比男性更常见。临床表现特点是面部一侧肌肉突然失去控制,反映了第七面神经的解剖分布特点。患者无法微笑,眼睛紧闭,也无法抬起患侧眉毛。麻痹可能持续几个小时,往往在72h内达到高峰。患者通常嘴角下垂,流口水,有语言功能异常和味觉异常,通常伴有颈部、乳突或耳朵疼痛,吞咽困难、听力亢进或面部感觉改变。

诊断

贝尔麻痹是一种临床诊断。实验室检查和影像学检查用于排除瘫痪的可能,除非患者的病史和临床特征表明发生面部瘫痪,否则这些检查通常无诊断依据。需排除面部瘫痪的可能原因,如葡萄膜腮腺炎(一种结节病)、莱姆病、其他传染病、自身免疫性疾病、肿瘤和创伤。

治疗和预后

有多种贝尔麻痹的治疗方法,包括全身性皮质激素、抗病毒治疗、物理治疗和高压氧治疗。眼睛保护对于防止眼睛损伤至关重要。这种保护措施包括人工泪液、局部眼部抗生素,还可以闭眼。

面瘫通常在1~2个月内开始缓慢进展并自发性

缓解。对于大多数患者,瘫痪在 6 个月内完全消失。1 年后,还存在的症状可能会无限期地持续下去。对于大多数患者残留轻到中度后遗症。

颞下颌关节紊乱

了解颞下颌关节(TMJ)的解剖和功能,能够使口腔医师了解影响关节的疾病。TMJ 紊乱包括肌筋膜疼痛和功能障碍(MPD)、关节内紊乱(ID)、骨关节炎和类风湿性关节炎。良性和恶性肿瘤也可影响 TMJ。

颞下颌关节的解剖学结构

TMJ 是下颌骨髁突和颞骨(下颌)窝之间的关节(图 10.1)。TMJ 不同于其他关节,因纤维软骨覆盖骨关节表面,关节(旋转和平移)运动,其功能和整体健康是由颌骨运动决定的,且依赖于对侧关节。关节盘位于颞骨和下颌骨之间。关节盘把空间分成上隔间(关节上间隙)和下隔室(关节下间隙)(见图 10.1)。

平移运动发生于关节上间隙,而关节下间隙主要参与铰链运动和旋转运动。上下间隙包含**滑液**,滑液由连接关节的**滑膜**产生。滑液为无血管结构,提供营养和润滑。关节盘附着于髁突的外侧和内侧、翼外肌的上腹部和关节囊(见图 10.1)。关节盘和骨表面无血管(即不含血管),无神经纤维。关节被纤维结缔组织关节囊包裹和保护。颞下颌关节囊和关节盘的主要神经支配来自耳颞神经,次要神经支配来自颞深神经和咬肌神经。关节盘的作用是分散旋转和平移运动产生的力,起缓冲作用,改善骨表面之间的配合,保护关节表面的边缘,将重量分布在较大面积处,并散布润滑滑液。

在评估影响 TMJ 紊乱的因素时,了解**咀嚼肌**的位置和作用至关重要。在临床诊断时,应常进行**触诊**,以确定是否发生肌肉痉挛或功能障碍。咀嚼肌主要指

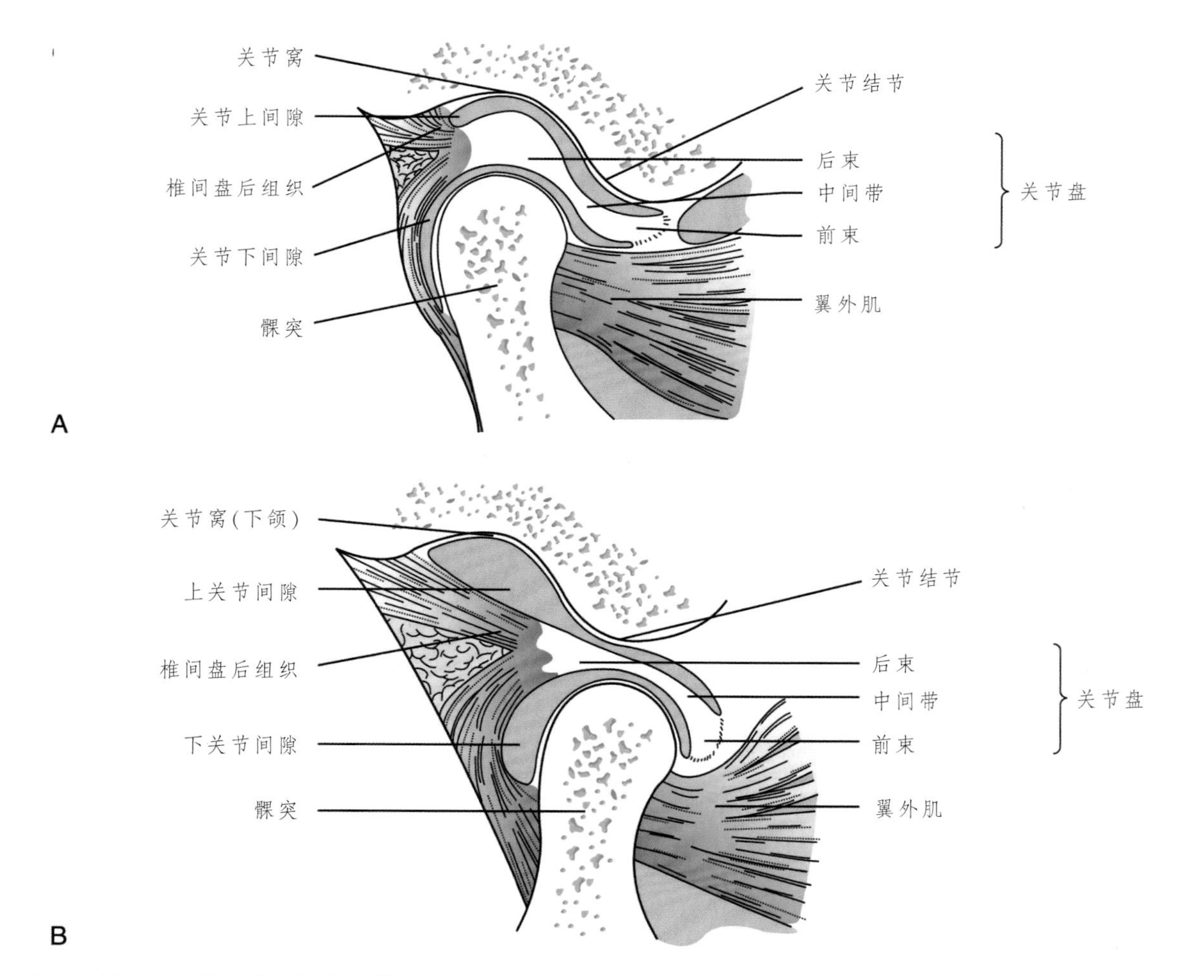

图 10.1 TMJ 侧视图。(A)闭口位。(B)开口位。(From Kaplan AS, Assael LA: *Temporomandibular disorders*, Philadelphia, Saunders, 1991.)

控制下颌运动的颌面部肌肉，包括咬肌、颞肌、翼内肌、翼外肌、前二腹肌和舌骨肌（舌骨上肌群）（图10.2至图10.4）。这些肌肉的功能是参与下颌运动的轨迹。其中，咬肌、翼内肌和颞肌是升颌肌群，一旦被激活，可产生闭口运动。开口功能主要由翼外肌联合二腹肌前腹完成。研究表明，翼外肌的两种组成成分在下颌功能的不同时期较为活跃（见图10.4）。翼外肌上腹使关节盘位于关节面隆起处。下腹附着于下颌骨髁突，在开口时发挥作用。

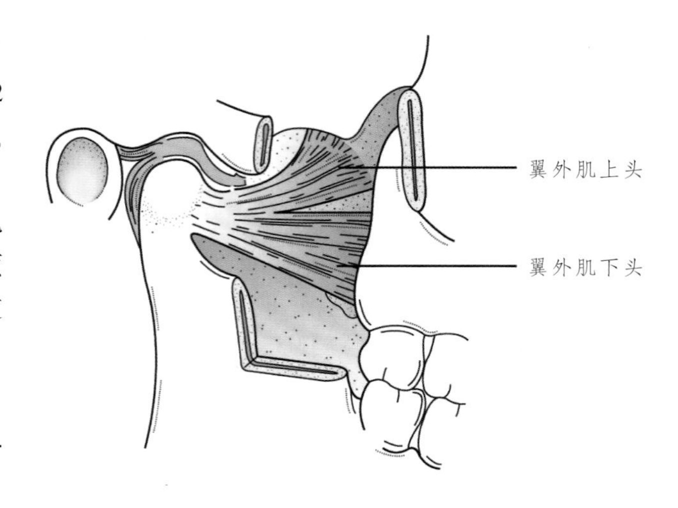

图10.3　咀嚼肌。图示翼外肌两个截然不同的头。（From Kaplan AS, Assael LA: *Temporomandibular disorders*, Philadelphia, Saunders, 1991.）

颞下颌关节的正常功能

TMJ的功能协调取决于多种因素。髁-盘复合体的解剖关系决定下颌骨的正常功能，同咀嚼肌一起提供下颌骨的运动。咀嚼肌是下颌运动的机械动力。关节解剖结构，如髁突、关节隆起和关节盘作为颌骨的齿轮或轴承。

在**正常关节功能**中，下颌起始于最大咬合接触位置。此时，下颌髁突位于关节（下颌）窝内，关节盘位于髁突、髁突（下颌）窝顶部和关节隆起之间（见图10.1）。开口运动第一阶段的特点是髁突的旋转（铰链）运动，然后向前平移（滑动运动）到关节隆起的最前端附近。在平移运动中，关节盘在髁突上的位置更为向后。关节下间隙和关节上间隙在每一次运动中呈现不同的结构。

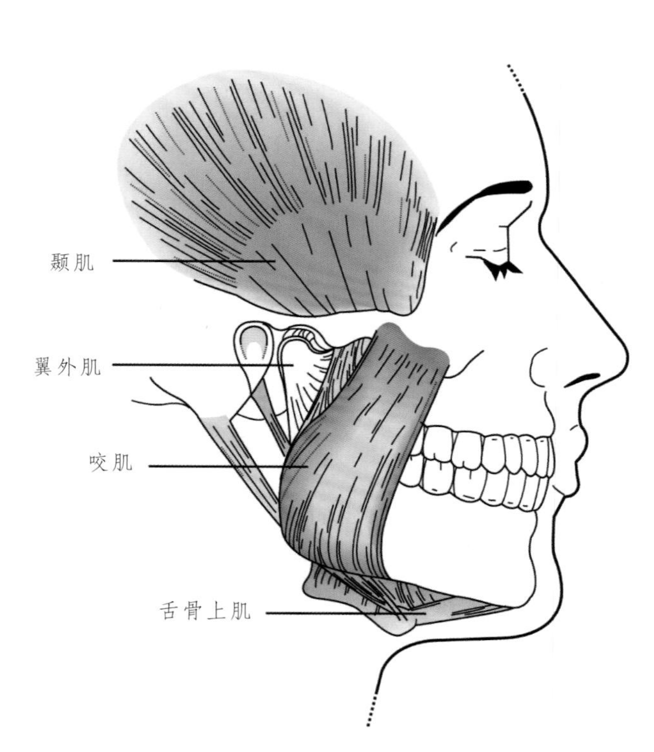

图10.2　咀嚼肌：颞肌、翼外肌、咬肌和舌骨上肌。（From Kaplan AS, Assael LA: *Temporoman-dibular disorders*, Philadelphia, Saunders, 1991.）

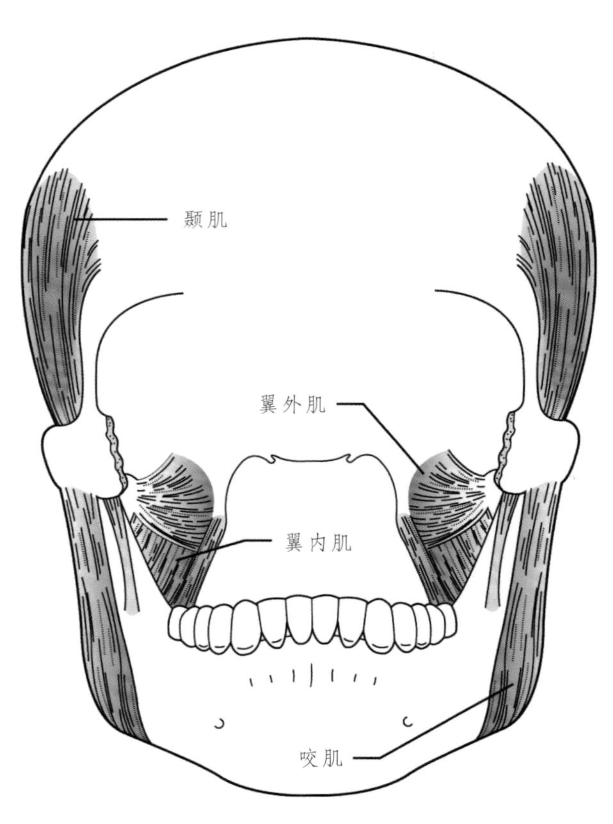

图10.4　咀嚼肌。图示为四对咀嚼肌：咬肌、颞肌、翼内肌和翼外肌。（From Kaplan AS, Assael LA: *Temporomandibular disorders*, Philadelphia, Saunders, 1991.）

颞下颌关节紊乱

TMJ 紊乱的流行病学

颞下颌关节紊乱(TMD)是由 TMJ 或相关结构的功能异常引起。TMD 是口腔学科临床和诊断领域多年来的挑战,据报道,其在美国已影响多达 3600 万成年人。希波克拉底早在公元前五世纪就记录了颌骨功能障碍问题。然而,直到 1934 年,耳鼻咽喉学家 James Costen 才描述了以颌和耳为中心的一组症状。Costen 综合征包括听力受损、耳痛、耳鸣、头晕、喉舌灼热、头痛和震颤等症状。大多数并非全部的 Costen 的观点已被驳斥,但其观点引起了口腔专家们的热议,认为错殆在这种情况下起关键作用。20 世纪 80 年代,随着疼痛神经生理学的发展,人们对 TMD 的兴趣越来越浓厚,美国颅颌疾病学会(后来被称为美国口腔颌面疼痛学会)、美国牙科协会进行了大量研究,Sanders 于 1986 年出版了关节镜治疗闭锁的关键著作。

多达 75%的成年人至少有一种症状趋势,其中 33%至少有一种症状,但大多数研究表明,临床上显著的 TMD 相关的颌痛、功能障碍或两者兼有影响 10%~16%的成年人。TMD 患者多为 20~40 岁女性,有研究者认为,女性雌激素可能在发病机制中起作用。此外,TMD 通常与抑郁症、类风湿性关节炎、慢性疲劳综合征、慢性头痛、纤维肌痛、睡眠障碍和肠易激综合征等并发症相关。

TMD 的病理生理学

TMD 的确切原因仍然存在争议,可能由多因素引起。创伤已被认为是最有可能导致 TMD 的病因之一,其会导致咀嚼系统过载。创伤性 TMD 可分为直接(攻击)、间接(挥鞭伤)或继发性功能异常习惯(紧握、磨牙)。此外,心理社会因素,如应激等也与咀嚼肌疼痛相关。TMD 与牙颌畸形的关系一直存在争议。许多研究继续对咬合关系的重要性进行争论,且几乎无证据表明错殆畸形、牙齿缺失、垂直维度缺失或咬合不稳定是引起 TMD 的主要原因,尽管这些对实现理想的牙齿咬合关系和咀嚼功能很重要。也无足够证据表明口腔外科手术(如拔除第三磨牙)会引起 TMD。TMD 也可能是生长发育紊乱的结果,如髁突增生或发育不全。影响 TMD 的最常见全身疾病是类风湿性关节炎和幼年类风湿性关节炎,不太常见的全身疾病包括干燥综合征、强直性脊柱炎、银屑病性关节炎、反应性关节炎(Reiter 综合征)、系统性红斑狼疮、硬皮病、混合结缔组织病、钙性焦热、磷酸盐沉积病和痛风。医源性(由卫生保健提供者的行动产生)TMD 的原因包括滥用皮质激素注射入关节。

TMD 的评估

TMD 功能障碍可由咀嚼肌紊乱或关节内部紊乱引起。评估潜在 TMD 患者的“金标准”并建立鉴别诊断均需要掌握综合病史(即主诉、既往史、口腔病史和医学史)、彻底的临床检查和拍摄曲面断层片,以检测牙齿、牙周或其他潜在问题。口腔卫生人员一般不对患者做全面的 TMD 检查,但他们需要了解诊断程序,并应认识 TMD 的危险因素、体征和症状,以便对患者进行适当转诊。口腔卫生人员了解 TMD 具有重要的临床意义,因为这些情况可能影响患者状态(如减少张口、缩短预约时间、控制疼痛)。三种主要特征提示 TMD,包括口面部疼痛、关节弹性和下颌运动功能受限。

病史

在评估 TMD 患者时,生长异常、先前损伤史、疾病史、肌肉骨骼不适和可能的情绪障碍史都是重要的考虑因素。TMD 特有的病史包括下列问题:

- 医学/口腔病史。
- 突发事件(咀嚼、自发性、打哈欠、外伤)。
- 加重或减轻症状的情况。
- 开始出现症状的时间(突然的/逐渐的)。
- 关节症状(弹响音、爆破音)。
- 疼痛(局限性或弥漫性的;性质:如尖锐、迟钝、灼热的疼痛)。
- 咀嚼问题。
- 牙关紧闭症。
- 错殆畸形。
- 异常习惯(刷牙、咬牙、嚼口香糖)。
- 口腔症状。
- 广泛牙齿或正畸治疗。
- 颌面外科治疗史。

弹响和爆破音常反映关节盘移位的减少,发生于约 33%的无症状患者。在无疼痛或与 TMJ 有关的其他症状的情况下,几乎无临床影响,因为关于这些声音是否表示适应性反应(即正常变化)或为关节盘移位的早期症状存在争议。据报道，成人口颌部疼痛的发病率为26%，鉴别诊断包括TMD、牙源性疼痛(如冠周炎、龋齿、裂牙综合征、感染、牙髓痛)、黏膜紊乱、灼口综合征、头痛、神经痛(如三叉神经痛)、纤维肌痛、中耳炎、感染、颈椎疼痛、涎腺病变和肿瘤(如TMJ和颅内)。因此，如果患者的体征和(或)症状不清或提示存在其他病理或疾病，则需要向医科专家(如耳喉科医师、神经学家)转诊。牙关紧闭症的病因除TMD外，包括牙源性感染、口腔外科手术、口腔治疗期间的局部麻醉(如下牙槽神经阻滞麻醉、上颌后部浸润麻醉)、肿瘤、面部骨折、放疗和药物(如吩噻嗪)。

临床检查

对TMD患者的全面检查包括检查关节、咀嚼肌(如咬肌、颞肌、翼内肌和翼外肌)、口腔和颈椎。关节检查包括**听诊**(使用听诊器)和触诊。临床医师应将关节声音，如弹响、爆破音(噼啪音)等与下颌运动轨迹相结合。髁突外侧上压痛提示有**包膜炎**。用咀嚼肌触诊来确定压痛。翼外肌无法触诊，翼外肌上头可通过要求患者咬置于后牙两侧的舌板来评估。翼外肌下头可通过要求患者伸出并侧向移动下颌以抵抗阻力来检查症状。除全面的口腔检查，要求患者在正常旋转(铰链)和平移(向前滑动)周期移动下颌骨。最大张口量随着年龄的增长而减小，但一般认为只有<40mm时才会受到限制。在最大开口运动过程中可观察到绞锁(在返回中线之前下颌向一侧移动)和偏斜(下颌向一侧移动，未返回中线)向右侧或左侧。同时可观察患者能够控制下颌左右侧偏移。在患者最大开口之外辅助张口应试图来确定额外的运动范围和触诊“末端感觉”。肌肉极限与柔软的末端感觉相关，运动范围可以增加5mm，而不像关节盘移位患者，其末端感觉牢固辅助开口<5mm。最后，麻醉注射(例如耳颞神经阻滞、局部浸润)可能有助于区分关节源性(关节相关)、肌源性(肌肉相关)和牙源性(牙齿相关)疼痛。肌功能异常习惯，如颊内侧颊黏膜隆起或牙齿异常磨耗应进行记录。

影像学检查

影像学检查在确定患者疼痛或功能障碍的病因方面很有帮助。获得几种不同类型的X线片和成像可以判断髁突形状，以及是否存在退行性关节病变(图10.5和图10.6)。TMD患者的X线片评估通常包括全景片或头颅侧位片。这些X线片仅能识别骨骼的显著变化，这些变化通常只有在骨矿物质发生显著破坏或改变时才能看到。X线断层摄影可以更准确地评估髁突位置和活动范围。

一些专业影像学检查已证实在TMD的诊断中有一定作用。CT和CBCT能够准确识别骨异常，如骨赘、髁突吸收、骨折、强直和髁突增生。与传统CT相比，办公室内锥形束CT由于可获得性、空间分辨率更高、辐射暴露减少及成像速度更快而具有优势(图10.7)。MRI对于检查关节盘的位置、功能和形态，以及关节积液(炎症变化)是必需的(图10.8)。MRI的优点在于无电离辐射。当患者不耐受MRI，又需要关于关节盘的位置和形态信息时，可采用**关节造影术**，关节造影术使用不透射线的造影剂注入关节。

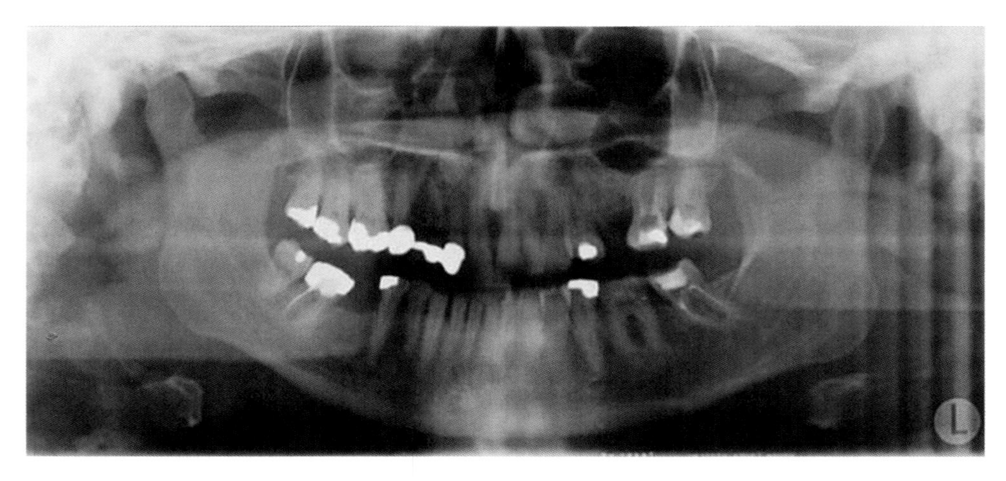

图10.5　TMJ功能障碍患者的全景片和下颌髁突的正常解剖。

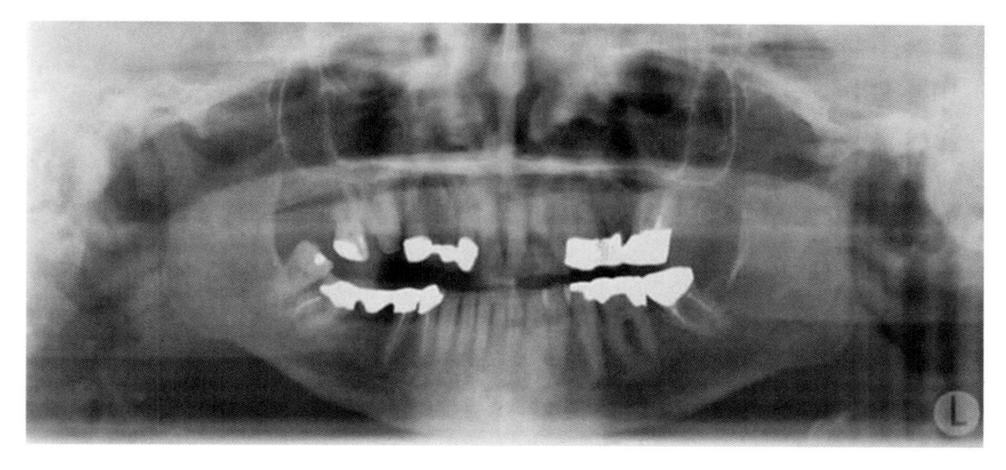

图 10.6　全景片显示右侧髁突和左侧髁突的吸收。在这例患者有退行性关节炎后，对其进行了双侧 TMJ 手术。术中切除了左冠状突。

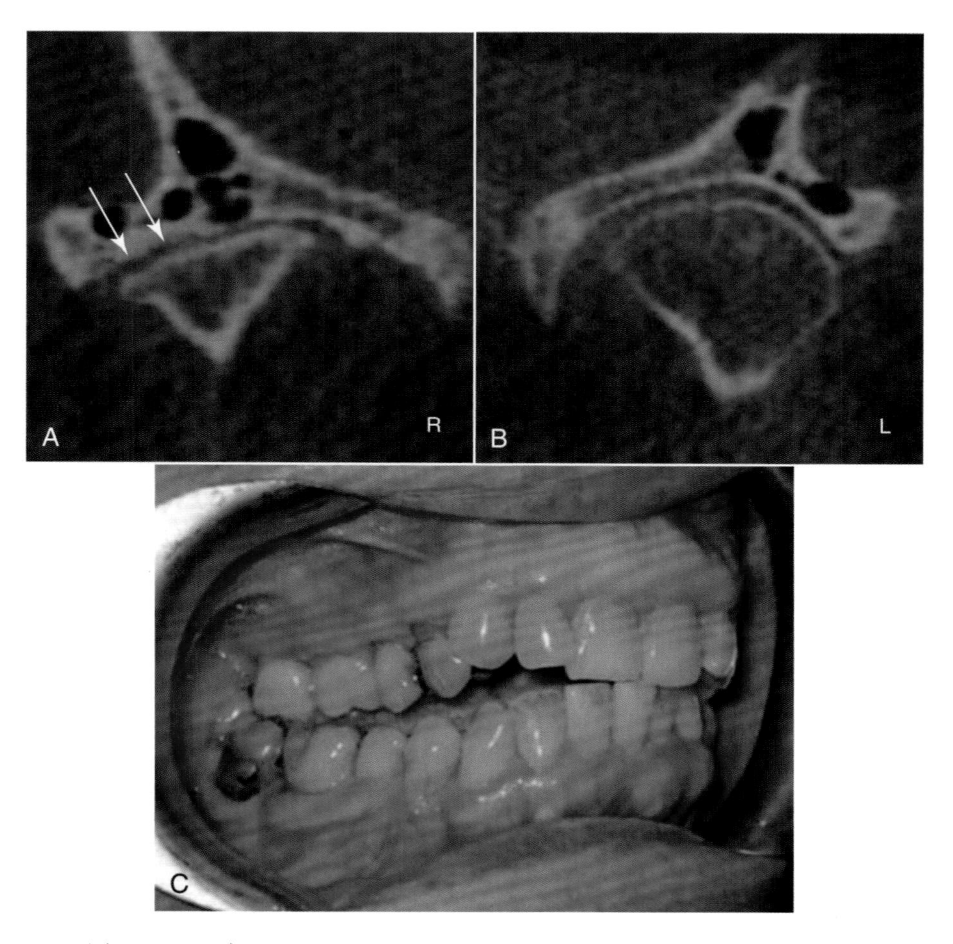

图 10.7　(A，B)CBCT 显示右 TMJ 和正常左 TMJ 的退行性改变。右侧髁突变平，关节(下颌)窝(箭头所示)出现糜烂性改变。(C)错𬌗由右上颌第二磨牙和下颌第二磨牙因右侧髁突和关节窝垂直尺寸减小而过早形成。

TMD 的类型

TMD 可根据结构和功能变化进行分类(框 10.2)。

咀嚼肌功能障碍

MPD

MPD 占所有 TMD 病因的至少 50%，通常涉及咬

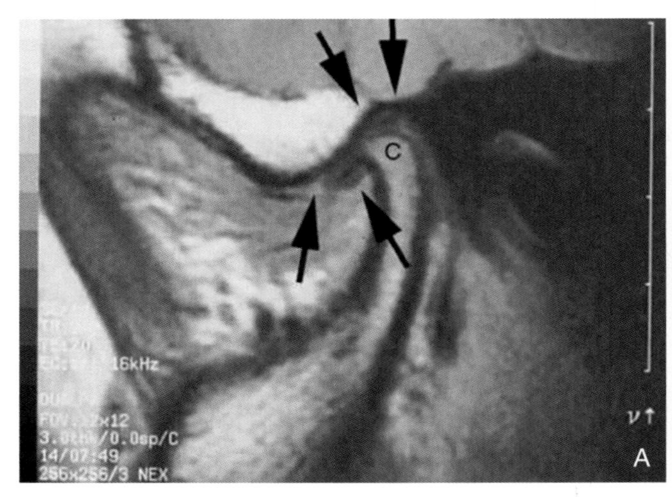

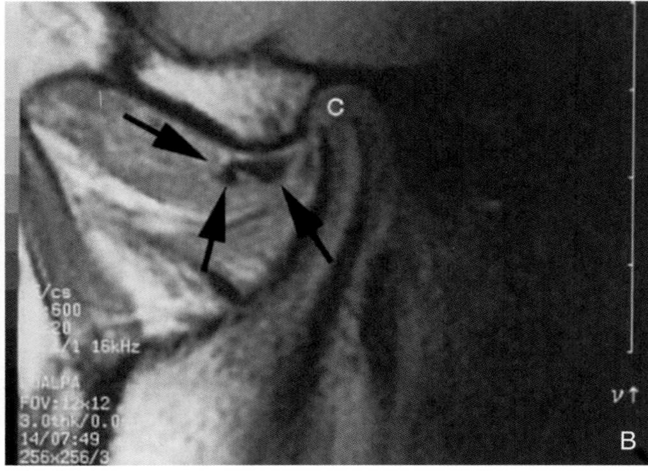

图 10.8　(A)右 TMJ 的 MRI 显示关间盘位置正常。箭头所示为关节盘。(B)同一患者左 TMJ 的 MRI 表现为关间盘移位。

肌。疼痛通常被描述为迟钝或剧痛、弥漫性和周期性，晨间加重，尤其多发于睡眠中咬紧或磨牙的患者。其特点是功能障碍性肌肉痉挛，伴有局部疼痛、受累肌肉压痛（即触发点），以及不同程度的开口受限和错𬌗畸形。下颌偏斜的方向取决于受累肌肉的位置。

关节内紊乱

关节内紊乱或**关节盘紊乱**指关节盘（半月板）相对于下颌髁突和关节结节的位置关系异常。患者经常出现局限于 TMJ 的持续尖锐或突然的疼痛，疼痛随下颌运动加剧。有时关节盘出现前移位，在开口时返回正常位置或远离患侧（关节盘移位与复位）。在另一种形式的关节盘移位中，移位的关节盘起到阻碍髁突滑动的作用。在这种类型的移位中，患者常会主诉一些问题，如颌骨间歇性锁合、突然开口受限、通常出现关节弹响音消失、下颌向患侧（同侧）偏移，以及远离患侧的侧方运动受限（关节盘无退行性变）。患者也可能主诉早晨下颌僵硬。根据 Wilkes 分类（基于广泛被接受的临床和影像学改变），关节盘移位分类见表 10.1。有研究发现，在可复性关节盘移位的患者中，咀嚼压力会加重 TMJ 负荷，增加了不可复性关节盘移位的风险。

框 10.2　TMD 的类型

咀嚼肌功能障碍
- 肌筋膜疼痛和功能障碍

关节内紊乱（盘紊乱）
- 不可复性关节盘移位
- 可复性关节盘移位
- 关节盘穿孔

关节炎
- 炎症性：类风湿性关节炎
- 非炎症性：骨关节炎（退行性关节病）

TMJ 运动障碍
- 高活动性：半脱位、脱位
- 低活动性：强直

肿瘤
- 良性
- 恶性

关节炎

关节炎指关节的炎症，分为骨关节炎或类风湿性关节炎。骨关节炎，也被称为退行性关节病，是影响 TMJ 最常见的疾病。由于关节结构的适应能力降低或

表 10.1　Wilkes 分类

阶段	分类
Ⅰ	早期可复性关节盘移位
Ⅱ	晚期可复性关节盘移位
Ⅲ	急性或亚急性不可复性关节盘移位
Ⅳ	慢性不可复性关节盘移位
Ⅴ	慢性不可复性关节盘移位伴骨关节炎

Data from Wilkes C: Internal derangements of the temporomandibular Joint: pathological variations. Arch Otolaryngol Head Neck Surg 115:469,1989.

超过正常适应能力的过度或持续的物理应力，功能失调的关节导致退行性变化。这可能与关节盘移位或关节盘穿孔有关，但其确切关系尚不清楚。该病在临床中可能无症状，且进展无法明确。患者夜间疼痛症状加重，并出现张口受限、肌肉强直和 TMJ 捻发音。类风湿性关节炎是一种关节炎症性自身免疫性疾病。50%~75%的类风湿性关节炎患者在疾病过程中有 TMJ 受累。在类风湿性关节炎中，患者可能主诉早晨疼痛更严重，有开口受限、咬合改变、耳前水肿和压痛。关节内皮质激素注射可改善青少年特发性关节炎的疼痛和其他症状。

TMJ 运动障碍

功能亢进

功能亢进包括脱位和半脱位。脱位发生于一侧或双侧髁突移至关节隆起前时。亢进可以是自发性的，也可能发生于大张口之后，如在打哈欠、进食或进行牙科手术时。脱位时立即向下颌骨施加向下和向后的压力可使下颌骨重新将髁突定位在关节(下颌)窝内。长期或慢性脱位可能需要肌肉松弛剂或全身麻醉。半脱位是指患者能够将下颌骨重新复位到关节（下颌）窝的高度活动性。

关节强直

TMJ 强直指由关节结构之间的纤维或骨性结合导致的髁突固定不动。关节强直可按组织类型(纤维性、骨性)、位置(关节内、关节外)和融合程度(完全性、不完全性)进行分类。关节感染占所有 TMJ 强直病例的 50%，创伤后感染占 30%。纤维性关节内强直是 TMJ 最常见的类型。外伤性出血(血关节病)是这种类型强直的常见原因。由于更大的成骨潜力和尚未完全发展的关节半月板，该病在儿童更常见。

肿瘤

发生于 TMJ 的肿瘤少见。最常见的髁突良性肿瘤包括骨软骨瘤(图 10.9)、成骨细胞瘤、软骨母细胞瘤和骨瘤。滑膜软骨瘤病是滑膜最常见的良性肿瘤，其特征是滑膜内化生、高细胞、软骨性病灶脱落导致的骨退行性变化伴骨关节炎、肿胀、疼痛和运动受限。影像学表现多样，可能包括 TMJ 中疏松的不透放射体、关节表面退行性变，以及关节间隙的变宽或丧失。骨肉瘤(见第 7 章)是最常见的恶性肿瘤之一。6%~8%的骨肉瘤发生于颌骨。骨肉瘤很少起源于 TMJ。

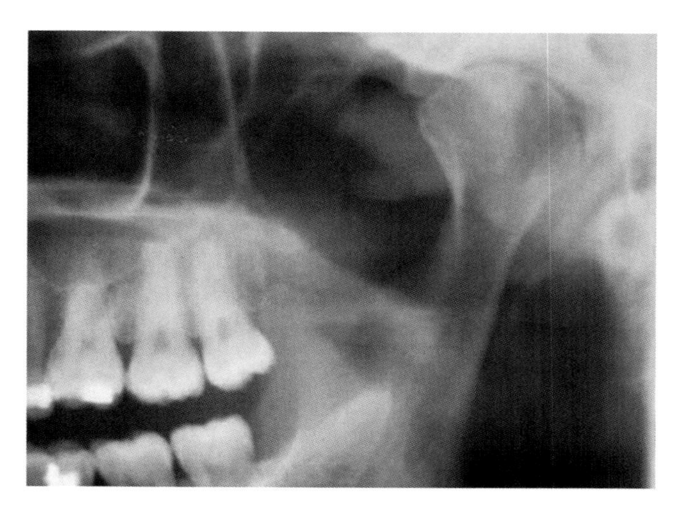

图 10.9　下颌髁突软骨瘤的全景片。(Courtesy Dr. David L. Hirsch.)

TMD 的治疗

非手术治疗

MPD、关节内紊乱和关节炎的治疗目标如下：

- 改善关节功能(即运动范围)。
- 减轻疼痛。
- 防止进一步关节损伤(即减少机械应力和炎症)。

治疗通常以非手术方式开始。非手术治疗的第一阶段包括药物治疗、热敷/冰敷、物理治疗、软饮食、伸展疗法和运动疗法。被动颌骨运动可有效改善 MPD 患者的疼痛和活动度，但对于有严重关节盘移位的患者是禁忌证。局部应用热敷或冰敷能够增加循环并放松肌肉。这两者似乎是矛盾的，但热敷和冰敷都可用于相同的目的，两者都能够使局部血管扩张，并试图使该区域恢复到正常温度。患者可能从咬合调整中受益，但尚未发现这可以预防或缓解 TMD 症状。许多研究表明针灸有用，但其疗效被认为并不明确。

药物可用于控制疼痛和炎症。传统 NSAID 常用于急性期。环氧合酶-2 选择性抑制剂（Coxibs 或 COX-2 抑制剂)是最新类型的 NSAID，可用于胃肠道出血高危和传统 NSAID 不敏感的患者。由于可能的心血管并发症，建议长期使用任何类型的 NSAID 时要高度警惕。曲马朵与对乙酰氨基酚一起使用，在减少肌肉骨骼疼痛方面比 NSAID 更有效，但应限于短期使用，以避免产生依赖性。三环类抗抑郁药、5-羟色胺和去甲肾上腺素再摄取抑制剂在慢性疼痛患者中效果较好，这可能是由于它们的镇痛和抗抑郁作用。这些药物可考虑用于慢性肌肉疼痛，其副作用包括恶心、镇静、精神运动障碍、口干症和便秘。肌肉松弛剂、肉毒杆菌毒素和抗焦虑剂可用于降低肌肉高渗。肌内肉毒杆菌毒素-A 还可减少 TMJ 的压力，并且可考虑用于肌筋膜疼痛保守治疗无效的患者。有数据表明，关节内注射透明质酸钠(通常由滑膜细胞产生)将促进关节润滑，并恢复关节盘位置异常患者的关节稳定。

如果患者在保守的非手术治疗 1~2 个月后未能改善或恶化，则可开始使用咬合装置开始第二阶段。**稳定装置**通过放松肌肉、保护牙列、稳定和保护关节、重新分配咬合力、通过使患者意识到刷牙习惯来提供生物反馈，或减轻关节盘上的负荷，以修复受损的牙后组织。减少 TMJ 疼痛和关节弹响(如爆裂和捻发音)是口腔内装置治疗的首要目标。**前置复位装置**适用于有疼痛性关节弹响或频繁关节绞锁的患者，但由于咬合，可能会发生不可逆的变化，应仔细监测或偶尔使用。

心理社会因素(如压力、应对能力)和环境因素(如种族、文化)可能对口面部肌肉疼痛的预后产生负面影响，早期认知行为干预(如教育、生物反馈、放松训练、压力管理)可改善预后。

手术治疗

如果患有除功能紊乱以外的 TMD 患者对非手术治疗无反应，并且由于 TMJ 功能受到干扰而继续遭受疼痛和功能损害，则可考虑进行外科治疗。多种外科技术可用于治疗 TMD。**关节穿刺术**是一种微创手术，包括通过针灌洗关节，以解决 TMJ 的三种常见症状：张口受限、疼痛和功能障碍。其基本原理是释放椎间盘和粘连，降低滑液黏度，并冲洗炎性介质。据报道，关节穿刺术的成功率为 83%。在关节穿刺术中使用富含血小板的血浆注射可以改善 TMJ 的修复性重塑。**关节镜**是一种微创的关节闭合手术，允许直接可视化并操纵关节。**开放性关节手术**(即关节切除术)是一个广义的术语，包括所有允许直接进入 TMJ 的程序，通常用于改善盘-髁突关系。其包括关节盘手术(关节盘成形术、关节盘复位术、关节盘置换术、关节盘切除术)、髁突复位(即髁突切开术)、髁突关节面和关节窝再造术(关节间隙成形术)，以及使用人工装置或自体移植物进行全关节重建。为复发的下颌骨脱位/半脱位实施放射线切除术，包括切除闭口时妨碍髁突运动路径颞骨的关节隆起。类风湿性关节炎病程漫长尤其具有挑战性，其管理策略应集中于预防和修复。

多学科管理

TMD 仍是初级保健医师和一般牙科医师经常会诊的原因。对存在口腔、面部和头颈部疼痛等其他症状的患者，可能需要将他们转诊至医学和牙科专家。这种管理策略尤其适用于由于 TMD 头痛加重的患者。

参考文献

图书

Greenberg M, Glick M, Ship J: *Burket's oral medicine*, ed 11, Hamilton, 2008, BC Decker.

Hupp J, Ellis E, Tucker M: *Contemporary oral and maxillofacial surgery*, ed 6, St. Louis, 2014, Elsevier.

Okeson J: *Management of temporomandibular disorders and occlusion*, ed 7, St. Louis, 2013, Elsevier.

期刊论文

Aggarwal V, Tickle M, Javidi H, et al: Reviewing the evidence: can cognitive behavioral therapy improve outcomes for patients with chronic orofacial pain?, *J Orofac Pain* 24:163, 2010.

Al-Belasy F, Dolwick M: Arthrocentesis for the treatment of temporomandibular joint closed lock: a review article, *Int J Oral Maxillofac Surg* 36:773, 2007.

Al-Din AS, Mirr R, Davey R, et al: Trigeminal cephalgias and facial pain syndromes associated with autonomic dysfunction, *Cephalalgia* 25(8):605, 2005.

Benoliel R, Sharav Y: Chronic orofacial pain, *Curr Pain Headache Rep* 14:33, 2010.

Burchiel KJ, Slavin KV: On the natural history of trigeminal neuralgia, *Neurosurgery* 46:152, 2000.

Clark G: Classification, causation and treatment of masticatory myogenous pain and dysfunction, *Oral Maxillofac Surg Clin North Am* 20:147, 2008.

Conti P, dos Santos C, Kogawa E, et al: The treatment of painful temporomandibular joint clicking with oral splints: a randomized clinical trial, *J Am Dent Assoc* 137:1108, 2006.

de Bont L, Dijkgraaf L, Stegenga B: Epidemiology and natural progression of articular temporomandibular disorders, *Oral Surg Oral Med Oral Pathol Oral Radiol Endod* 83:72, 1997.

DeMoraes M, do Amaral Bezerra BA, da Rocha Neto PC, et al: Randomized trials for the treatment of burning mouth syndrome: an evidence-based review of the literature, *Oral Surg Oral Med Oral Pathol Oral Radiol Endod* 117:e221, 2014.

Dimitroulis G: Temporomandibular disorders: a clinical update, *BMJ* 317:190, 1998.

Dimitroulis G: The prevalence of osteoarthrosis in cases of advanced internal derangement of the temporomandibular joint: a clinical, surgical and histologic study, *Int J Oral Maxillofac Surg* 34:345, 2005.

Dworkin S, Huggins K, LeResche L, et al: Epidemiology of signs and symptoms in temporomandibular disorders: clinical signs in cases and controls, *J Am Dent Assoc* 120:273, 1990.

Eviston TJ, Croxson GR, Kennedy PGE, et al: Bell's palsy: aetiology, clinical features and multidisciplinary care, *J Neurol Neurosurg Psychiatry* 86:1356, 2015.

Gatchel R, Wright-Stowell A, Wildenstein L, et al: Efficacy of an early intervention for patients with acute temporomandibular disorder–related pain, *J Am Dent Assoc* 137:339, 2006.

Hoffman R, Kotchen J, Kotchen T, et al: Temporomandibular disorders and associated clinical comorbidities, *Clin J Pain* 27:268, 2011.

Horowitz M, Horowitz M, Ochs M, et al: Trigeminal neuralgia: glossopharyngeal neuralgia: two orofacial pain syndromes encountered by dentists, *J Am Dent Assoc* 135:1427, 2004.

Humphrey S, Lindroth J, Carlson C: Routine dental care in patients with temporomandibular disorders, *J Orofac Pain* 16:129, 2002.

Ingawale S, Goswami T: Temporomandibular joint: disorders, treatments, and biomechanics, *Ann Biomed Eng* 37:976, 2009.

Israel H, Syrop S: The important role of motion in the rehabilitation of patients with mandibular hypomobility: a review of the literature, *J Craniomandibular Pract* 15:74, 1993.

Kahn OA: Gabapentin relieves trigeminal neuralgia in multiple sclerosis patients, *Neurology* 51:611, 1998.

Klasser GD, Fischer DJ, Epstein JB: Burning mouth syndrome: recognition, understanding, and management, *Oral Maxillofac Surg Clin North Am* 20(2):255, 2008.

Kilic S, Gungormus M, Sumbullu M: Is arthrocentesis plus platelet-rich plasma superior to arthrocentesis alone in the treatment of temporomandibular joint osteoarthritis? A ramdomized clinical trial, *J Oral Maxillofac Surg* 73:1473–1483, 2015.

LeResche L: Epidemiology of temporomandibular disorders: implications for the investigation of etiologic factors, *Crit Rev Oral Biol Med* 8:291, 1997.

McNeill C: History of evolution of TMD concepts, *Oral Surg Oral Med Oral Pathol Oral Radiol Endod* 83:51, 1997.

Mendak-Ziôlko M, Konopka T, Bogucki ZA: Evaluation of select neurophysiological, clinical and psychological tests for burning mouth syndrome, *Oral Surg Oral Med Oral Pathol Oral Radiol* 114(3):325, 2012.

Palmason S, Stock S, Woo SB, et al: Topical clonazepam solution for the treatment of burning mouth syndrome, *Oral Surg Oral Med Oral Pathol Oral Radiol* 116(3):e200, 2013.

Poon R, Su N, Ching V, et al: Salivary flows in patients with burning mouth syndrome, *Oral Surg Oral Med Oral Pathol Oral Radiol* 117(5):e358, 2014.

Sanders B: Arthroscopic surgery of the temporomandibular joint: treatment of internal derangement with persistent closed lock, *Oral Surg Oral Med Oral Pathol* 62:361, 1986.

Scrivani SJ, Keith DA, Kaban LB: Temporomandibular disorders, *N Engl J Med* 359:2693, 2008.

Spanemberg JC, Cherubini K, de Figueiredo MA, et al: Effect of an herbal compound for treatment of burning mouth syndrome: randomized, controlled, double-blind clinical trial, *Oral Surg Oral Med Oral Pathol Oral Radiol* 113:373, 2012.

Vakaria K, Vakharia K: Bell's palsy, *Facial Plast Surg Clin North Am* 4:1, 2016.

Wilkes C: Internal derangement of the temporomandibular joint: pathological variations, *Arch Otolaryngol Head Neck Surg* 115:469, 1989.

复习题

1. 以下所有因素都可以解释灼口综合征，除外：

a.神经病理病因学

b.贫血

c.感觉神经损伤

d.过敏反应

2. 下列哪一项对于特发性灼口综合征的早期诊断较为重要？

a.活检和组织病理学检查

b.血液检测

c.心理测试

d.神经传导试验

3. 下列哪类人群是灼口综合征病史诊断的重要人群？

a.绝经后女性

b.60 岁以上男性

c.镰状细胞性贫血女性

d.接受心理治疗的患者

4. 下列药物均可用于治疗三叉神经痛，除外：

a.加巴喷丁

b.卡马西平

c.盐酸羟考酮和对乙酰氨基酚片剂

d.苯妥英

5. 哪种全身性疾病最常见于年轻的三叉神经痛患者？

a.结肠炎

b.多发性硬化症

c.肺病

d.心脏病

6. 三叉神经痛的疼痛被描述为：

a.隐痛

b.搏动性跳痛

c.电击样痛

d.微燃烧样痛

7. 下列哪项特征对确诊腹股沟神经痛最有帮助？

a.受影响的神经分支

b.疼痛描述

c.无反应期鉴定

d.触发点的鉴定

8. 先兆神经痛的症状：

a.同三叉神经痛

b.会引起面瘫

c.为隐痛和灼痛

d.持续仅一周

9. 贝尔麻痹涉及下列哪方面疾病？

a.三叉神经

b.腮腺

c.面神经

d.TMJ

10. 对于贝尔麻痹，以下所有陈述都是正确的，除外：

a.病情发展迅速

b.这种情况通常在1~2个月内消失

c.大多数患者症状完全消退

d.其特点是双侧面肌麻痹

11. 下颌骨和上颌之间的关节紊乱被称为：

a.滑膜增生

b.上下颌功能障碍

c.TMD

d.下颌功能障碍

12. 用听诊器听TMJ异常声被称为：

a.听力学

b.听诊

c.关节造影术

d.捻发音

13. 下列哪一项是TMD治疗中最重要的方面？

a.咀嚼肌触诊

b.非手术治疗

c.调整咬合

d.准确诊断

14. TMJ运动的平移运动：

a.为铰链运动

b.为滑动运动

c.为旋转运动

d.仅用于诊断

15. 下列哪一项被认为是不良习惯？

a.触诊

b.咀嚼

c.夜磨牙

d.创伤

16. 以下所有内容都被认为是关节盘的功能，除外：

a.冲击吸收

b.感觉神经支配

c.滑液消散

d.促进旋转和平移

17. 下列哪一项是TMD的症状？

a.疼痛

b.错𬌗

c.颌面外科治疗史

d.咬合调整

18. 下列哪项包括至少50%的TMD？

a.功能亢进

b.MPD

c.内紊乱

d.骨关节炎

19. 由关节结构之间的纤维或骨性结合而导致的不动称为TMJ：

a.功能亢进

b.强直

c.移位

d.骨关节炎

20. 下列哪一项不是TMD的外科治疗形式？

a.关节穿刺术

b.髁突切开术

c.关节重建

d.咬合装置

21. 下列哪一项是TMJ滑膜最常见的良性肿瘤？

a.成骨细胞瘤

b.骨软骨瘤

c.软骨母细胞瘤

d.滑膜软骨病

22. 下列哪种诊断模式可用于怀疑为TMJ骨关节炎的患者？

a.CBCT

b.MRT

c.局部麻醉注入关节

d.关节造影术

23. 下列哪种肌肉在临床检查中不能被触诊？

a.翼内肌
b.翼外肌
c.咬肌
d.颞肌

24. TMD治疗的主要目标包括：
a.改善口腔功能
b.减少疼痛
c.防止进一步的关节损伤
d.改善口腔健康

25. 对于慢性半脱位患者，建议采用哪种治疗方法？
a.关节穿刺术
b.结节切除术
c.装置治疗
d.NSAID

26. 对于MPD患者，如何加强口腔卫生管理？
a.缩短诊疗时间
b.诊疗前后进行颌骨运动
c.一氧化氮镇痛处理
d.以上全部

27. 对被诊断为MPD的患者，对2个月的软饮食、口腔装置治疗和热/冷敷疗程无反应的患者，你会推荐以下哪种疗法？
a.继续目前的治疗2个月
b.咬合适应
c.关节切开术
d.物理治疗

28. 哪种情况与捻发音有关？
a.可复性关节盘移位
b.不可复性关节盘移位
c.关节退行性变
d.MPD

29. 以下哪种神经主要负责TMJ的神经支配？
a.颞深神经
b.枕大神经
c.咬肌神经
d.耳颞神经

30. 以下所有内容对于评估怀疑不可复性关节盘移位患者都是强制性的，除外：
a.全景片
b.病史
c.发病史
d.药物服用史

31. 可能导致TMD的生长发育障碍包括：
a.类风湿性关节炎
b.强直性脊柱炎
c.硬皮病
d.髁突增生与发育不良

32. 所有下列临床特征提示TMD，除外：
a.颌面疼痛
b.关节音
c.牙齿缺失
d.下颌功能异常

33. 影响TMJ最常见的疾病是：
a.类风湿性关节炎
b.骨关节炎
c.骨肉瘤
d.反应性关节炎

34. 存在肌肉痉挛或功能障碍性肌肉活动的决定因素是：
a.听诊
b.影像学检查
c.触诊
d.患者病史

35. TMJ上下腔室的液体是：
a.漏出液
b.血清
c.滑液
d.血浆

第10章大纲

症状/疾病	病因	年龄/种族/性别	部位
灼口综合征	特发性 神经源性疾病 局部性 口干症 三叉神经痛 血管水肿 TMD 口腔念珠菌病 口腔呼吸 系统性 维生素B缺乏 贫血 糖尿病 甲状腺功能减退 压力/抑郁 雌激素缺乏	6:1女性(围绝经期或绝经后)	舌、唇和硬腭
三叉神经痛(疼痛性抽搐)	未知	女性偏多 50~70岁 在年轻患者中,怀疑有系统性疾病,如多发性硬化症	第五脑神经 上颌分支常受影响
贝尔麻痹	不清 单纯疱疹或带状疱疹病毒的反应 面神经损伤 风险患者包括糖尿病、高血压、免疫缺陷、URI、妊娠患者	15~45岁	第七面神经
TMD	TMJ或相关结构功能异常 多因素损伤 伴发症状 抑郁症 类风湿性关节炎 慢性疲劳综合征 慢性头痛 纤维肌痛 睡眠障碍 肠易激综合征 生长发育障碍 全身状况 类风湿性关节炎	占成人的10%~16% 20~40岁女性	TMJ 咀嚼肌

N/A:不适用。

临床特点	影像学特点	显微镜下特点	治疗	诊断流程
灼痛的舌、唇和硬腭 口腔干燥 味觉异常 念珠菌感染	N/A	N/A	抗焦虑药物 抗惊厥药 抗抑郁药 局部氯硝西泮漱口 全身性氯硝西泮 卡度玛 抗氧化剂α-硫辛酸	临床检查 既往史 实验室检查(通常用于确定贫血或糖尿病)
单侧放射性刺痛"触发点" 前兆神经痛:患者有隐痛或灼热感 临床检查未发现感觉异常	CT和MRI 有时用于排除其他病变	N/A	卡马西平(替格列醇) 抗惊厥药物 苯妥英钠 加巴喷丁 肌肉松弛剂 巴氯芬(通常与抗惊厥药物联合使用) 伽马射线外科	临床检查 既往史
面部一侧肌肉突然失去控制 患者无法微笑、闭眼、扬眉 麻痹 口角下垂 讲话含糊不清 味觉异常	有时用于排除麻痹的病因	有时用于排除麻痹的病因	全身皮质激素 抗病毒治疗 物理治疗 眼睛保护(基本) 面瘫通常在1~2个月内消退,6个月内完全消退	临床检查 既往史
疼痛 功能障碍	曲面体层片 CT 锥形束CT MRI 关节造影术	N/A	非手术治疗 药物 物理治疗 运动/拉伸疗法 软饮食 热敷/冰敷 手术治疗 关节穿刺术 关节镜检查 开放性关节手术	影像学检查 既往史 临床检查 (三者都具有重要作用)

(王小玢 译 刘赛 校)

术语表

A

阿司匹林烧伤 当患者将阿司匹林药片直接接触黏膜组织,而不是吞服该药片时引起的一种化学性烧伤。黏膜组织会发白并出现坏死。

癌 一种上皮组织源性的恶性肿瘤。

癌症 恶性肿瘤。

艾迪生病 也被称作“原发性肾上腺皮质功能减退症”,一种肾上腺类固醇产物不足引起的疾病。

B

巴尔小体 一种X染色体去活化后染色质浓缩而成的紧密结构,可在女性细胞核边缘被发现。

白斑 一种临床术语,用于描述口腔黏膜的白色斑样损伤,不可擦除或被诊断为其他疾病。

白色海绵状斑痣 一种遗传性疾病,其特征是白色波纹状柔软的口腔黏膜褶皱。颊黏膜为易感部位,病变多为双侧,为较厚的角蛋白剥脱后黏膜表面泛白。

白色水肿 一种在正常情况下可变异的疾病,这种疾病的特征是在颊侧黏膜呈现出广泛的乳白色。

白细胞 在血液及周围组织中参与炎症和免疫反应的细胞。

白细胞减少 血液中循环的白细胞数量减少。

白细胞减少症 白细胞数量减少。

白细胞增多 血液中循环的白细胞数量增加。

白血病 一种以非典型白细胞超量产生为特征的癌症。这种疾病可以是急性的,也可以是慢性的。

包膜炎 髁突外侧部压痛。

暴食症 一种以暴饮暴食为特征的饮食失调。这种饮食失调常首先表现为高热量摄入,然后以自我诱发的形式进行呕吐(在上颌前牙的舌侧可发现牙齿腐蚀)。

贝尔麻痹 一种表现为急性自限性的一侧面部肌肉不受控制的疾病。

贝赫切特综合征 一种慢性复发性自身免疫疾病,主要表现为口腔溃疡、生殖器溃疡及眼睛发炎。其中,口腔溃疡的症状与阿弗他溃疡类似。

被动免疫 一种免疫类型,由他人产生的抗体保护个体免受传染病危害,这种免疫可以自然发生或可以获得。

本–周蛋白 在多发性骨髓瘤患者尿液中发现的免疫球蛋白片段。

鼻出血 鼻部出血。

鼻腭管囊肿 也被称作“切牙管囊肿”,是位于鼻腭管或切牙乳头内的囊肿。这种囊肿起源于胚胎鼻腭管的上皮剩余。

扁平苔藓 一种影响皮肤和口腔黏膜的慢性良性病变,这种病变的特征是存在互成连线的花纹。

扁桃体炎 由不同有机物引起的扁桃体和咽部黏膜的炎症状态,临床表现包括咽喉肿痛、发热、扁桃体增生,以及口咽黏膜和扁桃体红斑。

表皮囊肿 皮肤上有隆起的肿物。这种囊肿是由类似于皮肤上皮组织(真皮组织)的角化上皮构成,囊腔内通常有角化鳞屑。

表皮样癌 也被称作“鳞状细胞癌”,一种由鳞状上皮构成的恶性肿瘤。这种肿瘤是口腔中最常见的原发性恶性肿瘤,并且与其他恶性肿瘤类似,可浸润肿瘤附近的组织,并向远处转移。

表现度 在遗传学上,一种性状或特征的临床表现程度。

表型 个体身体上和临床上可见的特征。基因型是由基因组成的,表型是其可见的形态。

冰毒口 由甲基苯丙胺滥用而引起的牙齿广泛而迅速的破坏。

病原微生物 引起疾病的微生物。

不分离 在遗传学上,当交叉的染色体不分离时,两者因此均迁移到同一个细胞。

部分促凝血酶原激酶时间 一种测试血凝块形成有效性的测试。

C

残余囊肿 当牙齿被拔除后,留下的部分或全部根尖周囊肿形成的囊肿。

草莓舌 猩红热的口腔表现，其中，菌状乳头呈现红色并凸起，舌背出现白膜或红斑。

侧牙周囊肿 以其位置命名的囊肿。这种囊肿最好发于下颌尖牙和前磨牙区，在牙根外侧表现为无症状、单房或多房的透射性病变。囊肿衬里为薄的复层扁平上皮，在局部表现出上皮增厚。

长冠牙 一种表现为非常庞大的金字塔样，伴有较大牙髓腔和短根的磨牙疾病。

常染色体 在男性和女性中相同的不决定性别特征的染色体。

超敏反应 一种变态反应，在这种反应中，机体以较高的免疫反应对外来媒介产生反应。

成骨不全 一种先天性疾病，这种疾病的特征是骨骼形成异常，容易造成骨折。其他机体异常包括巩膜蓝染（轻度病例）、腿足弓状、脊柱弯曲、颅骨畸形、手臂和下肢缩短（严重病例）。这种疾病的口腔内表现是牙本质发育不全。

成骨细胞 形成骨组织的细胞。

成釉细胞瘤 一种上下颌骨均有可能发病的缓慢增长，但具有局部侵袭性的上皮性牙源性良性肿瘤。这种肿瘤不包在夹膜内，其向周围组织浸润，并造成广泛性破坏。

成釉细胞纤维齿瘤 一种以同时包含成釉纤维瘤及牙瘤为特征的牙源性良性肿瘤。这种肿瘤典型发病于颌骨后部，且在发病时患者常表现为无症状。

成釉细胞纤维瘤 一种来源于混合组织的无包膜的牙源性良性肿瘤，这种肿瘤由类成釉细胞的上皮细胞条索及巢团和类牙龈乳头的间充质细胞构成。这种肿瘤好发于幼儿和成人，好发部位为下颌前磨牙及磨牙区。多数患者常表现为无症状，但会有骨膨胀或骨隆凸。

充血 身体某部分血管内的血液过量。

出血时间 一项提供评估血小板功能充分性的检测。这项检测测量在标准化皮肤切口下，血小板行使功能，形成临时血栓或止血凝块，使得切口停止出血需要多长时间。

触发点 面部特定区域触摸或温度变化可触发三叉神经痛的发作。

触诊 通过手指的感触对病变进行评估，以确定病变结构。

传染性单核细胞增多症 由 EB 病毒引起的传染病。这种疾病的特征是喉咙痛、发热、全身淋巴结肿大、脾大、不适和疲劳。这种疾病早期常在腭部发现瘀点。

创伤性骨囊肿 骨质疏松症骨骼中的病理性腔体，无衬里上皮，也被称为“单纯性骨囊肿”。

创伤性溃疡 由各类外伤引起的溃疡，如咬面颊、唇、舌，义齿刺激，以及食物的尖锐边缘等。

创伤性神经瘤 由周围神经损伤引起的病损。

垂体功能亢进 垂体前叶分泌过量的激素。

垂体腺瘤 一种脑垂体的良性肿瘤，经常导致垂体功能亢进。

纯蛋白衍生物 一种抗原，用于检测个体是否已暴露并感染于结核分枝杆菌。

纯合子 在等位基因的位点上具有相同基因的个体。

唇疱疹 也被称作“热病性疱疹”，是最常见的发生于唇缘上的复发性口腔单纯疱疹。

D

大疱性扁平苔藓 一种上皮组织与结缔组织分离，并形成糜烂、大疱或溃疡的扁平苔藓。

代谢性 与生物体内发生的生化过程有关。

带状疱疹 一种发生于成人，由水痘-带状疱疹病毒引起的疾病，这种疾病的特征是沿感觉神经单侧分布的带状水疱，并伴有剧烈疼痛。

单倍体 具有单倍染色体的细胞。配子就是单倍体的一种。

单纯性骨囊肿 也被称作“创伤性骨囊肿”，无上皮细胞衬里的骨中的病理腔。

单房 用于描述单个圆形隔室或腔外观的影像学术语。

单骨性纤维结构不良 最常见的纤维结构不良类型。这种疾病的特征是累及单个骨骼，通常影响上下颌骨，且上颌骨较下颌骨更常见。

单核因子 由单核细胞或巨噬细胞产生的细胞因子，是免疫反应中的介质。

单基因遗传 由单个基因作用控制的特征。

单形性腺瘤 一种由均一的上皮细胞结构构成，包裹于唾液腺的良性肿瘤。这种肿瘤最常见于成年女性，好发于上唇和颊侧黏膜。

倒位 在遗传学中，染色体的一部分排列颠倒。

等位基因 在一对染色体中位于相同水平或相同部位的两个基因；表达同样功能或特征的两个基因。

低磷酸酯酶症 一种综合征，这种疾病的典型表现是血清碱性磷酸酶水平降低、尿液和血浆中的磷酸乙醇胺水平上升。其可导致牙骨质全部或部分发育不全、乳牙牙周韧带发育异常,以及与牙齿早失相关的磷酸酶水平降低。

低磷血症抗维生素D佝偻病 一种以血清中磷元素水平较低为特征的疾病。这种疾病是由肾小管、佝偻病或骨软化症中无机磷酸盐的吸收较低引起的。这种疾病通常对正常剂量的维生素D治疗产生抗性。

低钠血症 血液中钠元素缺乏。

地图舌 一种疾病,这种疾病的特征是在舌背和舌侧边缘形成缺乏丝状乳头的弥漫性区域。这些病变区域表现为红斑,周围是白黄色的边缘。在红斑区菌状乳头清晰可见。

第二次减数分裂 减数分裂的第二阶段,此阶段基本上是有丝分裂,其中,每条染色体发生纵向分裂。DNA的复制发生在第二次减数分裂中。

第一次减数分裂 在第一步减少并随后维持人类染色体的正常数量。和其父母一样,新的胚胎内每个细胞必须有46条染色体。

动脉瘤性骨囊肿 一种囊腔中充满血液,周围由多核巨细胞和纤维结缔组织包绕的假性囊肿。这种囊肿病变区的X线片呈现出多房型样变,常被描述为"蜂窝"状或"肥皂泡"状。

多倍体 有三个(三倍体)或四个(四倍体)完整染色体组。

多发性骨髓瘤 浆细胞的全身性恶性增殖,这导致骨的破坏性损伤。

多发性黏膜神经瘤综合征 由多发性黏膜神经瘤、甲状腺髓样癌和嗜铬细胞瘤组成的综合征。

多房 一种术语,用于描述多个或单个圆形间隔样的放射线投射影像,这种影像看起来像是"肥皂泡"样或"蜂窝"样。

多骨性纤维结构不良 一种纤维结构不良,累及一种以上的骨,通常情况下,头骨、锁骨和长骨会受影响。

多基因遗传 可能涉及不止一种遗传因素,以及有时也会有与疾病之间存在因果关系的环境因素影响的遗传模式。

多生牙 在牙弓中发现额外的牙齿。

多形性 以多种形式发生。

多形性红斑 一种影响皮肤和黏膜的急性自限性疾病,这种疾病的致病原因尚不清楚,但有证据表明这种疾病可能是一种超敏反应。

多形性腺瘤 也被称作"良性混合瘤",是最常见的良性唾液腺肿瘤。

E

额外根 超过正常的牙根根数,其通常发生于出生后牙根根部形成的牙齿中。

恶性 用于描述癌症的词汇,对治疗有耐受性,可以转移并杀死宿主。

恶性贫血 由维生素B_{12}摄入障碍引起的贫血,这是由内因子缺乏引起的。内因子是胃壁细胞分泌的物质。

恶性肿瘤 癌症,这种肿瘤对治疗具有抵抗性并可能导致死亡,具有不可控的生长和传播和(或)复发潜力。

腭隆凸 硬腭中线的外生骨。

腭乳头囊肿 在切牙乳头中发现的囊肿。

腭乳头状瘤 也被称作"上腭乳头状增生",一种义齿性口炎。

腭突 在上颌突发育过程中与切牙骨融合形成腭的过程。

二倍体 有两套染色体,有正常的体细胞结构。

F

发热 体温升高到高于37°C(98.6°F)的水平。

发声困难 也被称作"声音嘶哑",指演讲或发音的能力受损。

发育不良 生长障碍,成熟细胞或结构在大小、形状或组织上发生改变。

发育异常 在产前发育过程中的失败或紊乱可能导致身体部位的缺失、过度或畸形。

繁茂性牙骨质-骨结构不良 一种以牙骨质及骨质发育紊乱为特征的纤维骨性病变,这种病变特有地累及上颌骨和下颌骨中的多个象限,常见于中年黑人女性。

反应性关节炎(Reiter综合征) 一种慢性疾病,包含三种典型特征:关节炎、尿道炎和结膜炎。大多数该病患者存在被称为HLA-B27的抗原标记,表明这种疾病有强烈的遗传影响。

反应性结缔组织增生 由过度修复而导致的旺盛的肉芽组织和致密的纤维结缔组织增生。

放疗 用一种形式的辐射治疗疾病。

放线菌病 由丝状细菌“衣氏放线菌”引起的感染。此病的典型表现是可形成通过瘘管引流的囊肿。

非病原微生物 不会引起疾病的微生物。

非血小板减少性紫癜 由毛细血管壁缺陷或血小板功能紊乱引起的出血性疾病。

非牙源性 与牙齿发育无关的。

非胰岛素依赖型糖尿病 也被称作“2 型糖尿病”,是以胰岛素抵抗增加为特征的一类糖尿病。

非整倍体 不能表示一个确切倍数的完整染色体组的任意额外数量的染色体。

非肿瘤性 非肿瘤的。

肥大 组织或器官增大,其原因是单个细胞变大,而不是细胞数量增加。

肥厚性念珠菌病 也被称作“慢性增生性念珠菌病”或“念珠菌性白斑”,一种类型的念珠菌病,表现为在口腔黏膜上不可被擦拭去除的白色病变。此疾病的一个重要诊断特征是对抗真菌药物治疗有反应。

肺结核 一种传染性慢性肉芽肿疾病,通常由结核分枝杆菌引起。这种疾病的主要表现是原发性肺部感染。

分化 一个组织与另一个的区别化。

分子疫苗 使用重组 DNA 技术开发的含有抗原决定簇的疫苗。其中,抗原决定簇由克隆细菌、酵母菌或合成肽组成。

风湿热 一种伴随着 A 型 β 溶血性链球菌感染的儿童疾病,通常表现为扁桃体炎和咽炎。这种疾病的特征是累及心脏、关节和中枢神经系统的炎症反应。

缝龈瘤 也被称作“义齿纤维增生”,由不合适的义齿边缘引起,为位于口腔前庭的病变。

氟斑牙 一种由摄入高浓度氟化物而引起的症状,这种症状使得牙釉质上出现颜色斑驳的色块。

福代斯斑 异位皮脂腺的集群,常见于唇颊黏膜上,被认为是正常变异。

复发型阿弗他溃疡 未知原因的伴有疼痛的口腔溃疡,大部分证据表明这种溃疡有免疫发病机制。

复发性单纯疱疹感染 单纯疱疹病毒长期潜伏于三叉神经节的神经组织中,发病时引起局部复发性感染。这种感染通常由日光、月经或压力等刺激引起。

复制 相较于正常染色体更大的染色体。这种染色体上额外的片段与正常染色体相同。

G

干槽症 也被称作“牙槽骨炎”,一种拔牙术后,拔牙创口愈合前由血凝块分解和丧失引起的术后并发症。此时,牙槽窝内空虚且牙槽骨表面暴露。

干扰素 一类具有免疫调节、抗肿瘤和抗病毒活性的糖蛋白家族,是一种细胞因子。

干燥综合征 一种表现为口干和眼干的综合征。

感觉异常 感触异常,通常被描述为麻木、刺痛或麻刺感。

高血糖 血液中的葡萄糖含量过高。

根端囊肿 一种囊肿,囊壁由纤维结缔组织构成,衬里由复层鳞状上皮构成。这种囊肿附着于死髓牙或根管充填有缺陷的牙齿的根尖。

根尖周囊肿 一种囊肿,囊壁由纤维结缔组织构成,衬里由复层鳞状上皮构成。这种囊肿附着于死髓牙或根管充填有缺陷的牙齿的根尖。

根尖周脓肿 一种由脓液,周围有包含中性粒细胞和淋巴细胞的结缔组织构成的脓肿,脓肿可直接由牙髓中的炎症或先前存在的慢性炎症的区域发展而来。

根尖周肉芽肿 在根管口,通常在死髓牙的根尖,由发炎的肉芽组织形成的慢性局限性肿块。

根尖周牙骨质-骨结构不良 一种相对常见的不明原因的影响根尖周骨的疾病,常见于下颌骨前部。

骨瘤 正常致密骨的良性肿瘤。

骨内型囊肿 发生在骨内的囊肿。

骨肉瘤 由骨形成组织形成的恶性肿瘤。

骨软化症 由缺钙而导致的长期骨骼疾病。当这种疾病发生于儿童中时,通常是由维生素 D 的营养缺乏引起的,这种疾病被称为“佝偻病”。

骨嗜酸性肉芽肿 一种孤立或慢性局限性形式的朗格汉斯细胞病。这种疾病首先影响的是年龄较大的儿童或年轻成人。这种嗜酸性肉芽肿主要累及颅骨和下颌骨。X 线片显示这种疾病的表现各不相同,病变可能类似于牙周疾病或根尖周炎症,或者有界限清晰的透射样表现,可能伴有硬化性边界。

骨外型囊肿 在软组织中发生的囊肿。

骨牙粘连 由于(乳)牙的牙本质和牙骨质与牙槽骨粘连,阻止了乳牙脱落和下面恒牙的萌出,其在临床上常被忽视。

骨质疏松 一种遗传性疾病,这种疾病的特征是正常骨密度的多孔样结构的异常缺乏。

固定性药疹 同一部位每次暴露于特定药物时会反复发作的病变。

寡基因遗传 由几个基因参与的遗传特征或性状。

关节穿刺术 使用外科手段进行关节穿刺,首先吸取关节间隙内的液体,然后进行关节间隙灌洗。

关节镜 在关节内置入相机和其他工具后对关节进行评估和处理。

关节内紊乱 与颞下颌关节相关的关节盘移位(半月板)、关节强直和过度活动障碍。

关节盘紊乱 颞下颌关节盘(半月板的)位置异常、关节强直和运动过度等疾病。

关节强直 由关节铰链结构中纤维成分和骨成分的融合而引起的关节不动。关节强直可根据组织类型、发病位置及融合程度进行分类。

冠周炎 在部分阻生齿周围黏膜发生的炎症,通常是口腔正常菌群中细菌感染的结果。

光化性唇炎 也被称作"日光性唇炎",是由日光照射引起的唇部组织变性。

国际标准化比率 一种比率,表达凝血酶原时间与促凝血酶原激酶活性之间的关系的比率,其比凝血酶原时间更加准确。

过敏 一种暴露在特定过敏原下的超敏反应。再次暴露在同一过敏原下会引出更加强烈的反应。

过小牙 异常小的牙齿。

H

海绵状血管瘤 由许多大型血管构成的血管瘤。

含牙囊肿 也被称作"滤泡囊肿",为在未萌出或正在发育的牙齿的牙冠周围形成的囊肿。

合生牙 在牙列中发生的两个相邻牙齿在牙骨质处的结合。

核苷酸 一种由含氮碱基、五碳糖(脱氧核糖)和磷酸盐形成的核酸水解产物。

核糖核酸(RNA) 在所有细胞中发现单链多核苷酸,不同类型的 RNA 在细胞产生的蛋白质中具有不同的功能。

核糖体 细胞质细胞器,其中,蛋白质是基于 RNA 模板提供的遗传密码形成的。

赫特维西上皮根鞘 一种上皮结构,这种结构增殖以形成牙根,并诱导根尖部牙本质的形成。

黑色素沉着 由黑色素沉积造成的口腔组织变色。

横纹肌瘤 一种据报道发生在舌上的良性横纹肌肿瘤。

横纹肌肉瘤 一种横纹肌的恶性肿瘤,生长迅速,且具有破坏性。这种肿瘤是儿童头颈部最常见的恶性软组织肿瘤。

红斑 一种临床术语,用于描述口腔黏膜处的病损,可见平滑红色斑片或颗粒状红色天鹅绒样斑片。

红斑型念珠菌病 一种以红斑型黏膜,并经常伴有疼痛为特征的念珠菌病。这种疾病一般局限于口腔黏膜的一个区域,或分布更加广泛。

红细胞增多症 血液中总红细胞量增加。

后尖牙乳头 下颌尖牙的舌侧龈缘上的无蒂结节。

呼吸困难 劳累或喘气(呼吸急促)。

滑膜 形成一些关节(如颞下颌关节)衬里的一部分组织。

滑液 由滑膜分泌并存在于关节腔内的透明黏性液体。

化疗 使用化学制剂进行肿瘤治疗,以减弱或破坏癌细胞。

化脓性肉芽肿 一种通常发生在口内的病变,这种病变的特征是包含许多血管和炎性细胞的结缔组织的增殖。这种病变是损伤的一种反馈。这种病变不会产生脓液,也不是真正的肉芽肿。

坏死 由不可逆的损伤引起的一个或多个细胞或一部分组织或器官的病理性死亡。

坏死性口炎 一种疾病,特点是广泛的骨坏死形成的病灶,并伴有坏死性溃疡性牙周炎的特征。

坏死性溃疡性牙周炎 一种类似于坏死性溃疡性龈炎的疾病,患者会经历疼痛、自发性牙龈出血、邻间牙龈坏死、邻间牙龈火山口样病变及猛烈的红斑,更典型的症状是极度快速的骨坏死。

坏死性溃疡性龈炎 也被称作"急性坏死性溃疡性牙龈炎",一种伴有疼痛的红斑性牙龈炎,并伴有牙间乳头坏死。

坏死性涎腺化生 一种小唾液腺的良性疾病,由于小腺体坏死,小唾液腺表现出中等程度的疼痛性肿胀和溃疡。这种疾病最常见于硬腭。

混合型牙瘤 一种由许多小的牙齿集合构成的牙源性肿瘤。这种肿瘤不具备无限生长的潜力,因此更适合归类于发育性病变,而不是真正的肿瘤。这种肿瘤常发生于上颌骨前部。

获得性免疫反应 一种通过回忆早先的外来病原体

暴露,并由机体产生的免疫反应。这种反应快于先天性免疫反应。

获得性免疫缺陷综合征(AIDS) 一种由细胞介导的免疫缺陷而导致的综合征。这种综合征在患病前潜伏期较长,患病时病程较久且患者虚弱,此时若有感染,则感染症状明显。患病后若患者未经治疗,预后较差。这种综合征由人类免疫缺陷反转录病毒引起。

J

机会性感染 一种由微生物引起的疾病,通常情况下不会致病,但在某些情况下会变得致病。

肌成纤维细胞 是一种成纤维细胞,具有平滑肌细胞的一些特征,如收缩能力。

肌上皮细胞 在唾液腺细胞中具有可收缩特性的一类特殊类型的细胞。

基底细胞癌 一种由过度日光照射引起的皮肤恶性肿瘤。这种癌症的典型特征表现为无法愈合的溃疡,且溃疡边缘高起卷曲。这种癌症不会发生在口腔内。

基因 从一代传至另一代的遗传单位。

基因座 在遗传学上,基因在染色体中所占据的位置。

急性 持续时间短的炎症反应或损伤。

急性骨髓炎 一种骨和骨髓的急性炎症。根尖脓肿扩散是引起颌骨急性骨髓炎的常见病因。其他潜在病因包括骨折、手术和菌血症。

急性坏死性溃疡性牙龈炎 一种表现为疼痛和红斑样的牙龈炎,同时伴有牙间龈乳头坏死和火山口样溃疡。由于未表现出明显的急性期症状,目前也被称作“坏死性溃疡性龈炎”。

急性淋巴结性咽炎 一种由柯萨奇病毒引起的传染性疾病。此病的临床表现为发热、咽喉疼痛及中度头痛。软腭或扁桃弓上增生的淋巴组织表现为淡黄色或暗粉色的小瘤状物。

继发性免疫缺陷 由潜在疾病引起的免疫缺陷,这种缺陷比原发性免疫缺陷更常见。

继发性舍格伦综合征 唾液腺和泪腺同时受累的另一种自身免疫性疾病。

继发性血小板减少性紫癜 继发于现有疾病的血小板减少性紫癜。

家族性 在遗传学中,影响一个家族的更多成员的因素。

颊白线 通常在咬合面的颊侧黏膜上形成的白色凸起的线条,通常被认为是正常表现的一种变异。

甲基苯丙胺 一种与安非他明和麻黄碱有关的拟交感神经胺,可刺激中枢神经系统的活动。这种胺用于治疗肥胖、轻微脑功能障碍综合征和注意缺陷障碍。这种胺也被非法用作娱乐性药物。

甲状旁腺功能亢进 由甲状旁腺分泌的甲状旁腺激素过量引起的疾病。

甲状舌管囊肿 在发育过程中沿甲状腺导管形成的囊肿,最常发生于舌骨下方。上皮衬里从层状鳞状到纤毛状柱状上皮不等。

甲状腺功能降低 一种甲状腺激素分泌减少的疾病。

甲状腺功能亢进 也被称作“甲状腺毒症”,一种甲状腺激素分泌过多的疾病。

假膜型念珠菌病 一种类型的念珠菌病,其黏膜表面存在白色凝乳状物质,当将其擦去后,下面的黏膜为红斑样。

假性囊肿 一种异常的囊腔,虽然类似于真正的囊肿,但不是病理性囊腔,并且无上皮衬里。

尖锐湿疣 一种由HPV引起的乳头状良性病变。口腔湿疣表现为可发生于口腔黏膜上任何部位的乳头球状肿块。这种湿疣被认为是一种性传播疾病。

间变的 细胞退化和细胞间相互定向消失,为恶性肿瘤组织的表现。

减数分裂 原始生殖细胞经过两步细胞分裂,将染色体从4nDNA减少到1nDNA。这两个步骤称为第一次减数分裂和第二次减数分裂。

浆细胞 在骨髓和结缔组织,有时是血液中发现的淋巴样或淋巴细胞样细胞。这种细胞来源于B细胞,并具有产生免疫球蛋白的能力。

浆液性渗出液 一种具有一定稠度的渗出物,其浓度与血清浓度相似。

交叉 为了基因重组,在首次减数分裂中期,相同或同源的染色体中的染色单体发生相互交叉。

角蛋白珍珠 在鳞状细胞癌中发现的由上皮细胞和角蛋白构成的同心圆形肿块。

结缔组织病 由机体自身识别机制崩溃,以及自身某些细胞不再被耐受而引起的疾病。患者的免疫系统将自身的细胞识别为抗原。在某些情况下,这种疾病也被称作“自身免疫病”。

结核性淋巴结炎 与结核病相关的一种以下颌下腺

和颈部淋巴结肿大为表现的疾病。

结节 一种在软组织中可触及的硬性病变，直接可达1cm，可位于皮肤或黏膜表面之上、平齐或之下。

精子 成熟的雄性生殖细胞。

颈部淋巴上皮囊肿 也被称作“腮裂囊肿”，位于胸锁乳突肌前缘的外侧颈部。

局部 特指有限的一部分，非普遍性或全身性的。

局限性牙齿发育不良 也被称作“阴影牙”，一种发育问题，在X线下，同一象限中的一颗或多颗牙齿表现出放射线密度显著降低和特征性的鬼影样外观。牙釉质和牙本质较菲薄。

局灶性牙骨质–骨结构不良 一种典型发生于下颌骨后部的无症状纤维骨性病变。这种病变的典型特征是由大量软硬组织沙样颗粒构成。

局灶性掌跖和牙龈角化过度 一种综合征，这种疾病的典型特点是手掌和脚掌掌跖皮肤角化，以及颊舌侧牙龈过度角化。

咀嚼肌 在面部主要负责控制下颌运动和咀嚼运动的肌肉。

巨颌症 一种起自儿童时期的病变。这种病变的典型特征是既可以发生于上颌骨，也可以发生于下颌骨，但最易发生于下颌骨，表现为双侧面部逐步膨隆。肿胀的颌骨及凸起的眼睛使患者呈现出“天使”样面容，且X线片呈现出多房型投射性病变。

巨人症 由垂体功能亢进引起过度生长，导致体型超过患者所属年龄和种族的正常范围。

巨噬细胞 是继单核细胞之后第二种到达损伤部位的细胞，其在炎症过程中参与吞噬作用，并在免疫反应中继续活跃。

巨细胞肉芽肿 一种包含许多多核巨细胞和血运丰富的结缔组织的病变，其只发生于颌骨处。

巨牙症 牙齿异常大。

K

卡波西肉瘤 一种可发生于多个部位，包括皮肤和口腔的血管瘤。在HIV阳性患者中，这些病变通常表现为硬腭和牙龈上的紫色斑点、斑块和外生性肿瘤。

开放性关节手术 开放手术，用于关节盘的重定位、置换或切除，以及使用假体或自体移植物进行全关节置换。

抗原 任何可以诱发特定免疫反应的物质。

柯萨奇病毒 这种病毒最先发现于纽约的柯萨奇小镇，并被命名为“柯萨奇”病毒。这种病毒会导致几种不同的传染性疾病。这些疾病表现出三种特征性的口腔病变：疱疹性咽峡炎、手足口病和急性淋巴结性咽炎。

柯氏斑 麻疹患者口内可见的小红色斑点，中间是白色的坏死中心。

颗粒细胞瘤 一种由具有颗粒状细胞质的大细胞组成的良性肿瘤。这种肿瘤可能来源于神经细胞或原始间充质细胞，最常发生于舌或颊侧黏膜上。这种肿瘤表现为无痛的无溃疡性结节。

颗粒型白斑 红白混合的口腔黏膜病变。

口凹 胚胎内陷形成口腔。

口干症 一种由唾液减少引起的口腔干燥。

口腔黑变病 一种病因不明的扁平的界限分明的棕褐色病变，但这种病变通常较小，可能需要进行活组织检查和组织学检查，以明确诊断。

口腔黏膜下纤维化 与咀嚼槟榔和槟榔子相关的慢性口腔黏膜疾病。由于口腔黏膜中胶原蛋白沉积的增加，口腔黏膜运动受到严重限制。

L

朗格汉斯细胞 在皮肤和黏膜中发现的参与免疫反应的特殊树突状细胞。

朗格汉斯细胞组织细胞增生症 一种细胞增生性异常疾病。

雷诺现象 一种影响手指和足趾的疾病，由寒冷和情绪压力引起反应，这种反应的特征是由血管收缩和血流减少引起的皮肤开始发白，其后由血流减少引起发绀。

类风湿因子 在实验室检测中检测到的血清中的IgG抗体。这种因子与类风湿性关节炎和其他自身免疫疾病有关。

粒细胞缺乏症 一种粒细胞，尤其是中性粒细胞显著减少的疾病。

镰状细胞性贫血 一种主要见于黑人和地中海地区的遗传性血液疾病。这种疾病是由血细胞中血红蛋白异常，导致在氧气减少的情况下血细胞形成镰刀状而发生的。

良性 一种如果未经治疗或未对症治疗，将不会对生命造成危险的情况。

良性混合瘤 也被称作“多形性腺瘤”，是最常见的唾液腺肿瘤。

良性囊性畸胎瘤 一种类似于皮样囊肿的囊性病变。此外,在这种病变边界可发现牙组织、骨组织、肌肉组织及神经组织。

良性纤维骨性病变 一种骨组织的良性病变。这种病变是由细胞纤维结缔组织和形状不规则的骨小梁或类骨质材料混合而成。

良性肿瘤 一种非恶性肿瘤。这种肿瘤更容易被治疗,且患者更容易痊愈。

裂舌 这种舌的特征是舌背表面有深的裂缝或纹路。

淋巴管瘤 一种淋巴管的良性肿瘤。口内最常见的发病部位是舌,并在舌上表现为有卵石花纹样的边界不清的表面。

淋巴结病 一个或多个淋巴结异常肿大。

淋巴瘤 一种淋巴组织的恶性肿瘤。

淋巴细胞 参与免疫反应的白细胞主要有三个亚群:B 细胞淋巴细胞、T 细胞淋巴细胞和自然杀伤细胞。

淋巴样组织 由淋巴细胞构成的组织,由网状结缔组织支撑。

淋巴因子 由 B 淋巴细胞或 T 淋巴细胞与抗原接触后产生的细胞因子,是免疫反应中的介质。

鳞状细胞癌 也被称作"表皮样癌",一种鳞状上皮恶性肿瘤,这是最常见的口腔原发性恶性肿瘤,与其他恶性肿瘤一样,可渗入邻近组织并向远处转移。

流行性腮腺炎 一种由副黏液病毒引起的唾液腺病毒感染。这种疾病常发生于儿童,其典型特征是唾液腺的疼痛肿胀,最常见的是双侧唾液腺的疼痛肿胀。

瘤形成 新增的,通过不受控制的细胞增殖形成肿瘤的过程。

瘘管 从脓肿通向体表的异常通道。

滤泡囊肿 也被称作"含牙囊肿",为在未萌出或正在发育的牙齿的牙冠周围形成的囊肿。

卵子 成熟的雌性生殖细胞。

M

麻疹 一种由副黏液病毒引起的伴有全身症状和皮疹的高度传染性疾病。此病最常见于儿童时期,在疾病早期,可在口腔内发现柯氏斑(一种小的红色斑点,中间是白色的坏死中心)。

埋伏牙 由于萌出力量缺乏而不会萌出的牙齿。

慢性 持续时间长的炎症反应或损伤。

慢性根尖周炎 也被称作"根尖周肉芽肿"和"牙肉芽肿"。为通常在死髓牙的根尖、根管的开口处聚集的一种局限性慢性炎症肉芽组织。

慢性骨髓炎 一种长期存在的骨炎症。

慢性皮肤黏膜念珠菌病 一种发生于免疫功能严重低下患者的念珠菌病。口腔念珠菌病表现为假膜型、红斑型或增生型。

慢性萎缩性念珠菌病 也被称作"义齿性口炎",是最常见的影响口腔黏膜的念珠菌病。此种类型的念珠菌病表现为黏膜红斑,但这种红斑的变化仅限于被全口或局部义齿覆盖的口腔黏膜。

慢性硬化性骨髓炎 一种骨髓炎症,这种炎症的特征是发炎的骨骼发展成致密的钙化物。

慢性增生性牙髓炎 也被称作"牙髓息肉",为龋齿冠长期发炎的牙髓组织的过度增生。

慢性中性粒细胞减少症 也被称作"Kostmann 综合征",一种口内表现类似于周期性中性粒细胞减少症,但白细胞浓度恒定的中性粒细胞减少症。

毛霉菌病 也被称作"藻菌病",一种由在土壤中一些常见的栖居动物引起的罕见真菌感染,但这种疾病通常是非致病性的。此病好发于患有糖尿病且体质虚弱的患者,常累及鼻腔、上颌窦和硬腭,可表现为上颌骨增生或破坏性肿块。

毛舌 一种由于角蛋白积聚,表现出细长的丝状乳头特征,这导致出现一种浅灰色的"毛状"表现。

毛细血管瘤 由许多毛细血管构成的血管瘤。

梅毒 由螺旋体梅毒螺旋体引起的疾病,通过人和人直接接触传播,分三个阶段:第一阶段、第二阶段和第三阶段。

梅毒瘤 一种在梅毒的第三阶段发生的局部非感染性的破坏性病变。在口腔中,其最常见的发生部位为舌和腭。这种病变会形成硬性肿块,最终形成溃疡。

萌出期囊肿 在一个正在萌出的牙齿的牙冠周围软组织中形成的囊肿。

糜烂性扁平苔藓 扁平苔藓的一种类型,这种扁平苔藓的上皮组织与结缔组织分离,并形成糜烂或溃疡。

密码子 DNA 中编码一个氨基酸的三个碱基序列。

免疫病理学 研究与疾病相关的免疫反应。

免疫复合物 抗体和抗原的组合。

免疫球蛋白 也被称作"抗体",一种蛋白质,由浆细胞合成并对特定抗原产生反应。

免疫缺陷 由淋巴细胞功能减退或数量减少引起的

免疫反应缺陷。

免疫印迹测试 一项针对 HIV 感染，识别 HIV 蛋白的抗体和糖蛋白的鉴定试验。用于鉴定循环抗体的血清学实验室程序。这种试验常规用于 HIV 病毒的鉴定。

磨耗 在咀嚼过程中牙齿结构的磨蚀。磨耗通常会发生并随着牙齿的磨蚀而加重。

磨损 反复机械性的口腔习惯导致牙体结构的病理性侵蚀。

磨牙症 一种并非用于功能性目的的牙齿研磨和紧咬的习惯。

N

囊肿 一种异常的病理性囊腔，被结缔组织包裹并内衬上皮组织。

内侧鼻突 形成鼻中和鼻尖的凸起。

内吸收 通常累及单颗牙的牙齿再吸收，通常与牙髓的炎症反应有关。这种吸收可发生于任何牙齿中。

内陷 将同一结构中的一部分折叠进另一部分中。

尼古丁口炎 一种发生在硬腭上的良性病变，这种病变通常与吸烟斗或抽雪茄有关。吸烟也可能引起这种病变。

尼氏征 见于一些大疱类疾病，如寻常型天疱疮和大疱型类天疱疮。使用较重的手部力量滑动，浅表上皮很容易从基底层被分离。

黏膜斑 梅毒第二阶段在口腔内的病变。这种病变的特征是在已溃烂的黏膜上有多处无痛的灰白色斑块。此种疾病具有传染性。

黏膜型类天疱疮 一种慢性自身免疫性疾病，可影响口腔黏膜、结膜、生殖器黏膜和皮肤。

黏膜炎 黏膜的炎症

黏液表皮样癌 一种由黏液细胞和散在的鳞状上皮细胞组合而成的非包裹的并展现出浸润性的恶性唾液腺肿瘤，这种癌症主要好发于腮腺。较小的癌症好发于腭部。

黏液囊肿 当唾液腺导管被切断，黏液性的唾液腺分泌物溢出至相邻的结缔组织中所形成的病变。

念珠菌病 为一种酵母样真菌"白色念珠菌"的过度生长，是一种最常见的口腔真菌感染，可由多种因素引起，包括抗生素的使用、癌症、类固醇治疗、义齿、糖尿病和 HIV 感染。

念珠菌性白斑 也被称作"慢性增生性念珠菌病"或"肥厚性念珠菌病"，一种类型的念珠菌病，表现为在口腔黏膜上不可被擦拭去除的白色病变。此疾病的一个重要诊断特征是对抗真菌药物治疗有反应。

念珠菌性唇炎 在唇联合处表现为红斑或龟裂。本病可能由营养不良引起，然而，更可能是由口腔念珠菌感染引起。

颞下颌关节紊乱 颞下颌关节或相关结构的功能异常。

凝血性骨髓炎 在 X 线观察下，表现为牙根尖附近的骨质发生变化，表现出非透射性。这种骨髓炎被认为是对轻度感染的反应。

咖啡牛奶斑 亮棕色的皮肤损伤。

牛牙症 一种庞大的呈金字塔样，伴有较大牙髓腔和短根磨牙的疾病。

脓疱病 主要由金黄色葡萄球菌，偶尔由化脓性链球菌引起的细菌性皮肤感染，是最常见于面部或四肢皮肤上的病变。

脓性渗出液 含有或形成脓的渗出物。

脓肿 由周围组织包裹的局限性脓液积聚。

P

旁正中唇凹 先天性唇凹，发生于下唇红边缘的中线附近。

疱疹型阿弗他溃疡 外形类似于由单纯疱疹病毒引起的微小型口腔溃疡(1~2mm)。

疱疹性咽峡炎 一种由柯萨奇病毒引起的传染性疾病，这种疾病的特征是软腭上出现水疱，并伴有发热、喉咙痛及难以吞咽(吞咽困难)症状。这种疾病也表现出一种红斑性咽炎。

疱疹性指头炎 一种由单纯疱疹病毒引起的手指感染并疼痛的疾病。

配子 精子或卵子。

皮样囊肿 一种通常在婴儿时出现，或在年轻儿童中引起关注的发育性囊肿。这种囊肿发病于口腔前部，但在头颈部并不常见。这种囊肿的囊壁由角化的结缔组织构成，内衬分层的鳞状上皮细胞。囊腔中通常填有角化蛋白。

皮质醇增多症 长期接触皮质醇引起的一种疾病。

贫血 血液中红细胞的数量、血红蛋白的数量及浓缩红细胞容积均减少并低于正常值。

平滑肌瘤 一种良性的平滑肌瘤。当这种肿瘤与血管有关时，也被称作"血管平滑肌瘤"。

铺壁 炎症期白细胞黏附在血管壁上。

Q

迁移 白细胞通过小血管壁进入受损组织。

前额突 恰好位于口凹的上方,覆盖大脑前额和其他面部结构发育的大脑部分。

前兆神经痛 位于三叉神经附近的面部钝痛和灼热感,这种疼痛是三叉神经痛的前兆。

前置复位装置 用于对患有伴疼痛弹响或经常性锁结的颞下颌关节紊乱症的患者进行引导。使用这类器具时应对患者实施密切监控,以避免咬合产生不可逆的改变。

切除 手术移除。

切牙管囊肿 也被称作"鼻腭管囊肿",在切牙管或切牙乳头内的发育性囊肿,在X线下呈现心形。

轻型阿弗他溃疡 是最常见的口疮性溃疡类型,这种溃疡表现出单独的圆形至椭圆形的直径深达1cm的溃疡。溃疡表面呈现出淡黄色-白色的纤维蛋白表面,周围环绕红色晕斑。

球状上颌囊肿 在上颌侧切牙和尖牙的牙根之间出现的囊肿。这种囊肿的特征是在放射显影下容易鉴别,呈梨状外观。这种囊肿被认为是牙源性上皮源性的。如果囊肿足够大,可导致相邻牙根之间偏斜。

球状突 来自向下生长的内侧鼻突形成的一对凸起,参与形成了上唇的一部分。

趋化 白细胞在生化介质的介导下向损伤部位运动。

缺失 在染色体中,染色体的部分缺失。

缺铁性贫血 向骨髓供应的铁含量不足,导致无法满足红细胞发育需求时发生的疾病。

缺血 器官或身体的一部分,特别是心肌处血液供应不足。

R

染色单体 以中心粒相连的一条染色体的两端的任意一半。

染色体 位于细胞核中,并在其上发现基因的结构。

热病性疱疹 也被称作"唇疱疹",为发生于唇缘的最常见的复发性口腔单纯疱疹。

热原 由白细胞或病原微生物产生的诱导物质。

人类免疫缺陷病毒 一种引起获得性免疫缺陷综合征的反转录病毒。这种病毒通过接触感染个体的血液、精液、宫颈分泌物、脑脊髓液或滑膜液进行传播。这种病毒感染辅助T细胞、树突状细胞和免疫系统的巨噬细胞。

人中 位于上唇中线的垂直向凹槽。

妊娠期肿瘤 在妊娠期女性中可能发生的化脓性肉芽肿,可能是由荷尔蒙水平的变化和对斑点反应的增加引起的。

日光性唇炎 也被称作"光化性唇炎",是由阳光照射引起的唇组织退化。

融合牙 两个相邻牙胚的融合。

肉瘤 结缔组织的恶性肿瘤。

肉芽肿 一种由巨噬细胞积聚形成的病变,边缘通常由淋巴细胞包围,是一种慢性炎症。

肉芽组织 愈合过程中形成的初始结缔组织。

乳糜泻 一种对麸质(一种在小麦或小麦产品中发现的蛋白质)敏感的慢性紊乱。当摄入麸质后,会对肠黏膜造成损伤。

乳头状淋巴囊腺瘤 一种独特类型的单形性腺瘤,这种腺瘤由两种类型的上皮组织和淋巴组织包裹。这种腺瘤表现为无痛的柔软可按压或可波动的肿块,通常发生于腮腺中。

乳头状瘤 一种良性的鳞状上皮肿瘤,表现为小的、外生的、带蒂的或无蒂的生长。这种疾病常被描述为花椰菜状外观,并好发于软腭或舌上。

软骨瘤 一种良性的软骨肿瘤。

软骨肉瘤 一种既可发生于上颌,也可发生于下颌的恶性肿瘤。

S

腮弓 一系列位于腮裂中的中胚层。腮弓可发育成为面部、颌骨和颈。

腮腺炎 也被称作"流行性腮腺炎",是由副黏液病毒引起的唾液腺的病毒感染。此病最常见于儿童,疾病特征为唾液腺的疼痛性肿胀,最常见的是双侧腮腺肿胀。

三叉神经痛 神经系统症状,以三叉神经闪电样和刀割样疼痛突然发作为特征,一般为沿着上颌支神经(最常见)的单侧疼痛放射。

上腭乳头状增生 也被称作"腭乳头状瘤",一种义齿性口炎。

上颌突 第一腮弓一分为二,形成上颌突和下颌突的突起。上颌突形成面颊上部的一部分、上唇侧及腭的一部分。

上皮发育不良 一种表明生长紊乱的组织学诊断,其被认为是癌前状态。

上皮异常增生 一种表明生长紊乱的组织学诊断。这种增生被认为是癌前状态。

少汗性外胚层发育不良 外胚层发育不良的最严重形式。这种疾病的主要特征是牙齿发育不全、少毛和少汗。

少汗症 汗液分泌异常减少。

少毛症 相较于正常毛发减少的表现。

少牙症 部分无牙，有一颗或多颗牙缺失。

舌部静脉曲张 通常在舌腹和舌侧观察到的凸出的舌静脉。

舌甲状腺 从舌背后方，轮廓乳头周围积聚的大量甲状腺组织。

舌系带短缩 由于舌系带短小，舌广泛附着于口底或下颌骨前部的舌侧。

舌下腺囊肿 一种大的黏液囊样病变，形成于口腔的一侧，与舌下腺和下颌下腺相关，主要由导管的涎石或创伤引起。

舌异位甲状腺 从舌背后方，轮廓乳头周围聚积的大量的甲状腺组织。

舍格伦综合征 一种影响唾液腺和泪腺的自身免疫性疾病，会导致唾液和泪液减少。

深染 显微镜染色比正常更强烈。

神经纤维瘤 一种来源于施万细胞和神经周围成纤维细胞的良性肿瘤，其中，神经周围成纤维细胞是神经周围结缔组织的组成部分。

神经性厌食症 除因抑郁、对体重增加的强烈恐惧及自愿忍受饥饿外，尚有因扭曲的机体反应感知而导致的进食障碍。

渗出液 在炎症反应期间，离开微循环的体液中蛋白含量高，由含有白细胞、蛋白和其他蛋白质分子的血清组成。

生化介质 机体在刺激应答中的化学分子。

施万细胞瘤 一种来源于施万细胞(周围神经结缔组织的一个组成部分)的良性肿瘤。其在口内最常见的部位是舌。

始基囊肿 代替牙齿的位置上形成的囊肿。

嗜铬细胞瘤 一种好发于肾上腺周围的神经节的良性肿瘤，通常是双侧发作，这种疾病可引起盗汗、高血压和严重腹泻的发作。

手足口病 一种由柯萨奇病毒引起的传染病，这种疾病的特征是在口腔内任何部位可能发生的疼痛性水疱和溃疡。典型的是在足、足趾、手和手指皮肤上出现多个斑点或丘疹。此疾病为5岁以下儿童的流行病。

树突状细胞 一种白细胞，在皮肤和黏膜中起抗原呈递细胞的作用。

双螺旋结构 双链DNA相互缠绕的结构，其中，通过氢键相连接的链缠绕形成螺旋结构。

双生牙 当一个单一牙胚试图一分为二时，导致形成两个不完整的牙齿，这种牙齿通常只有一个牙根和一个根管。

水痘 一种由水痘-带状疱疹病毒引起的具有高度传染性的疾病。这种疾病的特征是在皮肤或黏膜组织上出现水疱和脓疱，并伴有全身症状，如头痛、发热和不适。此疾病常发生于儿童。

水痘-带状疱疹病毒(VZV) 引起水痘和带状疱疹的病毒。

水肿 间质中等离子体或渗出物水平过高，导致组织肿胀。

死疫苗 包含有热处理或化学处理的微生物的疫苗，较为安全，但不及减毒疫苗效果好。

粟粒性结核 一种结核病类型。在这种类型的结核病中，细菌被携带到身体的各个区域，并可能累及肾脏和肝脏等器官。

酸蚀 由化学作用导致的牙齿结构缺失。

髓外浆细胞瘤 一种位于软组织浆细胞中的局部肿瘤。

损伤 由创伤或环境改变造成的组织损伤。

锁骨颅骨发育不全 一种遗传性疾病或先天性病变。这种疾病的典型特征是锁骨形成缓慢或形成失败，颅骨骨缝或囟门闭合推迟，牙齿萌出滞后，并伴有多余牙齿生成。

T

唐氏综合征 也被称作“21三体”，是一种由21号染色体的数量为3个而非2个引起的异常疾病。这种染色体数量上的异常引起身体特征异常及精神疾病。

糖尿病 一种以异常高血糖水平(高血糖症)为特征的慢性碳水化合物(葡萄糖)代谢疾病，由胰岛素缺乏、缺失的胰岛素使得血糖代谢无法正常进行，或胰岛素抵抗水平升高引起的。

特发性 与病因不明的疾病或病症相关的。

特发性白斑 一种术语,用于强调白斑的具体病因未知。

特发性血小板减少性紫癜 一种病因未知的自发性出血情况。

特发性牙齿吸收 可累及阻生齿的牙冠或牙根吸收。这种吸收的病因无法确定。

特纳牙 由乳牙感染或创伤导致的恒牙釉质发育不全。

体细胞 除原始生殖细胞(卵原细胞和精原细胞)外的人体所有细胞。

体液免疫 抗体起主要作用的免疫类型。

调理作用 通过病原体被调理素标记或被吞噬细胞破坏而促进吞噬作用的过程。

听诊 使用听诊器听机体发出的声音的行为。

突变 遗传物质永久的可传递的变化,通常在单个基因中。

吞噬 是细胞对颗粒物质的摄取和消化。

脱氧核糖核酸(DNA) 一种双链多(聚)核苷酸物质。两条链围绕着一个中心轴盘绕,形成一个双螺旋。DNA 是多肽形成的基本遗传性密码。

W

外皮形成 上皮新表层更新的过程。

外伤性肉芽肿 一种由长期创伤引起的坚硬、凸起的溃疡性损伤。

外显率 在遗传学中,对于一个被给定的基因型,个体在临床上显示出与此种基因型表达的相关性状有关的患病率。

外显率缺乏 能够携带一个具有显性效应的基因但不会表现出临床症状的能力。

外周 在口腔损伤的情况下,外周表示损伤位于牙龈组织或牙槽黏膜内。

外周神经纤维瘤病 一种以皮肤上多发性神经纤维瘤为特征的综合征。口内受累部位的特征为在口腔黏膜的任何部位上的单个或多个肿瘤。咖啡牛奶样色素沉着也较常见。

弯曲牙 牙根处有异常的转折或弯曲。

网状扁平苔藓 扁平苔藓最常见的形式。这种病变是由韦翰纹沿白色的轻微凸起的斑点样区域形成。

微循环 指小血管,包括血管系统的小动脉、毛细血管和小静脉。

韦氏环 由两个腭扁桃体、咽扁桃体和舌扁桃体,以及中间淋巴组织形成的环状淋巴组织。

维生素 B_{12} 含有钴元素的维生素,对红细胞的成熟至关重要。

未分化的 缺乏正常分化,退行性变化,是恶性肿瘤组织的特征。

萎缩 细胞、组织、器官或全身体积缩小。

稳定装置 用于治疗某些颞下颌关节疾病的治疗方式,这种治疗方式包括制造咬合装置。

无蒂的 基础广泛的。

无牙症 先天性完全或几乎完全缺牙。

无烟烟草相关性角化病 一种发生在口腔黏膜上无烟烟草习惯性放置部位的白色病变。

X

吸烟者黑变病(吸烟相关黑变病) 一种黑变病,其中,黑色素沉着与吸烟有关,黑色素沉着的强度与吸烟的量和持续时间有关。

系带切除术 手术切除一部分舌系带。

系统性的 指影响全身及与全身有关的疾病过程。

系统性红斑狼疮 不明原因的急性和慢性炎症性自身免疫性疾病,包含广泛的疾病活动、体征和症状。

细胞免疫 T 淋巴细胞起主导作用的免疫反应。

细胞溶解 细胞的溶解或破坏。

细胞因子 由参与免疫反应的细胞产生的化学介质。

下颌结节 也被称作"圆枕下颌",为在下颌舌侧前磨牙区域,下颌舌骨嵴的上方发现的由正常密度的骨生成的赘疣。

下颌隆凸 下颌骨前磨牙区域舌侧的外生骨。

下颌面骨发育不全 也被称作"Treacher Collins 综合征",一种以颅骨发育紊乱和面下部发育不全为特征的综合征,表现为下颌体发育不全,眼睛向下倾斜,牙齿拥挤错位。其他特征为高高拱起的腭部和听力丧失。

下颌突 第一腮弓一分为二,形成上颌突和下颌突(或下颌弓)的突起。下颌突形成了面颊下部的一部分、下颌骨和舌的一部分。

先天性唇凹 表现为在下唇单侧或双侧朱红色部分出现的先天性凹陷。

先天性多牙缺失 少牙症的一个亚类,这种亚类下六颗或更多的牙齿先天缺失。

先天性疾病 一种出生即显现的疾病。这种疾病既可以是先天的,也可以是后天发育的。

先天性梅毒 这种梅毒类型是从受梅毒感染的母体传播给其胎儿的类型。受感染的组织可穿过胎盘并进入胎循环。

先天性龈瘤 一种极其类似于颗粒细胞瘤的良性瘤状物。这种瘤状物最有可能来源于早期的间充质干细胞。这种肿瘤好发于女性儿童,出生时即可在牙龈上表现为大量的无蒂或有蒂瘤状物。

纤维结构不良 一种良性纤维骨样病变,这种病变由血管化的细胞纤维结缔组织构成,其中散布着由结缔组织形成的不规则骨小梁。这种病变的特征是异常的纤维结缔组织（其中散布着不同数量的钙化物)替换了正常的骨组织。

纤维增生 通常由愈合过程中的肉芽组织形成。

涎石 一种唾液腺结石。

涎腺炎 一种可能由唾液腺导管阻塞或感染引起的伴有疼痛的唾液腺肿胀。这种炎症可能是急性的,也可能是慢性的。

线性牙龈红斑 一种在HIV感染患者中发展的牙龈疾病,这种疾病具有三个特征:自发性出血、在附着龈和牙槽黏膜上表现出点样或瘀点样病变,以及对治疗无反应的牙龈带状红斑。

腺癌 一种腺源性恶性肿瘤的非特异性命名。

腺瘤 一种起源于腺体上皮组织的良性肿瘤。

腺样囊性癌 一种起源于大小唾液腺组织的缓慢增长的恶性涎腺源性肿瘤。这种癌症不包在夹膜内,且沿周围组织浸润。

腺样牙源性瘤 一种在特定年龄、性别及分布部位发病的来源于上皮组织的牙源性良性肿瘤。这种肿瘤在近20年内好发于女性(发病率为70%),且好发于颌骨前部(发病率为70%)。这种肿瘤的发病原因与阻生齿有一定的相关性。

携带者 在遗传学上,一个在临床上表现正常但可传递隐性品质或特征的杂合个体,或者是一个伴有低外显率的常染色体显性疾病的纯合个体。

猩红热 由A群β溶血性链球菌引起的儿童传染性疾病。这种疾病的特征是红色皮疹、草莓舌、喉咙痛、发热、淋巴结肿大和虚脱。

胸腺 位于胸部的淋巴器官,在青春期发育至顶峰,随后逐渐退化。

胸腺发育不全 一种由胸腺不足或缺乏引起的原发性免疫缺陷,T淋巴细胞不成熟,也被称为DiGeorge综合征。

修复 通过细胞变化和生长修复受损或病变组织。

血管瘤 一种毛细血管的良性增生。通常认为,这种血管病变代表一种发育性病变,而并不意味着肿瘤。在成人患者中,也可能是由创伤而造成这种病变。

血管平滑肌瘤 与血管相关的一种良性平滑肌肿瘤,可能发生于口腔。

血管神经性水肿 一种由深部血管渗透性增加而引起的组织弥漫性肿胀损伤。覆盖在弥漫性肿胀组织上的皮肤常表现正常。

血管生成 血管的形成与分化。

血尿 尿液中有血。

血清病 一种暴露于某些抗生素或抗血清后的迟发性过敏反应。这种疾病是由抗体对供体血清中抗原产生反应引起的。症状包括发热、关节疼痛、肾功能紊乱或衰竭、眼周围水肿和皮肤病变。

血小板 在血液中发现的一种盘状结构,在血液凝固中起到了重要作用。

血小板计数 血小板的定量或数值评估。

血小板减少性紫癜 由循环血小板严重减少引起的出血性疾病。

血小板减少症 循环血液中血小板数量减少。

血友病 一种由凝血障碍导致凝血时间极度延长的疾病。这种疾病是由在凝血级联中一种血浆蛋白的缺乏导致的,这种蛋白是将纤维蛋白原转化为纤维蛋白所必需的。

血肿 由创伤及血液在组织中积聚而引起的病变。

寻常型天疱疮 一种严重的进行性自身免疫性疾病,会影响皮肤和黏膜。这种疾病的特征是上皮内疱的形成,由上皮细胞之间细胞黏附的崩坏(棘层松解)引起。

寻常疣 为白色乳头状外生性病变,由HPV引起,是常见的皮肤损伤,唇部是最常见的口腔病变部位之一。

荨麻疹 多个区域境界清楚的皮肤肿胀,通常伴有瘙痒。病变由上皮下表浅结缔组织局部血管通透性改变引起。

Y

牙本质发育不良 牙本质的遗传紊乱,这种紊乱的特征在于牙髓腔和根管的早期钙化及牙根早期吸收。这种牙本质发育不良分为两个亚类:根性牙本质发育不良和冠部牙本质发育不良。

牙本质发育不全 为遗传源性牙本质紊乱。这种紊乱的典型特征是牙髓腔和根管的早期钙化，牙齿显著磨损，牙齿表面呈乳白色。这种紊乱可能是遗传性的，且与成骨不全有关，也可能是孤立的。

牙槽骨炎 也被称作“干槽症”。一种拔牙术后，拔牙创口愈合前由血凝块分解和丧失引起的术后并发症。此时，牙槽窝内空虚且牙槽骨表面暴露。

牙骨质过量 牙根处的牙骨质增厚。

牙骨质瘤 也被称作“根尖周牙骨质-骨结构不良”，与牙齿根尖相关的根尖病变。这种病变表现为大量的纤维结缔组织、伴有牙骨质骨片的纤维结缔组织，或大量钙化的类骨质物质及少量细胞元素。

牙骨质形成 牙骨质的形成。

牙瘤 一种由成熟牙釉质、牙本质、牙骨质和牙髓组织组成的牙源性肿瘤。牙瘤是最常见的牙源性肿瘤，有两种类型：混合型和组合型。

牙内陷 也被称作“牙中牙”，一种在牙齿矿化前由牙釉质内陷进牙冠表面而形成的发育异常。

牙肉芽肿 也被称作“根尖周肉芽肿”和“慢性根尖周炎”。为通常在死髓牙的根尖、根管的开口处聚集的一种局限性慢性炎症肉芽组织。

牙乳头 牙胚中的间充质干细胞组织，牙发育完成后，牙乳头被称作“牙髓”。

牙髓息肉 也称作“慢性增生性牙髓炎”，一种慢性发炎的牙髓组织过度增生。

牙外凸 在咬合面上发现的额外牙釉质尖。这种发育异常多发生于下颌前磨牙。

牙龈囊肿 位于附着龈或牙间乳头间的小的隆起或肿胀。与侧牙周囊肿一样位于相同的软组织区域内，且上皮衬里类型相同。

牙龈纤维瘤病 由纤维结缔组织的显著胶原化引起的牙龈肿大。这种疾病是许多遗传综合征的组成之一，可由某些特定药物引起，或者是自发性的。

牙龈增生 牙龈的过度增生。

牙釉质 牙冠的硬质外层。

牙釉质钙化不全 一种牙齿发育异常，导致牙釉质基质成熟过程中发生紊乱。这种异常常表现为平滑牙面的中1/3出现局部白垩样白斑，同时位于表层下的牙釉质可能会软化并易患龋。

牙釉质形成 牙釉质的形成。

牙源性 由牙齿形成组织引起。

牙源性钙化囊肿 一种由牙源性上皮排列构成的非侵入性囊性病变，这种病变伴有影细胞的角化。

牙源性钙化上皮瘤 也被称作“Pindborg瘤”，这种肿瘤由多面形（多边）的上皮细胞构成的巢团及片状构成。

牙源性角化囊肿 一种具有独特组织学外观的牙源性发育囊肿。这种囊肿的内腔有8~10个细胞厚的上皮细胞衬里，表面为表蛋白。基底细胞层是带状和凸起的。这种囊肿的复发率高于许多其他牙源性囊肿。

牙源性黏液瘤 一种可发生在上下颌骨任何部位的牙源性间充质的良性肿瘤，其更好发于下颌骨。这种肿瘤可取代牙齿并扩散至其他部位。

牙源性肿瘤 一种来源于牙齿形成组织的肿瘤，这种肿瘤通常是良性的。

牙质生成 牙本质的形成。

咽炎 由多种不同生物体引起的扁桃体和咽部黏膜发炎的情况，临床特征包括喉咙痛、发热、扁桃体增生，以及口咽黏膜和扁桃体上的红斑。

严重联合型免疫缺陷 一种遗传性疾病，由于免疫系统中的B细胞和T细胞均被削弱，使患者极易受到传染病的影响。

炎症反应 一种涉及机体微循环及其血细胞对损伤的非特异性反应。

炎症后黑变病 在炎症反应后发生的口腔黏膜黑色素沉着。

眼距过宽 一种眼睛之间距离大于正常的疾病。

眼球凸出 眼睛膨出。一侧或双侧眼球的异常凸出。

眼缺损 通常在虹膜或眼睑上看到的裂缝。

叶酸 正常产生红细胞所必需的维生素B复合物中的一种。

胰岛素依赖型糖尿病 也被称作“1型糖尿病”。这种类型的糖尿病是要求给予胰岛素摄入。这种疾病起病突然，特征可能是多饮、多尿和多食。

遗传性出血性毛细血管扩张症 也被称作Osler-Rendu-Parkes Webser综合征，一种以皮肤和黏膜的多发性毛细血管扩张为特征的综合征。面部皮肤，尤其是唇、眼睑和鼻周围的皮肤表现出大量针尖样和蜘蛛样毛细血管扩张。口腔内的毛细血管扩张，在舌尖和舌背前部较为突出。腭、牙龈及颊侧黏膜虽受影响,但程度较轻。

遗传性疾病 由个体遗传构成(基因和染色体)异常引起的疾病,这种异常是父母通过精子或卵子传给后代的。

遗传异质性 拥有多种模式的遗传特性。

义齿纤维增生 由不合适的义齿所引起的,通常位于与义齿边缘相靠近的口腔前庭处。这种增生表层为致密的纤维结缔组织,深层为鳞状上皮组织。

义齿相关的炎症性增生 也被称作“义齿纤维增生”和“缝龈瘤”,由不合适的义齿引起,通常位于与义齿边缘接触的口腔前庭处。

义齿性口炎 也被称作“慢性萎缩性念珠菌病”,是最常见的影响口腔黏膜的念珠菌病。此种类型念珠菌病常表现为口腔红斑,但口腔黏膜红斑的变化仅限于被局部或全口义齿覆盖的口腔黏膜。

异位 遗传学中,染色体的一部分与另一条染色体相连。

阴影牙 也被称作“局限性牙齿发育不全”,是一种发育异常,表现为在同一区域内一颗或几颗牙齿在X线显影下,放射线密度显著降低,并显示出特征样的阴影外观。牙釉质和牙本质也较菲薄。

银汞合金文身 一种由汞合金颗粒进入口腔黏膜组织内而引起的扁平的淡蓝灰色损伤。

鹰爪牙 位于上颌或下颌恒切牙上舌面隆凸处的额外尖。

疣状癌 一类特殊的鳞癌,表现为缓慢生长的外生性红色及白色鹅卵石样鳞状细胞癌,常发生于前庭或颊黏膜,通常与使用无烟烟草有关。

游走性红斑 请参见词条“地图舌”。

有蒂的 附有茎状或柄状基部。

有丝分裂 体细胞分裂的方式,在这种方式下,两个子细胞可接收相同数量的相同染色体。

有丝分裂象 在有丝分裂期间细胞的微型外观。

有丝分裂周期 当细胞通过有丝分裂方式进行细胞分裂时,体细胞生命周期的一部分。

釉质发育不全症 牙釉质形成不全或形成缺陷,导致牙齿形状或颜色的改变。

釉质瘤 也被称作“釉质珠”,为位于牙根表面的小球形釉质凸起物。

釉质生长不全 泛指一类影响牙釉质结构发育不全的病症。

釉质珠 也被称作“釉质瘤”,为位于牙根表面的小球形釉质凸起物。

瘀斑 一种比皮肤或黏膜上的瘀点大的出血性小斑块。

瘀点 皮肤或黏膜上出现的小红点。

语言障碍 使用语言进行演讲或交流的能力受损而导致的语言障碍。

原发性免疫缺陷 可能涉及B细胞、T细胞或两者皆有的遗传源性或发育源性免疫缺陷。这种疾病极为罕见,并会提供多种关于免疫反应功能的信息。

原发性疱疹龈口炎 最初由感染单纯疱疹病毒引起的口腔疾病。这种疾病的特征是疼痛、红斑、牙龈肿胀和在口周皮肤、唇红边缘及口腔黏膜上的多个小水疱。患者还会有不适和颈部淋巴结肿大。

原发性舍格伦综合征 泪腺和唾液腺受累,但不会存在另一种自身免疫疾病。

原发性肿瘤 原始肿瘤,转移的来源。

原位癌 局限于原始部位而不侵入附近组织。

圆柱瘤 腺样囊性癌的另一名称。在微观下,肿瘤圆柱形肿块的特点表现为圆形和椭圆形的岛屿状。

远中磨牙(多生牙的一种) 上颌第四颗磨牙,为第二常见的多生牙。

Z

杂合子 在等位基因的位点拥有两个不同基因的个体。

再生 损伤组织被替换为与损伤前相同的组织的过程。

再生障碍性贫血 一种由骨髓活性被严重抑制而引起的全部循环血细胞显著减少的贫血性疾病。这种疾病分为原发性(未知因素引起)和继发性(药物和化学试剂引起)。

藻菌病 也被称作“毛霉菌病”,一种由在土壤中常见栖居动物引起的罕见真菌感染,通常是非致病性的。这种感染可发生于糖尿病和虚弱者中,通常累及鼻腔、上颌窦和硬腭,且可在上颌骨中表现为增殖性或破坏性肿块。

增生 由细胞数量增加而导致的组织或器官增大,是细胞分裂增加导致的。

增生性瘢痕 在一些愈合病例中主要发生在皮肤上的过度结瘢。

增殖 细胞的增殖。

栅栏状包膜神经瘤 一种表现为黏膜结节的良性病变，在显微镜下表现为由纤维组织部分包裹的神经组织所构成的界限良好的病变。

摘除 手术切除病变，但并不切入病灶。

掌跖角化过度–牙周破坏综合征 一种遗传性疾病，这种疾病的特征是上下牙列的牙周组织显著受损，并伴有牙齿过早脱落，以及手掌和脚底的过度角化。

整倍体 具有单倍体染色体数整数倍的细胞或生物体。

正常关节功能 颞下颌关节和颌骨之间的功能协调。

正角化牙源性囊肿 牙源性囊肿的衬里是正角蛋白而非角化蛋白。

正中多生牙 常见于上颌两个中切牙之间的多生牙，其可能是萌出的，也可能是未萌出的。牙冠呈圆锥形。

正中腭囊肿 位于硬腭中线上的囊肿。这种囊肿的特征是有明显的单房X线透射影，囊肿内衬分层的鳞状上皮，并被致密的纤维结缔组织包围。

正中菱形舌 在舌背表面中线区域的扁平或轻微凸起的椭圆形或矩形红斑区域，从舌前1/3和舌中1/3的交界处开始，并向后延伸至轮廓乳头处。在舌炎区域缺乏丝状乳头，因此质地光滑。这种炎症可能与白色念珠菌有关。

正中下颌囊肿 一种罕见的位于下颌骨中线的囊肿。这种囊肿的特征是下颌切牙根尖下方可见明显的X线透射影，这种囊肿内衬鳞状上皮。

肢端肥大症 一种由成年患者垂体前叶功能亢进引起的疾病。

脂肪瘤 一种良性的脂肪瘤。

止血 流血阻滞或停止。

痣 黑色素细胞（生成黑色素的细胞）肿瘤，或先天性色素病变（出生时存在的病变）。

痣细胞 黑色素细胞（生成黑色素的细胞）。

痣样基底细胞癌综合征 也被称作"Gorlin综合征"，一种以轻度高血压和轻度下颌前凸为特征的综合征。在生命早期表现出基底细胞癌，且颌骨上出现组织学上表征为牙源性角化囊肿的多发性囊肿。也可能发生各种类型的颌骨异常，包括一个或多个肋骨的分叉。

中期 细胞分裂的阶段，在这一阶段，染色体沿细胞的赤道板均匀排列，此时染色体形态最为明显。

中心粒 染色体的狭窄部，将染色体分为长臂和短臂。

中性粒细胞 是第一个到达损伤部位的白细胞，是参与急性炎症反应的原代细胞，也被称为多核白细胞。

中性粒细胞减少症 血液中循环的中性粒细胞数量减少。

中央型骨化性纤维瘤 一种被分类为纤维骨性病变的界限清晰的良性肿瘤。这种钙化物类似于骨小梁。受这类肿瘤影响的患者可能无症状，可能表现为骨膨隆，也可能表现为面部不对称。

中央型牙骨质化纤维瘤 一种被分类为纤维骨性病变的界限清晰的良性肿瘤。这种钙化物类似于牙骨质，呈现出圆形或球状。受这类肿瘤影响的患者可能无症状，可能表现为骨膨隆，也可能表现为面部不对称。

肿瘤 组织的新生长，其中，生长是不受控制的且是进行性的。

肿瘤学 肿瘤或瘤的研究。

重型阿弗他溃疡 一种直径>1cm的非特异性口疮溃疡，这种溃疡比轻型阿弗他溃疡更深，并且持续时间更长。

周期性中性粒细胞减少症 一种循环中性粒细胞的数量周期性减少的遗传性疾病。这种疾病的发病周期为每间隔21~27天发病，且在发病期内，中性粒细胞减少的疾病会持续2~3天。

周围型成釉细胞瘤 仅发生于牙龈而非骨中的成釉细胞瘤。

周围性巨细胞肉芽肿 为在牙龈或牙槽骨黏膜上发生的反应性病变。其典型发生于磨牙前面，通常是局部刺激因素的结果。

珠蛋白生成障碍性贫血 也被称作"地中海贫血"或"库利贫血"，一组遗传性血红蛋白合成障碍。

主动免疫 即先天免疫或人工免疫。①先天免疫：当微生物入侵人体并引起疾病，先天免疫随即产生并显现；②人工免疫：当变性的病原微生物或相关微生物产品注射入或者被摄入人体时，人工免疫随即产生并显现。

转移 肿瘤细胞从最初的肿瘤部位转移到身体的其他部位，并在这些部位形成新的肿瘤。

转移瘤 从原发肿瘤上的细胞转移到与原发肿瘤无关的部位形成的肿瘤。

灼口综合征 一种以口腔组织的持续灼烧感为主要特征的紊乱。这种疾病的发病原因应考虑特发性的一种或几种局部或系统因素。

紫癜 一组由出血到皮肤或组织中引起的以紫红色或棕红色变色为特征的疾病。

自然杀伤细胞 一种作为机体最初先天性免疫的一部分的淋巴细胞，这种细胞可通过一种未知机制，破坏被认为是外来的细胞。

自身免疫病 一种以体液免疫或细胞介导免疫反应为主的,以对抗患者自身组织,并造成以组织损伤为特征的疾病。

综合征 一组迹象或症状或两者同时发生。

阻生牙 由于机体阻塞而无法萌出至口腔内的牙齿。

组合型牙瘤 一种牙源性肿瘤。从影像学上观察,其与正常牙齿不同,由大量牙釉质、牙本质、牙骨质和牙髓构成。这种肿瘤好发于下颌骨后部。

佐剂 一种加入疫苗中,以缓和免疫反应的试剂。

其他

1 型糖尿病 具有严重胰岛素缺乏症的糖尿病,包括需要胰岛素给药,以避免酮的患者。患者突然发病,可能出现多饮、多尿和多食等症状,也被称为“胰岛素依赖型糖尿病”。

21 三体 一种具有三条 21 号染色体的异常,导致身体特征异常和精神疾病,也叫唐氏综合征。

2 型糖尿病 特征为胰岛素抵抗增加的糖尿病类型。不给予患者胰岛素依然能够保持正常的血糖。这类糖尿病患者多肥胖,也被称为非胰岛素依赖型糖尿病。

B 淋巴细胞 也被称作“B 细胞”,一种不经过胸腺,并发育成为可产生抗体的浆细胞的淋巴细胞。

EB 病毒 与发生于口腔部位的几种疾病相关的疱疹病毒。这些疾病包括传染性单核细胞增多症、鼻咽癌、Burkitt 淋巴瘤和毛状白斑。

G1 期 这一阶段是指细胞完成上次分裂后和进入下次分裂前的阶段。

G2 期 这一阶段紧随 S 期,在有丝分裂开始时结束。

Gardner 综合征 也被称作“家族性结直肠息肉病”,一种以多发性骨瘤,特别是在额骨、下颌骨和上颌骨中出现骨瘤为特征的遗传性综合征。存在于面部骨骼中的骨瘤膨隆,使得鼻窦闭塞,并导致面部不对称。这种疾病也表现为结肠息肉,这种息肉在 30 岁以后会转变为恶性。

hnRNA 不均一核 RNA,第四种 RNA。这种 RNA 存在于细胞核内,是 mRNA 的前体。

Hutchinson 牙 由在牙齿发育期间患者体内存在先天性梅毒而导致患者发育出现畸形的切牙。这种切牙形如螺丝刀,牙齿靠近颈部较宽,靠近切端较窄,切缘呈现凹槽状。

Laband 综合征 一种遗传综合征，这种疾病的特征是牙龈纤维瘤病、指甲发育异常或缺失、鼻耳畸形、肝脾大,以及手指和足趾末阶指(趾)骨发育不全。

LE 细胞 一种为红斑狼疮和其他自身免疫性疾病的特征性细胞。这种细胞是一种成熟的中性粒细胞，其吞噬了来自其他中性粒细胞的球形复合物。

Lyon 假说 假设在胚胎发育早期，雌性胚胎的每个细胞中的一条 X 染色体的遗传活性是失活的。

mRNA 信使 RNA，第一种类型的 RNA，其携带从 DNA 到核糖体(生产蛋白质的地方)的信息。

Paget 骨病 一种慢性代谢性疾病,这种疾病的特征是所累及的骨的再吸收、成骨细胞修复和再矿化。这种疾病通常累及骨盆和脊柱。

Peutz-Jeghers 综合征 这种疾病的特征是出现在皮肤和黏膜上的多种黑黄色素沉着斑,这种疾病与胃肠息肉病有关。这种息肉通常是良性的。

rRNA 核糖体 RNA,第三种 RNA,可与几种多肽结合形成核糖体。

S 期 发生于 DNA 复制阶段。

TNM 分期系统 恶性肿瘤的系统分期和分级。

tRNA RNA 的第二种类型,其从细胞质转移氨基酸,与 mRNA 匹配,以一定的顺序排列氨基酸,以形成多肽和蛋白质。

T 细胞淋巴细胞 一种先穿过胸腺,再迁移到组织内的淋巴细胞。这种淋巴细胞也被称为 T 细胞,负责细胞介导的免疫,并可能负责调节体液免疫反应。

X 染色体连锁先天性无丙种球蛋白血症 一种 B 细胞未成熟的原发性免疫缺陷,浆细胞全身性缺陷,T 细胞正常,也称布鲁顿病。

索 引